UROLOGIA
FUNDAMENTOS PARA O CLÍNICO

UROLOGIA
FUNDAMENTOS PARA O CLÍNICO
Nelson Rodrigues Netto Jr.
Eric Roger Wroclawski

Projeto Gráfico
CLR Balieiro Editores Ltda.

Fotolitos
Bureau Bandeirante de Pré-impressão Ltda.

Impressão/Acabamento
Donnelley-Cochrane Gráfica Editora do Brasil Ltda.

Direitos Reservados
Nenhuma parte pode ser duplicada ou
reproduzida sem expressa autorização do Editor

sarvier
Sarvier Editora de Livros Médicos Ltda.
Rua Dr. Amâncio de Carvalho nº 459
CEP 04012-090   Telefax (11) 5571-3439
E-mail: sarvier@uol.com.br
São Paulo – Brasil

Dados Internacionais de Catalogação na Publicação (CIP)
(Câmara Brasileira do Livro, SP, Brasil)

Netto Júnior, Nelson Rodrigues, 1936-
    Urologia : fundamentos para o clínico / Nelson
Rodrigues Netto Jr., Eric Roger Wroclawski ;
coordenação científica Paulo Augusto Neves --
São Paulo : SARVIER, 2000.

    Vários colaboradores.
    ISBN 85-7378-112-2

    1. Urologia I. Wroclawski, Eric Roger.
II. Neves, Paulo Augusto. III. Título.

00-4085
CDD-616.61
NLM-WJ 100

Índices para catálogo sistemático:

1. Urologia : Medicina   616.61

UROLOGIA
FUNDAMENTOS PARA O CLÍNICO

NELSON RODRIGUES NETTO JR.
ERIC ROGER WROCLAWSKI

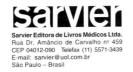

Sarvier Editora de Livros Médicos Ltda.
Rua Dr. Amâncio de Carvalho nº 459
CEP 04012-090 Telefax (11) 5571-3439
E-mail: sarvier@uol.com.br
São Paulo – Brasil

São Paulo – 2001 – Brasil

Coordenação Científica

Paulo Augusto Neves
Assistente Doutor da Disciplina de Urologia da
Faculdade de Ciências Médicas – UNICAMP.
Coordenador do Setor de Infertilidade Masculina.
Andrologista do Laboratório de Reprodução Humana
CAISM – UNICAMP – e do Centro de Reprodução
Humana de Campinas.

Colaboradores

Adauto J. Cologna
Professor Assistente-Doutor – FMRP-USP.

Aday Coutinho
Ex-Chefe do Serviço de Urologia do Hospital Municipal Souza Aguiar.

Adilson Prando
Professor Assistente de Radiologia da Faculdade de Ciências Médicas da UNICAMP. Radiologista do Centro Radiológico Campinas e do Hospital Vera Cruz – Campinas, SP.

Adriano Fregonesi
Urologista do Hospital das Clínicas da UNICAMP.

Aguinaldo Cesar Nardi
Mestre em Urologia – UNICAMP. Urologista do Hospital Beneficência Portuguesa de Bauru e do Hospital de Reabilitação de Anomalias Craniofaciais – USP, Bauru.

Alister de Miranda Cará
Especialização na Universidade Louis Pasteur de Strasbourg – França. Mestre em Farmacologia – Universidade Estadual de Campinas – UNICAMP. Pós-Graduando em Nível de Doutorado – Universidade Estadual de Campinas – UNICAMP.

Antonio Carlos Pereira Martins
Professor Titular de Urologia – FMRP-USP.

Antonio Macedo Jr.
Doutor pela Universidade Johannes Gutenberg, Mainz, Alemanha. Professor Assistente-Doutor da Disciplina de Urologia da Universidade Federal de São Paulo – Escola Paulista de Medicina.

Anuar Ibrahim Mitre
Professor Livre-Docente de Urologia da Faculdade de Medicina da Universidade de São Paulo. Professor Titular de Urologia da Faculdade de Medicina de Jundiaí.

Ariel Gustavo Scafuri
Médico Preceptor da Divisão de Urologia do Hospital das Clínicas da FMUSP. Pós-Graduando de Urologia da Faculdade de Medicina da USP – Nível Doutorado.

Carlos Alberto Bezerra
Docente Auxiliar de Ensino da Disciplina de Urologia da Faculdade de Medicina da Fundação do ABC. Mestre em Urologia pela Universidade Federal de São Paulo – UNIFESP.

Carlos Arturo Levi D'Ancona
Professor Livre-Docente da Disciplina de Urologia da Faculdade de Ciências Médicas – UNICAMP.

Cássio Luís Zanettini Riccetto
Mestre em Urologia. Assistente do Grupo de Uroginecologia da Disciplina de Urologia da Faculdade de Ciências Médicas da Universidade Estadual de Campinas – UNICAMP.

Celso Darío Ramos
Médico Assistente do Serviço de Medicina Nuclear do Departamento de Radiologia da Faculdade de Ciências Médicas da Universidade Estadual de Campinas – UNICAMP. Médico Nuclear do Grupo MN&D – Medicina Nuclear Diagnóstico & Terapia.

César Milton Marinelli
Professor Assistente do Serviço de Urologia do Hospital de Ensino da Faculdade de Medicina da Fundação do ABC. Co-Responsável pelo Setor de Litotripsia.

Cláudio Telöken
Livre-Docente. Professor Adjunto de Urologia da Fundação Faculdade Federal de Ciências Médicas de Porto Alegre. Doutor pela Escola Paulista de Medicina.

Demerval Mattos Jr.
Chefe do Serviço de Urologia do Hospital do Servidor Público Estadual de São Paulo.

Edson Borges Jr.
Diretor do Fertility – Centro de Fertilização Assistida. Especialista em Reprodução Humana.

Elba C. S. Camargo Etchebehere
Médica Assistente do Serviço de Medicina Nuclear do Departamento de Radiologia da Faculdade de Ciências Médicas da Universidade Estadual de Campinas – UNICAMP. Médica Nuclear do Grupo MN&D – Medicina Nuclear Diagnóstico & Terapia.

Eric Roger Wroclawski
Professor Adjunto de Urologia da Faculdade de Medicina do ABC. Responsável e Chefe do Serviço de Urologia do Hospital de Ensino Padre Anchieta da Fundação ABC. Responsável pelo Setor Cirúrgico da Unidade de Transplante Renal do Instituto Dante Pazzanese de Cardiologia. Assistente-Doutor do Hospital das Clínicas da Universidade de São Paulo.

Eurico Jacques Dornelles Neto
Residente Chefe de Urologia do Hospital São Lucas, PUCRS.

Fábio de Oliveira Vilar
Médico-Residente da Clínica Urológica do Hospital das Clínicas – UFPE.

Fábio José Nascimento
Professor Voluntário da Disciplina de Urologia da Faculdade de Medicina do ABC.

Fabrício Borges Carrerette
Mestre em Urologia pela UERJ. Serviço de Urologia da Clínica Dr. Fragoso Borges.

Flavio Trigo Rocha
Doutor em Urologia pela Faculdade de Medicina da Universidade de São Paulo e Responsável pelo Setor de Urodinâmica da Clínica Urológica do Hospital das Clínicas da Faculdade de Medicina da Universidade de São Paulo.

Francisco José Barcellos Sampaio
Professor Titular do Centro Biomédico da Universidade do Estado do Rio de Janeiro – UERJ. Chefe do Laboratório de Pesquisa Urogenital do Centro Biomédico – UERJ. Pesquisador I – CNPq.

Haylton J. Suaid
Professor Assistente-Doutor – FMRP-USP.

Helio Begliomini
Mestre em Urologia pela Escola Paulista de Medicina – Universidade Federal de São Paulo (UNIFESP). Assistente do Serviço de Urologia do Hospital do Servidor Público Estadual de São Paulo – Francisco Morato de Oliveira (HSPE – FMO). Urologista do Instituto de Medicina Humanae Vitae (IMUVI).

Henrique da Costa Rodrigues
Urologista do Laboratório de Pesquisa Urogenital do Centro Biomédico da Universidade do Estado do Rio de Janeiro – UERJ. Mestrando em Urologia – UERJ.

Henrique Sarmento Barata
Professor Titular de Clínica Urológica da Faculdade de Medicina da PUCRS.

Homero Gustavo de Campos Guidi
Mestre em Medicina pela Universidade Estadual de Campinas. Chefe da Unidade de Urodinâmica do Serviço de Uroginecologia da Clínica Ginecológica – FMUSP. Serviço de Urologia Diagnóstica do Laboratório Fleury – São Paulo.

Homero Oliveira de Arruda
Professor Adjunto da Escola Paulista de Medicina – UNIFESP. Professor Adjunto da Faculdade de Medicina de Jundiaí.

Humberto Fernandes de Matos
Ex-Chefe do Serviço de Urologia do Hospital Municipal Souza Aguiar.

José Cury
Professor Adjunto e Chefe do Grupo de Próstata da Disciplina de Urologia da UNIFESP-EPM.

Júlio Martins Jr.
Pós-Graduando da Disciplina de Urologia da Faculdade de Ciências Médicas – UNICAMP.

Kennedy Soares Carneiro
Mestre em Urologia pela UERJ. Professor da Universidade Severino Sombra. Serviço de Urologia da Clínica Dr. Fragoso Borges.

Lúcia Maria Costa Monteiro
Professora Doutora em Medicina pela Universidade de Glasgow. Chefe do Laboratório de Urodinâmica Pediátrica do Instituto Fernandes Figueiras – FIOCRUZ.

Luciano Alves Favorito
Professor Assistente do Laboratório de Pesquisa Urogenital do Centro Biomédico da Universidade do Estado do Rio de Janeiro. Mestre em Morfologia – UERJ.

Luis Augusto Seabra Rios
Responsável pelo Setor de Urodinâmica e Urologia Feminina do Hospital do Servidor Público Estadual de São Paulo.

Marcelo Tadeu F. Palka
"Fellow" em Andrologia da Fundação Faculdade Federal de Ciências Médicas e Irmandade Santa Casa de Misericórdia, Porto Alegre – RS.

Marcos Tobias Machado
Médico Preceptor da Disciplina de Urologia da Faculdade de Medicina do ABC – FMABC.

Marjo Perez
Chefe da Disciplina de Urologia da Faculdade de Ciências Médicas da Santa Casa de São Paulo.

Maurício José Bruschini Rodrigues Netto
Urologista do Hospital Beneficência Portuguesa de São Paulo.

Miguel Srougi
Professor Titular da Disciplina de Urologia da UNIFESP – Escola Paulista de Medicina, São Paulo.

Nelson Rodrigues Netto Jr.
Professor Titular da Disciplina de Urologia da Faculdade de Ciências Médicas – UNICAMP.

Orlando H. Praun Jr.
Professor Titular de Urologia do Curso de Medicina da Universidade Regional de Blumenau – SC.

Osamu Ikari
Mestre em Urologia. Professor Assistente da Disciplina de Urologia da Faculdade de Ciências Médicas – UNICAMP.

Paulo César Rodrigues Palma
Professor Livre-Docente. Coordenador do Grupo de Uroginecologia da Disciplina de Urologia da Faculdade de Ciências Médicas – UNICAMP.

Pedro Luiz Macedo Cortado
Mestre em Urologia pela Faculdade de Ciências Médicas – UNICAMP. Urologista do Hospital Beneficência Portuguesa de São Paulo.

Rodrigo Sousa Madeira Campos
Residente do Serviço de Urologia do Hospital do Servidor Público Estadual de São Paulo.

Ronaldo Damião
Doutor em Urologia pela UNIFESP. Professor Adjunto e Livre-Docente da UERJ.

Salvador Vilar Correia Lima
Professor Adjunto da Disciplina de Urologia do Centro de Ciências da Saúde – Universidade Federal de Pernambuco.

Sami Arap
Professor Titular de Urologia da Faculdade de Medicina da Universidade de São Paulo.

Sidney Glina
Urologista do Instituto H. Ellis. Coordenador da Unidade de Reprodução Humana do Hospital Israelita Albert Einstein. Chefe da Clínica Urológica do Hospital Ipiranga.

Silvio Tucci Jr.
Professor Assistente-Doutor – FMRP-USP.

Ubirajara Ferreira
Professor Livre-Docente de Urologia da Disciplina de Urologia da Faculdade de Ciências Médicas – UNICAMP.

Viviane Herrmann
Professora Doutora do Departamento de Tocoginecologia da Faculdade de Ciências Médicas – UNICAMP.

Walter J. Koff
Professor Titular e Chefe do Serviço de Urologia do Hospital das Clínicas da Universidade Federal do Rio Grande do Sul.

Wilson F. S. Busato Jr.
Professor de Urologia do Curso de Medicina da Universidade Regional de Blumenau – SC.

Prefácio

Urologia e Nefrologia são especialidades irmãs.

O urologista visualiza a terapêutica das doenças geniturinárias, com enfoques cirúrgicos. O nefrologista, nessa mesma área, enfoca dentro do aspecto imunológico-metabólico. Evidentemente, as duas visões se completam.

Prefaciar um livro como este, "Fundamentos de Urologia para o Clínico", é para mim, clínico nefrologista, uma missão gratificante e muito honrosa, lembrando entretanto, no caso, que a qualidade de nefrologista não é importante para captar a enorme importância desse empreendimento.

As seções abordadas pelo livro são muito úteis para o clínico em geral, possibilitando tomar conhecimento e posteriormente condutas adequadas em áreas tão freqüentemente encontradas no dia-a-dia da prática médica, tais como infertilidade, vasectomia, bexiga neurogênica, refluxo vesicoureteral, tumor da próstata etc.

Conheço muito bem os editores:

Prof. Dr. Nelson Rodrigues Netto é para mim o mais fértil e estudioso urologista da atualidade. Tive o prazer de conviver com ele durante muitos anos, na Clínica Urológica do Hospital das Clínicas da USP, onde sua qualidade de pesquisador e de profissional de ensino já se exteriorizava. Muito justamente é hoje Professor Titular de uma das melhores universidades do país.

Eric Roger Wroclawski, eu o conheci ainda como residente de urologia da USP e que hoje eu o respeito e admiro como um dos líderes da nova geração da Urologia Brasileira. Sua competência diante da evolução de especialidade transcende os problemas urológicos comuns e entra na área dos transplantes renais.

O grupo de colaboradores é de primeira linha, englobando urologistas de várias áreas do país.

Creio que este livro que faltava, agora não falta mais.

Emil Sabbaga
Professor Livre-Docente de Nefrologia
Faculdade de Medicina da Universidade da USP

Apresentação

Nas mais diversas regiões do Brasil, o médico, rotineiramente, enfrenta situações de verdadeiro desafio. Ele tem sob seus cuidados e, principalmente, sob sua responsabilidade os mais diferentes tipos de doença, e a ele cabe, após um diagnóstico acurado, fazer o encaminhamento correto do paciente.

Nem sempre o conhecimento e as pesquisas desenvolvidas pelos especialistas estão à disposição da classe médica na hora e no local em que eles se fazem oportunos.

Assim, é aos clínicos, aos cirurgiões gerais e aos médicos residentes das mais diversas áreas da Medicina que dedicamos este livro, proposta inédita que permitirá, de maneira prática e objetiva, o conhecimento atualizado da moderna Urologia.

Nos últimos 20 anos, a Urologia sofreu profundas transformações, com o desenvolvimento de novas técnicas, procedimentos minimamente invasivos e medicamentos específicos para diversas áreas.

Dessa maneira, o propósito aqui é discutir e analisar criticamente esse vasto universo urológico, procurando enquadrá-lo dentro de um prisma prático e didático, para que possa ser de utilidade para os colegas de outras especialidades, bem como para aqueles que estão iniciando suas atividades profissionais.

Na elaboração deste livro tivemos o cuidado de rever minuciosamente a ampla literatura existente, selecionando a mais adequada, juntamos ensinamentos de destacadas figuras da Urologia brasileira e arrolamos as enfermidades mais comuns. Muitas das opiniões aqui expressas são, em verdade, resultantes da experiência acumulada pelos colaboradores no dia-a-dia dos mais diversos hospitais e clínicas em que atuam.

Com esse objetivo, procuramos destacar os aspectos mais comuns às diversas especialidades, mostrando as dificuldades e orientando nos casos de controvérsias, sempre apoiados em bases as mais atualizadas e aceitas pela comunidade.

Desejamos expressar nossa gratidão aos colaboradores que permitiram a compilação desse material e a sua publicação de modo pioneiro na literatura nacional.

Finalmente, agradecemos à Editora Sarvier que não poupou esforços no sentido de fazer deste livro uma realidade.

Nelson Rodrigues Netto Jr.
Eric Roger Wroclawski

Índice

Seção I

Sintomas e Sinais em Urologia 1

1. Significado e Interpretação 3
   Helio Begliomini

Seção II

Exames Complementares 11

1. Diagnóstico Laboratorial das Uretrites e Prostatites 13
   Adriano Fregonesi
2. Avaliação Inicial da Infertilidade Masculina ... 16
   Edson Borges Jr.
3. Exames Radiológicos 21
   Adilson Prando
4. Medicina Nuclear 38
   Celso Darío Ramos e
   Elba C. S. Camargo Etchebehere
5. Avaliação Urodinâmica 47
   Luis Augusto Seabra Rios
6. Testes para Disfunção Erétil 53
   Alister de Miranda Cará
7. Peniscopia 58
   Pedro Luiz Macedo Cortado

Seção III

Infecções do Trato Urinário 61

1. Infecção Urinária 63
   Henrique Sarmento Barata e
   Eurico Jacques Dornelles Neto
2. Infecção Urinária na Mulher 67
   Eric Roger Wroclawski

Seção IV

Doenças Sexualmente Transmissíveis 69

1. Introdução 71
   Homero Gustavo de Campos Guidi
2. Úlceras Genitais 72
   Homero Gustavo de Campos Guidi
3. Infecções Epiteliais 77
   Homero Gustavo de Campos Guidi
4. Ectoparasitas 82
   Homero Gustavo de Campos Guidi
5. Infecções Gastrintestinais 83
   Homero Gustavo de Campos Guidi
6. DST Sistêmicas 84
   Homero Gustavo de Campos Guidi
7. Violência Sexual e DST 87
   Homero Gustavo de Campos Guidi
8. Uretrite Aguda 89
   Carlos Alberto Bezerra

Seção V

Urologia de Consultório 93

1. Hemospermia 95
   Homero Oliveira de Arruda
2. Doença de Peyronie 97
   Wilson F. S. Busato Jr. e Orlando H. Praun Jr.
3. Hematúria Microscópica 100
   Fábio José Nascimento
4. Balanopostites 105
   José Cury
5. Varicocele e Cisto do Cordão Espermático 110
   Marcos Tobias Machado e Eric Roger Wroclawski
6. Micropênis 114
   Aguinaldo Cesar Nardi
7. Vasectomia 116
   Paulo Augusto Neves e Nelson Rodrigues Netto Jr.

Seção VI

Disfunção Neurogênica da Bexiga 121

1. Bexiga Neurogênica 123
   Carlos Arturo Levi D'Ancona
2. Bexiga Neurogênica na Infância 125
   Lúcia Maria Costa Monteiro e
   Carlos Arturo Levi D'Ancona
3. Bexiga Neurogênica no Adulto 129
   Carlos Arturo Levi D'Ancona
4. Disfunção Vesical no Idoso 132
   Júlio Martins Jr. e Carlos Arturo Levi D'Ancona

Seção VII

Disfunção Sexual Masculina 137
1. Disfunção Erétil 139
   Sidney Glina

Seção VIII

Infertilidade Masculina 145
1. Epidemiologia e Diagnóstico 147
   Cláudio Telöken e Marcelo Tadeu F. Palka
2. Tratamento 152
   Paulo Augusto Neves

Seção IX

Litíase Renouretral 159
1. Litíase Renal 161
   *Francisco José Barcellos Sampaio,
   Henrique da Costa Rodrigues e
   Luciano Alves Favorito*
2. Litíase Ureteral 169
   Anuar Ibrahim Mitre e Ariel Gustavo Scafuri

Seção X

Doenças Benignas da Próstata 175
1. Hiperplasia Benigna da Próstata 177
   Nelson Rodrigues Netto Jr.
2. Prostatites 188
   Maurício José Bruschini Rodrigues Netto

Seção XI

Oncologia 191
1. Tumor da Adrenal 193
   *Antonio Carlos P. Martins, Silvio Tucci Jr.,
   Haylton J. Suaid e Adauto J. Cologna*
2. Tumor Renal 200
   Walter J. Koff
3. Tumor da Bexiga 210
   *Kennedy Soares Carneiro,
   Fabrício Borges Carrerette e Ronaldo Damião*
4. Tumor da Próstata 215
   Nelson Rodrigues Netto Jr.
5. Tumor do Testículo 222
   Miguel Srougi

Seção XII

Derivações Urinárias 233
1. Derivações dos Tratos Urinários Inferior,
   Médio e Superior 235
   Ubirajara Ferreira

Seção XIII

Uroginecologia 245
1. Incontinência Urinária 247
   *Viviane Herrmann e
   Paulo César Rodrigues Palma*
2. Fístulas Uroginecológicas 257
   *Cássio Luís Zanettini Riccetto e
   Paulo César Rodrigues Palma*
3. Cistite Intersticial 268
   *Paulo César Rodrigues Palma e
   Cássio Luís Zanettini Riccetto*

Seção XIV

Uropediatria 273
1. Refluxo Vesicoureteral 275
   Osamu Ikari
2. Enurese 279
   Osamu Ikari
3. Fimose, Parafimose e Hipospadia 282
   Aguinaldo Cesar Nardi
4. Hidronefrose Antenatal 285
   Antonio Macedo Jr.
5. Criptorquidia 290
   *Salvador Vilar Correia Lima e
   Fábio de Oliveira Vilar*

Seção XV

Urgências Urológicas Não-Traumáticas 293
1. Dor Escrotal Aguda 295
   Eric Roger Wroclawski
2. Dor Lombar: Cólica Ureteral 298
   César Milton Marinelli
3. Retenção Urinária Aguda 301
   Eric Roger Wroclawski

Seção XVI

Traumatismos 305
1. Traumatismo Renal 307
   Marjo Perez
2. Traumatismo Ureteral 313
   *Flavio Trigo Rocha, Anuar Ibrahim Mitre e
   Sami Arap*
3. Traumatismo da Bexiga e da Uretra 320
   Aday Coutinho e Humberto Fernandes de Matos
4. Traumatismo do Pênis e do Escroto 326
   *Demerval Mattos Jr. e
   Rodrigo Sousa Madeira Campos*

Índice Remissivo 329

SEÇÃO I

Sintomas e Sinais em Urologia

CAPÍTULO 1

Significado e Interpretação

HELIO BEGLIOMINI

Introdução

Cerca de 15% dos pacientes que procuram um clínico apresentam queixa ou anormalidade urológica. As manifestações mais corriqueiras de um distúrbio urológico traduzem-se por sinais e sintomas diretamente relacionados com o trato urinário do homem ou da mulher, ou com a genitália do homem. Constituem exemplos, respectivamente, a hematúria e o aumento escrotal.

Aspectos Gerais

Dor referida

Certas doenças do trato geniturinário poderão apresentar dor referida em sítios distantes do mesmo trato, ou de outro contíguo. A cólica ureteral é um exemplo clássico. Um cálculo no rim ou ureter superior poderá ocasionar dor testicular ipsolateral, assim como provocar náuseas e vômitos, devendo esse fenômeno à inervação comum desses sistemas.

Manifestações sistêmicas de doenças urológicas

Distúrbios urológicos poderão ter suas manifestações em órgãos aparentemente não-relacionados, como por exemplo a dor óssea e a fratura patológica secundárias a um carcinoma iniciado no trato geniturinário.

Existe uma ampla série de sinais e sintomas inespecíficos sistêmicos relacionados a processos inflamatórios, quer agudos, quer crônicos, insuficiência renal e carcinoma geniturinário, com ou sem metástases. São exemplos febre, perda de peso, mal-estar, inapetência, até alterações da textura e coloração da pele e do hálito na presença de uremia. Aqui poderão ocorrer também soluços.

Manifestações urológicas de doenças de outros órgãos

Por sua vez, uma doença primária de outros órgãos poderá resultar em sinais e sintomas urológicos secundários que inicialmente levam o paciente ao urologista. Entre elas, observam-se processos inflamatórios ou neoplásicos iniciados em lobos inferiores dos pulmões, do trato gastrintestinal, da genitália interna feminina, bem como simples lombalgias de causas osteoneuromusculares, até a hérnia de disco e a presença de distúrbios urinários não-urológicos na mulher pós-menopausa devido à carência hormonal.

Doenças urológicas assintomáticas

Por fim, deve-se lembrar que várias doenças podem acometer o trato geniturinário sem que nenhum sinal ou sintoma sejam manifestos. Como exemplos, litíase renal, neoplasias diagnosticadas em exames preventivos, deterioração da função renal e doença cística dos rins.

Principais Sintomas e Sinais Urológicos

Manifestações dolorosas urogenitais

Cólica ureteral

Embora não seja semanticamente muito correto, por ser o rim um órgão sólido e não-cavitário, a cólica ureteral é mais conhecida como cólica renal. É uma das condições mais dolorosas encontradas na prática médica. Trata-se de dor paroxística, espasmódica, que começa levemente e evolui até atingir um estado de forte intensidade, intermitente, sem contudo desaparecer completamente até o final do episódio. Traduz a obstrução aguda da via urinária superior, tanto a nível ureteral (distal, médio e proximal) quanto piélico. Quando a obstrução se situa na pelve, a dor geralmente se estende da região lombar, no ângulo costovertebral, em direção ao hipocôndrio homolateral, chegando até a cicatriz umbilical. A obstrução no ureter superior poderá causar dor irradiada homolateralmente para a região inguinal e testículo no homem e para o grande lábio e ligamento redondo na mulher, em virtude da inervação autônoma comum a esses órgãos. No terço médio do ureter, a obstrução propiciará dor irradiada para o flanco e abdome, sendo referida no ponto de Mac Burney e simulando apendicite aguda ou diverticulite, do lado direito ou esquerdo, respectivamente. Se a obstrução se situa na junção ureterovesical, ocorrem sintomas de irritabilidade vesical, tais como disúria, urgência miccional e polaciúria (Fig. I-1).

Concomitante ao quadro doloroso, o paciente pode apresentar sinais e sintomas tais como: lividez cutânea, sudorese, extremidades frias, hipotensão postural, náuseas e vômitos. Reflexamente, por irritação peritoneal contígua, poderão ocorrer íleo paralítico e distensão abdominal, simultaneamente ao quadro doloroso com diminuição dos ruídos hidroaéreos.

Na criança, a dor poderá não ser típica como no adulto, tendendo a irradiar-se para o abdome como um todo. Choros incoercíveis e sem explicação aparente poderão traduzir cólica ureteral em crianças que ainda não falam.

Ao exame físico, o paciente geralmente se encontra afebril, bastante agitado, não conseguindo parar em nenhuma posição. A freqüência cardíaca e a pressão arterial geralmente estão elevadas. Há maior sensibilidade dolorosa no ângulo costovertebral e no flanco, sendo que a punho-percussão lombar causa intensa dor – sinal de Giordano.

Embora existam várias causas passíveis de desencadear a cólica ureteral, quer congênitas, quer adquiridas, intra ou extraluminares, anatômicas ou funcionais, sua principal etiologia constitui-se na litíase urinária (Quadro I-1).

Quadro I-1 – Etiologia da cólica ureteral.

Litíase urinária
Coágulo sangüíneo conseqüente à hematúria de qualquer etiologia
Tumor do ureter
Tumor da pelve renal
Estenose da junção ureteropiélica
Retrações cicatriciais do ureter (inespecíficas, tuberculose urinária e radioterapia abdominal ou pélvica)
Fibrose retroperitoneal
Fragmentos de papila renal necrosada
Distúrbios neurológicos autonômicos
Vasos aberrantes (p. ex., retropiélicos)
Ureter retrocava (ou cava pré-ureteral)
Compressões ureterais por tumores contíguos
Aneurisma da aorta
Compressão ureteral pelo útero gravídico
Ligadura ureteral iatrogênica em cirurgia
Síndrome da veia ovariana

Do ponto de vista prático, a grande maioria das causas de cólica ureteral é em decorrência de litíase urinária. Entretanto, na investigação do paciente, deve-se ter em mente outras etiologias, bem como diagnósticos diferenciais que se impõem (Quadro I-2).

Quadro I-2 – Diagnóstico diferencial da cólica ureteral.

Pielonefrite aguda	Doença inflamatória pélvica
Infarto renal	Cólica intestinal
Apendicite aguda	Cólica uterina menstrual
Diverticulite	Orquiepididimite
Colecistite aguda	Dor intermenstrual (ovulação)
Infecção urinária baixa	

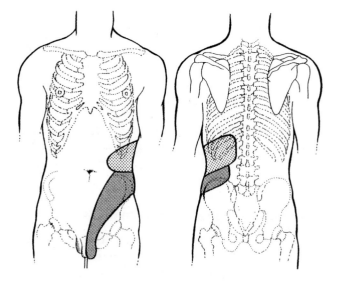

Figura I-1 – Irradiação da dor de origem renal (área ponteada) e ureteral (área sombreada). Modificada de *Urology*, de Smith. D.R., Lange Medical Publication, 1981.

Dor vesical

A superdistensão vesical de forma aguda ou subaguda, própria da retenção urinária, geralmente provoca dor na área suprapúbica ocasionando acentuado desconforto local.

A dor oriunda de processo infeccioso ou inflamatório vesical localiza-se igualmente na região suprapúbica, mas também pode ser acompanhada da sensação de queimação aguda, freqüentemente referida na ponta da uretra nos homens e em toda extensão uretral nas mulheres.

Dor prostática

Ocorre mais comumente quando há processo infeccioso agudo (prostatite) e é percebida como desconforto na região perineal, além de apresentar concomitantemente febre e outros sintomas do trato urinário inferior (ver adiante).

Dor peniana

Poderá ser sentida na uretra quando há um quadro de cálculo encravado nessa região, ou na presença de corrimento uretral, muito comum nas uretrites sexualmente transmissíveis.

Pacientes na vigência da parafimose (Fig. I-2), com quadros de balanopostites inespecíficas ou devidas a herpes ou cancro mole, poderão apresentar dor na superfície do pênis. Entretanto, existem alterações anatômicas acentuadas no pênis que poderão se apresentar sem dor. São exemplos o quadro raro de linfedema peniano conseqüente a processos inflamatórios crônicos

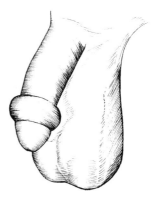

Figura I-2 – Parafimose. Prepúcio retraído e edemaciado devido a anel cutâneo abaixo da glande.

(Fig. I-3) e a manifestação mais freqüente do condiloma acuminado (Fig. I-4). Outro exemplo não raro na atual prática urológica é a doença de Peyronie, que se apresenta como placas fibrosas sob a túnica albugínea. Ocasionam curvatura peniana e dor na ereção, podendo apresentar simultaneamente quadros variados de disfunção sexual (Fig. I-5).

Dor escrotal

Geralmente advém de processos infecciosos e inflamatórios dos testículos e/ou epidídimos que se apresentam com aumento local. Os principais fatores etiológicos são traumatismos, torção do cordão espermático (Fig. I-6), torção do apêndice testicular epididimário e orquiepididimites. A dor é geralmente de início rápido, às vezes súbita e intensa. Vale a pena lembrar que os tumores tes-

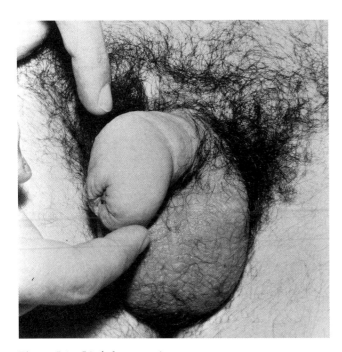

Figura I-3 – Linfedema peniano.

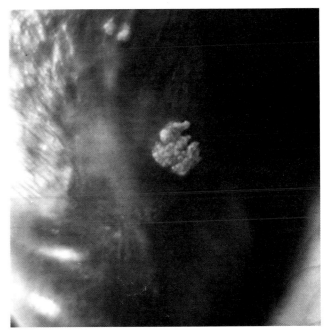

Figura I-4 – Condiloma acuminado peniano.

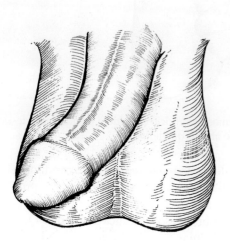

Figura I-5 – Curvatura peniana à ereção na doença de Peyronie.

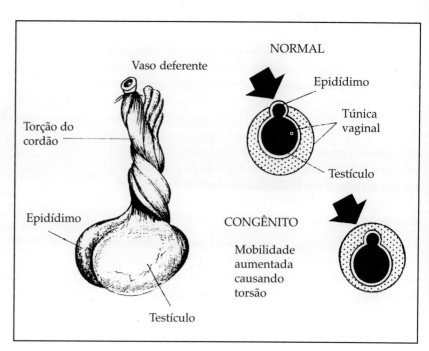

Figura I-6 – Torção do cordão espermático. Anatomia normal e alterada favorecendo esta doença.

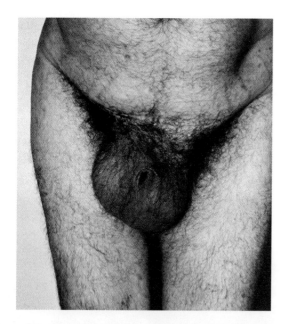

Figura I-7 – Hidrocele bilateral com embutimento peniano.

ticulares poderão provocar pouca ou nenhuma dor escrotal. As hidroceles (Fig. I-7) e as varicoceles manifestam-se de forma insidiosa e, por vezes, poderão ocasionar ou não desconforto ou sensação de peso escrotal.

Hematúria

É a perda de sangue através da urina, podendo ser macroscópica, quando visível a olho nu, ou microscópica, quando houver acima de 10^4 hemácias/ml (ou mais de 4 a 10 eritrócitos/campo) em pelo menos dois exames

Quadro I-3 – Origem das hematúrias.

Não-urológicas (hematológicas)	
Renal glomerular / não-glomerular	Nefrourológicas
Pós-renal	
Pseudo-hematúria	pigmentúria / hemoglobinúria / mioglobinúria
Hematúria fictícia	sangramento vaginal / simulação (provocada)

repetidos. A presença de cilindros hemáticos, hemácias dismórficas e proteinúria indicarão possíveis causas glomerulares da micro-hematúria (Quadro I-3).

A hematúria em função do tempo poderá se apresentar como:

Isolada: episódio único macroscópico com ou sem sintomas associados. Exemplos: traumatismo renal, cálculo ureteral e cistite.

Permanente: presença constante de eritrócitos no sedimento ou mesmo macroscopicamente. Exemplos: glomerulopatia, tumor vesical e renal.

Recorrente: quando ocorre em episódios repetidos. Exemplos: litíase, tumores das vias urinárias e hematúria do esportista.

Cíclica: também denominada de *menúria*, é um tipo peculiar de hematúria que ocorre mensalmente na mulher por ocasião da menstruação, podendo ser conseqüente à endometriose urinária ou à fístula uterovesical, entidades infreqüentes na prática diária.

Quanto à micção, a hematúria poderá ser:

Inicial: apresenta-se no início da micção, sendo normal o jato de urina posterior. Indica doenças uretrais.

Terminal: ocorre no final da micção e sugere enfermidades uretrovesicais, como por exemplo a cistite na mulher.

Total: apresenta-se em todo o jato urinário e indica alterações da bexiga, trato urinário superior ou sistêmicas.

Observação: denomina-se *uretrorragia* a saída de sangue vivo pela uretra não acompanhada de urina. Pode ocorrer após traumatismos da bacia, períneo ou genital, bem como após manipulações endoscópicas ou cateterismo da uretra.

Quanto à presença de dor associada, a hematúria poderá ser sintomática ou assintomática, indicando neste caso a presença de componente infeccioso, inflamatório ou obstrutivo associado (Quadro I-4).

Quadro I-4 – Características clínicas das hematúrias.

Quanto ao aspecto:		
Macroscópica	com coágulos	
	sem coágulos	
Microscópica	cilindros hemáticos	
	dismorfismo eritrocitário	isomórficas
		dismórficas
Quanto aos sintomas	sintomática	
	assintomática	
Quanto ao tempo	permanente	
	recorrente	
	cíclica (menúria)	
Quanto à micção	inicial	
	terminal	
	total	

A hematúria poderá conter coágulos, o que denotará origem vesical ou do trato urinário superior, sendo exemplos os tumores malignos e a hiperplasia nodular da próstata.

Não se pode esquecer no diagnóstico diferencial das pseudo-hematúrias, condições que também alteram a cor da urina (ver Quadro I-3). Entre elas:

Pigmentúria: ocorre após a ingestão de beterraba, amora, alimentos ricos em caroteno, anilina e medicamentos (Quadro I-5).

Hemoglobinúria: é a presença de hemoglobina livre na urina, sendo conseqüente a doenças hemolíticas.

Mioglobinúria: é a presença de mioglobina na urina conseqüente à destruição muscular.

Quadro I-5 – Medicamentos que podem alterar a cor da urina.

Adriamicina	Levodopa	Fenazopiridina
Cloroquina	Metildopa	Fenotiazina
Primaquina	Nitrofurantoína	Fenitoína
Anticoagulantes	Fenacetina	Quinina
Rifampicina	Sulfametoxazol	Sulfasalazina
Laxantes (cáscara, fenolftaleína, *senna*)		
Antiinflamatórios não-hormonais (AINH)		

Alterações das características urinárias

Quanto ao volume

Anúria: quando a diurese for menor que 100ml nas 24 horas.

Oligúria: quando a diurese estiver entre 100 e 400ml nas 24 horas. O débito urinário diminuído pode evidenciar apenas graus variados de insuficiência renal secundários a causas pré-renais, renais ou pós-renais.

Poliúria: quando o volume urinário for superior à normalidade, em geral acima de 3 litros por dia. Entre as causas incluem-se hiperingestão hídrica, diuréticos, *Diabetes mellitus* e *Diabetes insipidus*.

Quanto à coloração

Urina turva: é comumente devida à fosfatúria por precipitação de fosfato na urina alcalina. Ocorre após refeições ou consumo de grandes quantidades de leite. É de caráter intermitente. Os pacientes são assintomáticos. Causas menos freqüentes são depósitos de carbonatos e uratos.

Piúria: a urina torna-se turva pela grande quantidade de leucócitos em conseqüência de quadros infecciosos.

Quilúria: é a presença de linfa na urina, a qual assume um aspecto leitoso. É condição rara e deve-se a fístulas entre o trato urinário, geralmente o rim, e os vasos linfáticos, particularmente o ducto torácico. A causa mais comum é a infecção por filariose.

Pigmentúria: é a coloração da urina após ingestão alimentar, medicamentos ou distúrbios clínicos. Poderá assumir a coloração amarelo-alaranjada, verde-azul até marrom-escura (ver Quadro I-5).

Pneumatúria: é a passagem de gases junto com a urina durante a micção. Deve-se à presença de infecção por germes formadores de gás ou a fístulas enterourinárias.

Fecalúria: é a presença de fezes na urina, ocorrendo na vigência de fístulas entre os tratos gastrintestinal e urinário.

Hematúria: é a presença de sangue na urina, quer microscópica, quer macroscopicamente (ver anteriormente).

Pilimicção: é a passagem de pêlos na urina. Trata-se de condição rara e deve-se a cisto dermóide pélvico ulcerado e aberto na bexiga, ou a uretroplastias utilizando-se como retalho a pele escrotal.

Sintomas do Trato Urinário Inferior

No meio urológico são conhecidos como LUTS (*"lower urinary tract symptoms"*). Hoje em dia, tenta-se substituí-lo pelo termo "prostatismo", pois trata-se de um conjunto de sintomas que poderão ocorrer em doenças prostáticas, assim como em afecções uretrovesicais de substrato urológico e/ou neurológico, tanto em homens como em mulheres.

Do ponto de vista didático e de orientação terapêutica, os sintomas do trato urinário inferior poderão ser divididos em irritativos e obstrutivos (Quadro I-6).

Quadro I-6 – Principais sintomas do trato urinário inferior.

Irritativos	Obstrutivos
Disúria	Hesitação
Polaciúria	Dificuldade miccional
Estrangúria	Alterações do jato urinário
Noctúria	Gotejamento terminal
Urgência	Esvaziamento vesical incompleto
Dor suprapúbica	Retenção urinária

Irritativos

Disúria: é a presença de dor, ardor ou sensação de queimação ao urinar, que leva a uma certa dificuldade miccional. Está associada à inflamação e/ou infecção uretrovesicoprostática. Na mulher, esse desconforto é geralmente sentido em toda a uretra, e no homem mais na porção distal.

Polaciúria: é o aumento da freqüência miccional com diminuição do volume urinário. Poderá ocorrer em conseqüência de afecções inflamatórias, infecciosas, obstrutivas e da diminuição da capacidade vesical.

Estrangúria ou tenesmo vesical: é um subtipo de disúria que se caracteriza por grande desconforto devido a contrações da musculatura lisa uretral e estriada pélvica, acompanhada por freqüente eliminação de pequenas quantidades de urina. Os acessos são paroxísticos, em salvas, intensos e prolongados, e os pacientes apresentam sensação de puxões como se fossem cólicas uretrovesicais.

Noctúria: é a necessidade miccional que impele o paciente para se levantar à noite para urinar.

Nictúria: é a inversão do hábito miccional levando o paciente a urinar mais e maiores volumes de urina durante a noite que de dia. É secundária à mobilização de líquido corpóreo acumulado durante a posição ortostática. Na prática, alguns autores não a diferenciam da noctúria, utilizando um dos dois termos como sinônimos. Está relacionada a quadros obstrutivos do trato urinário inferior, como aumento prostático, bem como a uma diminuição da capacidade real ou efetiva da bexiga. Não se deve esquecer de que poderá ser também uma manifestação urológica da insuficiência cardíaca congestiva.

Urgência: é a necessidade súbita para esvaziar a bexiga que poderá ou não ser controlável. Quando se acompanha de perda urinária chama-se **urge-incontinência**.

Dor suprapúbica: os sintomas irritativos são decorrentes de processos inflamatórios e/ou infecciosos uretroprostatovesicais, da presença de corpo estranho e neoplasias, da ação de rádio e quimioterapia, bem como de disfunção vesical neurogênica.

Obstrutivos

Como o próprio nome está dizendo, relacionam-se com doenças que levam à obstrução parcial ou total do trato urinário inferior.

Hesitação: é a presença de um tempo prolongado para iniciar voluntariamente a micção.

Dificuldade miccional: é a necessidade de se forçar a bexiga e a musculatura abdominal para se obter uma micção dificultosa.

Alterações do jato urinário: são relacionadas ao calibre diminuído, bem como ao encurtamento da distância do seu alcance. O jato urinário poderá ser bifurcado na presença de estenose uretral.

Gotejamento terminal: é a saída de urina pela uretra após o término da micção.

Esvaziamento vesical incompleto: é a sensação de urina residual após o término da micção.

Interrupção do jato urinário: é a parada súbita e dolorosa da micção, podendo ser conseqüente a cálculo vesical.

Retenção urinária: poderá ocorrer de forma crônica e gradual devido à obstrução progressiva com descompensação vesical. A retenção urinária aguda provoca grande dor e desconforto suprapúbico, impedindo a micção voluntária.

Incontinência Urinária

É a perda involuntária de urina através da uretra ou vagina. Há diversos tipos de incontinência.

Incontinência total ou verdadeira: ocorre quando há perda constante de urina da bexiga. Pode ser causada por anomalias congênitas, tais como: extrofia vesical, epispadia uretral e implantação ectópica dos orifícios ureterais distais ao colo vesical e até na vagina, na mulher. As causas mais comuns são adquiridas por lesão dos mecanismos esfincterianos do colo vesical e uretra devido a traumatismos, cirurgias, trabalho de parto ou distúrbios neurogênicos.

Incontinência falsa ou paradoxal: é a perda urinária por transbordamento com descompensação vesical. A bexiga fica repleta como um reservatório fixo, havendo escape contínuo da urina pelo colo vesical. Obstrução crônica do trato urinário inferior e bexiga neurogênica são as causas mais freqüentes.

Incontinência de urgência ou urge-incontinência: como já visto, é a sensação de urgência miccional acentuada seguida de esvaziamento vesical involuntário. Ocorre em processos inflamatórios da bexiga, bem como em disfunção neurogênica do detrusor.

Incontinência de estresse ou de esforço: a perda urinária é secundária a aumentos súbitos da pressão intra-abdominal (tosse, risada, caminhada, movimentação de decúbito, prática de esportes, etc.). Ocorre peculiarmente na mulher, sendo devido a uma transmissão desigual da pressão intra-abdominal para a bexiga e uretra, resultando numa pressão vesical mais elevada sem o aumento simultâneo da pressão uretral. Trabalho de parto mal-assistido, multiparidade, traumatismos e cirurgias pélvicas são as causas mais comuns.

Enurese: é um tipo especial de incontinência, ocorrendo mais comumente em crianças e adolescentes. Incide entre 15 e 20% aos 5 anos e 5% aos 10 anos. É mais comum no sexo masculino. Em geral, o exame físico é normal, não havendo concomitância de infecção urinária ou alteração do trato urinário. A perda urinária se dá pela persistência de padrão reflexo de esvaziamento vesical imaturo. A enurese noturna é muito mais freqüente que a diurna, sendo que nesta situação a maioria dos pacientes apresenta contrações vesicais não-inibidas.

Sintomas e Sinais Relacionados à Atividade Sexual

Função sexual

Ejaculação precoce: é a incapacidade primária ou secundária de controlar a ejaculação antes, durante ou logo após a penetração peniana vaginal, dificultando a satisfação da parceira em cerca de metade das relações sexuais. Embora existam algumas causas infecciosas ou inflamatórias do trato urinário inferior ou órgãos genitais internos (próstata, vesículas seminais) que poderão desencadear o quadro, considera-se que seja um problema funcional devido a um comportamento aprendido, ou mesmo relacionado a níveis de ansiedade do paciente.

Incompetência ejaculatória: também chamada de **anejaculação**, é a incapacidade de ejacular e de sentir orgasmo durante o coito. É o oposto da ejaculação precoce. Sua freqüência é rara e geralmente de natureza psicogênica. Deve-se lembrar que as linfadenectomias retroperitoneais, bem como o uso de drogas simpaticolíticas poderão apresentar quadro de anejaculação, uma vez que a emissão do sêmen é mediada pelo sistema nervoso autônomo simpático.

Ejaculação retrógrada: o paciente apresenta orgasmo sem a emissão de líquido seminal, uma vez que este se dirige para a bexiga, não para o meio exterior. É comum em pacientes submetidos a prostatectomias a céu aberto ou endoscópicas.

Disfunção sexual masculina: é a incapacidade primária ou secundária de desencadear, desenvolver ou manter a ereção peniana para um coito satisfatório. O termo impotência deverá ser reservado quando existir ampla ausência de ereção peniana. Existem causas psicogênicas, neurológicas, endócrinas, metabólicas, vasculares, penianas e mistas que levam a variados graus de disfunção sexual masculina.

Anorgasmia: é a ausência de prazer na relação sexual. É infreqüente e relaciona-se geralmente a alterações psicológicas. As alterações mais leves da libido poderão ser circunstanciais e também secundárias a doenças que comprometam o organismo ou que acompanhem a senescência.

Dispareunia: é o coito doloroso. Embora seja um sintoma mais comum na mulher, o homem poderá ter dor na relação sexual na presença da doença de Peyronie, balanopostites, fissuras prepuciais, frênulo curto e fimose primária ou secundária (Fig. I-8).

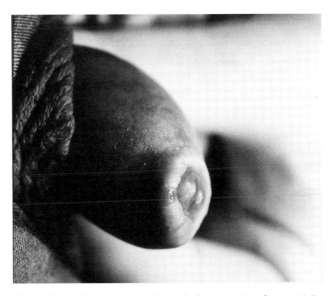

Figura I-8 – Fimose secundária a balanopostites de repetição com fissuras prepuciais em paciente diabético.

Priapismo: é a presença de ereção peniana persistente, normalmente dos corpos cavernosos, dolorosa, não acompanhada de desejo sexual. Pode ser causado por leucemia, anemia falciforme, doenças do sistema nervoso central, após farmacoereção, bem como em conseqüência de causas idiopáticas.

Esperma

Aspermia: é a ausência do fluido seminal durante o coito (ver incompetência ejaculatória e ejaculação retrógrada).

Hipospermia: é a diminuição do volume seminal, comum com o envelhecimento.

Hiperespermia: é o aumento do volume seminal, que poderá também estar relacionado à infertilidade masculina.

Hemospermia: é também conhecida como hemotospermia e denota a presença de sangue no esperma que se apresenta, geralmente, de coloração marrom-escura. Existem causas funcionais devidas a alterações do comportamento sexual, assim como causas inflamatórias, infecciosas do trato geniturinário, ou mesmo de natureza idiopática. Normalmente é despreocupante abaixo dos 40 anos. Acima dessa idade, deve-se excluir a presença de câncer prostático, que poderá estar relacionado numa freqüência de 5 a 10% dos casos.

Azoospermia: é a ausência de espermatozóides no sêmen, que poderá ocorrer em doenças endócrinas, testiculares ou obstrutivas das vias seminais.

Oligozoospermia: é a presença de um número reduzido de espermatozóides no sêmen.

Oligoastenozoospermia: é a diminuição do número e da qualidade dos espermatozóides no líquido seminal.

Necrospermia: é a presença de espermatozóides mortos no líquido seminal. A oligozoospermia, a oligoastenozoospermia e a necrospermia podem ser causadas por processos inflamatórios, infecciosos da próstata e vesículas seminais, bem como a causas idiopáticas, podendo estar presentes na infertilidade masculina.

Espermatorréia: é a presença de descarga uretral de fluido seminal por ocasião do aumento da pressão intra-abdominal, como por exemplo na evacuação. É geralmente devida à congestão crônica da próstata e das vesículas seminais, bem como em homens celibatários ou que estejam em abstinência sexual.

Polução noturna: é a emissão de líquido seminal durante a noite por ocasião do sono. É comum em adolescentes ou na vigência de abstinência sexual prolongada.

Espermatúria: é a presença de espermatozóides na urina. Ocorre após a ejaculação ou na vigência de ejaculação retrógrada.

Infertilidade masculina: é a dificuldade primária ou secundária de obtenção natural ou artificial da gravidez em decorrência de fatores masculinos.

Esterilidade masculina: é a impossibilidade primária ou secundária de obtenção da gravidez por causas masculinas. Entre as causas secundárias, inclui-se a vasectomia e a irradiação gonadal.

Leitura recomendada

Barnes RW, Bergaman RT, Hadley HL, Jacobs EC. *Urology*, 2nd ed., USA, Edgard Blucher Ltd., 1974, p. 15-70.

Begliomini H. Classificação das hematúrias. Perspectivas Médicas. 8:24-29, 1997.

Begliomini H. Litíase urinária – Etiopatogenia, clínica e tratamento. *Rev Bras Med* 53:733-746, 1996.

Begliomini H. Hemospermia. *J Bras Urol* 20:161-164, 1994.

Begliomini H. Doença de Peyronie – Revisão atual. *Rev Bras Med* 52 – Edição especial de urologia: 67-90, 1995.

Borrelli M, Wroclawski ER, Glina S, Pecoraro G, Novaretti JPT. *Urgências em Urologia*. São Paulo, Livraria Atheneu. 1985, p. 57-116.

Ferreira U. Propedêutica urológica. In: Rodrigues Netto Jr N. *Urologia*, São Paulo, Livraria Roca Ltda., 1986, p. 91-97.

Glina S, Fragoso JB, Martins FG. Priapismo. Fisiologia e tratamento. *Uro Contemp* 1:22-28, 1995.

Lowe FC, Brendler CB. Evaluation of the urologic patient. In: Walsh PC, Retik AB, Stamey TA, Vaughan Jr (eds.). *Campbell's Urology*. Philadelphia, WB Saunders Company. 1992, p. 307-331.

Van Arsdalen KN. Sinais e sintomas: o exame inicial. In: Hanno PM, Wein AJ (eds.). *Manual de Urologia Clínica*. Rio de Janeiro, Editora Prentice-Hall do Brasil Ltda. 1990, p. 28-53.

SEÇÃO II

Exames Complementares

1. Diagnóstico Laboratorial das Uretrites e Prostatites
2. Avaliação Inicial da Infertilidade Masculina
3. Exames Radiológicos
4. Medicina Nuclear
5. Avaliação Urodinâmica
6. Testes para Disfunção Erétil
7. Peniscopia

CAPÍTULO 1

Diagnóstico Laboratorial das Uretrites e Prostatites

ADRIANO FREGONESI

Os sintomas do trato urinário inferior são freqüentes nos pacientes, jovens ou idosos, que procuram o consultório do urologista e muitas vezes do clínico. Muitas dessas queixas são advindas das uretrites e outras vezes das prostatites.

A clínica do paciente sem dúvida nenhuma é soberana para o diagnóstico sindrômico da doença; no entanto, o laboratório é fundamental para o diagnóstico etiológico e para se instituir o tratamento adequado.

Os exames laboratoriais para o diagnóstico das uretrites já estão bem estabelecidos e o que se procura hoje é aumentar a validade desses testes-padrão ou de novos testes que porventura possam surgir, ou seja, aumentar a sensibilidade (percentual de verdadeiros positivos) e especificidade (percentual de verdadeiros negativos). Outros aspectos a serem considerados são confiabilidade, factibilidade e aceitabilidade.

A confiabilidade é a capacidade de produzir resultados similares para a mesma amostra biológica.

A factibilidade, como o próprio nome diz, refere-se à facilidade com que o exame possa ser feito, dependendo, logicamente, dos requisitos operacionais para o exame.

A aceitabilidade refere-se à aceitação do paciente à realização do exame.

Com relação às prostatites crônicas bacterianas ou abacterianas, "ovelhas negras" das doenças prostáticas devido à dificuldade no diagnóstico e tratamento, os exames laboratoriais ainda seguem os preceitos de Meares-Stamey, quando descreveram o teste dos quatro frascos em 1968. Não houve evolução no diagnóstico armado dessas doenças.

Uretrites

As uretrites podem ser classificadas em gonocócicas ou não-gonocócicas, dependendo do agente etiológico, e podem ser sintomáticas ou assintomáticas. Na grande maioria das mulheres são assintomáticas, principalmente as uretrites não-gonocócicas. Os homens, geralmente, apresentam sintomas caracterizados por disúria e/ou corrimento uretral. O corrimento uretral pode ser abundante ou apenas discreto (gota matinal).

Uretrite gonocócica

A gonorréia produz corrimento purulento, mas os sinais da doença podem estar ausentes ou ser indistinguíveis daqueles da infecção por clamídia. Os exames laboratoriais são necessários para o diagnóstico, assim como para a confirmação de cura. Os métodos mais usados para o diagnóstico da gonorréia são a microscopia direta do esfregaço do corrimento uretral corado pelo método de Gram nos homens e a cultura para todos os outros tipos de espécimens.

Microscopia direta (para homens) – o método-padrão é a coloração de Gram, que apresenta resultado mais específico em amostras com flora bacteriana mista. Outros corantes podem ser usados, como é o caso do azul de metileno e o safranin. O encontro de diplococos intracelulares aos pares é característico.

Técnicos de laboratório experientes podem fazer o diagnóstico de gonorréia pelo método de Gram com especificidade de 99% e sensibilidade de 95%.

É importante salientar que o corrimento deve ser colhido do interior da uretra e não do corrimento que já está para fora do meato uretral, que tem uma extensa flora bacteriana, contaminando a amostra. A coleta deve ser feita pelo menos uma hora após o paciente ter urinado, preferencialmente após quatro horas.

Outros métodos de diagnóstico – a cultura deve ser realizada quando não diagnosticada pela microscopia, principalmente nas mulheres. O meio utilizado é o de Thayer-Martin.

Outros exames são usados para diagnosticar a gonorréia, como é o caso da detecção da oxidase, endotoxina, antígenos ou DNA no corrimento analisado. No entanto, devido à alta especificidade e sensibilidade do método de Gram, acreditamos que esses outros testes não devam ser utilizados, principalmente quando o número de microrganismos é grande. Quando o número de gonococos é pequeno ou na coleta de amostras extragenitais (orofaringe, por exemplo), a cultura deve ser realizada.

Uretrites não-gonocócicas

As uretrites não-gonocócicas são causadas pela *Chlamydia trachomatis* e *Ureaplasma urealyticum*. Em 20 a 30% dos casos não se determina o agente infeccioso. Outros agentes infecciosos, como o vírus *Herpes simplex*, o citomegalovírus, a *Trichomonas vaginalis* e outros microrganismos, são implicados na gênese do processo inflamatório, no entanto sem comprovação laboratorial.

Os sinais e os sintomas de infecção por *Chlamydia* são, geralmente, moderados ou mesmo ausentes, tornando o diagnóstico e o tratamento precoces mais improváveis.

Microscopia direta (em homens) – paciente com quadro agudo de uretrite, sem nenhum tratamento com antibióticos e que apresente ao exame do corrimento uretral com coloração de Gram polimorfonucleares sem a presença de diplococos gram-negativos, apresenta alto valor preditivo para infecção por *Chlamydia*.

Exame direto de anticorpo fluorescente – os anticorpos monoclonais marcados com fluoresceína, que reagem com proteínas da membrana externa, podem detectar corpos elementares de *C. trachomatis* nas células epiteliais colhidas da uretra do paciente investigado. O método é simples e rápido, no entanto a leitura ao microscópio é subjetiva e depende da experiência do observador. De um modo geral, o exame apresenta especificidade aceitável para diagnosticar pacientes sintomáticos, mas falta sensibilidade para detectar a doença naqueles com baixo número de organismos, principalmente os assintomáticos.

Cultura de células – é feita com a adição das amostras uretrais às camadas de células de MacCoy incubadas a 36ºC por dois ou três dias e corando-as com fluoresceína.

Hibridização de DNA – os exames são fáceis de realizar, apresentando especificidade elevada e sensibilidade similares à imunofluorescência direta de anticorpos.

Prostatites

Em 1978, Drach et al. classificaram as prostatites em:
1. bacterianas agudas e crônicas;
2. não-bacteriana;
3. prostatodínia.

O diagnóstico da prostatite bacteriana aguda é de fácil verificação, principalmente pelo quadro clínico do paciente.

O diagnóstico das prostatites crônicas já não é tão fácil assim, pois conhecemos muito pouco da fisiopatologia e etiologia da prostatite crônica não-bacteriana e da prostatodinia.

Ainda hoje, o diagnóstico diferencial da prostatite bacteriana da não-bacteriana faz-se por meio do método de Meares-Stamey na localização de provável foco infeccioso na próstata.

O exame do esperma à procura de células inflamatórias ou mesmo a cultura do esperma é muito criticado, pois não se sabe se a urina da bexiga ou mesmo da uretra não são fontes das células inflamatórias ou bactérias encontradas no sêmen coletado para análise ou cultura.

Para saber se a uretra, a bexiga ou a próstata são fontes de processos infecciosos, realiza-se a cultura segmentada de urina e secreção prostática pelo método de Meares-Stamey, que consiste no seguinte:

1. coleta dos 10ml iniciais de urina (A1);
2. após, o paciente urina 200ml, que são desprezados;
3. coletam-se mais 10ml de urina e coloca-se em outro frasco (A2);
4. massagem prostática e coleta da secreção prostática que saiu pelo meato uretral, colocando-se esta secreção em outro frasco (SP);
5. coletam-se mais 10ml de urina após a massagem prostática (A3).

Quando A2 apresenta bacteriúria importante, deve-se tratar o paciente por 2 ou 3 dias com antibiótico ativo na urina, mas não em tecidos, como é o caso da nitrofurantoína, e repetir a cultura segmentada.

Para o diagnóstico de prostatite bacteriana crônica a contagem de colônias formadoras de bactérias da cultura da secreção prostática (SP) e urina pós-massagem prostática (A3) deve exceder em dez vezes ou mais a contagem em A1 e A2.

O encontro de número excessivo de leucócitos na secreção prostática (acima de 10 leucócitos por campo de alta magnificação) e/ou a presença de macrófagos contendo gordura (corpos ovais) é bastante sugestivo de inflamação prostática.

Deve-se enfatizar que o paciente precisa estar com a bexiga cheia e com desejo de urinar. Além disso, é necessário abstinência sexual de cinco dias para acúmulo de secreção prostática, assim como prevenir a alta concentração fisiológica de neutrófilos na secreção prostática que ocorre após o relacionamento sexual.

O diagnóstico da prostatite crônica não-bacteriana (PCNB) e prostatodinia faz-se por exclusão, não se verificando a presença de bactérias nas culturas realizadas.

A PCNB é uma inflamação de causa indeterminada, sem história de infecções urinárias (uma constante nas prostatites bacterianas) e com microscopia e cultura negativas da secreção prostática. A prostatodinia é um quadro doloroso relacionado à próstata, no entanto sem inflamação da glândula. Às vezes, a sintomatologia não está relacionada apenas à próstata e pode acometer a musculatura pélvica, como é o caso da síndrome de dor pélvica crônica com dores que não raramente podem irradiar-se para as coxas.

Conclusão

As uretrites e as prostatites são doenças muito freqüentes na prática clínica, e o diagnóstico deve ser feito com exames com sensibilidade e especificidade elevadas. No entanto, devem ser considerados também a confiabilidade, a factibilidade e o custo do exame a ser realizado.

Atualmente, os exames acima citados são os mais indicados no diagnóstico dessas doenças, sendo que alguns apresentam especificidade e sensibilidade que não são ideais.

Acreditamos que a evolução do diagnóstico, principalmente das prostatites crônicas, está nos segredos ainda não desvendados da imunologia, e que em futuro próximo poderemos ter em mãos exames factíveis, confiáveis, com alta acurácia e de baixo custo.

Leitura recomendada

Dallabetta G, Laga M, Lamptey P. Controle de Doenças Sexualmente Transmíssiveis. *Manual de Planejamento e Coordenação de Programas*. Belo Horizonte, Ed. Te Corá, 1996.

Hook EW, Holmes KK. Gonococcal infections. *Ann Intern Med* 102:229-243, 1985.

Meares EM. Prostatitis and related disorders. In: Walsh PC, Retik AB, Vaughan ED, Wein AJ. *Campbell's Urology*. 7th ed., Philadelphia, WB Saunders Company, 1997, p. 615-630.

Meares EM, Stamey TA. Bacterial localization patterns in bacterial prostatitis and urethritis. *Invest Urol* 5:492-518, 1968.

Moon TD. Diagnostic and treatment practices for prostatitis by urologists and primary care physicians. *J Urol* 157:242A, 1997.

Nickel JC. Prostatitis: myths and realities. *Urol* 51(3):362-366, 1998.

Pfau A. Prostatitis. A continuing enigma. *Urol Clin North Am* 13(4):695-715, 1986.

Taylor-Robinson D, Thomas BJ. Laboratory techniques for the diagnosis of chlamydial infections. *Genitourin Med* 67:256-266, 1991.

Zenilman JM. Update on bacterial sexually transmitted disease. *Urol Clin North Am* 19(1):25-34, 1992.

Weinstock H, Dean D, Bolan G. Chlamydia trachomatis infections. *Infect Dis Clin North Am* 8:797-819, 1994.

CAPÍTULO 2

Avaliação Inicial da Infertilidade Masculina

EDSON BORGES JR.

Espermograma

Introdução

O espermatozóide foi pela primeira vez visto e descrito, no ano de 1679, por Antoni van Leeuwenhoek. Em uma carta a Royal Society of London, ele descreveu "milhares de pequenos homenzinhos que se desenvolvem após o contato com a secreção vaginal". Porém, foi somente nos anos 50, com os estudos de MacLeod, que análises laboratoriais completas e sistemáticas do sêmen foram organizadas, procurando associar o espermograma com a fertilidade do homem.

Essas técnicas permaneceram praticamente iguais por mais de 40 anos, até as publicações do primeiro manual da Organização Mundial de Saúde (OMS) – *Manual de Laboratório para o Exame do Sêmen Humano e da Interação Mucocervical*, em 1980, com reedições em 1987 e 1992, no qual são descritos não só o espermograma, como também alguns testes e procedimentos de concepção assistida.

A análise seminal é a mais importante fonte de informações para a avaliação do homem infértil. É capaz de prover informações da produção testicular, de algumas propriedades funcionais dos espermatozóides e da função secretora das glândulas acessórias.

Deve-se ter em mente que sua interpretação não rotulará o homem como fértil ou infértil. A fertilidade requer o início da gestação e, portanto, é um fenômeno relacionado ao casal. O espermograma representa algumas condições dos espermatozóides logo após a ejaculação. Essas células necessitam de várias modificações funcionais e ultra-estruturais durante o seu caminho no sistema reprodutor feminino, para que possam reconhecer e fecundar o óvulo no terço distal da trompa. Estima-se que, para cada 1,5 milhão de espermatozóides móveis ejaculados, um único conseguirá chegar ao óvulo; assim, em condições fisiológicas normais, não mais de mil espermatozóides conseguirão alcançar o gameta feminino.

A avaliação clínica do sêmen é complicada devido a sua variabilidade diária normal, não se podendo esquecer que fatores fisiológicos e ambientais podem resultar em alterações temporárias dos parâmetros seminais.

A qualidade do ejaculado é usada para predizer possíveis capacidades da fertilidade dos espermatozóides por meio da contagem (concentração), da motilidade e da morfologia. Cada um destes parâmetros pode ter um efeito diferente no potencial da fertilidade do homem.

Procuraremos aqui descrever esses parâmetros e reforçar que a análise seminal deve seguir as mesmas regras estritas (técnica e estatisticamente) requeridas para a realização das análises do sangue, urina e outros fluidos orgânicos, passando pela coleta, valores de normalidade e interpretação dos resultados.

O que é o sêmen

O sêmen é composto de espermatozóides produzidos no epitélio seminífero dos testículos (aproximadamente 5% do volume ejaculado), e o plasma seminal produzido pelos epidídimos, próstata, vesículas seminais e glândulas bulbouretrais.

Os espermatozóides são liberados dos túbulos seminíferos após um período de aproximadamente 75 dias (espermatogênese e espermiogênese). Caminham pelos ductos eferentes, epidídimos e ductos deferentes (mais 10 a 15 dias) e são armazenados na ampola dos ductos deferentes, uma dilatação imediatamente anterior à junção do deferente com os ductos das vesículas seminais e próstata, aguardando a ejaculação.

Coleta

O sêmen deve ser coletado por masturbação, preferencialmente em laboratório, com um período de abstinência igual ao período médio usual de ejaculação do homem estudado. Abstinência prolongada pode resultar em diminuição da motilidade e, freqüentemente, da concentração.

Pacientes com problemas para a coleta por masturbação, ou com dificuldades para fazê-la no laboratório, podem utilizar condons especiais (poliuretano atóxico – Milex ou Silastic) ou levar o frasco coletor para casa (coleta domiciliar por masturbação), guardando sempre o intervalo de uma hora entre a coleta e a chegada do sêmen no laboratório.

Pelo menos duas amostras de sêmen devem ser solicitadas, com um intervalo de duas a três semanas entre elas. Em mais de 80% das vezes, duas amostras de sêmen são suficientes para o diagnóstico da qualidade dos espermatozóides.

Quando houver uma variação maior que 20% em qualquer um dos parâmetros analisados, mais uma ou duas coletas fazem-se necessárias. Amostras em que houve perda parcial do ejaculado devem ser desconsideradas.

Características físicas do sêmen

Volume – o volume ejaculado normal está entre 2,0 e 5,0 mililitros (ml). Do total ejaculado, aproximadamente 60% são provenientes das vesículas seminais, 30% da próstata, 5% são espermatozóides e os outros 5% dos epidídimos e das glândulas bulbouretrais.

Volumes abaixo de 1,0ml podem significar obstruções dos ductos ejaculatórios, agenesias ou hipoplasias dos ductos deferentes e vesículas seminais ou retroejaculação.

Liquefação – o plasma seminal é ejaculado em forma líquida, que em menos de 2 minutos passa para a forma gelatinosa; a completa liquefação deve ocorrer dentro dos 30 minutos após a ejaculação.

Uma liquefação anormal significa desequilíbrio das substâncias elaboradas pela próstata e vesículas seminais.

Turgidez e viscosidade – a turgidez deve ser considerada normal ou anormal, e a viscosidade como baixa, normal ou aumentada. Alterações podem indicar a presença de processos inflamatórios e/ou infecciosos do sêmen, assim como a presença de anticorpos antiespermatozóides. Viscosidades muito altas têm um efeito adverso na determinação da motilidade e da concentração dos espermatozóides.

Cor – a cor do plasma seminal pode ser descrita como opaca, acinzentada ou amarelada. Alterações podem ocorrer com grandes períodos de abstinência – amarelo mais acentuado; pela ausência de espermatozóides – mais claro, quase aquoso; ou pela presença de sangue (hemospermia) – tom marrom ou avermelhado.

pH – o pH seminal deve estar entre 7,2 e 8,0. O pH maior que 8,0 pode indicar prostatites agudas, vesiculites ou epididimites. Nos casos de infecções crônicas ou nas obstruções dos ductos ejaculatórios (presença maior dos fluidos prostáticos), o pH está geralmente abaixo de 7,0.

Avaliação microscópica do líquido seminal

Os parâmetros microscópicos analisados incluem a avaliação qualitativa e quantitativa da motilidade e a determinação da vitalidade, da concentração e da morfologia dos espermatozóides.

Concentração – a produção espermática considerada normal é de 20 milhões de espermatozóides por ml, ou de 40 milhões de espermatozóides no ejaculado. Azoospermia significa ausência de espermatozóides, oligospermia, número reduzido (abaixo dos padrões normais citados) e polizoospermia acima de 250 milhões de espermatozóides por ml. Variações de até 50% ocorrem tanto nos sêmens com concentração normal quanto naqueles alterados.

Homens com densidade espermática abaixo de 5 milhões/ml têm dificuldades para a gestação espontânea. Concentrações acima desses valores não discriminam os homens férteis dos inférteis.

Motilidade – a presença e a qualidade da motilidade dos espermatozóides no líquido seminal e no muco cervical talvez sejam os mais importantes fatores na determinação da fertilidade masculina. Somente um espermatozóide móvel é capaz de penetrar no muco cervical, migrar pelo sistema reprodutor feminino, penetrar na zona pelúcida e conseguir a fertilização.

A motilidade é expressa em porcentagem total de espermatozóides móveis. Espermatozóides com motilidade rápida e progressiva são classificados como grau A; espermatozóides com motilidade progressiva, porém lenta, grau B; espermatozóides móveis, sem progressão, grau C; espermatozóides imóveis, grau D.

São considerados sêmens normais aqueles com pelo menos 25% de espermatozóides grau A e com mais de 50% de espermatozóides rápidos progressivos (graus A + B).

No teste da motilidade, especial atenção deve ser dada caso haja aglutinação espermática, isto é, adesão de vários espermatozóides entre si, podendo alertar sobre um processo infeccioso ou imunológico.

Vitalidade – em condições normais, pelo menos 50% dos espermatozóides devem estar vivos uma hora após a ejaculação. O teste de vitalidade torna-se fundamental, principalmente quando a motilidade total dos espermatozóides for inferior a 30%. Nestes casos, é importante a diferenciação entre o número de espermatozóides vivos, porém imóveis, daqueles realmente mortos.

Morfologia – espermatozóides morfologicamente anormais em geral são células funcionalmente incapazes, isto é, sem condições fisiológicas de fertilização. O espermatozóide humano apresenta uma grande variação no seu tamanho e forma, sendo possivelmente esse o motivo para a grande discrepância entre os valores de normalidade. O terceiro manual da OMS considera normal homens com morfologia espermática maior ou igual a 30% e descreve quatro classes de anormalidades: anomalias de cabeça, peça intermediária, cauda e gotas citoplasmáticas. Dentre as alterações da cabeça são citados os gigantes, pequenos, afilados, piriformes, dupla cabeça, sem acrossoma (globócitos) e amorfos. Existe muita controvérsia a respeito da necessidade da classificação dos espermatozóides anormais, visto que não há correlação clínica entre o aumento de qualquer uma das formas e determinada doença. Exceção é feita à presença de 100% dos espermatozóides globócitos, significando ausência do acrossoma (porção anterior da cabeça, responsável pelo reconhecimento e penetração do espermatozóide no óvulo) e, portanto, sem probabilidade de fertilização.

Kruger, em 1988, propôs uma forma de avaliação da morfologia denominada "morfologia estrita". Segundo seus critérios, qualquer alteração, mesmo pequena, no espermatozóide, este é considerado anormal. Valores normais são aqueles sêmens com mais de 14% de formas ovais normais. Ele ainda definiu dois grupos: *grupo bom prognóstico* – morfologia entre 5% e 14%, e *grupo mau prognóstico* – morfologia abaixo de 5%. Esta classificação tornou-se importante, pois ficou provado que homens com morfologia abaixo de 5% têm grande dificuldade de fertilização e gravidez, mesmo com técnicas de reprodução assistida.

O critério de Kruger vem sendo adotado na maioria dos centros que trabalham com fertilidade, pois parece ser uma metodologia bastante precisa, reprodutível e que determina condutas.

De todos os parâmetros, a morfologia espermática parece ser aquela que melhor prevê a capacidade de fertilidade do espermatozóide, tanto *in vivo* quanto *in vitro*.

Células redondas – o plasma seminal contém não só espermatozóides, mas também freqüentemente apresenta outros elementos celulares, como espermatócitos, espermátides, leucócitos, eritrócitos, macrófagos, linfócitos, células epiteliais, bactérias, fungos e *Trichomonas*. Uma importante diferenciação a ser feita é aquela entre os leucócitos polimorfonucleares e outras células da linhagem branca (LPMN) e as células jovens da espermatogênese (espermatócitos e espermátides).

A presença de mais de um milhão de LPMN por ml de sêmen ejaculado, ou de mais de cinco milhões no total ejaculado, significa processo infeccioso das glândulas acessórias, devendo ser então tratadas.

Esse diagnóstico fica reforçado com a combinação de outros dados da história clínica (cistouretrites) e do precedente de doenças sexualmente transmissíveis.

A maioria dessas infecções é silenciosa e somente diagnosticada pelo aumento dos LPMN no ejaculado. Os LPMN levam a uma diminuição da motilidade espermática e a uma alteração na estrutura e função do espermatozóide (estresse oxidativo), dificultando o processo de fertilização. Podem ser diferenciados das células jovens por meio de dois testes: PAS ("periodic acid shift") ou do teste Endtz, sendo um dos dois referidos na descrição do espermograma.

Espermocultura – só deve ser solicitada nos casos sintomáticos de infecção das glândulas acessórias. Os germes mais comumente associados com infecção seminal são os bacilos aeróbios gram-negativos (*Escherichia coli*) e os enterococos. Estes microrganismos agem principalmente sobre a próstata e os epidídimos e podem causar imobilização dos espermatozóides, lesão testicular, epididimária ou dos ductos ejaculadores, provocando obstrução ou alterações funcionais. As bactérias aeróbias gram-positivas (*Staphylococcus epidermides, Streptococcus* e difteróides) e os micoplasmas normalmente colonizam a uretra masculina e não são considerados patogênicos. Outros germes de importância são *a Chlamydia trachomatis*, a *Neisseria gonorrhoeae* e o *Trichomonas vaginalis*, principais agentes etiológicos das epididimites e uretrites. Raramente são isolados no homem assintomático e, sempre quando presentes, indicam infecção.

Bioquímica seminal – as vesículas seminais contribuem com frutose e prostaglandinas no plasma seminal, enquanto a próstata secreta zinco, magnésio, desidrogenases, ácido cítrico, fosfatase ácida e esperminas. Atualmente, pouca relevância clínica é atribuída às substâncias produzidas pelas glândulas acessórias, com exceção feita à frutose. Quando muito diminuída ou ausente, pode estar associada à agenesia das vesículas seminais e ductos deferentes ou à obstrução dos ductos ejaculatórios, principalmente em homens azoospérmicos e com baixo volume ejaculado (menor que 1,5ml).

Terminologia

Normozoospermia: ejaculado sem alterações segundo os critérios de normalidade.
Aspermia: ausência de fluido ejaculado.
Hipospermia: volume ejaculado menor que 2,0ml.
Hiperespermia: volume ejaculado maior que 5,0ml
Azoospermia: ausência de espermatozóides.
Polizoospermia: concentração espermática maior que 250 milhões/ml ou maior que 600 milhões/ejaculado.
Oligospermia: concentração espermática menor que 20 milhões/ml.
Astenospermia: motilidade menor que 50% de espermatozóides progressivos.
Teratozoospermia: morfologia menor que 30% (OMS) ou que 14% (morfologia estrita – Kruger).
Oligoastenoteratozoospermia: alteração das três variáveis (combinação de dois prefixos também pode ser empregada).
Necrozoospermia: todos os espermatozóides mortos.
Criptozoospermia: somente alguns esparsos espermatozóides em todo o volume ejaculado (Quadro II-1).

Quadro II-1 – Critérios de normalidade do espermograma.

Volume: 2,0-5,0ml
Liquefação: < 30 minutos
Cor: amarelo-esbranquiçado, pérola ou acinzentado
pH: 7,2-8,0
Turgidez e viscosidade: normais
Concentração: $\geq 20 \times 10^6$/ml ou $\geq 40 \times 10^6$/ejaculado
Motilidade: $\geq 50\%$ espermatozóides móveis progressivos
Vitalidade: $\geq 50\%$ espermatozóides vivos
Morfologia: $\geq 30\%$ (OMS) ou $\geq 14\%$ (Kruger – morfologia estrita) espermatozóides com formas normais
Células brancas (LPMN): $\leq 1,0 \times 10^6$/ml sêmen ou $\leq 5,0 \times 10^6$/ejaculado

Testes da Função Espermática

Após a produção testicular, o espermatozóide deve transpor uma série de barreiras no sistema reprodutor feminino, desenvolvendo capacitação e reação acrossômica (modificações bioquímicas e funcionais), ligando-se e penetrando na zona pelúcida do oócito e, finalmente, completando a fusão cromossômica.

Se uma dessas etapas não for propriamente alcançada, a fertilização pode não ocorrer e resultar em infertilidade. O fato de alguns homens com dificuldade para engravidar demonstrarem parâmetros seminais normais evidencia que o espermograma, algumas vezes, não promove uma informação diagnóstica completa.

Recentemente têm sido propostos alguns testes da função espermática que, em combinação com o espermograma, complementam a avaliação da fertilidade masculina. Cada um deles procura diagnosticar uma possível alteração em determinada etapa do processo de fertilização.

Embora uma variedade desses testes tenha sido proposta, nenhum exame *in vitro* isoladamente é capaz de avaliar todos os mecanismos envolvidos na fecundação.

É a partir de um espermograma normal, ausência de anormalidades na parceira e persistência da infertilidade que esses testes devem ser solicitados (Quadro II-2).

Quadro II-2 – Testes de função espermática.

Teste	Função espermática
Penetração espermática em muco	Interação muco-sêmen
CASA (análise seminal computadorizada)	
Motilidade	
Capacitação espermática prognóstica	Transporte espermático
Penetração espermática em oócito animal	Capacitação/fusão ao oócito
Teste de ligação à manose acrosina	Reação acrossômica
Teste da hemizona	
Fertilização *in vitro*	Ligação à zona pelúcida
Creatino-fosfoquinase (CK)	Maturidade celular
Radicais livres de oxigênio (ROS)	Integridade celular (DNA)
Imuno-beads ou Latex-Mar	Anticorpo antiespermatozóide

Interpretação dos Parâmetros Seminais

Já está amplamente demonstrado na literatura que as características seminais tradicionais (espermograma) têm um bom valor prognóstico para a fertilidade *in vivo* e *in vitro* (técnicas de reprodução assistida). É possível estimar a probabilidade de concepção de um casal com base nos parâmetros seminais.

Os resultados do espermograma podem ser agrupados em quatro categorias: 1. todos os parâmetros normais; 2. azoospermia; 3. anormalidades difusas na concentração, motilidade e morfologia; 4. problemas isolados restritos a um dos parâmetros.

A interpretação dessas alterações permite a análise pertinente do problema, com influência direta na orientação terapêutica.

Azoospermia – deve ser estabelecido o diagnóstico diferencial entre obstrução ductal (ducto ejaculatório, epidídimos ou deferentes – azoospermia excretora), disfunção testicular absoluta (azoospermia secretora) e falência hormonal (hipogonadismo hipogonadotrófico).

Pacientes com azoospermia excretora com obstrução dos ductos ejaculatórios têm geralmente volume ejaculado baixo (menor 1,5ml), frutose baixa ou ausente, pH menor que 7,0 e FSH (hormônio folículo-estimulante) normal. Pacientes com obstruções dos epidídimos e deferentes apresentam volume ejaculado, frutose, pH e FSH normais.

Pacientes com azoospermia secretora geralmente apresentam FSH aumentado, podendo estar associado à elevação do LH (hormônio luteinizante) e aos sinais clínicos de dano testicular (diminuição do volume testicular).

Naqueles pacientes azoospérmicos com FSH e LH abaixo dos níveis normais, pode estar presente falência hipofisária ou hipotalâmica, caracterizando o hipogonadismo hipogonadotrófico.

Todos os parâmetros alterados – reflete um comprometimento testicular mais amplo, devendo sempre ser investigada a presença de varicocele. Endocrinopatias, calor ou gonadotoxinas também podem levar a esse tipo de situação, embora sendo muito menos freqüentes que a varicocele.

Predominância de alteração de um único parâmetro – as alterações da motilidade são as mais freqüentes, podendo estar associadas a processos inflamatórios e/ou infecciosos das glândulas acessórias, presença de anticorpo antiespermatozóide ou disfunções do epidídimo (infecções ou obstruções parciais). A diminuição isolada da concentração é menos freqüente e, em geral, está associada à varicocele. Alterações isoladas da morfologia são extremamente raras e, quando presentes, transitórias.

Porém, em 30% das vezes estamos diante de uma alteração seminal sem nenhuma causa aparente, traduzindo uma situação definida como disfunção testicular primária idiopática.

Baseando-se nessas interpretações, podemos definir três condições: 1. espermograma normal: sem evidência de infertilidade; 2. qualidade seminal nos limites inferiores da normalidade ou com pequenas alterações em um dos parâmetros: possível infertilidade; 3. espermograma alterado: infertilidade constatada. O paciente da categoria 3 requer continuidade da investigação por meio dos testes da função espermática.

O espermograma como exame inicial de investigação da infertilidade masculina tem valor clínico e prognóstico adequados na avaliação das probabilidades de gravidez.

Leitura recomendada

Acosta A, Swanson RJ, Ackerman SB et al. *Human Spermatozoa* in *Assisted Reproduction*. Baltimore, Maryland, Williams & Wilkins, 1990.

Bar-Chama N, Lamb DJ. Evaluation of sperm function. In: Lipshultz LI (ed.). Philadelphia. *Urol Clin North Am*, 1994, p. 433-446.

Barrat CLR, St John JC. Diagnostic tools in male infertility. *Hum Reprod* 13(1):51-61, 1998.

Eliasson R. Analysis of semen. In: Burger H, De Kretser D (ed.). *The Testis*. New York, Raven Press, 1981, p. 381-399.

Overstreet JW, Davis RO, Katz DF. Semen evaluation. In: Overstreet JW (ed.). *Infertility and Reproductive Medicine Clinics of North America*. Philadelphia, 1992, p. 329-340.

The American Society of Andrology. *Handbook of Andrology*. Lawrence, Allen Press Inc., 1995.

The ESHRE Capri Workshop Group: Male infertility update. *Hum Reprod* 13(7): 2025-2032, 1998.

World Health Organization. WHO laboratory manual for the examination of human semen and sperm-cervical mucus interaction. 3rd ed., Cambridge, Cambridge University Press, 1992.

CAPÍTULO 3

Exames Radiológicos

ADILSON PRANDO

Introdução

Devido à constante evolução tecnológica, nenhuma outra especialidade médica transformou-se tão intensamente nesses últimos anos quanto a radiologia. Uma especialidade que até a década de 60 era caracterizada ou por exames radiológicos simples ou por exames agressivos teve no desenvolvimento da ultra-sonografia (US), da tomografia computadorizada (TC), da angiografia digital e, mais recentemente, da ressonância magnética (RM) uma nova dimensão na maneira de investigar os pacientes. Uma dimensão baseada em exames menos invasivos e dotados de grande acurácia sem dúvida alguma trouxe grandes benefícios para várias especialidades médicas, dentre elas a urologia.

Os exames radiológicos podem ser categorizados em convencionais, angiográficos, ultra-sonográficos, por tomografia computadorizada, por ressonância magnética e intervencionistas.

Radiologia Convencional

Urografia excretora

Importante método radiológico que possibilita o exame dos rins e particularmente das vias excretoras, sendo útil também para uma razoável avaliação funcional dos rins. É um eficiente método de estudo indicado principalmente para os pacientes com suspeita de litíase e/ou obstrução urinária, infecção urinária de repetição ou hematúria macroscópica (Figs. II-1 e II-2).

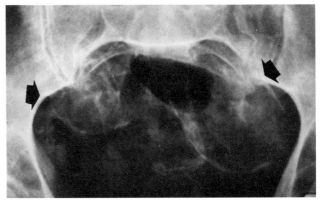

Figura II-1 – Radiografia simples da pelve mostrando calcificações esféricas na projeção dos vasos ilíacos (setas), representativas de aneurismas das artérias hipogástricas.

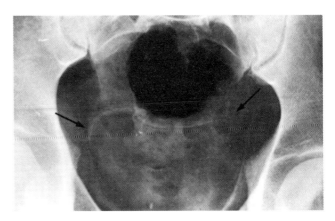

Figura II-2 – Radiografia simples da pelve mostrando calcificação patológica na submucosa das paredes vesicais (setas) (processo inflamatório crônico).

Cuidados preliminares – antecedentes alérgicos ao iodo devem ser rotineiramente pesquisados. Passado de reação alérgica ao iodo deve ser considerado como contra-indicação formal do exame. O emprego de contraste de baixa osmolaridade (não-iônico) reduz sobremaneira a incidência de reações leves tais como náuseas e vômitos.

Administração endovenosa de contraste – em adultos, a dose usual é de 1ml/kg de peso, utilizando-se contraste que apresente concentração de iodo entre 60 e 76%. Para crianças, a dosagem deve ser baseada no peso e na idade, usando-se doses maiores em recém-nascidos e prematuros devido à redução da filtração glomerular (abaixo de 5,5kg, 4,0ml/kg; de 5,5 a 11,5kg, 25ml; de 11,5 a 23kg, 2,0ml/kg; entre 23 e 46kg, 50ml). Em pacientes com insuficiência renal pode-se chegar até 2ml/kg de peso.

No adulto, o contraste é injetado rapidamente (técnica de bolo) e após 20 a 60s do término da injeção podem-se obter cortes planigráficos renais (nefrotomografia) (Fig. II-3), seguido de uma radiografia localizada dos rins, a qual é imediatamente seguida de outra radiografia localizada aos 5min após a injeção (Fig. II-4). Por intermédio dessas radiografias avalia-se a topografia, os contornos e a função renal, pois durante esse período obtém-se ótima opacificação do parênquima renal (fase nefrográfica) e o sistema pielocalicinal do rim normal já deve estar opacificado. Se a opacificação for adequada e não houver nenhuma anormalidade, realiza-se a radiografia panorâmica para se avaliar a drenagem ureteral e a morfologia vesical (Fig. II-5). Radiografias localizadas da bexiga cheia e vazia (pós-miccional) devem ser rotineiramente realizadas. A radiografia pós-miccional é útil, pois permite boa avaliação das paredes vesicais, revela eventual resíduo pós-miccional, além de permitir a adequada avaliação dos ureteres distais, que podem ter tido avaliação prejudicada com a bexiga distendida (Fig. II-6). Se após a radiografia de 5min houver retardo de excreção de um dos rins, deve-se realizar uma radiografia panorâmica para estudar o ureter do rim funcionante e a bexiga. Posteriormente, programam-se radiografias retardadas até se demonstrar o sítio e o fator obstrutivo. Radiografia de até 24h após a injeção do contraste torna-se, às vezes, necessária.

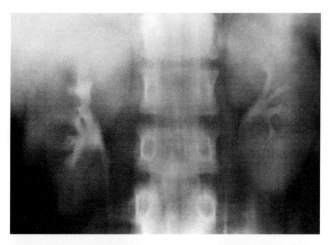

Figura II-3 – Urografia excretora com nefrotomografia. Essa técnica proporciona boa avaliação dos contornos renais.

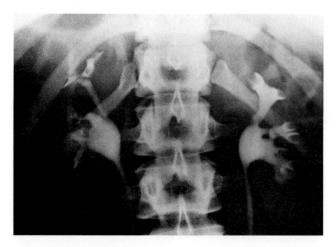

Figura II-4 – Urografia excretora. Radiografia localizada dos rins aos 5min. Observar drenagem bilateral simultânea e simétrica de ambos os rins e o aspecto normal do sistema coletor.

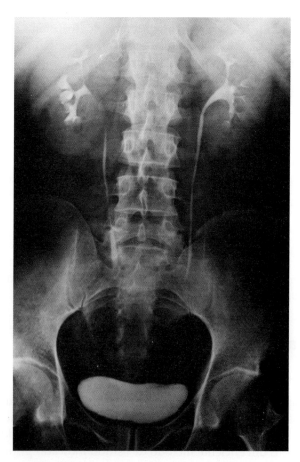

Figura II-5 – Urografia excretora. Radiografia panorâmica demonstrando a drenagem normal de ambos os ureteres e a opacificação normal da bexiga.

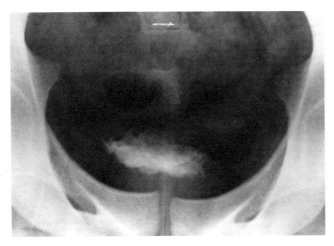

Figura II-6 – Radiografia localizada da bexiga pós-miccional demonstrando o aspecto normal da mucosa vesical.

Principais indicações da urografia excretora:
- litíase urinária;
- obstrução urinária aguda ou crônica;
- hematúria;
- infecção urinária de repetição;
- anomalias congênitas geniturinárias.

Reações aos meios de contraste – o risco de óbito por reação adversa ao contraste endovascular é estimado em 1:40.000. A incidência de reações adversas é em torno de 5%. A maioria dessas reações não é grave e inclui: pruridos, náuseas, vômitos ou sensação de calor, e usualmente não requerem tratamento. Reações anafiláticas ou cardiopulmonares necessitam de medidas terapêuticas emergenciais (anti-histamínicos e/ou corticóides, adrenalina, expansores de volume plasmático e drogas cardiopulmonares).

Uretrocistografia retrógrada e miccional

Uretrocistografia miccional em crianças – é um exame indicado para pesquisa de anomalias congênitas do trato urinário e na avaliação da infecção urinária. Outras indicações incluem: enurese, anormalidades da genitália externa e hematúria. Não há necessidade de preparo ou de anestesia para a realização do exame, que é feito por intermédio da introdução de uma sonda ureteral no interior da bexiga. Para recém-nascidos recomenda-se a utilização de sonda nasogástrica número 5 com orifícios laterais, e para crianças maiores, sondas número 8 ou 10Fr. No menino é necessária a lubrificação ampla da sonda com gel anestésico; uma discreta resistência à passagem da sonda existe usualmente, atingindo o nível do esfíncter externo. Essa resistência é geralmente vencida com a criança executando a manobra de inspiração profunda (espontânea ou durante o choro). A bexiga é preenchida por contraste diluído com soro fisio-

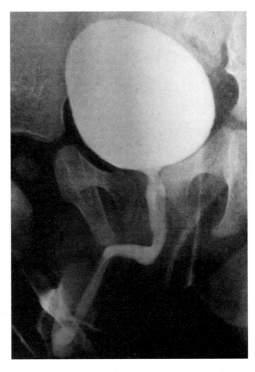

Figura II-7 – Uretrocistografia miccional em menino mostrando o aspecto normal da bexiga e da uretra (ausência de refluxo vesicoureteral). Observar a permanência do cateter endoureteral. O esfíncter externo não distende tanto quanto a uretra bulbar.

lógico (a 30%) até se obter a micção. Radiografias da pelve em ântero-posterior (principalmente em meninas) e oblíquas durante micção, até o término, são realizadas (Fig. II-7). Radiografia pós-miccional deve ser também realizada para detecção do resíduo e eventual refluxo tardio. A manutenção da sonda ureteral para uma nova repleção vesical é importante para se documentar eventual refluxo, não demonstrado com a primeira micção (micção reflexa). Na presença de refluxo vesicoureteral, devem ser obtidas radiografias panorâmicas, incluindo os rins.

Uretrocistografia miccional em adulto – é realizada com a colocação de sonda nasogástrica (pediátrica 8Fr) dentro da bexiga e enchimento desta com cerca de 400ml de contraste diluído em concentração de 8% de iodo e obtenção de radiografias localizadas da bexiga e da uretra do paciente durante a micção com posterior retirada da sonda. Em casos de obstrução uretral, a bexiga pode ser opacificada através de punção percutânea suprapúbica realizada na linha mediana e com agulha espinhal 20G.

Uretrocistografia retrógrada (adulto, sexo masculino) – existem duas maneiras de se realizar esse exame radiológico, com sonda de Foley ou com uretrocistógrafo. Uma sonda Foley 8Fr, cheia de contraste hidrossolúvel, é inserida na uretra e o balão inflado dentro da fossa navicular com 1ml de água. O uretrocistógrafo é adaptado no sulco balanoprepucial e sua porção central é

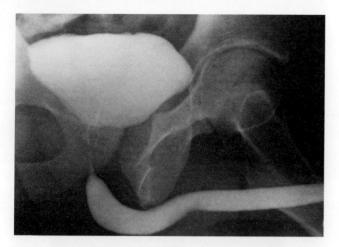

Figura II-8 – Uretrocistografia retrógrada normal em paciente adulto. Observar a posição do uretrocistógrafo e a opacificação normal da uretra. A uretra bulbar é distendida em toda sua extensão até o esfíncter externo.

inserida na fossa navicular. Após este procedimento, injeta-se anestésico líquido para evitar espasmo da uretra posterior. Utilizando-se seringa com capacidade de 50ml, infunde-se o contraste de uma forma homogênea e constante, obtendo-se durante a infusão radiografias de toda a uretra em posição oblíqua (Fig. II-8).

Uretrocistografia retrógrada (adulto, sexo feminino) – na mulher a uretrocistografia retrógrada pode ser feita com sonda duplo-balão (sonda de Trattner). Após o cateterismo da uretra insuflam-se ambos os balões com água. Um balão está situado na bexiga e outro no períneo, fora da uretra. Injeta-se o contraste sob pressão, ao mesmo tempo que se retira a sonda, de tal maneira que o balão intravesical passe a ocluir o colo vesical. O contraste injetado opacificará a uretra ao sair através de um orifício lateral, instante em que várias radiografias localizadas da uretra são obtidas.

As principais indicações da uretrocistografia retrógrada em adulto são o traumatismo ou o estreitamento uretral. Na mulher, a uretrocistografia retrógrada é raramente utilizada, a não ser na suspeita de divertículo uretral, não demonstrado pela uretrocistografia miccional.

Pielografia anterógrada e retrógrada

A pielografia anterógrada consiste na punção percutânea do sistema pielocalicinal, sob controle fluoroscópico e posterior injeção do contraste, com o intuito de se avaliar a anatomia do trato urinário (Fig. II-9).

Principais indicações da pielografia anterógrada:

- determinação do nível e da causa da obstrução do trato urinário superior;
- determinação do nível e da gravidade de uma fístula do trato urinário superior;
- avaliação anatômica de uma derivação urinária;

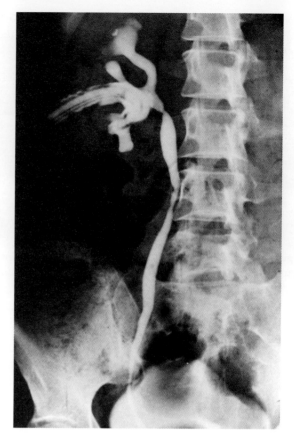

Figura II-9 – Pielografia anterógrada: observar cateterismo através da punção do sistema coletor renal e posterior opacificação das vias coletoras e do ureter.

- aspiração de urina para exames citológicos, bacteriológicos e bioquímicos;
- determinação da pressão intrapiélica e realização de estudos urodinâmicos;
- opacificação pielocalicinal antes da realização de outros procedimentos percutâneos (nefrostomia, nefrolitotomia, ablação tumoral, pielolise, colocação de "stents" ou dilatação por balão).

Cuidados preliminares – jejum de 12h; provas de coagulação; antibioticoterapia em caso de haver suspeita de infecção urinária; sedativo intramuscular 30min antes do exame.

Complicações – hematúria microscópica é freqüente. Dor lombar por superdistensão, ou injeção do contraste no parênquima renal ou espaço perirrenal. Infecção renal iatrogênica é rara.

Principais indicações da pielografia retrógada

A pielografia retrógrada é um exame cada vez menos realizado devido à maior acurácia dos métodos de diagnóstico por imagem não-invasivos. Suas principais limitações são devidas à possibilidade de ocorrer traumatismo perfurante ou edematoso e infecções secundárias ao procedimento. A principal indicação é a caracterização de eventuais falhas de enchimento pielocalicinais e ureterais, podendo, nesses casos, inclusive ser realizado estudo com duplo contraste (injeção de ar).

Outras indicações – demonstração do sítio de fístula ureteral e biópsia por escova de lesões epiteliais. Por intermédio do cistoscópio, os orifícios ureterais são cateterizados sob controle visual. Cateteres ureterais radiopacos, preferencialmente com extremidade distal aberta e calibre variando de 4 a 7Fr, são utilizados. Esses cateteres têm a vantagem em relação aos de ponta fechada, pois permitem a passagem de fios-guia para eventual colocação de um "stent". O exame pode ser feito por intermédio da simples ancoragem do cateter (cateter com cabeça de oliva) no orifício ureteral e subseqüente injeção do contraste que permitirá boa opacificação do ureter e das vias coletoras, sem a necessidade da passagem do cateter. Cerca de 3-5ml de contraste são injetados lentamente para se evitar extravasamento (Fig. II-10). A outra técnica é representada pela passagem do cateter até o ureter proximal ou pelve renal, sendo avançado em torno de 25cm em pacientes adultos. A passagem e a injeção do contraste são mais bem realizadas sob controle fluoroscópico. O contraste, em concentração que varia de 15 a 45%, é injetado com uma seringa ou instilado por gravidade. Cerca de 3-5ml de contraste é usualmente suficiente para a adequada opacificação das vias coletoras e do ureter. Radiografias retardadas devem ser incluídas em casos de obstrução. Em pacientes com antecedentes alérgicos ao iodo, ar ou CO_2 pode ser utilizado.

Complicações – superdistensão das vias coletoras, refluxos pielossinusal, pielotubular, pielolinfático, pielointersticial e pielovenoso; quebra e nó do cateter, perfuração ureteral ou calicinal, espasmo ureteral, reação alérgica pela absorção do contraste.

Radiologia Vascular e Intervencionista

Angiografia

O estudo angiográfico dos rins é composto de aortografia abdominal (aortorrenal) e das angiografias seletivas renais. Utiliza-se a técnica de Seldinger, usualmente, pela via femoral. Após punção arterial e sob controle fluoroscópico, o fio-guia radiopaco é introduzido intra-arterialmente até atingir a aorta distal. Por cima desse fio-guia, após dilatação do sítio de entrada, veste-se um cateter que terá calibre e formato específicos, dependendo do vaso a ser estudado. Retira-se então o fio-guia, lava-se o cateter com soro fisiológico contendo heparina, e o cateter encontra-se pronto para ser posicionado na artéria desejada.

Aortografia abdominal (aortorrenal) – emprega-se para esse exame um cateter "pigtail", com 3 orifícios laterais. Esses orifícios laterais devem ser colocados na emergência das artérias renais. Incidências em ântero-posterior e oblíqua-posterior são obtidas durante cada injeção de 40-50ml de contraste (370mg iodo/ml), em velocidade de 20 a 25ml/s com obtenção de radiografias seqüenciais (2 imagens por segundo durante 3 segundos, seguidas de 1 imagem por segundo durante os 4 segundos finais) (Fig. II-11). Para angiografia digital pode-se utilizar 20-25ml (300mg iodo/ml) a 25ml/s.

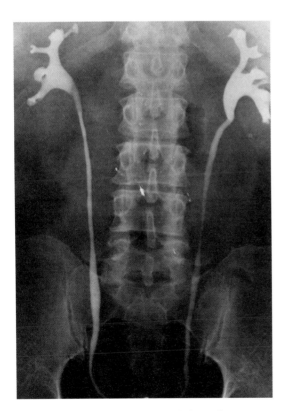

Figura II-10 – Pielografia retrógrada bilateral com contrastação das vias coletoras e dos ureteres normais bilateralmente. Injeção do contraste nos orifícios ureterais.

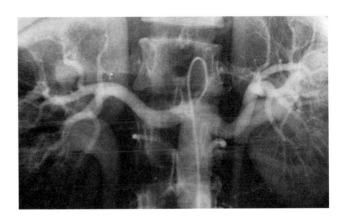

Figura II-11 – Aortografia renal: observar cateter "pigtail" colocado próximo à emergência de ambas as artérias renais. Aspecto normal da emergência e da distribuição das artérias renais principais.

Principais indicações da aortografia renal:

- hipertensão renovascular;
- avaliação de doador renal;
- insuficiência renal de causa desconhecida;
- suspeita de oclusão da artéria renal;
- mapeamento arterial pré-operatório.

Evidentemente essas indicações são complementares aos resultados de outros exames radiológicos menos invasivos.

Angiografia renal seletiva – se for realizada após angiografia aortorrenal, é necessária a troca do cateter por um com uma curvatura côncava específica. Esse cateter deve conter um orifício lateral bem próximo a sua ponta, para evitar indesejável injeção subíntima do contraste. Para o exame convencional injetam-se 8-10ml de contraste (370mg iodo/ml) na artéria renal durante 1 a 1,5s (Fig. II-12). Para a angiografia digital utilizam-se 10ml a 8ml/s de contraste (300mg iodo/ml). Em pacientes com extensos tumores vascularizados, essa dosagem pode variar de 15-25ml a 10ml/s. As radiografias são usualmente obtidas em número de 2 por segundo durante 3 segundos e 1 por segundo durante 6 segundos. Com essa seqüência obtém-se inclusive uma boa fase venosa. A técnica de fármaco-angiografia, cada vez menos utilizada atualmente, consiste na obtenção de angiografia seletiva complementar com o emprego de uma injeção intra-arterial prévia (15s) de 5-8mcg de adrenalina. Essa técnica permite melhor demonstração de mínimas ou questionáveis áreas de neovascularização. Esse fato ocorre porque os vasos neoformados não sofrem o efeito constritor da adrenalina.

Principais indicações da angiografia renal seletiva:

- avaliação complementar para as pesquisas de pequenos tumores renais (principalmente em pacientes com doença de von Hippel-Lindau);
- pesquisa de causa vascular da hematúria (diagnóstico e eventual terapêutica) (Fig. II-13);
- estudo da doença em pequenos ramos arteriais (Fig. II-14);
- avaliação de disfunção do transplante renal;
- pré-embolização tumoral ou doença vascular (Fig. II-15);
- avaliação de traumatismo renal com lesão do pedículo vascular;
- estudo com CO_2 em pacientes com função renal prejudicada.

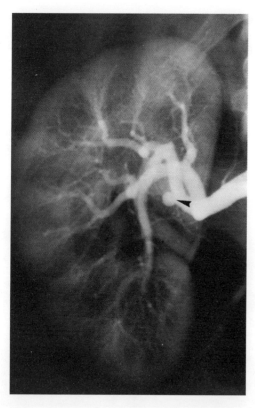

Figura II-12 – Angiografia seletiva renal: o cateter é colocado no terço médio da artéria renal principal, obtendo-se assim ótima opacificação dos seus ramos ventral e dorsal, e das artérias interlobares e arqueadas. Observar a presença de pequeno aneurisma da artéria renal (seta).

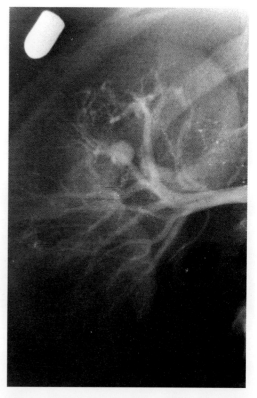

Figura II-13 – Fratura renal com hematúria. Angiografia seletiva renal demonstrando sinais de transecção do pólo superior renal e presença de formação pseudo-aneurismática secundária a traumatismo por arma de fogo.

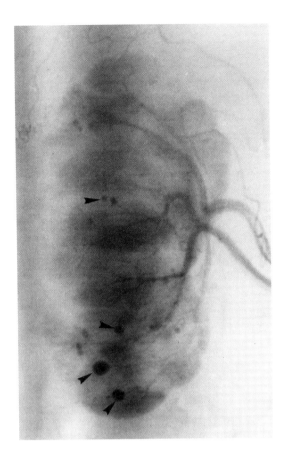

Figura II-14 – Vasculite com hematúria: angiografia seletiva renal (técnica de subtração de imagens) demonstrando inúmeros pequenos aneurismas intra-renais (setas).

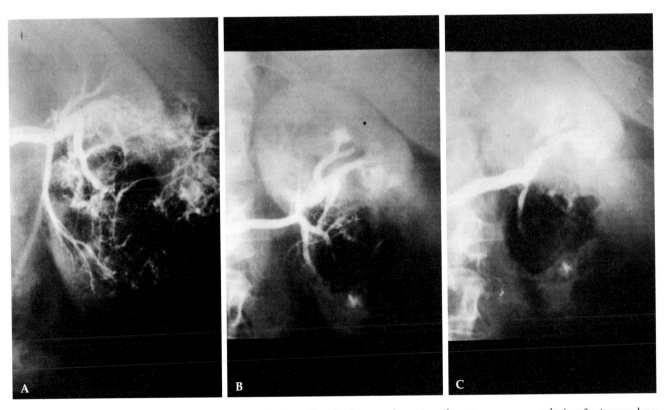

Figura II-15 – Carcinoma de células renais. **A)** Angiografia seletiva renal mostrando extensa neovascularização tumoral na metade inferior do rim. **B** e **C)** Mostram o aspecto angiográfico após embolização tumoral com partículas de Gelfoam e molas de Gianturco-Wallace.

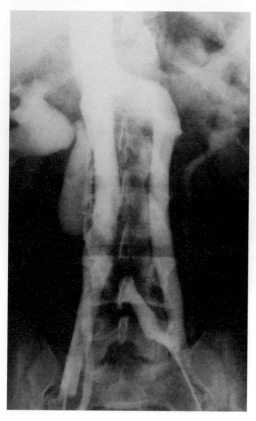

Figura II-16– Cavografia inferior mostrando aspecto característico da duplicidade da veia cava inferior.

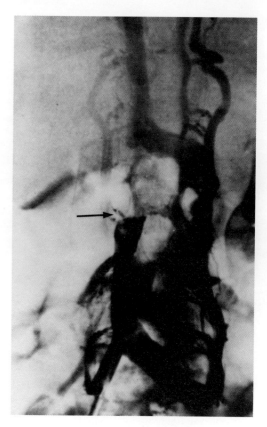

Figura II-17 – Cavografia inferior em criança portadora de tumor de Wilms. Observar interrupção do fluxo sangüíneo por trombose tumoral na desembocadura da veia renal direita (seta). Extensa circulação colateral presente.

Cavografia inferior – é feita pela mesma técnica de Seldinger com a punção da veia femoral. Cateter reto com múltiplos orifícios laterais próximos à extremidade é colocado logo acima da junção das veias ilíacas. Injeta-se contraste usualmente em uma velocidade 20ml/s durante 2s. Radiografias nas projeções AP e perfil (biplano) são obtidas, uma por segundo, durante 6 segundos.

Indicações: diferenciação entre invasão tumoral ou compressão extrínseca em grau máximo, avaliação de anomalias congênitas e pré-colocação de filtros (Figs. II-16 e II-17).

Flebografias seletivas renais – quando realizadas após cavografia necessita da troca do cateter por um 7Fr com curvatura adequada e múltiplos orifícios laterais para evitar seu recuo. Para a veia renal esquerda, é preciso um cateter com a ponta mais longa. Injeção de contraste (30% iodo) na velocidade de 15-20ml/s durante 2 segundos seguida da obtenção seriada de filmes numa velocidade de 2/s por 3 segundos e depois 1/s por 3 segundos. A manobra de Valsalva ou a injeção no interior da artéria renal de 10-15mcg de adrenalina, 15s antes da injeção endovenosa, otimizam a opacificação das veias renais intraparenquimatosas (Fig. II-18).

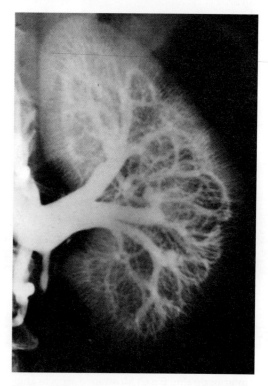

Figura II-18 – Flebografia renal seletiva normal. O uso de vasoconstritor na artéria renal permite adequada opacificação das veias arqueadas, interlobulares e subcapsulares.

Indicações da flebografia renal:

- suspeita de trombose da veia renal;
- excluir invasão tumoral;
- pesquisa de hematúria inexplicável (demonstração de varizes do hilo renal ou ureterais);
- alterações venosas pós-transplante;
- avaliação da patência de "shunt" esplenorrenal.

Colheita de sangue das veias renais – procedimento geralmente solicitado pêlos clínicos. A quantidade de sangue a ser retirada, bem como a maneira que se realiza o resfriamento das amostras dependem da orientação do laboratorista. Usualmente se retiram duas amostragens simultâneas de cada veia renal e uma amostragem da veia cava inferior.

Colheita de sangue das veias adrenais – para a colheita de sangue das veias adrenais, usualmente se retiram amostragens de ambas as glândulas e também da cava inferior em níveis abaixo e acima da desembocadura das veias renais. A colheita de sangue da veia adrenal direita, que é mais curta e desemboca diretamente na veia cava inferior, é mais difícil de ser realizada. Com o advento da TC de alta resolução e da RM, raramente se utiliza a flebografia adrenal para diagnóstico de lesão expansiva, mas eventualmente pode ser útil na diferenciação entre tumor e hiperplasia (Fig. II-19).

Flebografia testicular e colheita de sangue – a flebografia testicular tem indicação em alguns casos de investigação de varicocele e criptorquidismo. Injetam-se usualmente 10-15ml de contraste a 5ml/s. As radiografias são obtidas 2 por segundo durante 3 segundos e 1 por segundo por mais 4 segundos. A colheita de sangue das veias ovarianas é feita na investigação de síndromes masculinizantes, nas quais o ovário pode ser o sítio de produção hormonal.

Angiografia com subtração digital – representa o exame angiográfico complementado por um processo eletrônico de subtração temporal. A subtração temporal é caracterizada pela obtenção de radiografias de uma mesma região do corpo, com intervalo de tempo muito curto. Inicia-se com uma radiografia simples, e poucos segundos após a injeção intra-arterial do contraste obtém-se uma outra radiografia que contém, por exemplo, superposição de estruturas ósseas. Obtém-se uma imagem negativa dessa radiografia com contraste, que será sobreposta à radiografia simples e transiluminada em um outro filme. Dessa maneira, só restará o componente contrastado da imagem, pois as estruturas ósseas indesejáveis serão subtraídas.

Ultra-sonografia

A ultra-sonografia é utilizada para avaliação por imagem do trato urinário. O método baseia-se no princípio denominado de pulso-eco. Uma onda sonora com freqüência específica (3,5-10MHz) é produzida pelo princípio piezoelétrico no interior de um transdutor e direcionada para os tecidos a serem examinados. Ao passar através desses tecidos dois efeitos ocorrem: atenuação e reflexão. A atenuação ocorre por perda da energia devido a absorção, refração e divergência da onda sonora. Quanto maior a atenuação menor a intensidade do sinal recebido pelo mesmo transdutor. A reflexão do som através dos diferentes tecidos portadores de diferentes impedâncias acústicas dá origem aos ecos com maior sinal (Fig. II-20). Pela medida do tempo que passou en-

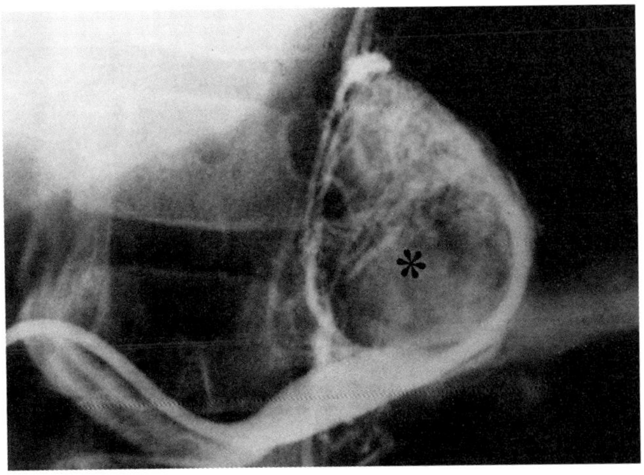

Figura II-19 – Flebografia seletiva da veia adrenal esquerda mostrando aumento de volume da glândula e estiramento das tributárias venosas intraparenquimatosas devido à presença de pequeno adenoma (*).

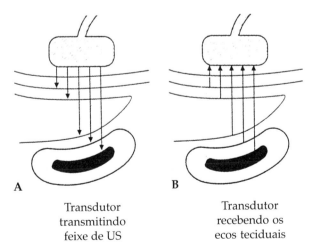

Figura II-20 – A) Durante um mínimo espaço de tempo o transdutor transmite o feixe de ondas de US. **B)** As interfaces teciduais distintas produzem os ecos que serão recebidos pelo mesmo transdutor, que permanece na "escuta" a maior parte do tempo.

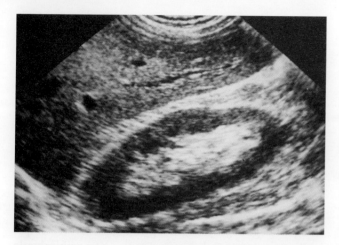

Figura II-21 – Ultra-sonografia renal. Secção parassagital direita mostrando a ecogenicidade normal do rim em relação ao parênquima hepático. Observar imagem ecogênica central representativa do seio renal.

Preparo: o exame dos rins é preferencialmente realizado com o paciente hidratado, em jejum de sólidos e com a bexiga vazia. A hidratação melhora a imagem da relação corticomedular, além de permitir melhor avaliação do sistema pielocalicinal. Os rins são avaliados sempre em pelo menos dois planos ortogonais (sagital e axial), utilizando-se posições oblíquas anteriores ou decúbito ventral. O plano coronal pode ser também utilizado para estudo das regiões hilares, glândulas adrenais, grandes vasos e o restante do retroperitônio.

Principais indicações da ultra-sonografia convencional em urologia:

tre a emissão do pulso de onda e a recepção dos ecos (refletidos e atenuados), é calculada a distância entre o transdutor e a estrutura produtora dos ecos formando-se desse modo a imagem. Esse método é conhecido como ultra-sonografia convencional ou com escala de cinza.

A otimização da imagem é obtida pela escolha do transdutor com maior freqüência, que permitirá uma adequada penetração acústica necessária para identificar a região de interesse. Transdutores com freqüência de 3,5MHz ou preferencialmente 5,0MHz são os mais freqüentemente utilizados. Para a avaliação renal utiliza-se como referência a ecogenicidade hepática. Uma adequada curva de ganho produz uma imagem renal que mostra a ecogenicidade do parênquima renal semelhante ou discretamente menos intensa que a do tecido hepático situado na mesma profundidade (Fig. II-21).

Avaliação renal: obter as dimensões renais e espessura cortical, detectar e seguir hidronefroses e outras anomalias congênitas, insuficiência renal aguda e crônica (nefropatias médicas), doença inflamatória, detecção de nódulos e massas, estudo pós-transplante e na detecção de complicações pós-operatórias (Figs. II-22 e II-23).

Avaliação ureteral: hidronefrose, litíase, anomalias e tumores (Fig. II-24).

Avaliação vesical: dimensões, morfologia, volume residual, cálculos, tumores, divertículos.

Avaliação escrotal: dimensões, diferenciação de lesões intra e extratesticulares.

Avaliação pélvica: coleções, massas palpáveis, testículo ectópico.

Avaliação retroperitoneal: adenomegalias, tumores primários.

Avaliação transretal: estudo da uretra, próstata (cistos, inflamação, tumores) (Fig. II-25).

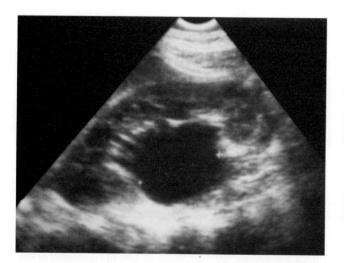

Figura II-22 – Hidronefrose: US renal, secção longitudinal mostrando dilatação da pelve renal em contigüidade com cálices dilatados. Anomalia da JUP.

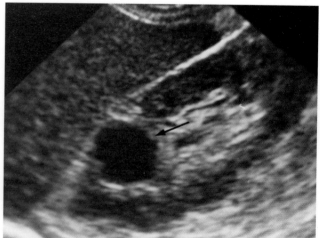

Figura II-23 – Nódulo renal: US renal, secção longitudinal evidenciando nódulo hipoecóico no pólo superior. Cisto hemorrágico.

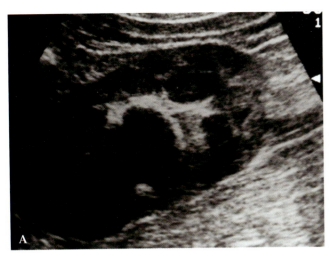 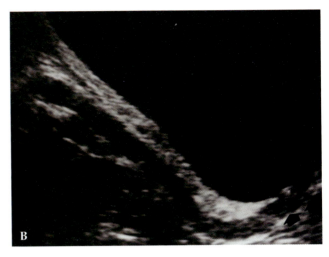

Figura II-24 – Tumor ureteral: **A)** US renal, secção longitudinal mostrando ectasia do bacinete renal. **B)** O estudo do ureter revelou presença de imagem ecogênica (setas) em seu terço distal (carcinoma).

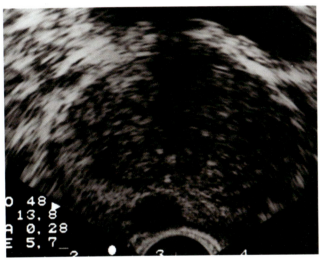 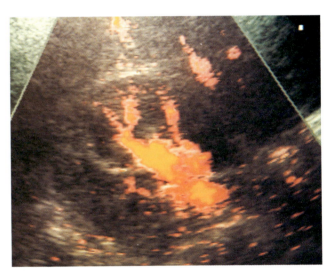

Figura II-25 – US transretal da próstata, secção coronal, demonstrando nódulo hipoecóico suspeito na porção paramediana direita da zona periférica. Biópsia revelou adenocarcinoma, Gleason 5.

Figura II-26 – Doppler em cores ("Power Doppler") do rim direito. Observar o fluxo normal nos vasos que compõem o hilo renal.

Ultra-sonografia com Doppler – o método de US com Doppler tem uma característica adicional importante, que é a de fornecer informação sobre a função do órgão estudado por intermédio da avaliação do fluxo sangüíneo. O Doppler em cores permite o estudo anatômico, mapeamento vascular em escala de cores e também estudo espectral. Várias cores são escolhidas para representar as diferentes velocidades do fluxo sangüíneo. Quando esse fluxo se apresenta em direção ao transdutor, recebe uma cor diferente de quando estiver fluindo em direção contrária (Fig. II-26).

Na interpretação do espectro do Doppler existem métodos qualitativos e quantitativos. Como métodos qualitativos temos: a) determinação da presença ou não de fluxo no interior de um vaso; b) determinação da direção do fluxo em relação ao transdutor; c) identificação das características do fluxo (arterial, venoso). O fluxo arterial tem uma característica pulsátil devido à variação da velocidade em função do tempo, existindo padrões básicos normais de baixa e alta impedância. O fluxo da artéria renal é de baixa resistência arteriolar (elevada diástole) (Fig. II-27). O fluxo de alta resistência caracteriza-se por velocidade diastólica baixa ou por um componente diastólico inicial reverso. O fluxo venoso é representado por um espectro de onda contínua com pequenas variações de velocidade decorrentes dos movimentos respiratórios. A velocidade do sistema venoso é reduzida devido ao regime de baixa pressão (Fig. II-28).

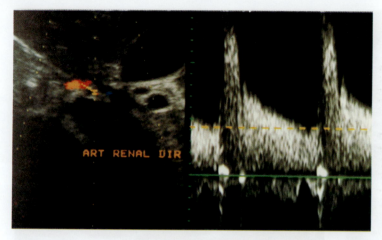
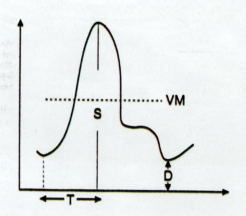

Figura II-27 – Doppler pulsado de uma artéria renal principal com fluxo de baixa impedância apresentando fluxo diastólico contínuo.

Figura II-28 – Esquema de análise espectral qualitativa.

Tomografia Computadorizada Convencional (TCC)

Princípios do método – as imagens da TCC são adquiridas enquanto um tubo de raios X executa um movimento de 360° ao redor do paciente. O feixe de raios X é colimado em uma orientação axial, atenuado pelos tecidos orgânicos e ao sair do paciente é detectado por um conjunto de pequenos detectores. Esse conjunto de detectores, nos equipamentos de quarta geração, é montado em um anel estacionário. Esses detectores são constituídos de pequenas câmaras de ionização gasosa ou cristais de cintilação ligados a tubos fotomultiplicadores. Após a obtenção de múltiplas incidências angulares de 10mm (ou menos) de espessura e com inúmeras medidas dos índices de atenuação, o sinal recebido é digitalizado por um conversor analógico-digital existente no "gantry" e posteriormente transferido a um computador processador da imagem e subseqüentemente mostrado no console do operador.

Em média, cada corte leva de 2 a 3s para ser obtido e de 10 a 15s para ser visibilizado. A TCC tem uma excepcional acuidade para distinguir entre as diferentes densidades teciduais, mesmo em frações milimétricas. Essa distinção é possível pela medida eletrônica dos índices de atenuação (unidades de Hounsfield, UH). Esses índices de atenuação são representados em uma escala (escala de Hounsfield), que é composta de 2.000 níveis de cinza. Nessa escala, que pode ter variação dependendo do equipamento, a água recebeu arbitrariamente um valor de 0UH, o ar -1.000UH, e o osso compacto +1.000UH. Como o olho humano só consegue distinguir 64 níveis de cinza, é necessário que se selecione um nível ideal de atenuação que permita um contraste ideal dos tecidos avaliados. Esses níveis são alcançados pela abertura e nível da janela de visibilização. Selecionando-se um nível e uma abertura de janela adequados, apenas um reduzido valor da escala de cinzas, que varia na proporção da escala de densidades de Hounsfield, é trazido à luz pelo equipamento. Qualquer estrutura com valores de densidade acima desse nível aparecerá branca e abaixo aparecerá preta (Fig. II-29). O índice de atenuação é medido pela colocação de um cursor ou ROI (área de interesse) sobre a região a ser avaliada, preferencialmente antes da injeção endovenosa do contraste. A forma e conseqüentemente a área de amostragem são variáveis. Por exemplo, a medida da atenuação do tecido adiposo varia de -100 a 60UH (Fig. II-30), enquanto a da urina varia de -10 a +10UH. Se os índices de atenuação de uma massa renal for de 40 a 60UH, significa que tem um componente sólido.

A TC é o método ideal para avaliação do trato urinário, possibilitando excelente detalhe anatômico das partes moles e das estruturas ósseas. Permite medir os diferentes graus de atenuação dos tecidos do organismo, traduzindo assim suas respectivas densidades. Em uma primeira etapa, os cortes tomográficos axiais são realizados sem contraste endovenoso, apenas a contrastação das alças intestinais. A administração do contraste endovenoso é útil para realçar os tecidos normais e patológicos, tornando geralmente mais fácil a detecção das anormalidades. A avaliação rotineira consiste de cortes com 10 ou 5mm de espessura, em intervalos de 10mm. Cada corte é feito durante a apnéia.

Tomografia computadorizada espiral (TCE)

Na TCC, as imagens são adquiridas enquanto o tubo de raios X executa um movimento de 360° ao redor do paciente. Para que as imagens não sofram artefatos de movimentos respiratórios, em exame do abdome por exemplo é necessário que o paciente execute uma apnéia para cada movimento de rotação do tubo, ou seja, para a realização de cada "corte".

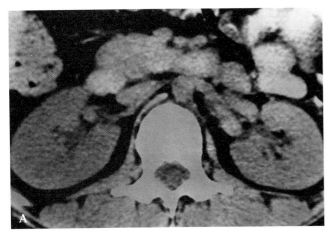
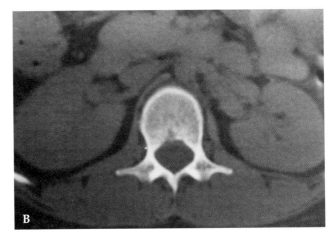

Figura II-29 – **A)** TC renal observada com janela de 40 a 60UH. Nessa janela consegue-se delimitar os componentes de partes moles, mas as estruturas ósseas ficam muito claras. **B)** Quando se aumenta a janela para se demonstrar as estruturas ósseas, as partes moles ficam escurecidas.

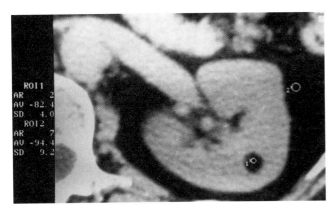

Figura II-30 – A medida da densidade da gordura perirrenal é feita pelo ROI número 2 e corresponde a -82UH. No interior do rim esquerdo, observa-se pequeno nódulo com densidade semelhante (ROI número 1 = -94UH), caracterizando a lesão como de origem gordurosa.

Na TCE, o tubo executa um movimento contínuo ao emitir o feixe de raios X simultâneo a um movimento constante da entrada da mesa, sobre a qual se encontra o paciente. Com isso, toda a aquisição de dados é realizada durante apenas uma ou duas apnéias (20 a 40s), sendo portanto feita de forma volumétrica e de modo contínuo, à medida que o paciente é movimentado para o interior da abertura do equipamento em velocidade constante.

Principais vantagens da TC espiral sobre a TC convencional:

- redução apreciável no tempo de realização do exame (particularmente útil em indivíduos com condições clínicas graves, tais como pacientes com sangramento ou traumatismos, e de uma forma genérica melhorando o conforto do paciente);
- melhor demonstração das estruturas vasculares (a possibilidade de executar um exame mais rápido permite a obtenção de imagens em várias fases da circulação do meio de contraste: arterial, corticomedular, parenquimatosa e excretora. As primeiras fases oferecem uma ótima contrastação vascular em todos os cortes do exame, o que não era possível com a TCC) (Fig. II-31);
- melhor opacificação dos órgãos parenquimatosos (possível pelas fases corticomedular e parenquimatosa);
- menor interferência de artefatos respiratórios (devido à realização do exame em uma única apnéia, praticamente se eliminam os erros de registro devido a movimentos respiratórios indesejados);
- capacidade de construção retrospectiva da imagem e realização de estudos vasculares tridimensionais. Como a aquisição da imagem é feita de forma volumétrica, podemos reconstruí-la em diversos planos de cortes: reconstrução multiplanar, que facilita a demonstração da relação anatômica entre os órgãos e as estruturas adjacentes, e obtenção da angiografia (TC-angiografia com reconstruções em MIP e de superfície) (Fig. II-32).

Principais indicações da TC espiral em urologia:

- detecção, caracterização e seguimento das pequenas lesões renais (achados incidentais);
- caracterização diagnóstica das massas renais indeterminadas (por exames convencionais);
- caracterização das doenças inflamatórias renais;
- detecção de litíase (cólica renal aguda e sem uso de contraste);
- caracterização topográfica das lesões adrenais;
- avaliação do traumatismo das vias urinárias;
- estadiamento dos tumores urológicos (particularmente renais, adrenais, retroperitoneais e testiculares);
- mapeamento vascular pré-operatório (TC-angiografia);
- detecção dos estreitamentos arteriais ou doenças vasculares aortorrenais (TC-angiografia).

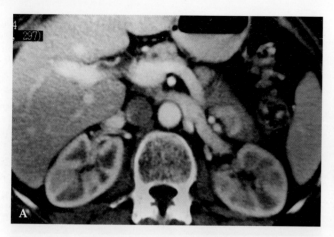
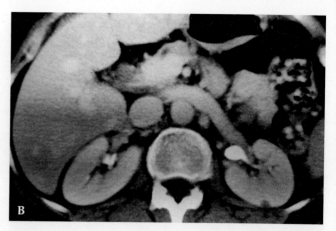

Figura II-31 – TC espiral renal. **A)** Fase corticomedular. Notar apreciável diferenciação corticomedular usualmente vista com TC espiral. A TC espiral demonstra nitidamente a origem das artérias a partir da aorta, bem como as veias renais bem opacificadas. **B)** Fase excretora: essencial para a detecção de alterações pielocalicinais.

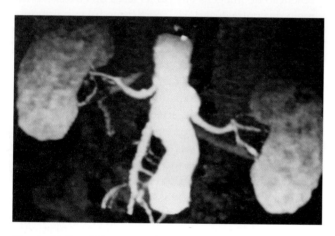

Figura II-32 – TC angiografia espiral com a técnica de MIP ("maximum intensity projection") obtida em oblíqua anterior esquerda, demonstrando a relação entre discreta dilatação aneurismática da aorta abdominal com as artérias renais principais.

Ressonância Magnética

Princípios do método – como se sabe, o corpo humano é composto de tecidos que contêm primariamente gordura e água, ricos em hidrogênio. A RM é baseada na interação entre os núcleos desses átomos de hidrogênio que possuem movimento de rotação ao redor de um eixo ("spin") e um campo magnético externo promovido pelo equipamento. Na sua forma de explicação mais simples, o fenômeno que ocorre com esse método pode ser definido como um fenômeno de reemissão. Uma energia dotada de freqüência apropriada é aplicada no paciente (fonte de radiofreqüência), a qual é absorvida, produzindo uma mudança de posição nesses prótons de hidrogênio. Quando essa fonte é desligada, os prótons retornam à posição de equilíbrio, essa energia é reemitida, sendo então detectada por uma antena e posteriormente processada pelo computador, manifestando-se por um sinal característico. O processo pelo qual os prótons liberam a energia absorvida é denominado relaxamento.

Existem dois tempos de relaxamento: T1 e T2. O T1 representa a energia transferida para as moléculas adjacentes, e o T2, a energia transferida para um próton contíguo. Portanto, a intensidade de sinal depende basicamente do número de prótons envolvidos (densidade de prótons) e do processo de relaxamento.

Durante um exame por RM, duas seqüências básicas são fundamentais: uma com imagens ponderadas em T1 (que serve usualmente para análise anatômica) e outra com imagens ponderadas em T2 (que serve para mostrar se o tecido está doente ou não). Dependendo da seqüência utilizada, esses tecidos terão diferentes intensidades de sinal.

Intensidade de sinal e a relação com as imagens:

	T1 W	T2 W
Urina	hipo	hiper
Cálcio	hipo	hipo
Córtex renal	média	hiper
Medular renal	discreta/hipo	hiper
Tumor renal	hipo ou hiper	hiper

Um estudo básico por RM deve incluir imagens pela técnica de "spin-echo" convencionais. Essas imagens são preferencialmente obtidas no plano axial e devem ser complementadas por contraste paramagnético (T1 pós-contraste). No exame dos rins e na fase pré-contraste das imagens em T1, o córtex renal é discretamente hi-

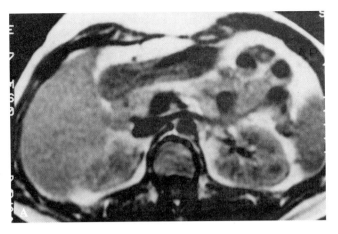 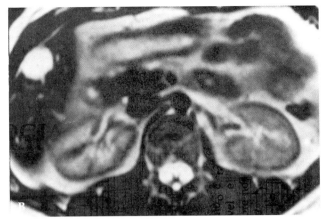

Figura II-33 – A) RM renal normal; imagens ponderadas em T1. **B)** RM renal normal; imagens ponderadas em T2. Em T1 o líquor aparece escuro, e em T2, hiperintenso.

perintenso em relação à medula. Essa hiperintensidade, todavia, depende da idade do paciente e do estado de hidratação. Em T2, a medula, por conter mais água que o córtex, aparece discretamente hiperintensa (Fig. II-33). A técnica de imagens em T1 com supressão de gordura é atualmente a preferida, pois tem maior acuidade na detecção de pequenas lesões renais.

Técnicas com imagens dinâmicas são particularmente úteis na avaliação de impregnação renal por contraste em relação ao tempo, sendo úteis para a detecção de componentes sólidos em lesões císticas renais e para a estimativa do grau de comprometimento funcional renal em nefropatias crônicas. As imagens são obtidas durante a apnéia e podem ser de dois tipos: dinâmicas por "spinecho" ou dinâmica por "gradient-echo". Em nosso serviço utilizamos 3 seqüências básicas para avaliação dos rins: a) T2 pré-contraste; b e c) T1 pré e pós-contraste.

Principais indicações da RM em urologia:

- complementação diagnóstica em pacientes alérgicos ao iodo ou com função renal prejudicada com suspeita de tumor renal;
- avaliação dos planos de clivagem entre tumores renais ou retroperitoneais com as estruturas adjacentes (Fig. II-34);
- determinação da extensão tumoral intravascular;
- caracterização de massa adrenal incidental;
- detecção de metástases nodais de tumores pélvicos (bexiga, testículo, próstata);
- estadiamento local do câncer prostático;
- complementação da medicina nuclear em suspeita de metástase óssea de câncer geniturinário;
- hipertensão renovascular (ângio-ressonância);

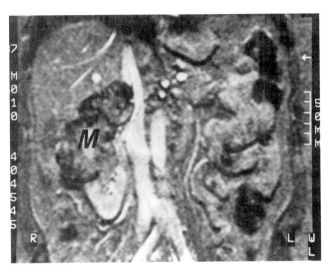

Figura II-34 – Carcinoma de células renais no pólo superior do rim direito. RM em corte coronal mostrando a massa tumoral (M), causando compressão extrínseca sobre a veia cava inferior. Notar ausência de trombos intraluminais.

- avaliar função renal, distinguir entre causas de disfunção renal ou tubular (imagem ecoplanar);
- urografia excretora por RM (causas obstrutivas).

A ângio-ressonância tem sua aplicação na avaliação não-invasiva das lesões estenosantes da artéria renal, mapeamento angiográfico pré-cirúrgico de lesões tumorais renais e avaliação de malformações vasculares. Ambas as técnicas podem utilizar o recurso da reconstrução da imagem pela transformação de Fourier em duas ou três dimensões (2D ou 3D). A ângio-ressonância, portanto, representa a imagem do fluxo sangüíneo, sendo desse modo bastante diferente da angiografia convencional, que demonstra o lúmen do vaso (Fig. II-35).

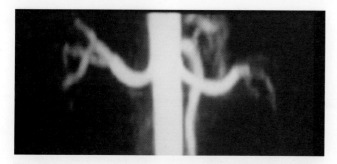

Figura II-35 – Ângio-ressonância das artérias renais pela técnica de "phase contrast" plano coronal. Observar o aspecto normal da emergência de ambas as artérias renais a partir da aorta abdominal.

Radiologia Intervencionista

Angioplastia transluminal percutânea das artérias renais (ATPAR) – nesse procedimento a área de estenose é ultrapassada por um fio-guia sobre o qual é passado um cateter com um balão. Esse balão é posicionado e inflado várias vezes. O balão, quando inflado, deve ser 1-2mm mais largo que a luz normal adjacente à área estenosada. A ATPAR promove a fratura do ateroma, ruptura da íntima e da média e dilatação da adventícia de tal maneira que o lúmen vascular é aumentado. O sucesso dessa técnica varia de 90% para pacientes com displasia fibromuscular para 25% em pacientes com aterosclerose ostial bilateral. Recentes trabalhos têm mostrado que a ATPAR é, a longo prazo, um método efetivo de tratamento da hipertensão renovascular (incluindo pacientes com estenose fibromuscular e doença arteriosclerótica). Esses resultados, todavia, são menos favoráveis em pacientes com estenoses bilaterais. Esse procedimento, muito embora raramente promova a cura da hipertensão renovascular, é efetivo ao controlar a pressão arterial, melhora a função renal ou retarda a deterioração progressiva e diminui a necessidade de medicação. Nos casos de falha da ATPAR, podem-se usar também percutaneamente balões ou "stents" expansores ("Palmaz stents"). Esses "stents" são indicados em pacientes que sofreram dissecção traumática da artéria renal durante a ATPAR.

Embolização ou ablação transcateter da artéria renal – indicada como medida paliativa em tumores muito avançados, ou em casos de tumores em fase de sangramento. Outras indicações são os casos de fístulas arteriovenosas. Podemos utilizar álcool absoluto, molas de Gianturco, fragmentos de Gelfoam ou material oleoso (ver Fig. II-15).

Biópsias percutâneas

Várias são as indicações de biópsias percutâneas em urologia usualmente guiadas por um dos métodos radiológicos (US, TC, radioscopia):

Biópsia renal: diferenciação entre tumor metástatico ou primário; suspeita de linfoma renal; suspeita de abscesso renal.

Biópsia adrenal: diferenciação entre tumor primário e secundário (Fig. II-36).

Biópsia de adenopatia retroperitoneal: diferenciação entre tumor viável ou fibrose.

Biópsia de tumor retroperitoneal primário: diferenciação entre sarcomas e linfomas.

Acesso percutâneo ao rim

Nesse procedimento utiliza-se a urografia excretora ou a pielografia retrógrada para a opacificação renal. Indicações: nefrostomia percutânea, dilatação de estenoses, colocação de "stents".

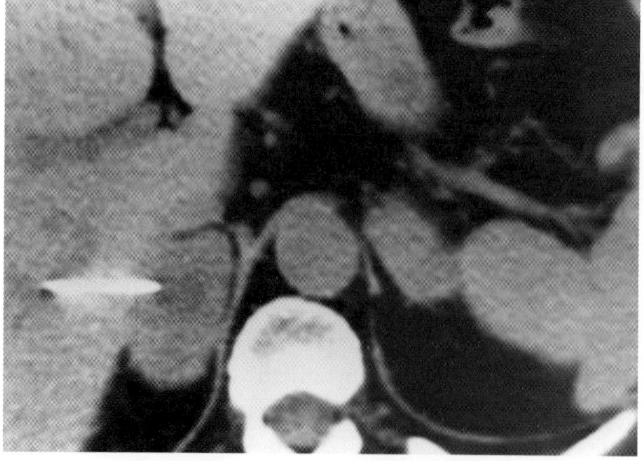

Figura II-36 – Metástases adrenais documentadas por biópsia percutânea dirigida por TC. Notar parte da agulha no interior da glândula adrenal direita.

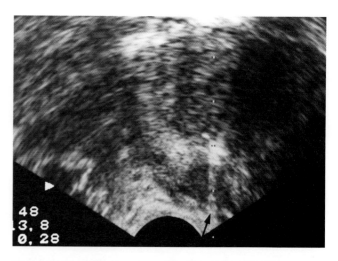

Figura II-37 – Biópsia transretal da próstata dirigida por US. Observar o trajeto da agulha (seta) no interior do nódulo hipoecóico suspeito, na zona periférica.

Abordagem terapêutica dos cistos renais

Aspiração simples ou escleroterapia, usualmente é realizada sob controle ultra-sonográfico.

Drenagem de abscessos renais ou perirrenais e de urinomas

Pode ser guiada pela US ou TC.

Biópsia transretal

Guiada pela US, tem sua maior aplicação no diagnóstico e no estadiamento do câncer da próstata, mas também pode ser utilizada como guia para punção de cistos genitais ou para diagnóstico e drenagem de coleções pélvicas (Fig. II-37).

Leitura recomendada

Barbaric ZL. *Principles of Genitourinary Radiology*. 2nd ed., NewYork, Thieme Medical Publishers, Inc., 1994.

Pollack HM. *Clinical Urography. An Atlas and Textbook of Urological Imaging*. Philadelphia, WB Saunders, 1990.

Prando AP, Prando D, Caserta NMG, Tufik B. *Urologia: Diagnóstico por Imagem*. São Paulo, Sarvier, 1997.

Silverman PM, Cooper CJ, Weltman DI, Zeman RK, Helical CT. Practical considerations and potential pitfalls. *Radiographics* 15:25-36, 1995.

CAPÍTULO 4

Medicina Nuclear

CELSO DARÍO RAMOS
ELBA C. S. CAMARGO ETCHEBEHERE

A Medicina Nuclear (MN) possibilita a obtenção de imagens funcionais de órgãos e tecidos vivos utilizando baixíssimas doses de substâncias radioativas. O principal equipamento mundialmente utilizado para esse fim é a câmara de cintilação, que é um grande detector de radiação que produz imagens (cintilografias) de órgãos e tecidos radioativos. Para que um tecido se torne radioativo utilizam-se substâncias que participam de seu metabolismo, chamadas radiofármacos. De um modo geral, os procedimentos de MN proporcionam dose de radiação muito inferior a dos procedimentos radiológicos correspondentes.

Este capítulo tem por finalidade discutir as principais indicações da metodologia de MN disponível em nosso meio para o uso clínico em Urologia (Quadro II-3).

Quadro II-3 – Principais indicações dos procedimentos de Medicina Nuclear em Urologia.

Procedimento de Medicina Nuclear	Principais indicações em Urologia
Cintilografia renal estática (DMSA-^{99m}Tc)	• Cicatrizes de pielonefrite crônica • Pielonefrite aguda • Quantificação da função renal diferencial
Estudo renal dinâmico e renograma (DTPA-^{99m}Tc, MAG$_3$-^{99m}Tc)	• Obstrução de trato urinário • Avaliação de transplantes renais • Hipertensão renovascular
Cistografia radioisotópica (direta ou indireta)	• Acompanhamento do refluxo vesicoureteral
Cintilografia testicular (escrotal)	• Diagnóstico diferencial entre torção aguda e orquiepididimite • Varicocele
Cintilografia com metaiodobenzilguanidina (MIBG-^{131}I)	• Feocromocitoma adrenal, ectópico ou múltiplo
Cintilografia óssea	• Metástases ósseas
Samário-153 (EDTMP)	• Tratamento paliativo da dor causada por metástases ósseas
EDTA-^{51}Cr	• Cálculo preciso do ritmo de filtração glomerular
Hippuran-^{131}I	• Cálculo preciso do fluxo plasmático renal efetivo

Cintilografia Renal Estática com DMSA-^{99m}Tc

O DMSA-^{99m}Tc (ácido dimercaptossuccínico, marcado com tecnécio-99m) liga-se às células tubulares, principalmente no citoplasma das células dos túbulos contorcidos proximais, e é atualmente o radiofármaco de escolha para a realização de imagens do córtex renal e para estimar a massa de parênquima renal funcionante. Usualmente são obtidas imagens planas dos rins nas projeções posterior, oblíquas posteriores e laterais, três horas após injeção venosa do radiofármaco. Mais recentemente, alguns autores têm preconizado a realização de imagens tomográficas chamadas SPECT.

Infecção renal

A cintilografia renal estática com DMSA-^{99m}Tc é o método de escolha para o diagnóstico da pielonefrite aguda e para a detecção de cicatrizes renais. Estudo em modelos animais mostram que a concordância global entre esse método e o estudo histopatológico é de 97%. Na pielonefrite aguda estão presentes áreas focais hipocaptantes (únicas ou múltiplas) ou hipocaptação difusa do radiofármaco, mas sem redução do volume renal ou da espessura do parênquima, enquanto a cicatriz geralmente está associada à contração renal e à redução do volume da área acometida pela pielonefrite (Fig. II-38).

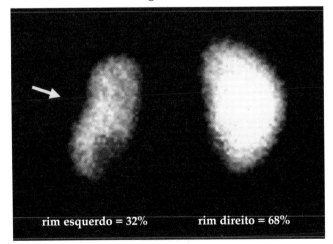

Figura II-38 – Cicatriz de pielonefrite no terço médio do rim esquerdo (seta). A imagem foi realizada na projeção posterior, após a administração de DMSA-^{99m}Tc. Notar a redução do volume do rim esquerdo e a alteração do contorno desse rim causada pela retração do parênquima. O rim direito é normal. A quantificação da função diferencial dos rins mostrou redução moderada da massa de parênquima funcionante do rim esquerdo, o qual contribui com apenas 32% da função renal total desse paciente.

Quantificação da função de cada rim isoladamente

Por meio da cintilografia com DMSA-^{99m}Tc é possível calcular a função diferencial dos rins. Esse procedimento é muito simples, feito de rotina durante o processamento das imagens, e proporciona informações extremamente úteis em diversas enfermidades, sendo particularmente interessante no acompanhamento das infecções urinárias de repetição (Fig. II-38) e antes de se indicar uma nefrectomia.

Estudo Renal Dinâmico e Renograma

Esses estudos podem ser realizados com diferentes tipos de radiofármacos. Atualmente os mais utilizados são o DTPA-^{99m}Tc e o MAG$_3$-^{99m}Tc. O DTPA-^{99m}Tc (ácido dietileno-triamino-pentacético, marcado com tecnécio-99m) é excretado quase que exclusivamente por filtração glomerular. O MAG$_3$-^{99m}Tc (mercapto-acetil-triglicina, marcado com tecnécio-99m) é um radiofármaco excretado por secreção tubular e, por isso, mais rapidamente acumulado e eliminado pelos rins. O estudo é composto de duas fases: a angiográfica e a funcional. Na fase angiográfica, são obtidas imagens seqüenciais a cada um ou dois segundos imediatamente após a injeção venosa do radiofármaco. A principal informação a ser analisada nessa fase é o fluxo sangüíneo arterial dos rins. Na fase funcional, devem ser obtidas imagens seqüenciais durante 30min e curvas da radioatividade de cada rim em função do tempo. Essas imagens são chamadas de *estudo renal dinâmico* e as curvas de *renograma*. No indivíduo normal, espera-se que ocorra o acúmulo máximo do radiofármaco no parênquima renal entre o 3º e o 4º minutos de estudo e que, a seguir, o material seja gradativamente eliminado nas vias excretoras até que haja o preenchimento da bexiga. Quando existe suspeita de obstrução do trato urinário alto, o estudo prossegue por mais 15 a 20min após a injeção venosa de um diurético (furosemida). Nesse caso, o procedimento é chamado de *estudo renal dinâmico* e *renograma diurético*.

Obstrução do trato urinário alto

A obstrução do trato urinário, definida como restrição ao fluxo urinário, é uma condição muito comum, que pode levar à perda progressiva da função renal se não tratada. Sistemas pielocalicinais dilatados à urografia excretora ou à ultra-sonografia podem não estar obstruídos, sendo desnecessária a intervenção cirúrgica. O princípio do renograma diurético baseia-se no fato de que se o sistema urinário encontra-se dilatado, mas sem obstrução, a urina radioativa que permanece retida nas vias excretoras no final do renograma é rapidamente eliminada após a administração venosa do diurético (Fig. II-39). Por outro lado, se há obstrução, a restrição

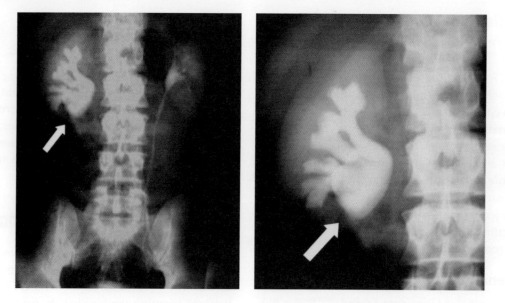

Figura II-39 – A) Urografia excretora evidenciando dilatação pielocalicinal à direita, com acentuado retardo na eliminação do contraste pelo rim direito (setas). **B)** Estudo renal dinâmico e renograma diurético com DTPA-^{99m}Tc do mesmo paciente comprovando ausência de obstrução. Notar a retenção progressiva de urina radioativa na pelve renal direita antes do uso de diurético (setas espessas). O renograma do rim direito é ascendente até o final dessa fase do estudo. Após a administração de furosemida ocorre rápida eliminação do material retido no rim direito (setas finas). O renograma correspondente mostra rápida queda da radioatividade presente no rim direito.

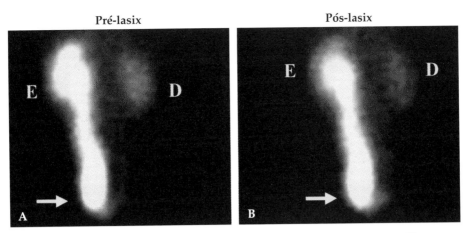

Figura II-40 – Imagens selecionadas de um estudo renal dinâmico com DTPA-^{99m}Tc mostrando obstrução da junção ureterovesical esquerda. **A)** Imagem realizada antes da administração venosa de furosemida evidencia dilatação do ureter esquerdo com retenção acentuada do radiofármaco em todo o seu trajeto, principalmente na porção distal (seta). **B)** Após a administração venosa de diurético não houve eliminação significativa do radiofármaco retido.

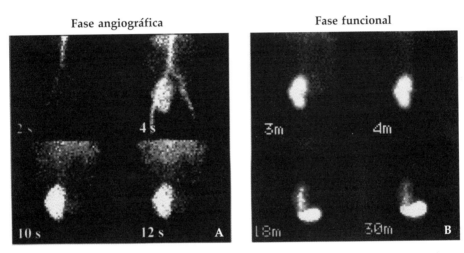

Figura II-41 – Estudo dinâmico com DTPA-^{99m}Tc de rim transplantado normal na fossa ilíaca direita. **A)** Fase angiográfica: notar que 4 segundos após o aparecimento da aorta a quantidade de material que chega ao rim é superior à dessa artéria. **B)** Fase funcional: entre o 3º e o 4º minutos há acúmulo máximo do radiofármaco no parênquima renal com nítido contraste entre o rim e os tecidos adjacentes. No final do estudo há completo preenchimento da bexiga.

ao fluxo urinário permanece, apesar da ação do diurético (Fig. II-40). Diversos estudos clínicos demonstram a acurácia do método por meio da evolução clínica dos pacientes, em que a conduta terapêutica foi tomada com base nesse procedimento.

Transplantes renais

Para a avaliação dos transplantes renais deve-se realizar, de rotina, um estudo no 1º ou 2º dias de pós-operatório, que é considerado o "estudo basal", com o qual são comparados os estudos subseqüentes (Fig. II-41).

As imagens cintilográficas da rejeição hiperaguda apresentam alterações exuberantes e muito semelhantes às encontradas na trombose da veia ou artéria renal: ausência de fluxo sangüíneo e de acúmulo do radiofármaco no enxerto (Fig. II-42).

A necrose tubular aguda é uma complicação extremamente freqüente nos rins transplantados de doadores cadáveres. Nessa situação, o estudo mostra fluxo arterial quase sempre normal e função renal deprimida (Fig. II-43A). A rejeição aguda também é uma complicação freqüente e ocorre geralmente entre o 5º dia e os primeiros meses após o transplante. O estudo com DTPA-^{99m}Tc mostra queda acentuada do fluxo sangüíneo e da função glomerular (Fig. II-43B). Na rejeição crônica, os achados cintilográficos são semelhantes, porém com instalação mais lenta.

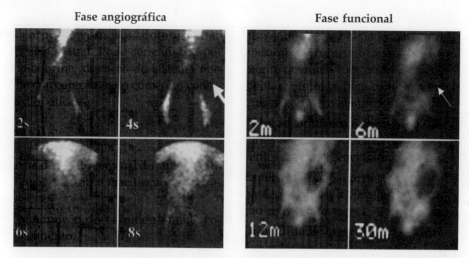

Figura II-42 – Trombose da artéria renal: a fase angiográfica do estudo com DTPA-^{99m}Tc mostra ausência de fluxo sangüíneo no rim transplantado na fossa ilíaca esquerda (seta espessa). A fase funcional do estudo evidencia completa ausência de acúmulo do radiofármaco no rim transplantado. Nota-se, ainda, halo de hipercaptação ao redor do rim necrótico (seta fina).

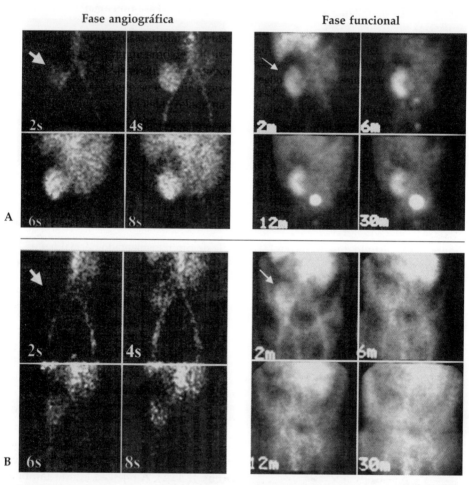

Figura II-43 – **A**) Necrose tubular aguda: a fase angiográfica do estudo com DTPA-^{99m}Tc, realizado no 2º dia de pós-operatório, mostra fluxo arterial normal para o rim transplantado e função glomerular deprimida em grau discreto. **B**) A repetição do estudo no 6º dia de pós-operatório – quando houve elevação dos níveis séricos de uréia e creatinina e redução da diurese – mostrou acentuada redução do fluxo sangüíneo (setas espessas) e da função glomerular, com perda de contraste entre o rim e os tecidos adjacentes (setas finas), indicando a ocorrência de rejeição aguda.

As fístulas urinárias são também facilmente detectáveis, evidenciando-se acúmulo de urina radioativa no local da fístula.

Hipertensão renovascular

Para o diagnóstico da hipertensão renovascular pela MN é necessário que se comparem dois estudos renais dinâmicos: um realizado em condições basais e outro feito 1 hora após a administração oral de captopril ou outro inibidor da enzima conversora da angiotensina. O estudo basal pode ser normal ou apresentar apenas alterações inespecíficas nos portadores de estenose da artéria renal. No entanto, no estudo com captopril ocorre redução acentuada do acúmulo de DTPA-^{99m}Tc pelo rim com estenose arterial, devido à queda do ritmo de filtração glomerular (RFG) ocasionada pelo bloqueio da ação da angiotensina II na arteríola eferente do glomérulo (Fig. II-44). Quando a hipertensão não é de origem renovascular, os estudos basal e com captopril são praticamente idênticos. A presença anatômica de estenose na artéria renal demonstrada por arteriografia nem sempre é a causa da hipertensão. O estudo renal dinâmico, associado ao captopril, detecta isquemia renal que é a verdadeira causa da hipertensão, apresentando sensibilidade superior a 90% e especificidade próxima de 100%.

Cistografia Radioisotópica

A cistografia radioisotópica é um método de alta sensibilidade e alta especificidade amplamente documentadas no diagnóstico do refluxo vesicoureteral (RVU). A dose gonadal de radiação absorvida nessa técnica é até 100 vezes menor que a proporcionada pela uretrocistografia miccional (UCM), e a sensibilidade e a especificidade são semelhantes ou maiores. Portanto, é o método de escolha para o acompanhamento do RVU. Como abordagem inicial, é preferível utilizar a UCM devido à importância dos dados anatômicos fornecidos por esse método.

Há duas maneiras de se realizar a cistografia radioisotópica: o método direto e o indireto. Na cistografia direta, uma pequena dose de radiofármaco é diretamente introduzida na bexiga através de um cateter. Durante todo o procedimento são adquiridas múltiplas imagens de todo o enchimento vesical e de toda a micção de forma que nenhum episódio de RVU significativo, mesmo que fugaz, deixa de ser detectado (Fig. II-45).

A cistografia indireta apresenta a grande vantagem de não necessitar de sondagem vesical e de ser muito mais fisiológica. Entretanto, essa técnica só permite avaliar a fase miccional e é mais dependente da cooperação do paciente.

Estudo basal

Estudo após captopril

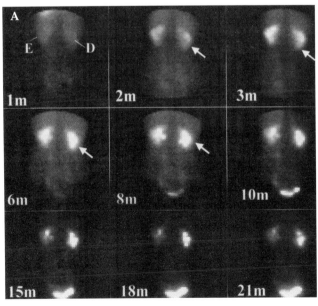
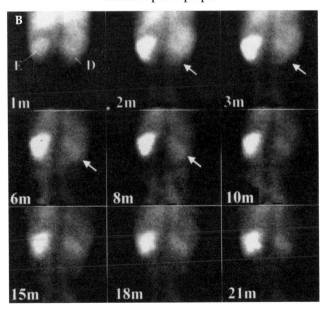

Figura II-44 – Estudo renal dinâmico com DTPA-^{99m}Tc para pesquisa de hipertensão de origem renovascular. **A)** O estudo obtido em condições basais (isto é, sem a administração prévia de captopril) revela função glomerular normal em ambos os rins (setas). **B)** O estudo obtido após sensibilização prévia com captopril evidencia acentuada redução da função glomerular do rim direito (setas). Este conjunto de achados é altamente específico para hipertensão de origem renovascular à direita.

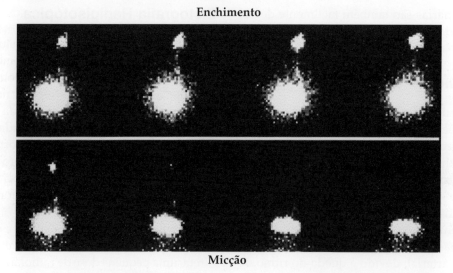

Figura II-45 – Cistografia direta realizada na projeção posterior, evidenciando acentuado refluxo vesicoureteral à direita, predominantemente durante o enchimento vesical. Na fase miccional este paciente apresenta refluxo discreto.

Cintilografia Testicular (escrotal)

Nos pacientes com dor escrotal aguda, é freqüentemente difícil distinguir os casos cirúrgicos, em que há lesão isquêmica do testículo por torção, dos casos não-cirúrgicos, quando a dor é devida a processo inflamatório do testículo ou epidídimo. A cintilografia testicular é um método simples, rápido, de elevada acurácia e fácil interpretação que permite distinguir esses dois grupos de pacientes. A sensibilidade da cintilografia testicular é superior a 95% na torção testicular aguda e os falso-negativos ocorrem por distorção espontânea ou por torção incompleta.

O estudo consiste de duas partes: uma fase angiográfica e uma fase estática ou tardia. O estudo completo demora no máximo 15min. No exame normal não se demonstra o fluxo na artéria testicular na fase angiográfica, observando-se apenas os grandes vasos ilíacos, e há distribuição simétrica e homogênea do radiofármaco em ambos os testículos nas imagens tardias.

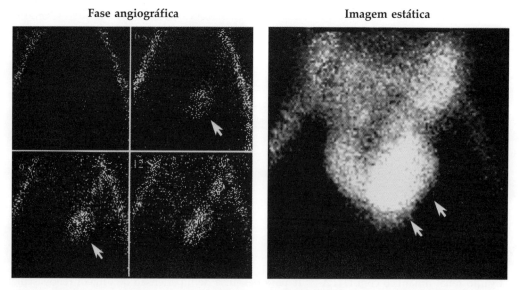

Figura II-46 – Orquiepididimite à esquerda: a fase angiográfica mostra acentuado aumento do fluxo sangüíneo arterial para o testículo esquerdo devido ao processo inflamatório local (setas). A imagem estática mostra acúmulo aumentado do radiofármaco no testículo esquerdo porque há maior oferta sangüínea e aumento da permeabilidade capilar (setas). O testículo direito é normal.

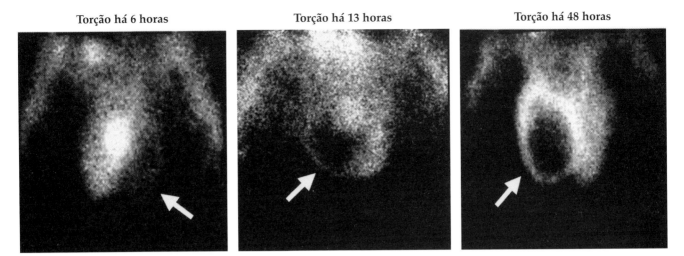

Figura II-47 – Imagens estáticas de torção testicular em diferentes fases de três pacientes diferentes. À esquerda: torção aguda do testículo esquerdo. Notar a redução da radioatividade no testículo esquerdo, torcido, em relação ao direito, que é normal. No centro e à direita: torções tardias de testículos direitos. Notar a formação progressiva de halo de radioatividade aumentada ao redor dos testículo necróticos.

Na orquiepididimite e na orquite, a fase angiográfica da cintilografia testicular mostra aumento difuso do fluxo sangüíneo arterial do testículo acometido. Na fase tardia há aumento da radioatividade em todo o testículo inflamado (Fig. II-46).

Na torção aguda recente, enquanto o testículo ainda é viável (em geral até 6 horas após a torção), o fluxo arterial testicular também não é visível; entretanto, a imagem estática mostra diminuição da radioatividade no testículo torcido. A partir de 6 horas de torção, a probabilidade de iniciar-se um processo de necrose testicular aumenta significativamente. Havendo necrose testicular (torção tardia ou não-diagnosticada), ocorre aumento do fluxo arterial ao redor do testículo torcido, e na fase tardia observa-se hipocaptação no testículo torcido com um halo de hipercaptação ao seu redor (Fig. II-47).

A varicocele apresenta fluxo arterial normal na fase angiográfica do estudo e aumento do fluxo venoso no final dessa fase. A imagem tardia evidencia acúmulo aumentado do radiofármaco no hemiescroto acometido. A sensibilidade é de 90%.

Outros Procedimentos

Cintilografia com MIBG-^{131}I

O feocromocitoma é um tumor secretor de catecolaminas que tem a propriedade de captar e armazenar noradrenalina e substâncias análogas, como a MIBG-^{131}I (metaiodobenzilguanidina, marcado com iodo-131). A utilidade do estudo realizado com esse radiofármaco, que permite rastrear simultaneamente todo o corpo, torna-se particularmente evidente quando se considera que o feocromocitoma é maligno em mais de 10% dos casos, produzindo metástases para linfonodos regionais, fígado, ossos e pulmões. Em outros 10% dos casos, é múltiplo, podendo ocorrer no abdome, no tórax, na pelve ou no pescoço, ou ser resultado da ruptura e dispersão do tumor durante a cirurgia. A sensibilidade para o diagnóstico de feocromocitoma é de 90%. Outros tumores que podem ser estudados com esse método são o neuroblastoma e o tumor carcinóide. A MIBG também pode ser marcada com iodo-123, permitindo imagens de melhor qualidade; o custo, entretanto, é bem maior.

Cintilografia óssea

Há mais de 20 anos utiliza-se a cintilografia óssea com fosfatos ou difosfonatos marcados com tecnécio-99m para o diagnóstico de metástases ósseas. A larga experiência clínica comprovou a elevada sensibilidade dessa técnica na identificação de metástases dos mais diversos tipos de tumor, particularmente as do câncer de próstata. As áreas com aumento de captação do radiofármaco geralmente precedem as alterações radiológicas em meses e podem ser identificadas em qualquer local do esqueleto. O método também pode ser utilizado para avaliar a resposta à terapia hormonal (Fig. II-48). Estudos recentes mostram que portadores de câncer da próstata não tratado e com baixos níveis plasmáticos de antígeno prostático específico (PSA) têm baixa probabilidade de apresentarem metástases ósseas no estudo cintilográfico. O mesmo não ocorre quando esses pacientes já se encontram sob tratamento hormonal,

Pré-terapia hormonal
Pós-terapia hormonal

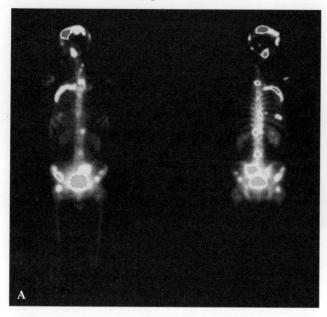
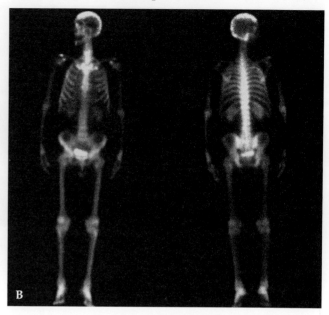

Figura II-48 – A) Cintilografia óssea realizada em paciente com carcinoma de próstata evidenciando múltiplas metástases ósseas na calota craniana, arcos costais, coluna vertebral, bacia e epífise proximal do fêmur direito. **B)** A cintilografia óssea do mesmo paciente realizada um ano após a introdução de terapia hormonal revelou acentuada melhora do padrão cintilográfico.

quando a cintilografia óssea pode ser positiva mesmo com níveis normais de PSA. Após cirurgia, níveis crescentes de PSA com cintilografia óssea normal estão freqüentemente associados a metástases em partes moles.

A cintilografia óssea também é útil na identificação de metástases ósseas do carcinoma renal, apresentando sensibilidade de 91% contra apenas 33% da radiografia simples.

Tratamento paliativo da dor causada por metástases ósseas

No decorrer da evolução da doença, 80% dos portadores de câncer da próstata desenvolvem metástases ósseas, e pelo menos metade deles apresenta dor óssea. Alguns tipos de radiofármacos que apresentam afinidade pelas metástases ósseas permitem tratar de maneira simultânea todas as lesões com uma única injeção venosa e com dose de radiação relativamente baixa. Diversos radioisótopos foram pesquisados com essa finalidade. Atualmente, o Samário-153, ligado a um fosfonato (EDTMP), é uma das substâncias que mais têm dispertado interesse clínico para o tratamento da dor óssea. Em torno de 70% dos pacientes apresentam redução completa ou parcial da dor.

Medida do ritmo de filtração glomerular com EDTA-^{51}Cr

As características químicas e físicas do EDTA-^{51}Cr (ácido etileno-diamino-tetracético, marcado com cromo-51) o tornam o radiofármaco ideal para a medida do RFG.

A facilidade e a precisão dessa técnica na medida do RFG é muito superior à tradicionalmente realizada por meio do "clearance" de creatinina.

Medida do fluxo plasmático renal efetivo com hippuran-^{131}I

O hippuran-^{131}I (ácido ortoiodo-hipúrico, marcado com iodo-131) é utilizado em todo o mundo para a medida do fluxo plasmático renal efetivo. É uma substância semelhante ao paramino-hipurato (PAH), que é o protótipo das substâncias excretadas por secreção tubular.

Leitura recomendada

Atkins HL. Therapy of bone pain. In: Harbert JC, Eckelman WC, Newmann RD, eds. *Nuclear Medicine Diagnosis and Therapy*. New York, Thieme, 1996, p. 1111-1122.

Blaufox MD. Nuclear medicine in renal disorders. In: Murray IPC, Ell PJ, eds. *Nuclear Medicine in Clinical Diagnosis and Treatment*. New York, Churchill Livingstone, 1995, p. 189-370.

Camargo ECS, Camargo EE. Kidney transplant. In: Ortiz BJ, Gonzales PE, Massardo TV, eds. *Medicina Nuclear Clínica*. Madrid, Eurobook, 1994, p. 454-462.

Harbert JC. The Adrenal glands and neural crest tumors. In: Harbert JC, Eckelman WC, Newmann RD, eds. *Nuclear Medicine Diagnosis and Therapy*. New York, Thieme, 1996, p. 745-758.

Majd M, Rushton HG. Renal cortical scintigraphy in the diagnosis of acute pyelonephritis. *Semin Nucl Med* 22:98-111, 1992.

Ramos CD. Medicina nuclear em urologia: aplicações clínicas. In: Prando A, Prando D, Caserta NMG, Bauab Jr. T, eds. *Urologia, Diagnóstico por Imagem*. São Paulo, Sarvier, 1997, p. 440-467.

CAPÍTULO 5

Avaliação Urodinâmica

LUIS AUGUSTO SEABRA RIOS

Introdução

O termo urodinâmica foi inicialmente utilizado para designar os exames funcionais do trato urinário inferior em analogia ao termo hemodinâmica.

A urodinâmica não se refere a um exame em particular, mas a um conjunto de métodos por meio dos quais pode-se avaliar a fisiologia do trato urinário inferior (TUI).

O TUI, por diversas razões, é extremamente sujeito a problemas de ordem funcional e anatômica que podem alterar profundamente a dinâmica miccional, gerando sintomas desconfortáveis, incontinência urinária ou mesmo prejuízo da função renal. Os sintomas por meio dos quais as alterações do TUI se manifestam são extremamente inespecíficos, limitando o poder de discriminação do médico apenas pela história miccional e exame físico. O estudo da função vesicoesfincteriana torna-se, nesse contexto, arma indispensável para o diagnóstico preciso das diversas síndromes miccionais.

Bases da Fisiologia Miccional

O entendimento das alterações funcionais do TUI pressupõe o conhecimento da fisiologia miccional. Por essa razão descreveremos brevemente um ciclo miccional considerado normal de forma a servir como base de comparação para as possíveis anormalidades encontradas durante o exame urodinâmico.

A bexiga tem como função o armazenamento urinário e a expulsão periódica de seu conteúdo nos momentos em que a micção seja socialmente possível. O

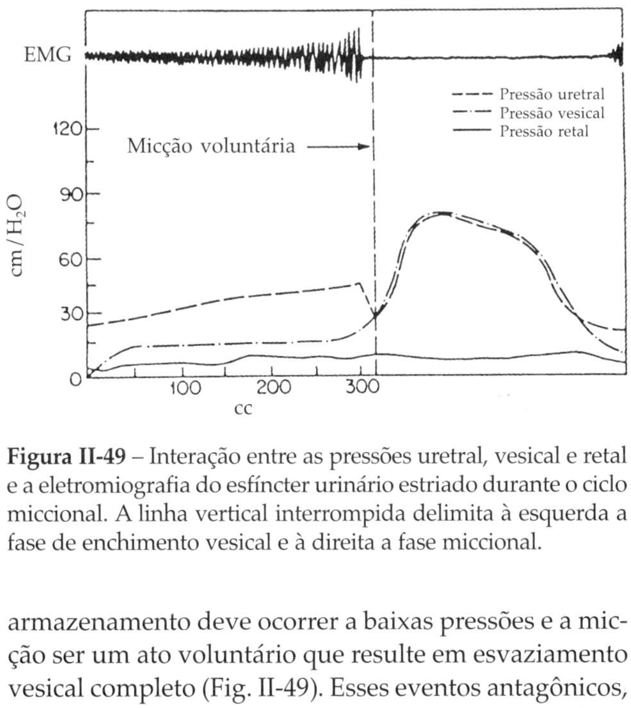

Figura II-49 – Interação entre as pressões uretral, vesical e retal e a eletromiografia do esfíncter urinário estriado durante o ciclo miccional. A linha vertical interrompida delimita à esquerda a fase de enchimento vesical e à direita a fase miccional.

armazenamento deve ocorrer a baixas pressões e a micção ser um ato voluntário que resulte em esvaziamento vesical completo (Fig. II-49). Esses eventos antagônicos, armazenamento urinário e esvaziamento periódico, devem-se alternar de forma coordenada e, para tanto, exigem um sofisticado mecanismo de controle neurológico que envolve todos os níveis do sistema nervoso e permanece ainda, em alguns aspectos, parcialmente desconhecido.

Fisiologicamente, a bexiga deve armazenar urina a baixas pressões, e esta característica de funcionamento depende de duas propriedades, que são a estabilidade e a complacência.

A **estabilidade** refere-se à capacidade de a bexiga não desenvolver contrações até o momento em que o indivíduo deseja urinar.

A **complacência** reflete a "elasticidade" da parede da bexiga e manifesta-se urodinamicamente como pressões baixas no decorrer do enchimento vesical, independentemente de incrementos em seu volume (Fig. II-50).

Contrações detrusoras que surgem involuntariamente na fase do enchimento vesical são anormais e refletem perda do poder inibitório sobre a bexiga, seja por parte do sistema neural, seja por alterações na própria parede muscular da bexiga. Esse quadro é denominado **instabilidade do detrusor**, quando a condição é decorrente de problemas não-neurológicos, e de **hiper-eflexia do detrusor** quando a causa é neurológica (Fig. II-51).

O esvaziamento vesical, por sua vez, decorre de contração detrusora voluntária associada a relaxamento esfincteriano completo com surgimento de fluxo urinário e esvaziamento total da bexiga (ver Fig. II-49). O estudo urodinâmico da fase de esvaziamento, ou estudo miccional, permite a identificação de fatores obstrutivos ao fluxo urinário, assim como a análise da função contrátil da musculatura vesical.

Micções normais (não-obstruídas) ocorrem a baixas pressões e geram fluxos elevados, enquanto pacientes com obstrução uretral apresentam fluxos urinários reduzidos com pressões vesicais elevadas (Fig. II-52). Bexigas que não apresentam boa capacidade contrátil demonstram nessa fase do exame contrações de baixa pressão e/ou duração muitas vezes responsáveis por sintomas miccionais obstrutivos e esvaziamento vesical incompleto.

Métodos Urodinâmicos

Sob a denominação *urodinâmica* encontram-se alguns métodos que podem ser utilizados isolada ou associadamente e incluem:

- Fluxometria urinária
- Cistometria
- Perfil pressórico uretral
- Pressão de perda urinária sob manobras de Valsalva
- Estudo fluxo-pressórico ou estudo miccional
- Eletromiografia esfincteriana
- Videourodinâmica

Fluxometria urinária – é a determinação gráfica do fluxo urinário. É obtida de micção realizada sobre um fluxômetro eletrônico. Este aparelho transforma o sinal obtido de um disco rotatório ou de uma balança eletrônica (célula de carga) em uma curva gráfica da qual podemos obter diversos parâmetros e compará-los com valores normais (Fig. II-53).

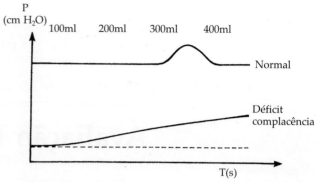

Figura II-50 – A curva superior representa o comportamento vesical normal, enquanto a curva inferior mostra a elevação pressórica contínua observada durante a fase de enchimento em pacientes com déficit de complacência do detrusor.

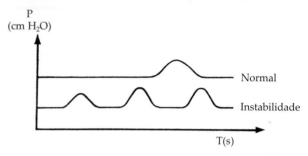

Figura II-51 – Curva urodinâmica normal (superior) e curva característica de instabilidade do detrusor (inferior). A característica da instabilidade é a ocorrência de contrações vesicais involuntárias que surgem precocemente e repetem-se a intervalos regulares.

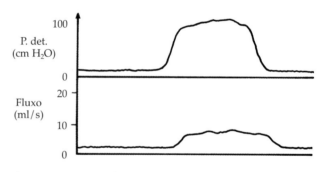

Figura II-52 – Estudo miccional característico de obstrução infravesical. A curva superior mostra pressão vesical elevada e a curva inferior, fluxo urinário reduzido.

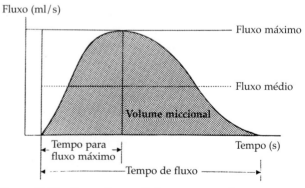

Figura II-53 – Curva fluxométrica com os parâmetros que podem ser dela obtidos.

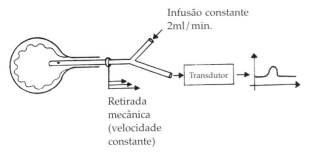

Figura II-54 – Técnica da cistometria. A pressão vesical é obtida de uma das vias de uma sonda de duplo lúmen; a segunda via é utilizada para infusão líquida. A pressão abdominal é monitorizada através de balão retal. As duas pressões são transformadas em curvas gráficas por um transdutor de pressão a elas acoplado.

Cistometria – consiste na avaliação do comportamento pressórico vesical durante a fase de enchimento da bexiga. É realizada com sonda uretral através da qual a bexiga é perfundida com soro fisiológico e, simultânea e continuamente, monitorizada a pressão intravesical. A pressão abdominal é registrada continuamente através de balão retal para identificação de possíveis interferências geradas por prensa abdominal (Fig. II-54).

Perfil pressórico uretral (PPU) – consiste na determinação da resistência desenvolvida pela parede uretral sobre uma sonda em toda a extensão da uretra. Esse dado pode ser obtido com sondas equipadas com microtransdutores ou com sondas com orifícios laterais através dos quais se infunde líquido. A resistência oferecida pela parede uretral ao microtransdutor ou ao fluxo líquido é registrada continuamente à medida que a sonda é retirada mecanicamente da bexiga (Fig. II-55).

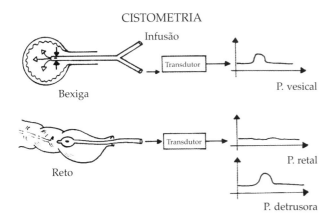

Figura II-55 – Técnica do perfil pressórico uretral. A pressão uretral é obtida da resistência oferecida pela uretra ao fluxo contínuo de soro através do orifício lateral da sonda. Essa pressão é transformada em curva gráfica por um transdutor pressórico. A sonda é retirada mecanicamente a uma velocidade constante para se analisar a pressão em toda a uretra uniformemente.

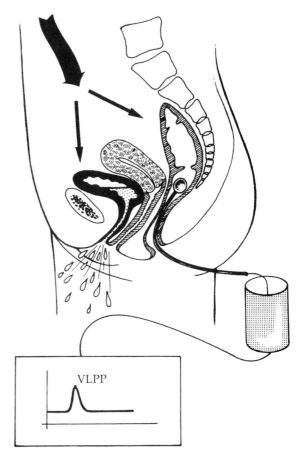

Figura II-56 – Técnica para determinação da pressão de perda sob manobras de Valsalva. A pressão abdominal é obtida de balão retal conectado a transdutor de pressão. Observa-se o momento em que surge a perda urinária e registra-se a pressão abdominal na qual ela ocorreu.

Pressão de perda sob manobras de Valsalva (PPMV) – é a determinação da resistência oferecida pela uretra ao extravasamento urinário durante manobras de aumento da pressão abdominal. É obtida solicitando-se ao paciente que realize manobras de Valsalva monitorizando-se continuamente a pressão intravesical ou intra-abdominal através de sonda uretral ou retal (Fig. II-56).

Tanto o estudo do perfil pressórico uretral como a pressão de perda sob manobras de Valsalva têm por objetivo estudar a resistência uretral e, em última análise, avaliar a função esfincteriana. Sabe-se que as pressões obtidas do PPU correlacionam-se de forma muito pobre com achados clínicos e por esta razão esse método tem sido cada vez menos utilizado nos últimos anos.

Estudo miccional – envolve a análise da fase de esvaziamento vesical. Em geral, as curvas fluxo-pressóricas são obtidas imediatamente após a cistometria solicitando-se ao paciente que urine monitorizando-se simultaneamente a pressão vesical, a pressão retal e o fluxo urinário. Os dados obtidos do estudo miccional permitem identificar ou excluir fatores obstrutivos infravesicais.

Eletromiografia – realizada por meio de eletrodos cutâneos ou na forma de agulhas co-axiais, avalia o comportamento esfincteriano durante todo o ciclo miccional (armazenamento e esvaziamento vesicais). A verificação da elevação da atividade eletromiográfica do esfíncter durante o enchimento vesical e de seu relaxamento precedendo e acompanhando as contrações detrusoras é extremamente importante em pacientes com problemas neurológicos. As neuropatias, em especial aquelas que envolvem os segmentos medulares entre a ponte e o centro sacral da micção (S2-S4), podem cursar com perda dessa atividade sinérgica entre a bexiga e o esfíncter gerando disfunções miccionais por vezes extremamente graves.

Videourodinâmica – associação de métodos de imagens (fluoroscopia ou ultra-sonografia) às técnicas urodinâmicas clássicas. É um método extremamente útil e sofisticado de avaliação que pode ser utilizado em casos nos quais a urodinâmica clássica não tenha sido elucidativa.

Indicações de Estudo Urodinâmico

Incontinência urinária

A incontinência urinária (IU) é um sintoma extremamente freqüente na prática clínica de diversas especialidades. Subdividiremos a incontinência urinária em três grupos que, por apresentarem características clínicas e urodinâmicas diferentes, serão abordadas separadamente:

- Incontinência urinária na mulher
- Incontinência urinária na criança
- Incontinência urinária no homem

Incontinência urinária na mulher – é seguramente a mais freqüente das condições que cursam com perdas urinárias. A queixa mais comum é a perda urinária aos esforços nos quais há aumento de pressão na cavidade abdominal. Em geral, essa forma de incontinência deve-se a alterações na posição do colo vesical e da uretra proximal decorrentes de flacidez da estrutura músculo-ligamentar do soalho pélvico. A descida ou hipermobilidade dos órgãos pélvicos leva a uma perda da transmissão pressórica abdominal para a região do colo vesical criando um gradiente pressórico desfavorável à uretra e permitindo a saída de urina sempre que a paciente desenvolve manobras de esforço.

Uma segunda e importante causa de incontinência urinária na mulher é a perda da função esfincteriana. Nessas pacientes o mecanismo esfincteriano apresenta-se intrinsecamente danificado com consequente perda da função de selamento (oclusão) uretral. Em geral, essa situação cursa com perdas urinárias volumosas, muitas vezes ortostáticas, relacionadas ou não a manobras de esforço.

As disfunções vesicais têm um papel significativo como causa de incontinência urinária feminina. A instabilidade do detrusor (ID) é um achado freqüente em mulheres com incontinência urinária. Em geral, as portadoras de ID queixam-se de urgência miccional, incontinência por urgência, polaciúria e enurese noturna. A ID pode ocorrer isoladamente e ser a única causa da incontinência ou estar associada a outros fatores como hipermobilidade vesical ou mesmo disfunção esfincteriana intrínseca (Fig. II-57).

Urodinâmica na incontinência urinária feminina: a avaliação urodinâmica permite o esclarecimento da fisiopatologia das perdas urinárias da mulher. As situações descritas (hipermobilidade, disfunção esfincteriana intrínseca e instabilidade do detrusor) são diferenciadas exclusivamente pelo estudo urodinâmico e esse dado fisiopatológico é de fundamental importância na escolha da terapêutica a ser empregada. O tratamento da hipermobilidade e da disfunção esfincteriana intrínseca (DEI) é, em geral, cirúrgico, enquanto a ID deve, em princípio, ser tratada clinicamente.

A diferenciação urodinâmica entre DEI e hipermobilidade é feita por meio da determinação da resistência uretral. Esse parâmetro é obtido estudando-se a pressão de perda sob manobras de Valsalva. Sabe-se que esfíncteres lesados oferecem pouca resistência ao extravasamento urinário durante as manobras de Valsalva, gerando, durante o exame urodinâmico, pressões de perda reduzidas. Pacientes com hipermobilidade, por sua vez, apresentam pressões de perda elevadas refletindo boa função esfincteriana.

A instabilidade do detrusor é um achado freqüente em estudos urodinâmicos de mulheres incontinentes. Estima-se que pelo menos um terço das mulheres com queixa de incontinência aos esforços também apresentem ID. Esse fato se reflete de grande importância, já que essa disfunção pode trazer dificuldade de interpretação dos sintomas da paciente e pode, ainda, por vezes, comprometer o resultado do tratamento cirúrgico da IUE.

Incontinência urinária na criança – a criança está sujeita a uma série de problemas miccionais que decorrem de falhas no processo de aquisição do controle vesical que ocorre nos primeiros anos de vida. Eventos que incluem amadurecimento neurológico, aumento da capacidade vesical e desenvolvimento do controle voluntário sobre o esfíncter urinário estriado estão envolvidos nessa seqüência evolutiva que, por ser tão sofisticada, deixa margem ao surgimento de disfunções vesicais como enurese noturna, instabilidade do detrusor ou mesmo situações mais graves como bexiga neurogênica não-neurogênica (ver Seção VI).

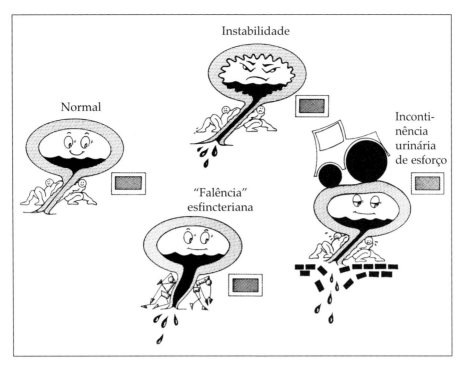

Figura II-57 – Causas de incontinência urinária na mulher. A figura da esquerda ilustra bexiga bem posicionada em relação ao púbis, com comportamento normal e esfíncter competente. A superior caracteriza alteração funcional (instabilidade do detrusor); o desenho da direita demonstra alteração da integridade do soalho pélvico com perdas urinárias secundárias a elevações da pressão intravesical; notar que a bexiga encontra-se rebaixada em relação ao púbis e que o mecanismo esfincteriano encontra-se íntegro. A figura inferior mostra bexiga bem posicionada e com comportamento funcional normal porém com alteração intrínseca do mecanismo esfincteriano.

A maior parte das disfunções miccionais infantis cursa com perdas urinárias que devem ser encaradas como um sintoma e, como tal, devidamente investigado.

A enurese noturna é a mais freqüente das síndromes miccionais da infância, e quando ocorre isoladamente, sem sintomas irritativos ou incontinência diurna, em geral não representa situação preocupante. A incontinência urinária diurna, por sua vez, aponta para disfunções vesicais que merecem investigação cuidadosa. Malformações neurológicas ocultas (espinha bífida) ou mesmo disfunções não-neurogênicas sérias com potencial de lesão do trato urinário superior podem-se manifestar por incontinência urinária, infecções urinárias de repetição e outros sintomas, como constipação intestinal.

Urodinâmica na infância: a avaliação funcional do TUI tem papel importante na investigação das disfunções miccionais da criança. Nas disfunções vesicais neurogênicas, os parâmetros urodinâmicos são decisivos para a condução terapêutica (ver Seção 6). Nas disfunções miccionais não-neurogênicas, que são em geral menos graves, a indicação de urodinâmica é absoluta nos pacientes com sintomas miccionais associados a infecções urinárias de repetição ou não-responsivos à terapêutica clínica. Essas situações devem ser amplamente investigadas, já que, como citado anteriormente, esse conjunto de sintomas pode estar associado a disfunções vesicais mais graves como a bexiga neurogênica não-neurogênica, com potencial de deterioração anatômica e funcional do trato urinário superior.

A enurese noturna, quando ocorre de forma isolada, inicialmente não tem indicação formal de avaliação urodinâmica. Quando a enurese se acompanha de sintomas miccionais e/ou incontinência urinária diurna, ou quando não responde à medicação habitual, o exame urodinâmico está indicado.

A realização do exame urodinâmico em crianças apresenta algumas particularidades técnicas dignas de nota. Usualmente não se recomenda utilizar medicamentos sedativos, já que estes podem interferir com a função vesicoesfincteriana e alterar o resultado do exame. As crianças devem ser avaliadas em local calmo, na presença da mãe, de forma a tornar o exame o menos traumático possível. O médico que o realiza deve dispor de tempo e estar habituado ao trato com crianças, para a conduta adequada dessas avaliações, que muitas vezes são prolongadas e trabalhosas.

Incontinência urinária no homem – a ocorrência de incontinência urinária na população masculina é muito menos freqüente do que na população feminina. As situações mais comumente observadas como causa de IU no homem são:

Incontinência paradoxal: é a situação na qual há um quadro uretral obstrutivo com distensão vesical crônica e perdas urinárias por "transbordamento".

Incontinência urinária por disfunção vesical: as disfunções vesicais ocorrem com grande freqüência nos pacientes com obstrução prostática. Pelo menos 50% dos homens de meia-idade com sintomas miccionais apresentam ID e essa disfunção é responsável por parte significativa dos sintomas desses pacientes. Muitas vezes a ID, além de provocar sintomas irritativos como polaciúria, nictúria e urgência miccional, pode levar a quadros de incontinência urinária.

Incontinência por insuficiência esfincteriana: as cirurgias prostáticas, em especial a prostatectomia radical, promovem uma redução significativa do esfíncter urinário masculino e podem levar à incontinência urinária esfincteriana. Radioterapia prévia e idade avançada são fatores de risco para incontinência após cirurgia prostática.

Urodinâmica: a diferenciação dos quadros anteriores só é possível por meio do estudo urodinâmico. Da mesma forma que na incontinência urinária feminina, a decisão terapêutica depende do fator fisiopatológico subjacente. A incontinência paradoxal deverá ser tratada com alívio do fator obstrutivo, as disfunções vesicais com medicamentos anticolinérgicos e a incontinência esfincteriana por meio de métodos cirúrgicos de incremento da resistência uretral como injeções periuretrais de substâncias como teflon, colágeno ou silicone, ou mesmo o implante de um esfíncter artificial.

Suspeita de obstrução infravesical

A população masculina de meia-idade freqüentemente apresenta sintomas miccionais que classicamente têm sido agrupados sob a denominação "prostatismo". Com o emprego de estudos funcionais do trato inferior, tem ficado claro nos últimos anos que muitas vezes a causa desses sintomas não é a obstrução prostática. Outras alterações que incluem o déficit de contratilidade da musculatura detrusora, as disfunções vesicais e a urgência sensorial são muitas vezes a causa dos sintomas miccionais nesses pacientes.

Urodinâmica: a fluxometria urinária é a primeira fase do exame urodinâmico nesse grupo de pacientes. Fluxos reduzidos podem ser decorrentes de obstrução uretral, déficit de contratilidade do detrusor ou mesmo de baixos volumes vesicais. Fica, portanto, evidente que fluxos reduzidos não se devem exclusivamente à obstrução e que a análise da curva fluxométrica não é definitiva em termos do diagnóstico da doença subjacente.

A cistometria permite avaliar o comportamento vesical na fase de enchimento, na qual se detectam as possíveis disfunções vesicais, como instabilidade ou déficit de complacência do detrusor. Conforme citado anteriormente, a ID ocorre em pelo menos metade dos pacientes com diagnóstico de hiperplasia prostática e deve ser cuidadosamente pesquisada durante o exame urodinâmico.

O estudo da fase miccional permite-nos avaliar a presença e a intensidade do fator obstrutivo uretral. Micções com altas pressões e fluxos reduzidos são indicativos de obstrução infravesical. Micções com pressões reduzidas são sugestivas de déficit de contratilidade vesical.

Pacientes com diagnóstico único de obstrução infravesical devem ser submetidos a alívio do quadro obstrutivo. A realização de procedimentos cirúrgicos desobstrutivos em pacientes sem um quadro urodinâmico compatível com obstrução é temerária e pode muitas vezes piorar a sintomatologia miccional do paciente ou torná-lo incontinente.

Alterações miccionais associadas a doenças neurológicas

Os mecanismos neurológicos e neurofisiológicos responsáveis pelo controle miccional são bastante complexos e envolvem todos os segmentos do sistema nervoso, desde o córtex cerebral até os nervos periféricos. Como decorrência dessa íntima e complexa correlação virtualmente qualquer doença ou disfunção neurológica pode cursar com alteração da função miccional. Este assunto é amplamente discutido na Seção VI.

Leitura recomendada

Bauer SB. Neurogenic bladder dysfunction. *Pediatr Clin North Am* 34(5):1121-1132, 1987.

Blaivas JG. Obstructive uropathy in the male. *Urol Clin North Am* 23(3):373-384, 1996.

Chai TC, Steers WD. Neurophysiology of micturition and continence. *Urol Clin North Am* 23(2):221-236, 1996.

D'Ancona CAL, Netto Jr. NR. *Aplicações Clínicas da Urodinâmica.* Campinas, Cartgraf Editora Ltda., 1995, p. 69-92.

Jorgensen JB, Jensen KM-E. Uroflowmetry. *Urol Clin North Am* 23(2):237-242, 1996.

McGuire EJ. Urodynamic evaluation of stress incontinence. *Urol Clin North Am* 22(3):551-555, 1995.

CAPÍTULO 6

Testes para Disfunção Erétil

ALISTER DE MIRANDA CARÁ

A história clínica completa seguida de um exame físico minucioso são fundamentais no diagnóstico e tratamento dos pacientes com disfunção erétil. Durante muitos anos, vários testes sofisticados, por vezes invasivos, foram utilizados no diagnóstico desses pacientes. Porém, atualmente, com o advento de novas drogas no tratamento clínico dos pacientes com disfunção erétil, recomenda-se, inicialmente, uma propedêutica dirigida, objetiva e menos invasiva. Dessa forma, a propedêutica invasiva está reservada aos pacientes que solicitam esclarecimento diagnóstico e que apresentam uma causa orgânica com boas perspectivas de cura por meio do tratamento cirúrgico.

Assim, os pacientes com disfunção erétil que não necessitam de esclarecimento diagnóstico e solicitam um método simples para obter ereção peniana poderão realizar o **teste terapêutico** com drogas orais como o sidenafil (Viagra® Pfizer, Inc.), a menos que façamos uso de medicamentos contendo nitratos. Porém, aos pacientes que solicitam esclarecer o diagnóstico, ou que não responderam ao teste do Viagra®, recomenda-se o teste de ereção fármaco-induzida e a ultra-sonografia Doppler das artérias penianas.

Teste de Ereção Fármaco-induzida (TEFI)

Consiste na injeção intracavernosa (IC) de drogas vasoativas com o objetivo de induzir a ereção peniana por meio do relaxamento da musculatura lisa das artérias e dos corpos cavernosos. A droga mais utilizada é a prostaglandina E_1 (PGE_1); entretanto, a literatura mundial recomenda a associação da PGE_1 com papaverina e fentolamina (Trimix®). O teste pode ser incrementado através da videoestimulação erótica e do auto-estímulo manual. A resposta é positiva quando se obtém uma ereção total e plena.

Interpretação dos resultados:

Teste positivo: paciente apresenta impotência psicogênica e/ou neurogênica, excluindo-se insuficiência arterial ou disfunção cavernovenoclusiva grave. Entretanto, estima-se que 10 a 20% dos pacientes com ereção total podem ter alterações arteriais. No restante, a causa vascular da disfunção erétil pode ser excluída.

Teste negativo: pode traduzir alterações vasculares como disfunção cavernovenoclusiva e insuficiência arterial. Porém, esse resultado não é absoluto, já que o teste pode ser positivo em indivíduos com insuficiência arterial leve, e negativo em pacientes com alto grau de ansiedade (falso-negativo). Dessa forma, o TEFI deve ser realizado por um urologista experiente para melhor analisar o resultado e julgar a necessidade de prosseguir com a investigação diagnóstica.

Avaliação Vascular Arterial

Eco-Doppler dúplex colorido das artérias cavernosas

É o exame mais utilizado no diagnóstico dos pacientes com disfunção erétil de origem vascular por ser pouco invasivo e apresentar boa correlação com a arteriografia pudenda seletiva. O exame é realizado com o pênis flácido e após ereção induzida, por injeção IC de droga vasoativa. Utiliza-se ultra-sonografia dúplex de 7,5 a

13MHz para avaliação dinâmica da anatomia dos corpos cavernosos, corpo esponjoso, túnica albugínea e artérias cavernosas. Uma vez individualizadas estas artérias, o Doppler de 4,5 a 7MHz analisa a velocidade do fluxo arterial e indiretamente informa sobre o fluxo arterial propriamente dito.

Os parâmetros analisados para avaliação arterial e seus valores normais são os seguintes:

Diâmetro arterial pré e pós-estímulo: considera-se normal o aumento de 70% do calibre após estímulo ou que a artéria alcance um diâmetro mínimo de 0,7mm (Fig. II-58). Valores menores de 0,7mm indicam artérias com baixa complacência ou fluxo arterial insuficiente para a dilatação do vaso.

Velocidade de fluxo do pico sistólico (PSV): o valor normal é quando a velocidade do fluxo é maior de 30cm/s (Fig. II-58).

Quando a velocidade de fluxo do pico sistólico é inferior a 30cm/s, há insuficiência arterial peniana (Fig. II-59).

Outros testes, entretanto, menos freqüentes podem ser utilizados na investigação arterial. Estes testes são:

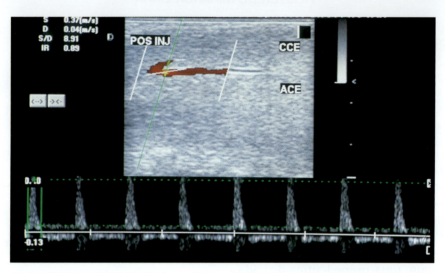

Figura II-58 – Velocidade de fluxo do pico sistólico (37cm/s) e diâmetro da artéria cavernosa esquerda (1,1mm) normal 5min após a injeção IC de PGE_1.

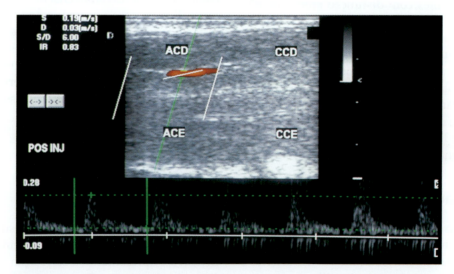

Figura II-59 – Velocidade de fluxo do pico sistólico diminuído (19cm/s) da artéria cavernosa direita 5min após a injeção IC de PGE_1 demonstrando fluxo arterial insuficiente à direita.

Índice pressórico pênis-braço: consiste na fração obtida da divisão da pressão arterial sistólica peniana pela pressão sistólica braquial. A obtenção da pressão peniana faz-se por meio de um manguito infantil de 3cm de diâmetro e Doppler. Considera-se que índices iguais ou inferiores a 0,7 são indicativos de disfunção arterial. No entanto, índices acima de 0,7 não excluem o diagnóstico de fluxo arterial insatisfatório. Esse método apresenta pequena correlação com a arteriografia seletiva das artérias pudendas, sendo atualmente pouco empregado na avaliação arterial peniana.

Pressão de oclusão das artérias cavernosas: método introduzido por Padma-Nathan em 1989. Após o relaxamento da musculatura lisa dos corpos cavernosos, infunde-se soro fisiológico através de bomba de infusão (cavernosometria de fluxo) até que a pressão intracavernosa (PIC) ultrapasse a pressão sistólica sistêmica. A partir daí, com a via de infusão fechada, coloca-se o probe do Doppler na base peniana. A PIC cai gradativamente até o sangue começar a fluir pelas artérias cavernosas. A exata pressão em que o sangue começa a fluir pelas artérias é a chamada pressão sistólica de oclusão das artérias cavernosas. Diferenças de pressão sistólica braquial e cavernosa menores que 35mmHg são consideradas normais, assim como a igualdade pressórica entre as artérias cavernosas direita e esquerda. Este método tem uma boa correlação com a arteriografia pudenda e a ultra-sonografia Doppler de artérias cavernosas.

Arteriografia pudenda seletiva com fármaco-ereção: sem dúvida alguma o melhor exame para avaliação anatômica das artérias penianas é a arteriografia seletiva. No entanto, é um exame invasivo, não isento de complicações e de difícil realização, devendo, portanto, ser solicitado quando o paciente é jovem e candidato a revascularização peniana.

Avaliação Vascular Venosa

Uma das causas mais freqüentes de disfunção erétil é o escape de sangue venoso do interior dos corpos cavernosos por falta de compressão extrínseca das veias emissárias. Conhecida como disfunção cavernovenoclusiva, sua causa principal é a baixa complacência dos corpos cavernosos devido à fibrose ou mesmo ao relaxamento inadequado da musculatura lisa de artérias e trabéculas cavernosas.

Quando o teste de ereção fármaco-induzida é negativo e o fluxo arterial peniano é normal, a primeira hipótese diagnóstica é a existência de uma alteração no mecanismo de contenção de sangue no interior dos corpos cavernosos durante a ereção peniana.

Os testes mais utilizados para avaliar esta alteração são: **cavernosometria** e mais recentemente o **eco-Doppler dúplex colorido**.

Cavernosometria

Existem dois métodos de cavenosometria:
- Gravidade
- Bomba peristáltica

A **cavernosometria de gravidade** proposta por Puech-Leão et al. é o método preferencial na maioria dos serviços por ser de simples execução e de baixo custo, além de não haver diferença significativa nos resultados obtidos entre uma e outra forma de avaliação.

Previamente ao exame, a musculatura lisa deve ser relaxada com o uso de papaverina, prostaglandina E_1 e fentolamina, isoladamente ou em associação. Havendo ereção rígida e duradoura (mais de 20 minutos) não prosseguimos com o exame, considerando que o paciente apresenta mecanismo de venoclusão satisfatório.

Com o paciente em decúbito dorsal, em ambiente tranqüilo, introduzimos no interior dos corpos cavernosos dois "butterflies" nº 19, um em cada lado da haste peniana. Conectam-se dois equipos de soro heparinizados nas agulhas, um para infundir soro fisiológico morno a uma altura de 140cm e o outro para medir a pressão intracavernosa. Colocamos o segundo equipo de soro na vertical ao lado de fita graduada em centímetros cujo marco inicial encontra-se no nível da sínfise púbica. O soro fisiológico é infundido através de gotejamento contínuo, com o maior fluxo possível. Verificamos se o paciente tem ou não ereção, a pressão intracavernosa para a manutenção da ereção, e após desconectada a infusão avaliar o tempo de detumescência peniana.

Valores considerados normais:
- Pressão intracavernosa para manutenção da ereção: maior que 110cm de água.
- Tempo de detumescência peniana: ereção rígida maior que 30s após interrompida a infusão do soro.

Eco-Doppler dúplex colorido

Apesar de ser um método controverso na avaliação de fator venoso, alguns autores consideram que a probabilidade de disfunção corporovenoclusiva é elevada quando o fluxo arterial é normal (velocidade de fluxo de pico sistólico maior que 30cm/s) e a velocidade de fluxo diastólico final é maior que 5cm/s (Fig. II-60).

Recentemente, demonstrou-se uma correlação significativa entre a pressão intracavernosa, rigidez peniana e índice de resistência obtido pelo dúplex, valorizando ainda mais este método na investigação de "fuga venosa". Os parâmetros analisados para avaliação venosa e seus valores normais são os seguintes:
- Velocidade de fluxo diastólico final = menor que 5cm/s.
- Índice de resistência (PSV-EDV/PSV) = maior que 0,9.

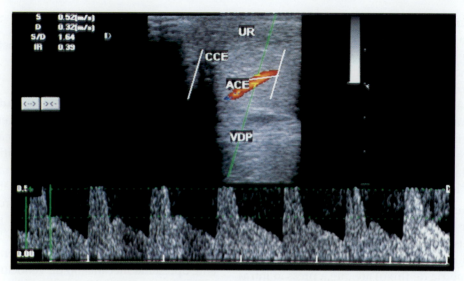

Figura II-60 – Velocidade de fluxo de pico sistólico normal (52cm/s) com velocidade diastólica final aumentada 32cm/s e índice de resistência baixo (IR = 0,39) demonstrando fluxo arterial normal com disfunção corporovenoclusiva.

Testes para Avaliação da Tumescência Peniana Noturna

Os testes para avaliação da tumescência peniana noturna (TPN) são utilizados quando se deseja distinguir entre disfunção erétil de causa psicogênica e orgânica.

Quando o teste é positivo, ou seja, o paciente tem ereções noturnas com duração e rigidez normais, o paciente apresenta possivelmente um quadro psicológico. Entretanto, quando o teste é negativo, teoricamente o paciente apresenta uma disfunção orgânica. Porém, é alto o índice de resultados falso-negativos nos pacientes com depressão, ansiedade, distúrbios de sono, hipogonadismo e uso de drogas como antidepressivos, ansiolíticos, álcool e tabaco.

Existem três formas para se avaliar a TPN:

1. A mais simples é a colocação de uma fita de celofane em volta da base do pênis por três noites consecutivas; havendo ruptura da fita, o teste é positivo. Vantagem: baixo custo. Desvantagens: altos índices de falso-positivo e não-monitorização das ereções.
2. O Rigiscan® (Dacomed Corp.) é um equipamento que permite a monitorização da rigidez, tumescência, número e duração das ereções. Valores normais: quatro a cinco ereções por noite; aumento da circunferência peniana em mais de 3cm na base e 2cm na parte distal; duração média maior de 30 minutos.
No entanto, não existe padronização dos valores normais com relação à idade. As ereções penianas noturnas tendem a diminuir em freqüência e duração na senilidade. Vantagens: monitorização satisfatória das ereções noturnas e baixo custo quando comparado com o laboratório do sono. Desvantagem: alto custo do equipamento para o Brasil.
3. O terceiro método é o laboratório do sono, onde se monitoriza o eletroencefalograma e a TPN por toda a noite. Vantagem: monitorização mais eficaz. Desvantagens: alto custo, complexo e desconfortável para o paciente que dorme no laboratório do sono.

Testes Neurológicos

A avaliação neurológica inicia-se a partir da história e exame clínico. É importante verificar a presença de doenças neurológicas concomitantes que podem lesar alguma via de condução da complicada rede de nervos periféricos sensitivos, motores e autonômicos.

Já no exame clínico verifica-se a integridade do reflexo bulbocavernoso. Comprime-se a glande e observa-se a contração do esfíncter externo do ânus. Cerca de 10% de indivíduos normais têm este reflexo ausente.

Na maioria dos casos de disfunção erétil, a avaliação neurológica clínica conduzida pelo próprio médico é suficiente. Entretanto, em casos selecionados o exame instrumental poderá fornecer subsídios adicionais à avaliação clínica.

Para uma análise mais detalhada e fidedigna da inervação peniana e sua integração com os centros superiores, são realizados testes neurofisiológicos complexos indicados em casos selecionados. Tais testes são: velocidade de condução do nervo dorsal do pênis, potencial evocado genitocerebral e eletromiografia da musculatura lisa dos corpos cavernosos.

Testes Laboratoriais

Apesar de controversa, temos como norma a avaliação hormonal mínima dos pacientes com queixa de impotência. Na primeira consulta solicitamos a dosagem sérica da testosterona livre, prolactina e glicemia de jejum. A testosterona livre deve ser coletada às 8 horas da manhã. Não faz parte da rotina a avaliação das funções tireoidiana e renal. Quando a testosterona livre estiver no limite inferior de normalidade ou abaixo, investigamos o eixo hipofisário gonadal com dosagem sérica do hormônio luteinizante para determinar se o hipogonadismo é primário ou secundário.

Quando a prolactina está elevada, a primeira suspeita são medicamentos que elevam seu nível sérico ou então doenças sistêmicas, como a insuficiência renal crônica e o hipotireoidismo. No entanto, níveis muito elevados sugerem prolactinoma. Sendo assim, deve-se investigar a sela túrcica com tomografia computadorizada ou ressonância nuclear magnética.

Leitura recomendada

Davis J, Tiefer L, Melman A. Accuracy of the initial history and physical examination to establish the etiology of erectile dysfunction. *Urology* 45:498-502, 1995.

Lue TF, Broderick G. Evaluation and nonsurgical management of erectile dysfunction and priapism. In: Walsh PC, Retik AB, Darracott Vaughan Jr E, Wein AJ (eds). *Campbell's Textbook of Urology*. Philadelphia, WB Saunders, 1997, p. 1181-1208.

Lue TF. Physiology of penile erection and pathophysiology of erectile dysfunction and priapism. In: Walsh PC, Retik AB, Darracott Vaughan Jr E, Wein AJ (eds). *Campbell's Textbook of Urology*. Philadelphia, WB Saunders, 1997, p. 1157-1174.

Melman A (ed). Impotence. Philadelphia, WB Saunders. *Urol Clin North Am* 22:4, Nov., 1995.

Melman A. An intermediate approach to impotence evaluation. *Contemporary Urology* 40:14-21, 1995.

Mulcahy JJ, ed. *Diagnosis and Management of Male Sexual Dysfunction*. New York, Igaku-Shoin, Ist ed., 1997.

NIH Consensus Conference: Impotence. NIH Consensus Development Pane on Impotence. *JAMA* 270:W-W, 1993.

CAPÍTULO 7

Peniscopia

PEDRO LUIZ MACEDO CORTADO

Introdução

O papilomavírus humano (HPV) transmite-se sexualmente, podendo propagar-se, ocasionalmente, através de fomites. Apesar de o homem ter um papel compulsório na transmissão da infecção pelo HPV, a freqüência dessa doença em homens, parceiros de mulheres portadoras de HPV ou de HPV associado a neoplasia intra-epitelial do trato genital baixo, é encontrada abaixo do que seria esperado, principalmente devido às dificuldades de se diagnosticarem lesões muito pequenas.

Levine et al. (1984) descreveram uma técnica capaz de identificar lesões imperceptíveis a olho nu, conhecida atualmente como peniscopia que, por utilizar técnicas de magnificação, auxiliou de forma definitiva o diagnóstico da infecção por HPV.

Técnica

O paciente é colocado em posição de litotomia e submetido a cuidadosa inspeção da região genital. Em compressas de gaze de algodão hidrófilo, desdobradas, aplica-se solução de ácido acético a 5% em grande quantidade. A glande, a haste peniana e o escroto são totalmente cobertos com a bandagem, tomando-se o cuidado de retrair o prepúcio, permitindo íntimo contato de toda a região genital com a solução. Após 10 minutos as compressas são retiradas e a leitura é realizada com o auxílio de colposcópio com aumento entre 10 e 16 vezes, procurando-se as lesões típicas de infecção por HPV; é importante ter uma rotina para a leitura para não esquecer alguma área sem examinar, incluindo o meato uretral.

No início das pesquisas o azul de toluidina a 1% foi utilizado para se tentar sensibilizar a peniscopia, porém, esta solução não trouxe nenhuma vantagem sobre o método anteriormente descrito.

Diagnóstico

O ácido acético promove a coagulação das proteínas nucleares e citoplasmáticas do epitélio tornando-o branco e opaco; porém, devido à baixa concentração nos tecidos, essa reação é discreta, enquanto na replicação viral a quantidade de proteínas é muito maior. Essa diferença de concentração protéica formará as lesões que serão vistas durante o exame, denominadas "lesões acetobrancas" (Fig. II-61).

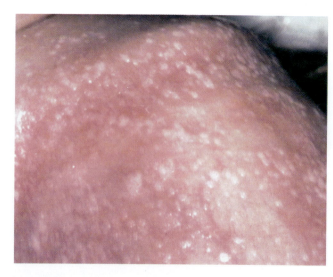

Figura II-61 – Lesões acetobrancas características de HPV (foto cedida pelo Dr. Homero Campos Guidi).

Podemos dividir as lesões acetobrancas em:

Lesões planas e papulares subclínicas (não acuminadas): lesão não-verrucosa, com ou sem aspecto papular e/ou pontilhado vascular na sua superfície.

Lesões acuminadas exclusivas: podem ser simples ou múltiplas, de crescimento exofítico, às vezes de aspecto verrucoso.

Lesões mistas: uma das principais preocupações durante a realização da peniscopia é com o diagnóstico diferencial, entre as quais podemos citar: molusco contagioso, processos inflamatórios agudos e crônicos, liquinificação crônica, herpes genital etc.

Conclusão

Com o advento da peniscopia, cada vez mais são realizados diagnósticos de infecção por HPV, principalmente nos estágios subclínicos, possibilitando não só o tratamento do paciente portador da lesão, como também o acompanhamento do casal até a resolução do problema. Sendo um exame de fácil realização, deve ser indicado sempre que houver alguma suspeita de contaminação pelo vírus.

A peniscopia é um exame de baixa especificidade e alta sensibilidade, portanto, deve-se realizar biópsia da lesão quando houver alguma dúvida no diagnóstico definitivo, devendo-se repetir o exame, em caso de reação negativa, após 60 dias do procedimento inicial.

SEÇÃO III

Infecções do Trato Urinário

1. Infecção Urinária
2. Infecção Urinária na Mulher

CAPÍTULO 1

Infecção Urinária

HENRIQUE SARMENTO BARATA
EURICO JACQUES DORNELLES NETO

A infecção do trato urinário (ITU) é uma doença freqüente que causa morbidade e, eventualmente, mortalidade. Por essa razão, e também porque os pacientes procuram médicos não-urologistas de diferentes áreas da medicina, é importante que esses médicos conheçam a etiopatogenia e a maneira de diagnosticar e tratar essa afecção. Por outro lado, algumas vezes, as infecções urinárias são graves e esses médicos devem ter a capacidade de julgar a necessidade de encaminhamento de tais casos ao urologista.

A infecção do trato urinário é a resposta inflamatória do urotélio à invasão bacteriana e traduz-se por bacteriúria e piúria, ou seja, pela presença na urina de bactérias e de leucócitos em número significativo.

A infecção pode ocorrer em qualquer parte do trato urinário e, muitas vezes, restringe-se aos tecidos como acontece na prostatite ou no abscesso renal, não ocasionando, então, bacteriúria e piúria.

A presença de bactérias na urina não necessariamente significa bacteriúria, podendo ser devida à contaminação no momento da coleta, e a presença de leucócitos na urina sem bacteriúria – a piúria sem bacteriúria – corresponde à resposta inflamatória do urotélio a outro tipo de agressão, exigindo investigação de tuberculose, litíase urinária ou neoplasia. Por outro lado, pode haver bacteriúria sem piúria, indicando, possivelmente, colonização bacteriana sem inflamação.

A inflamação da bexiga – a *cistite* – seja bacteriana ou não, manifesta-se por disúria, polaciúria, urgência urinária e dor suprapúbica.

A infecção urinária complicada ocorre em pacientes com alterações estruturais ou funcionais e reduz a eficácia da terapia antimicrobiana.

A *pielonefrite aguda* é a infecção do trato urinário superior e apresenta-se com calafrios, febre e dor lombar, além de sintomas miccionais que podem sugerir cistite.

A *pielonefrite crônica* é caracterizada pela presença de cicatrizes renais ou de rins com dimensões reduzidas.

A reinfecção corresponde à infecção recorrente causada por diferentes cepas bacterianas.

A persistência bacteriana é a infecção recorrente causada pela mesma cepa, sendo devida a um foco infeccioso no trato urinário.

Epidemiologia

A ITU, como foi dito, é muito freqüente, sendo responsável por 7 milhões de consultas médicas anualmente nos Estados Unidos. Sua prevalência está diretamente relacionada à idade e ao sexo do paciente.

Uroculturas realizadas com a finalidade de rastreamento de infecção urinária evidenciaram a presença de bacteriúria em 1% das meninas entre 5 e 14 anos de idade. Por outro lado, nas mulheres jovens, após a adolescência, encontra-se bacteriúria em aproximadamente 4% dos casos estudados. Nessa faixa etária, portanto, a prevalência nas mulheres é 30 vezes maior que nos homens. Esta grande predominância de bacteriúria nas mulheres tende a diminuir após os 50 anos de idade, já que, nesta faixa etária, observa-se aumento da incidência de bacteriúria nos homens. Estima-se que, após os 65 anos, a proporção de bacteriúria entre pacientes do sexo feminino e masculino esteja em torno de 2:1.

Etiopatogenia

A ITU resulta da interação entre o agente bacteriano e o trato urinário do hospedeiro. A principal via de colonização é a ascendente, em que cepas bacterianas presentes no períneo ascendem através da uretra, entrando em contato com a bexiga. Há, por sua vez, alguns mecanismos do hospedeiro que impedem a infecção bacteriana. Dentre eles, a micção é talvez o mais importante, desde que, através da micção freqüente, o ser humano é capaz de lavar a bexiga, evitando que grandes concentrações de bactérias se concentrem para causar infecção. Outro mecanismo importante está representado pela mucosa vesical que é revestida por uma camada mucóide capaz de evitar a aderência bacteriana. Existem ainda mecanismos de defesa imunológicos, principalmente, nos rins e, nos homens, a barreira prostática exercida pelas secreções prostáticas. Por fim, as próprias características da urina, com seu baixo pH, elevada concentração de uréia e osmolalidade constituem um meio inadequado para o crescimento bacteriano. Portanto, para que ocorra ITU, é necessário que as cepas sejam de grande virulência para superar as dificuldades criadas pelos mecanismos de defesa do hospedeiro ou então que os mecanismos de defesa do trato urinário, por algum motivo, estejam suprimidos ou diminuídos.

Uma grande variedade de germes pode ser responsável pela ITU. Os bacilos gram-negativos, presentes na flora intestinal, são os principais patógenos envolvidos. Dentre eles, a *Escherichia coli* responde por 85% das infecções urinárias bacterianas. Outros germes gram-negativos, como *Proteus*, *Klebsiella* e *Enterobacter*, e gram-positivos, como *Staphylococcus saprophyticus* e enterococo, são os agentes etiopatológicos mais comuns na ITU adquirida na comunidade. As infecções nosocomiais, contudo, são causadas pela *Escherichia coli* em 50% dos casos e também por bactérias como a *Klebsiella*, a *Enterobacter*, a *Citrobacter*, a *Serratia*, a *Pseudomonas aeruginosa* e a *Provencia*.

Infecção do Trato Urinário Inferior

A infecção do trato urinário inferior é mais conhecida como cistite bacteriana e costuma manifestar-se sob a forma de disúria, urgência, freqüência urinária e dor suprapúbica, mas pode ser assintomática.

O diagnóstico de infecção do trato urinário inferior sintomática, além de clínico, deve ser confirmado laboratorialmente. O exame qualitativo de urina (EQU) e a urocultura são os testes laboratoriais usados para confirmar o diagnóstico de ITU.

O EQU é realizado com "fitas" especiais introduzidas na urina ("dipsticks") e pela análise microscópica do sedimento urinário. Por meio dos "dipsticks" podem-se identificar nitritos na urina, indicador de bacteriúria, e leucócitos sugerindo piúria. A análise microscópica do sedimento urinário identifica leucócitos e bactérias. A presença de mais de cinco leucócitos por campo é indicativa de lesão do trato urinário que pode ser causada por infecção, mas que pode também ser justificada por tuberculose, urolitíase, cistite intersticial ou mesmo por glomerulopatia. Por sua vez, a presença de mais de cinco bactérias por campo é equivalente, na urocultura, a aproximadamente 100.000 unidades formadoras de colônias (UFC) por ml.

O exame laboratorial que faz o diagnóstico de certeza de ITU, entretanto, é a urocultura. Em paciente sintomático, o crescimento de 100UFC/ml na amostra examinada confirma a presença de ITU, desde que não tenha havido contaminação na coleta. Mas em pacientes assintomáticos, é necessária a presença de mais de 100.000UFC/ml para confirmar a presença de ITU.

Embora alguns autores recomendem a urocultura em todos os pacientes com suspeita de ITU, na prática clínica nem sempre isso é necessário. Nas pacientes femininas, com suspeita de ITU não-complicada, a presença de um EQU sugestivo pode ser suficiente para iniciarmos o tratamento empírico. Já nas pacientes com infecções recidivantes ou complicadas, assim como em todos os pacientes masculinos, a urocultura impõe-se no diagnóstico das ITU.

O diagnóstico diferencial deve ser feito principalmente com doenças que, como a cistite bacteriana, também causa disúria. É de fundamental importância, inicialmente, descartar a presença de ITU superior, uma vez que é uma afecção que exige maiores cuidados, necessitando, algumas vezes, de internação hospitalar, podendo acarretar sérias conseqüências se não for tratada adequadamente. Portanto, todo paciente que se apresentar com sintomas irritativos urinários, sugestivos de cistite, deve ser avaliado, obrigatoriamente, quanto à presença de febre, calafrios, dor lombar e dor desencadeada pela punho-percussão lombar.

Outras afecções que devem ser incluídas no diagnóstico diferencial são as uretrites e as vaginites. A uretrite é a infecção da uretra, transmitida geralmente por contato sexual, podendo ser ocasionada por patógenos como gonococo, *Chlamydiae trachomatis*, *Ureaplasma urealyticum*, herpes simples e tricomonas. Os pacientes, além da disúria, apresentam-se também com corrimento uretral. As vaginites, por sua vez, acompanham-se com freqüência de disúria, mas a principal queixa das pacientes é, geralmente, a leucorréia, e o exame ginecológico com coleta de secreção vaginal faz o diagnóstico sem dificuldade.

Tratamento

O tratamento da infecção do trato urinário inferior não-complicada nas mulheres pode ser feito de forma empírica, dispensando-se o antibiograma. A terapêutica antimicrobiana pode ser feita com sulfametoxazol 800mg, trimetoprima 160mg, via oral de 12/12h ou com fluorquinolona (ciprofloxacina 250mg, via oral de 12/12h, ou norfloxacina 400mg, via oral de 12/12h) por 3 dias.

Nas mulheres com infecção do trato urinário inferior complicada, isto é, naquelas com mais de 65 anos ou que apresentam alguma anormalidade funcional ou estrutural do trato urinário, incluindo-se aqui pacientes com *Diabetes mellitus*, urolitíase e bexiga neurogênica, o tratamento deve ser mantido por 7 dias, com antibióticos, baseados no antibiograma, dando-se preferência às fluorquinolonas.

Nas gestantes o uso de certos antibióticos, como sulfametoxazol-trimetoprima, fluorquinolonas, tetraciclinas e cloranfenicol, está contra-indicado devido a riscos teratogênicos. Portanto, o tratamento da ITU inferior deve ser, baseado no antibiograma da urocultura e por 7 dias, usando as seguintes drogas: ampicilina, cefalosporinas ou nitrofurantoína.

Nos pacientes masculinos é de fundamental importância solicitar urocultura com antibiograma e tratá-los conforme a sensibilidade do germe envolvido. Os patógenos, em geral, não se mostram resistentes às fluorquinolonas e ao sulfametoxazol-trimetoprima e, excetuando nos casos resistentes, são os antimicrobianos preferidos para tratamento por 7 dias.

Infecção Urinária Recorrente

É muito importante, ao avaliarmos ITU recorrente, a diferenciação de persistência bacteriana ou recidiva e reinfecção. A persistência bacteriana é causada pela mesma cepa da infecção anterior e a recorrência ocorre nas duas primeiras semanas após o término da terapia antibiótica. É muito importante sua identificação, pois está geralmente associada a alguma alteração anatômica do trato urinário ou a presença de foco infeccioso (urolitíase, corpo estranho). A investigação do trato urinário, portanto, é mandatória para que se possa corrigir o fator predisponente da recorrência bacteriana.

A reinfecção, por sua vez, é definida como a recorrência bacteriana provocada pelo crescimento de uma cepa diferente da anterior, ocorrendo, no mínimo, 4 semanas após o término do tratamento antibiótico prévio. Nas mulheres, é decorrente da maior suscetibilidade da mucosa vesical a patógenos que colonizam o períneo. Algumas medidas, nesses casos, são importantes: mulheres que costumam usar espermicida devem suspendê-los, pois reduzem a população de lactobacilos na flora vaginal, facilitando a aderência da *E. coli* na mucosa; mulheres em idade pós-menopáusica devem fazer reposição hormonal, uma vez que o estrógeno permite o equilíbrio da flora vaginal, reduzindo assim a incidência de ITU.

O primeiro passo, portanto, para avaliação de ITU recorrente é a distinção entre persistência e reinfecção bacteriana. Naqueles pacientes que apresentam persistência bacteriana, é muito provável que haja um foco (cálculo, corpo estranho) no trato urinário, perpetuando a infecção. O tratamento desses casos deve-se acompanhar da eliminação do foco. Quando isso não é possível, a conduta mais adequada consiste em estabelecer tratamento supressivo com antibiótico. Por outro lado, quando a recorrência é ocasionada por reinfecção, é pouco provável a presença de alguma alteração estrutural no trato urinário e a recorrência bacteriana se deve à maior suscetibilidade da mucosa vesical ao patógeno. A antibioticoprofilaxia, portanto, é a conduta mais adequada nessas situações.

Os antibióticos indicados para profilaxia são restritos, uma vez que é muito importante que eles não aumentem a resistência bacteriana. As fluorquinolonas, o sulfametoxazol-trimetoprima, a cefalexina e a nitrofurantoína são os antimicrobianos usados para combater a reinfecção. Há vários esquemas para profilaxia: um comprimido ao dia; um comprimido em dias alternados; um comprimido após a relação sexual. Além disso, é importante que o esquema profilático escolhido dure, no mínimo, seis meses para que se obtenha redução no índice de recorrência.

Infecção do Trato Urinário Superior

A infecção do trato urinário superior está representada fundamentalmente pela pielonefrite aguda e manifesta-se, em geral, com febre, calafrios, dor lombar e sintomas miccionais irritativos (disúria, urgência e polaciúria). Eventualmente, apresenta alguns sintomas gastrintestinais como náuseas, vômitos, dor abdominal e diarréia. Nos casos mais graves pode evoluir para sepse urinária.

O diagnóstico é suspeitado pelos sintomas clínicos descritos acima e confirmado pelo aparecimento de leucocitúria e bacteriúria no EQU e pelo crescimento de um ou mais germes na urocultura. Outra alteração laboratorial, quase sempre presente, é o achado no hemograma de leucocitose com desvio à esquerda (com predominância de bastonados). As hemoculturas, realizadas antes da antibioterapia, geralmente, demonstram o crescimento da bactéria responsável pelo quadro clínico.

Embora a urografia excretora pouco contribua para o diagnóstico e conduta das pielonefrites agudas, pode revelar alguns sinais importantes quando realizada na fase aguda. Em 20% dos pacientes com pielonefrite aguda, os rins apresentam-se de tamanho aumentado pela urografia. Esse aumento pode ser generalizado ou focal e decorrente da inflamação e congestão causadas pela infecção. Quando o aumento é generalizado, o rim afetado pode ter um crescimento de até 1,5cm. Quando o aumento renal é focal, a pielonefrite é denominada nefrite bacteriana focal, sendo muito importante o diagnóstico diferencial com tumor e abscesso renal. Outro achado comum é o retardo de excreção de contraste na urografia, decorrente da obstrução dos túbulos renais pelo edema e vasoconstrição do parênquima. Pode haver também dilatação ureteral e da pelve renal sem obstrução do ureter, mas como conseqüência da diminuição do peristaltismo ureteral, causada pelas endotoxinas bacterianas.

A ultra-sonografia e a tomografia computadorizada de abdome pouco acrescentam ao diagnóstico de pielonefrite aguda. São indicadas, contudo, naqueles pacientes em que não se observa melhora com o tratamento antibiótico, quando a presença de abscesso renal deve ser considerada.

Tratamento

Os pacientes com pielonefrite aguda devem ser divididos em dois grupos:

1. Pacientes que não estão sépticos e que, apesar de apresentarem clínica de infecção do trato urinário superior, não referem náuseas e vômitos podem ser tratados ambulatorialmente. Inicialmente, coleta-se urina para cultura e instala-se tratamento antibiótico de forma empírica com fluorquinolona (ciprofloxacina 500mg, via oral 12/12h, ou norfloxacina 400mg, via oral 12/12h) por 10 a 14 dias. Não havendo melhora dos sintomas após 72 horas de tratamento, o paciente deve ser hospitalizado e a terapêutica antimicrobiana parenteral instituída conforme antibiograma. É importante também, nesses casos, descartar a presença de abscesso renal ou obstrução do trato urinário por meio da realização de ecografia.

2. Nos casos em que, além dos sintomas de pielonefrite aguda, o paciente encontra-se séptico ou com náuseas e vômitos intensos, a internação hospitalar está formalmente indicada. Deve-se instalar acesso venoso, solicitar hemograma, hemoculturas e urocultura e iniciar o tratamento antibiótico parenteral empiricamente por 14 a 21 dias. Os esquemas comumente utilizados são: ampicilina 1g, endovenosa 6/6h + gentamicina 1,5mg/kg, endovenosa 8/8h, ou ciprofloxacina 200-400mg, endovenosa 12/12h, ou ceftriaxona 1-2g, endovenosa 1vez ao dia. Se após 72 horas de tratamento não houver melhora clínica, as culturas coletadas previamente deverão ser avaliadas quanto à sensibilidade do patógeno à terapia empregada. Havendo resistência ao antibiótico, deverá ser utilizado um novo esquema antimicrobiano, respeitando o antibiograma. Além disso, é de fundamental importância a avaliação do trato urinário superior por meio de ecografia, uma vez que é comum a presença de abscesso renal ou pionefrose em pacientes com diagnóstico de pielonefrite aguda e que são resistentes à antibioticoterapia.

CAPÍTULO 2

Infecção Urinária na Mulher

ERIC ROGER WROCLAWSKI

Cistite bacteriana aguda na mulher adulta – na situação de uma mulher jovem com cistite bacteriana aguda não-complicada (ITU não-complicada é aquela em que não há obstrução, doença neurológica ou que prejudique a imunidade subjacente), muitos clínicos administram antibióticos empiricamente, desprezando assim a realização ou antecipando o resultado da cultura de urina. Raramente nesse caso a cultura de urina acrescenta alguma informação surpreendente. Em geral, *E. coli* ou *S. saprophyticus* crescerão nessa urocultura e seu perfil de sensibilidade aos antibióticos é previsível.

Levando-se em conta os custos envolvidos e os excelentes resultados obtidos, veremos que, apesar de faltarem estudos científicos em número adequado, o tratamento empírico parece ser uma ótima atitude terapêutica para este selecionado grupo de pacientes. A urocultura é mandatória quando ocorre persistência ou recorrência dos sintomas.

Até há pouco tempo, o tratamento convencional da cistite bacteriana aguda implicava o uso de antimicrobianos durante 7 a 10 dias. Hoje em dia há evidências de que o tratamento por 3 a 5 dias oferece a melhor relação custo (risco)/benefício.

Esse esquema produz menos efeitos colaterais e custa menos que o tratamento convencional. Por outro lado, é mais eficiente do que o esquema de dose única e certamente tão eficaz quanto o convencional de 7 a 10 dias.

Pielonefrite na mulher adulta – os agentes bacterianos responsáveis por infecções renais neste grupo de pacientes são semelhantes àqueles causadores de cistite e, assim, os conceitos terapêuticos para pielonefrite aguda também se modificaram nos últimos anos (Tabela III-1).

Tabela III-1 – Principais bactérias causadoras de ITU aguda em mulheres jovens.

Bactéria	Freqüência (%)
Escherichia coli	80
Staphylococcus saprophyticus	10 a 15
Klebsiella pneumoniae	5 a 10
Proteus mirabilis	5 a 10
Pseudomonas aeruginosa	5 a 10
Streptococcus faecalis	5 a 10

Pacientes com formas leves ou moderadas de infecção renal, isto é, mulheres com febre ou dor lombar mas sem náuseas, vômitos, hipotensão ou sinais sugestivos de infecção generalizada, podem ser tratadas ambulatorialmente, com antibioticoterapia oral, por 14 dias.

Pacientes com infecção bacteriana renal que apresentam náuseas e vômitos ou indícios de urossepse devem ser hospitalizadas e medicadas de forma endovenosa até se tornarem afebris. O restante do tratamento, até completar 14 dias, poderá ser efetuado em domicílio, com medicação oral.

Para iniciar o tratamento parenteral considere as drogas listadas no quadro III-1. Todas são efetivas e cobrem os prováveis microrganismos etiopatogênicos.

Quadro III-1 – Tratamento parenteral de pielonefrite aguda em mulheres jovens.

Ciprofloxacina*	Gentamicina
Ofloxacina*	Amicacina
Ceftriaxona	

* Formulação oral e parenteral.

Terapêutica em situações especiais

ITU durante a gestação – durante a gravidez ocorrem alterações anatômicas e funcionais no aparelho urinário da mulher. As vias excretoras dilatam-se e os mecanismos de defesa do trato urinário médio e superior tornam-se menos eficientes, fazendo com que a grávida se torne suscetível à pielonefrite aguda no decorrer da gestação. Cerca de 20 a 40% das mulheres com bacteriúria no primeiro trimestre de gestação, se não tratadas, irão desenvolver pielonefrite aguda no segundo ou terceiro trimestre. É notório que a pielonefrite aguda durante a gestação está intimamente associada à maior incidência de abortos, partos prematuros e conceptos de baixo peso.

A pesquisa de bacteriúria deve ser estimulada já na primeira consulta de pré-natal. Se identificada, deve ser tratada preferencialmente com penicilinas sintéticas ou cefalosporinas. Sulfonamidas são seguras, exceto no terceiro trimestre, quando podem causar *kernicterus* no recém-nascido. As quinolonas inicialmente contra-indicadas na gestação vêm sendo reestudadas neste período, com resultados mais liberais. Em caso de pielonefrite aguda, a gestante deve ser hospitalizada e tratada com medicação endovenosa.

ITU recorrente – em menos de 5% dos casos, a infecção recorrente deve-se à persistência do agente etiológico e é, em geral, secundária à calculose urinária ou à anomalia do trato urinário. Na imensa maioria das vezes, o que ocorre é a reinfecção secundária à colonização do intróito vaginal pelo agente agressor. Não há, geralmente, anomalia anatômica ou funcional do aparelho urinário.

Recomenda-se a profilaxia antimicrobiana para mulheres que apresentem 2 ou mais episódios de infecção do trato urinário em 6 meses ou 3 ou mais episódios em 12 meses, subseqüentes à cura de um determinado quadro de infecção urinária.

Após o tratamento da infecção aguda, três técnicas de profilaxia antibacteriana têm-se mostrado eficientes para prevenir a recorrência infecciosa: o uso contínuo de antimicrobiano, o uso de antimicrobianos pós-coito e a automedicação intermitente quando do surgimento dos sintomas.

Bacteriúria assintomática – pode-se encontrar bacteriúria assintomática em mulheres tanto com o trato urinário normal como anormal. A necessidade de tratar-se tal situação é bastante controversa, mas há condições em que o tratamento é recomendado, tais como refluxo vesicoureteral, calculose renal, uropatia obstrutiva, *Diabetes mellitus*, gestação e pacientes com prejuízo imunológico.

Leitura recomendada

Barata HS. Infecção urinária. *Revista Revisões Médicas* nº 3, 1970.

Hooton TM, Latham RH, Wong ES et al. Ofloxacin versus trimetoprim-sulfametoxazole for treatment of acute cystitis. *Antimicrob Agents Chemother* 33:1308, 1989.

Johnson JR, Stamm WE. Urinary tract infections in women: diagnosis and treatment. *Ann Intern Med* 111:906, 1989.

Kennedy RP, Plore JJ, Peterdorf RG. Studies on the epidemiology of Escherichia coli infections. In: Evidence for a nosocomial flora. *J Clin Invest* 44:193, 1965.

Komaroff AL. Acute dysuria in women. *N Engl J Med* 310:368, 1984.

Kunin CM, Zacha E, Paquin Jr AJ. Urinary-tract infections in school-children. In: Prevalence of bacteriuria and associated urologics findings. *N Engl J Med* 266:1287, 1962.

Patton JP, Nash DB, Abrutyn E. Urinary tract infections: economic considerations. *Med Clin North Am* 75:495, 1991.

Raz R, Stamm WE. A controlled trial in intravaginal estriol in postmenopausal women with recurrent urinary tract infection. *N Engl J Med* 329:753, 1993.

Silver TM, Kass EJ, Thornbury JR et al. The radiological spectrum of acute pyelonefhritis in adults and adolescence. *Radiology* 118:65, 1976.

Sotolongo JR, Schiff H, Wulfsohn MA. Radiografic findings in acute segmental pyelonefhritis. *Urology* 19:335, 1982.

Stamm WE, Counts GW, Running KR et al. Diagnosis of coliform infection in acutely dysuric women. *N Engl J Med* 307:463, 1982.

Stamm WE. When should we use urine cultures? *Infect Control* 7:431-433, 1986.

SEÇÃO IV

Doenças Sexualmente Transmissíveis

1. Introdução
2. Úlceras Genitais
3. Infecções Epiteliais
4. Ectoparasitas
5. Infecções Gastrintestinais
6. DST Sistêmicas
7. Violência Sexual e DST
8. Uretrite Aguda

CAPÍTULO 1

Introdução

HOMERO GUSTAVO DE CAMPOS GUIDI

Doenças sexualmente transmissíveis (DST) apresentam como denominadores comuns a capacidade de infectar as mucosas genitais e a transmissão preferencial em função do ato sexual. Nem todas as doenças hoje conhecidas como sexualmente transmissíveis têm essa característica exclusiva. No caso da síndrome da imunodeficiência adquirida (AIDS), a via sexual não é a única. Além das secreções genitais e do esperma, outros fluidos, principalmente o sangue, podem carrear o seu agente. O mesmo ocorre com a sífilis e a hepatite. Sabe-se que as DST, muito além das quatros clássicas, apresentam uma grande inter-relação biológica e epidemiológica. Em geral ocorrem conjuntamente, uma facilitando a transmissão da outra, e envolvem comportamentos ditos de risco da parte de suas vítimas potenciais: elevado número de parceiros(as), precocidade sexual, falta de higiene e informação, prática sexual não-segura etc. Socialmente, as DST sempre representaram um grande ônus em termos de saúde pública e de morbiletalidade, com repercussões muito negativas no aspecto econômico, atingindo uma faixa de população extremamente ativa.

Outro aspecto que interessa a todos os médicos envolvidos com as DST refere-se à inadequação de aplicarmos a classificação etiológica e taxonômica das DST no seu diagnóstico e tratamento, uma vez que a manifestação clínica de muitos desses agentes costuma ser a mesma. O que vem sendo proposto são as síndromes sexualmente transmissíveis, que racionalizam bastante a abordagem prática dessas doenças. Nesse particular reproduzimos o quadro das síndromes em DST em recente revisão de Krieger. Essa visão prática classifica as DST em lesões ulcerosas, infecções epiteliais, ectoparasitas, gastrintestinais, sistêmicas e com complicações locais (Krieger, 1995). Relativamente a isso, ainda, é preciso esclarecer que não há mais "DST em Urologia", com o urologista abordando apenas o parceiro. Hoje há necessidade não apenas de se tratar a parceira, mas de conhecer suficientemente o comportamento das mesmas doenças no trato genital feminino, incluindo condições como as vulvovaginites, de vital implicação em "nosso paciente masculino". Desconhecer esses aspectos é, seguramente, prestar um desserviço a esses casais (Quadro IV-1).

Quadro IV-1 – Síndromes sexualmente transmissíveis.

Úlceras genitais
- Sífilis
- Herpes
- Cancróide

Infecções epiteliais
- HPV
  Condiloma acuminado
  Subclínico
- Balanites e vaginites
  Candidíase
  Tricomoníase
  Vaginose
- Uretrites
  Aguda
  Gonocócia
  Não-gonocócicas

Infecções por ectoparasitas
- Pediculose
- Escabiose

Infecções gastrintestinais
- Proctites

DST sistêmicas
- HIV
- Sífilis
- Hepatites

CAPÍTULO 2

Úlceras Genitais

HOMERO GUSTAVO DE CAMPOS GUIDI

Os diagnósticos principais são a sífilis primária, as lesões herpéticas, o cancróide e, muito mais raros, o linfogranuloma venéreo e o granuloma inguinal (que apresenta lesões iniciais papulares e, a seguir, ulceradas).

Sífilis

Doença antiga e clássica, causada pelo *Treponema pallidum*, espiroqueta, uma bactéria espiralada, a sífilis já foi um flagelo universal na História Antiga e Idade Média. De evolução crônica, acomete seqüencialmente genitais, pele e mucosas, e todo o organismo sistemicamente, merecendo destaque os sistemas nervoso e vascular. Em termos clínicos e didáticos, é dividida em primária, secundária e terciária, de acordo com os graus de acometimento. Na fase primária, a doença está confinada à área genital. A lesão primária da sífilis tem grande chance de não ser diagnosticada porque, apesar de ser uma úlcera (cancro duro), é indolor e suas demais características, reputadas como típicas (bordas endurecidas e linfadenopatia inguinal indolor e firme), nem sempre são tão evidentes. Além disso, apesar de poder acometer qualquer parte dos genitais, ocorre com maior freqüência na coroa da glande e sulco, local que nem sempre é examinado pelo assistente não-especialista (Fig. IV-1). Na mulher os locais preferenciais são o intróito vaginal, a vagina e os grandes lábios. O diagnóstico nessa fase pode ser feito pela pesquisa direta dos espiroquetas em material retirado da lesão ulcerada, utilizando o campo escuro do microscópio. O uso de pomadas antibióticas ou qualquer outra de base oleosa pode falsear a pesquisa. A lesão aparece entre 15 e 21 dias após o contato e, em igual período, pode regredir espontaneamente. Na fase secundária, conhecida

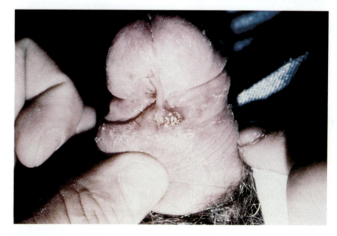

Figura IV-1 – Lesão primária sifilítica. Cancro duro.

como "roséola sifilítica", o acometimento de pele e mucosa é marcado por lesões eritêmato-pruriginosas, podendo evoluir para formações papulares ricas no agente e, portanto, altamente infectantes. Essas placas verrucosas, mais comuns nas mucosas, são conhecidas impropriamente como condiloma plano luético (Fig. IV-2). Nem sempre a fase secundária é de fácil identificação, às vezes podem ocorrer apenas alopecia e madarose. Muitas vezes essas manifestações menores são diagnosticadas e tratadas superficialmente no âmbito dermatológico.

Algumas semanas após o contágio, os testes sorológicos são úteis na confirmação do diagnóstico. O VDRL (Venereal Disease Research Laboratory) é o teste mais antigo e barato ainda utilizado na maioria dos laboratórios do país, apesar das várias reações cruzadas a que está sujeito. Melhor que o VDRL são o FTA-Abs, que

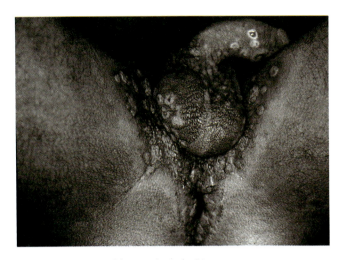

Figura IV-2 – Condiloma plano luético.

utiliza a técnica da imunofluorescência indireta, e o RPR ("rapid plasm reagin"), que se baseia na técnica de reação de floculação com antígeno não-treponêmico. Ambos apresentam títulos altos (1/32 a 1/256) nas fases primária e secundária, com tendência à normalização com o tratamento ou a persistência de títulos bem pequenos ("cicatriz imunológica"). Casos duvidosos podem ainda se beneficiar com a pesquisa da IgM no FTA-Abs, positiva na infecção aguda ativa e na sífilis congênita (quando normalmente podem persistir anticorpos maternos transferidos passivamente sem infecção ativa no recém-nascido). Mesmo os testes mais sofisticados podem apresentar resultados falso-positivos em situações especiais como no lúpus, hanseníase, leptospirose, malária, mononucleose, doença de Lyme e em viciados em drogas.

A base do tratamento da sífilis é a penicilina por via parenteral. Utiliza-se a penicilina benzatina G na dose de 2,4 milhões de unidades por via intramuscular em dose única. Todos os pacientes com diagnóstico de sífilis devem ser testados para o HIV, com repetição nos casos negativos três meses depois. As alternativas para os casos de alergia à penicilina são a tetraciclina 500mg, via oral, 4 vezes ao dia por 14 dias, ou doxiciclina 100mg, via oral, 2 vezes ao dia por 14 dias. Quando houver meningite, sintomas neurológicos envolvendo manifestações auditivas e dos nervos cranianos e/ou doença oftálmica (como a uveíte), existe indicação de exame do líquor e exame na lâmpada de fenda para se afastar a neurossífilis. Para essa condição o tratamento envolve o uso da mesma penicilina benzatina 2,4 milhões de unidades, por via intramuscular em dose única, semanalmente, por 3 semanas. O controle do tratamento é sorológico, além de clínico. A manutenção de títulos elevados após 3 meses deve ser encarada como falha na terapêutica, devendo-se, nesses casos, adotar o esquema de tratamento da sífilis terciária (neurossífilis).

Herpes genital

É uma doença viral causada pelo vírus *Herpes simplex*, geralmente sorotipo 2 (HSV2). É considerada incurável, porém com muitas nuances clínicas. Considerado como pan-endêmico, o HSV na grande maioria das pessoas nunca é reconhecido como tal ou, numa pequena proporção dessas, os sinais e sintomas são fugazes e únicos na vida. Apenas uma minoria relativa apresenta o quadro típico de lesões que progridem de uma sensibilidade e/ou prurido localizado em um ponto definido do genital (geralmente no prepúcio e corpo do pênis no homem, e vulva e intróito vaginal na mulher), passando a hiperemia, pápulas, vesículas de conteúdo seroso típicas e ulcerações agrupadas e dolorosas, podendo coalescer na fase final (Fig. IV-3). A uretrite pelos *Herpes simplex* vírus (HSV) é ocasional e controversa. Muitos autores não acreditam na sua existência. Os que o fazem descrevem disúria e descarga uretral límpida, sempre na presença de lesões externas concomitantes. Estima-se que aproximadamente 30% dos pacientes afetados pelo herpes tenham uretrite associada. Não há tratamento específico apropriado para a uretra. O primeiro episódio tende a ser o mais sério, chegando em alguns casos a necessitar de internação. As recidivas estão ligadas a alterações na imunidade do paciente, podendo estar relacionadas com eventos diversos, como grandes períodos de estresse intenso, viroses, outras doenças debilitantes e mesmo a traumatismo genital com abrasão da pele. O tempo entre os episódios tende a aumentar progressivamente, e a intensidade e a duração deles tendem a diminuir com o decorrer dos anos. A transmissão, na maioria das vezes, ocorre no coito com indivíduos que desconhecem sua condição de portador da infecção herpética genital, ou sabem e estão assintomáticos. Essa transmissão no período sem lesões já foi suficientemente documentada e deve ser objeto de aconselhamento tanto aos pacientes quanto aos parceiros. No período com lesões a transmissão é alta e o coito deve ser terminantemente desencorajado. O uso do condon

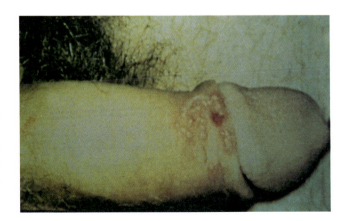

Figura IV-3 – Herpes genital – lesões penianas típicas.

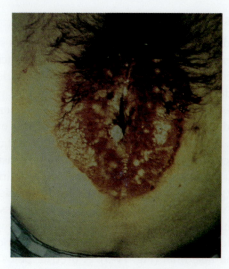

Figura IV-4 – Herpes perianal em paciente imunodeprimido.

em todos os contatos é plenamente justificado. Nos pacientes imunodeprimidos as lesões herpéticas podem assumir proporções acentuadas e debilitantes, com localizações atípicas, que demandam internação e analgesia (Fig. IV-4). O diagnóstico laboratorial pode ser feito pela pesquisa dos corpúsculos de inclusão nas células obtidas do raspado e/ou biópsia das lesões, quando recentes. Na uretrite herpética, o diagnóstico é difícil, restringindo-se na maioria das vezes ao aspecto clínico. A pesquisa de anticorpos não-específicos não tem aplicação prática, pois não discrimina a legião de pessoas que já tiveram contato com o vírus e nunca manifestaram nenhuma lesão daqueles com infecção ativa. Esses anticorpos têm importância nos estudos epidemiológicos. Já os testes mais específicos (frações IgM e IgG), ainda não disponíveis na rotina da maioria dos nossos laboratórios clínicos, possibilitam a identificação dos portadores assintomáticos e os que têm ou tiveram recentemente um surto de herpes ativo.

O tratamento do herpes genital é feito com drogas antivirais, como o aciclovir e correlatos. A recomendação americana ignora seu uso tópico, centrando-se no seu uso oral e intravenoso. Para o primeiro episódio utilizam-se 200mg, 5 vezes ao dia, por via oral, durante 7 a 10 dias ou mais, se não há resolução completa das lesões. Quando houver proctite a dose deve ser aumentada para 400mg do mesmo esquema. Nas recorrências podem-se indicar 800mg, 2 vezes ao dia, por 5 dias. Uma alternativa de posologia mais cômoda é o fanciclovir, com uso de 250mg, 3 vezes ao dia, por 5 dias na primo-infecção, e 125mg, 2 vezes ao dia, por 5 dias nos episódios recorrentes. Nos pacientes que apresentam mais de 6 ou 8 episódios ao ano, a terapia supressiva prolongada com 400mg de aciclovir, 2 vezes ao dia, por até um ano, parece reduzir em 75% essas recidivas. Nos pacientes HIV-positivos e outros imunocomprometidos a dose deve ser de 400mg, 5 vezes ao dia, por via oral, durante 7 a 10 dias. Nos casos graves com doença disseminada (encefalite, pneumonite etc.) a hospitalização deve ser bastante considerada, com uso endovenoso na dose de 5-10mg/kg de peso a cada 8 horas. Já se descrevem, particularmente nesses pacientes, casos de resistência ao aciclovir. Os correlatos, descritos nos textos específicos de infectologia, devem ser considerados, escapando à esfera do urologista.

Cancróide ou cancro mole

O cancro mole, ou como referido no inglês "cancroide", é uma doença sexualmente transmissível caracterizada por úlcera genital dolorosa, não endurecida na sua base, que se apresenta com fundo acinzentado ou purulento e sangra com facilidade. Pode ser única ou múltipla, através de auto-inoculação. A denominação "cancro mole" existe em contraposição ao "cancro duro" da sífilis primária, que apresenta características opostas (indolor e base endurecida), daí a vantagem de se utilizar cancróide e minimizar confusões.

O agente etiológico é uma bactéria, morfologicamente um estreptobacilo, o *Haemophilus ducreyi*. Seu período de incubação é de aproximadamente 2 semanas e apresenta-se endêmico em diversas regiões do mundo. Atualmente o cancróide, relativamente comum no hemisfério norte, é reconhecido como um forte co-fator de transmissão do HIV, propiciando altas taxas de infecção naquelas regiões. Estima-se que, dos pacientes que apresentam o cancróide, até 10% têm sífilis ou herpes genital.

Clinicamente, as úlceras acometem preferencialmente a face interna do prepúcio, sulco balanoprepucial e frênulo, sendo freqüente o prepúcio exuberante. Na mulher acomete a vulva, região perianal e vagina. Além de dolorosas, essas lesões costumam apresentar odor forte pela contaminação secundária, constante devido à pouca higiene (Figs. IV-5 e IV-6). O componente inguinal, correspondente à linfadenopatia (bubão), não é obrigatório, embora freqüente. A drenagem espontânea pode ocorrer e, às vezes, quando flutuantes e a despeito do tratamento instituído, sua drenagem cirúrgica pode ser necessária.

O diagnóstico laboratorial não é pacífico. A identificação em cultura do *H. ducreyi* exige meio específico (Muller-Hinton), nem sempre disponível comercialmente, e mesmo assim com sensibilidade às vezes menor que 80%. A reação de Ito (inoculação intradérmica do antígeno do hemófilo) fica positiva (pápula maior que 10mm) no período de 2 a 5 semanas após o início do quadro e tem o inconveniente de persistir por longo tempo. Está em desuso, desaparecendo pouco a pouco da rotina dos laboratórios comerciais. Em algumas situações o diagnóstico pode ser exclusivo no caso de úlcera com as características descritas, ausência de espiroque-

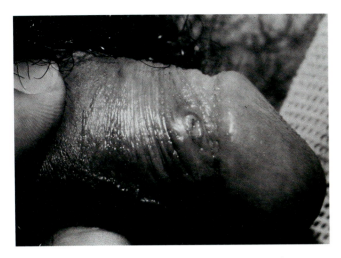

Figura IV-5 – Cancróide – lesões penianas iniciais típicas.

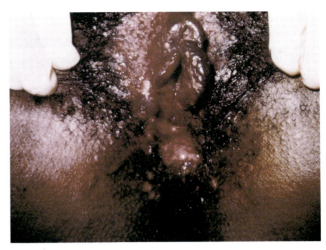

Figura IV-6 – Cancróide – lesões vulvares intensas.

tas no exame a fresco (ou sorologia luética após 7 dias do início da úlcera) e afastada a possibilidade de herpes genital.

O tratamento é eficiente, recomendando-se: azitromicina 1g, por via oral, em dose única, ou ceftriaxona 250mg, por via intramuscular, também em dose única, ou eritromicina base 500mg, por via oral, 4 vezes ao dia por um período de 7 dias. Não costuma haver resistência. É bom lembrar contudo que, a despeito do sucesso desses esquemas, podem restar cicatrizes. Durante o tratamento é recomendável o acompanhamento médico em poucos dias após o início da terapia para a verificação do progresso. Geralmente em uma semana, se não subsiste uma outra DST ou o HIV, há resolução total das lesões, excetuando-se as grandes úlceras que podem levar até 15 dias para a resolução.

Existe a recomendação de solicitar sorologia de sífilis e HIV em todos esses pacientes, inclusive com repetição em 3 meses. Nos pacientes HIV-positivos não parece recomendável o tratamento curto, preferindo alguns o uso da eritromicina por 7 dias.

Todos os parceiros contactantes até 15 dias antes do início dos sintomas e sinais devem ser examinados e tratados, independente de positivos ou não.

Linfogranuloma venéreo

Alguns sorotipos da *Chlamydia trachomatis* causam essa doença caracterizada por úlcera genital fugaz, quase assintomática e evanescente em poucos dias, seguida de linfadenopatia inguinal amolecida, também oligossintomática, mas potencialmente danosa nas complicações possíveis. O período de incubação vai de 3 a 30 dias e a fugacidade da lesão inicial é responsável por apenas 25% dos pacientes referirem a lesão. Em 70% das vezes o acometimento dos linfonodos é unilateral, com mais freqüência os inguinais que os femorais. Clinicamente um sinal clássico do linfogranuloma é o de Greenblatt, que aparece quando há envolvimento de ambas as cadeias, e o ligamento de Poupart forma um sulco característico na pele. A adenopatia pode evoluir para drenagem espontânea com formação de fístulas cutâneas e ainda comprometer a rede linfática com elefantíase genital secundária e, no reto e cólon (mulheres e homossexuais), proctocolites e estenoses, além das fístulas. Normalmente estas são constituídas de múltiplos pontos de drenagem, diferentemente do bubão do cancróide, um forte diagnóstico diferencial, quando geralmente há apenas um ponto de drenagem. Já no acometimento proctológico os diagnósticos diferenciais são vários, todos cursando com proctite.

O diagnóstico é sorológico com a pesquisa de IgM e IgG por meio de imunofluorescência indireta. O aumento da IgM significa infecção aguda, e o aumento de 4 vezes o título normal de IgG entre duas amostras com 10 dias de intervalo significa infecção ativa ou reinfecção. A cultura do pus aspirado, no entanto, é superior na especificidade do agente causal. A reação de Frei caiu em desuso há bastante tempo.

O tratamento preconizado é a doxiciclina na dosagem de 100mg, 2 vezes ao dia, por 21 dias, ou a eritromicina 500mg, 4 vezes ao dia, por 21 dias e, ainda, o sulfisoxazol 500mg, 4 vezes ao dia, por 21 dias. Todos por via oral. Descreve-se também o tianfenicol, que pode ser usado com uma dose inicial de 2,5g, por via oral, seguido de 10 a 15 dias, com 1,5g, divididos em três tomadas. Parceiros contactantes até 30 dias antes do início dos sintomas no paciente índex devem ser examinados, submetidos a detecção laboratorial de clamídia na uretra e cérvix e tratados. Não há diferença no tratamento dos HIV-positivos. Os linfonodos flutuantes podem exigir repetidas aspirações com agulhas. A drenagem incisional nesse particular deve ser evitada pela possibilidade de formação de fístulas que praticamente não se fecham.

Granuloma inguinal/Donovanose

É uma raridade. Causada pelo bacilo gram-negativo *Calymmatobacterium granulomatis* descrito no começo do século por Charles Donovan, na Índia. Clinicamente, caracteriza-se por lesões na região perineal, incluindo os genitais, a princípio papulares, múltiplas e pequenas, purulentas e indolores, porém pruriginosas. Facilmente se espalham por auto-inoculação, ulceram e exsudam fluido rico no agente infectante. O período de incubação vai de 14 a 28 dias. As úlceras que vão se coalescendo tomam forma irregular e têm a base com tecido de granulação limpo e friável. É interessante observar que geralmente não há acometimento linfático satélite nas fases iniciais ou enquanto não houver infecção secundária. Geralmente, ocorre linfangiectasia com possibilidade de elefantíase secundária genital, sobretudo nas mulheres. O processo pode atingir por extensão o intestino e, nos casos graves, como originalmente descritos, espalhar-se pelo corpo todo (Donovan isolou o agente de lesões orais de um assistente seu na Índia).

Lesões extragenitais ocorrem em 5% dos pacientes. O tratamento é feito com esquemas de tetraciclina e derivados (eritromicina alternativamente) ou tianfenicol, entre outros agentes, nas doses habituais por 3 semanas, ou até a cicatrização completa. Não obstante a eficácia, casos crônicos podem demandar procedimentos plásticos e funcionais. No princípio do século já se utilizou a cauterização e a radioterapia.

Úlceras genitais não-infecciosas

As úlceras genitais podem não ser infecciosas. Algumas podem derivar de doenças sistêmicas, como a doença de Behçet (úlceras orais, genitais e inflamação ocular), doença de Crohn (por contigüidade do intestino acometido ou forma "metastática"), fissuras de diferentes etiologias, lesões auto-infligidas e/ou com fins eróticos, e as úlceras aftosas (semelhantes às aftas da cavidade oral). Todas essas condições desafiam o clínico e oferecem dificuldade variável no seu diagnóstico, necessitando muitas vezes do apoio de um dermatologista experiente.

CAPÍTULO 3

Infecções Epiteliais

HOMERO GUSTAVO DE CAMPOS GUIDI

Nesse grupo de doenças há acometimento do epitélio com quadro dominante exsudativo (secreções) ou proliferativo, como nas lesões induzidas pelos papilomavírus (HPV). Incluem-se além desses vírus as balanites e as vaginites (fungos e protozoários), e as uretrites e as cervicites (gonococos, clamídia, ureaplasma e outros agentes factuais).

Papilomavírus

Os vírus do papiloma humano (HPV) somam mais de 70 subtipos e são responsáveis por vários tipos de lesões papilomatosas e planas na pele e mucosas. Nos genitais estão envolvidos principalmente os subtipos 6, 11, 16, 18, 31, 33, 53, 55, entre outros menos freqüentes. As lesões clássicas nos genitais são as verrugas, conhecidas também como condilomas acuminados, popularmente designadas em boa parte do Brasil como "crista de galo" (Fig. IV-7). São formações verrucosas com graus variáveis de queratinização, o que pode conferir-lhes o aspecto friável e sangrante nas pouco queratinizadas, com crescimento rápido e exuberante. Essas lesões, na sua imensa maioria, são causadas pelos HPV de baixo risco, e.g., 6-11. O fator fundamental da transmissão sexual do HPV é o traumatismo local, muitas vezes imperceptível. Além do contágio sexual, existe a possibilidade de contaminação iatrogênica através de instrumentos utilizados em exames e terapias, inadequadamente processados (espéculos ginecológicos, pinças, pontas de cautério etc.). Recentemente houve um interesse renovado em relação a esses vírus em função do potencial de alguns de seus subtipos (HPV de alto risco 16-18, 31, 33, 53 etc.) induzirem o aparecimento de lesões pré-neoplásicas, notadamente no colo uterino. A ação crônica

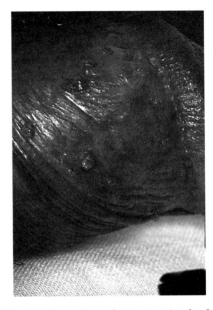

Figura IV-7 – Papilomavírus – lesão acuminada clássica.

desses vírus inibe a p53 e o fator RB, elementos fundamentais contra os fenômenos carcinogênicos celulares.

Outra variante clínica de interesse do urologista é o tumor de Buschke e Löwenstein, caracterizado por lesões invasivas, de crescimento rápido e comportamento local semelhante ao carcinoma, embora sem capacidade de metastatização. Hoje se sabe que esses condilomas, também chamados gigantes, podem sofrer malignização e apresentar comportamento idêntico ao carcinoma de pênis, merecendo menção ainda a sua refratariedade ao tratamento local com podofilina, e sua tenaz recorrência com exérese e fulguração.

A infectividade das lesões planas é desconhecida e no caso das acuminadas está estimada em 60%. Com o tempo e a queratinização, a infectividade diminui pelo efeito de "clearance" do vírus. O período de incubação após o contato também é variável, dependente da imunocompetência, e mais estudado nas lesões acuminadas, onde pode variar de 3 semanas a 8 meses. Na literatura não há dados consistentes relativamente às lesões planas.

A distribuição das lesões acuminadas no homem interessa principalmente ao corpo do pênis e à região balanoprepucial. Lesões no escroto, face interna da coxa e base do pênis também podem ocorrer (locais de atrito e passíveis de prurido). Clinicamente, as lesões acuminadas, assim como as planas, são na maioria das vezes assintomáticas, embora as lesões vegetantes possam, às vezes, apresentar sangramento fácil, pelo atrito das vestes e coito, dor ao toque e mesmo odor fétido pela infecção bacteriana secundária. Observa-se também que alguns pacientes, na fase inicial após o contágio, referem prurido, hiperemia variável e descamação local.

A peniscopia é um exame de "screening" que permite dirigir a biópsia de áreas acetobrancas. O exame realiza-se com a utilização do colposcópio, em geral com aumento entre 16 e 40 vezes, e deve ser precedido da colocação de ácido acético em solução a 5% durante 10 minutos nas áreas de interesse (glande, sulco balânico, região balanoprepucial retraída, corpo do pênis e escroto). Após essa exposição procedemos ao exame judicioso de todas as regiões, esquadrinhando lesões planas, pontilhadas e áreas simplesmente acetoacéticas positivas. O ácido acético tem como principal efeito a coagulação das proteínas nucleares e citoplasmáticas do epitélio, tornando-o opaco e branco. Devido à baixa concentração na pele e mucosas normais, essa coagulação apenas é visível se a quantidade de proteínas nas células é grande, como quando há replicação viral. Essa coagulação é progressiva, superficial, reversível e reproduzível (Fig. IV-8). Outro local a ser examinado é a fossa navicular, que pode ser entreaberta com dígito-pressão ou com uso de espéculos nasais infantis. A exposição, na maioria das vezes, é satisfatória e permite inspecionar a área da uretra em que se assesta a esmagadora maioria das lesões. O aspecto dessas lesões tende a ser mais frouxo, com fácil sangramento, embora possam permanecer por longo tempo sem serem percebidas, até que haja uretrorragia ("spoting" uretral), hemospermia e hematúria inicial (Fig. IV-9). Embora a incidência de lesões uretrais gire em torno de 5 a 10% dos pacientes com lesões genitais externas, o relato de uretrite clássica é raro. Lesões condilomatosas na pele apresentam-se mais queratinizadas, muitas vezes mais sésseis e de crescimento mais lento. O exame da região retroescrotal e do períneo posterior (região perianal) deve complementar o exame e tem sido realizado sistematicamente, mesmo nos pacientes heterossexuais.

Todas as lesões vistas, tanto a olho nu quanto na peniscopia, devem ser biopsiadas. O exame histopatológico procura alterações que evidenciem a atividade viral na célula, desde o arranjo papilar típico com coilocitose até as alterações menores (nucleares e citoplasmáticas) expressadas em conjunto. A evidência do DNA viral, objeto de intenso estudo nos últimos anos, fecha o diagnóstico de certeza da presença do vírus em lesões ativas, propiciando também a tipagem do HPV, o que permite a classificação do risco, notadamente nas mulheres (Quadro IV-2).

As lesões acuminadas devem ser diferenciadas dos carcinomas, do condiloma gigante e, quando menores e mais sésseis, das verrugas vulgares, do molusco contagioso e mesmo de pequenos *nevus*, muitas vezes comuns na pele do pênis. Lesões mistas, de caráter verrucoso e hipercromáticas, devem ser diferenciadas da papulose bowenóide. Esta última condição, que está relacionada

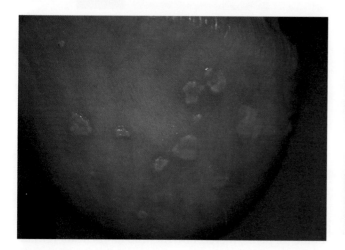

Figura IV-8 – Papilomavírus – lesão plana evidenciada pelo ácido acético.

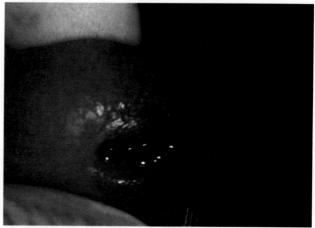

Figura IV-9 – Papilomavírus – lesão uretral/fossa navicular.

Quadro IV-2 – Diagnóstico específico do papilomavírus por meio do DNA viral – tipos de exames.

Teste	Comentários

"Southern blot hybridization"	• Espécimens frescos ou frescos congelados
	• Sensibilidade +++
	• Técnica trabalhosa ("labor intensive")
	   Especificidade +++
	   Padrão de referência de novos tipos

"Dot blot hybridization"	• Espécimens frescos ou frescos congelados • Sensibilidade similar ao "Southern" +++ • Dificuldade na identificação e discriminação de sinais fracos e fundo da reação Especificidade +++

"In situ hybridization"	• Espécimens fixados
	   Sensibilidade variável + (diferenciação)
	   Técnica trabalhosa ("labor intensive")
	   Especificidade ++

"Captura híbrida"	• Espécimens fixados
	   Sensibilidade ++ (falso-negativos)
	   Especificidade +++
	   Técnica mais simples

"PCR"
"Polymerase chain reaction"
	• Sensibilidade ++++
	   Especificidade +++
	   Passível de aplicação *in situ*

com o HPV 16, de alto risco, é fortemente recorrente, mas na maioria da vezes de evolução benigna. Cuidado também deve ser tomado com o condiloma plano secundário luético. As lesões planas acetoacéticas positivas devem ser diferenciadas das balanopostites agudas, principalmente as fúngicas por candidíase, e histologicamente deve-se atentar para as atipias e mesmo para a neoplasia intra-epitelial peniana, análoga à do colo uterino (as antigas displasias).

Atualmente, o tratamento racional está dirigido apenas para as lesões visíveis. Classicamente, o tratamento das lesões condilomatosas penianas é realizado com tintura de podofilina, uma resina vegetal diluída a 25 ou 30% em solução alcoólica ou de benjoim. O princípio ativo é a podofilotoxina (também disponível em formulação pura), que atua combinando com os microtúbulos celulares, parando a mitose da célula. A podofilina é tóxica e tem inconvenientes locais relacionados com o tempo de permanência, extensão e freqüência das aplicações, podendo evoluir para neuropatia grave e coma, quando usada extensivamente. É totalmente contra-indicada na gravidez. A cauterização elétrica constitui também um tratamento de domínio universal entre urologistas, ginecologistas, cirurgiões gerais, dermatologistas e até clínicos, e parece ser mais efetiva que a podofilina. Lesões mais extensas ou numerosas podem ser tratadas por muitos outros métodos, incluindo-se o nitrogênio líquido, a eletrocoagulação, a exérese cirúrgica associada a cauterização da área cruenta, o laser de CO_2 e mesmo aplicações intralesionais de interferon. As lesões planas comportam tratamentos menos agressivos. Geralmente as lesões planas extensas "em tapete" podem ser tratadas com cremes locais de fluorouracil (5-FU), metacresol e agentes esfoliantes. Existem alguns cuidados que devem ser tomados quando do uso desses agentes. Proteger o meato uretral, limitar o tempo de ação do medicamento, lavar a área após tempo determinado, proteger a pele escrotal, entre outras medidas, asseguram eficácia e aderência do paciente ao tratamento. Todos os tratamentos, porém, não são totalmente efetivos. Existe, além da assincronicidade das lesões, o tratamento incompleto, mesmo de lesões vistas e não atingidas por diversos métodos terapêuticos. O conceito de recidiva alberga uma série de situações que incluem, além desses dois fatores, a possibilidade de autocontaminação a partir de prováveis reservatórios endógenos, não evidentes clinicamente, mas supostos, na uretra, glândulas do sulco balanoprepucial, entre outros. Esses fatos só podem ser evitados com uma vigilância estrita durante o tratamento, para que se surpreendam precocemente lesões que crescem em margem inadequada de eletrocoagulação, por exemplo, ou de lesões muito iniciais próximas a áreas recentemente cauterizadas. O interferon tem sido utilizado em casos mais sérios, tendo como principal inconveniente o alto custo decorrente da matéria-prima utilizada (fibroblastos/de pele de prepúcio de recém-nascidos). Há indícios de que o sucesso do interferon tópico no tratamento do HPV é tipo-específico, com alta eficácia no 6-11 e baixa no 16-18.

Com relação a vacinas, existem vários centros dedicando-se a sua obtenção, com alguns centros testando-as em pacientes. Merece menção ainda, tendo em vista a possibilidade de HPV, a prática danosa e difundida, diante de qualquer processo peniano irritativo, de o médico receitar associações medicamentosas tópicas que incluem corticosteróides. Nossa experiência mostra que seu uso na presença de HPV e candidíase só faz agravar o caso, a despeito de melhora inicial.

A prevenção da infecção pelo HPV só parece ser efetiva por meio de métodos comportamentais, como a abstinência sexual e a monogamia. O uso do condon é controverso: defendido por uns e questionado por outros. Em nossa opinião, a exemplo da AIDS, o condon parece recomendável como medida de saúde pública, recomendando-se seu uso durante toda relação e, além disso, evitando-se o contato manual mútuo com os genitais do(a) parceiro(a).

Balanites e vaginites

Candidíase

As infecções fúngicas vêm emergindo nos últimos anos e o urologista cada vez mais tem-se deparado com parceiros de casais em que o problema escapa à esfera do tratamento passivo e conjunto, geralmente prescrito pelo ginecologista, em dose única oral. Muitos casais padecem da cronicidade e recorrência dos quadros e, invariavelmente, existe uma das seguintes situações: a mulher que tem episódios recorrentes, muitas vezes graves, e um parceiro assintomático (ou que assim se identifica); ou um parceiro com balanites "leves" sob uso irregular e arrastado de algum creme à base de corticosteróides e a parceira na mesma situação descrita antes. Clinicamente, no homem, a balanite fúngica exibe graus variáveis de intensidade. Há hiperemia generalizada com descamação esbranquiçada acentuada e discreto aspecto de granulação. O sangramento não é habitual, apesar das inúmeras microexulcerações. Há uma desproporção entre o que se vê no exame e a intensidade dos sintomas do paciente: não é habitual que haja dor e desconforto intenso (Fig. IV-10). O fato é que durante algum tempo muitos autores duvidaram da transmissão sexual da candidíase, a ponto de considerarem irrelevante o papel masculino nesse aspecto. Na recorrência, no entanto, existem sérias evidências da necessidade de tratamento do parceiro, uma vez que estudos baseados em biologia molecular apontam para dois mecanismos inter-relacionados com isso: a emergência de cepas geneticamente variantes após um tratamento inicial com fun-

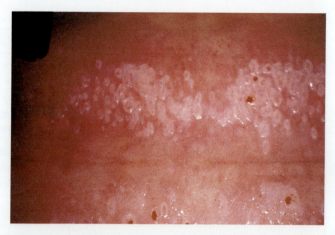

Figura IV-10 – Balanite por *Candida*. Notar os múltiplos pontos de microexulceração.

gistáticos (com negativação transiente das culturas) e a introdução de cepas geneticamente não relacionadas através do coito e do sexo oral. O tratamento da balanite fúngica (Fig. IV-10) pode ser feito com a nistatina tópica, apresentada em creme vaginal, por 7 a 10 dias, ou, mais recentemente, com o uso dos imidazólicos como o fluconazol na dose de 150mg em dose única, que alguns autores recomendam repetir após uma semana, ou o itraconazol 200mg de 12 em 12h também em 1 dia, ou 100mg por 3 dias consecutivos, podendo ainda ser repetido em 1 semana. Nos quadros muito intensos esses mesmos agentes estão disponíveis em formulações tópicas para uso complementar. Devem-se tomar algumas precauções relativas à interação desses agentes com bloqueadores de H_2 e antiácidos que diminuem a absorção do itraconazol; com anti-histamínicos como o astemizol e a terfenadina, quando podem ser verificados efeitos cardiovasculares graves (taquicardia e morte) e hipoglicemiantes orais que podem ser potencializados.

Tricomoníase

O *Trichomonas vaginalis* é um protozoário, comparativamente muito grande, flagelado, disseminado pelo mundo, sendo a tricomoníase considerada a DST não-viral mais comum, responsável por aproximadamente 15% das vulvovaginites e cervicites. Está envolvido em infecções genitais masculinas e femininas, complicações perinatais e, de inusitada importância, aumentando muito a transmissão do HIV. A patogênese do *T. vaginalis* envolve adesão celular, hemólise, fatores descamativos celulares e proteinases. Além disso, apresenta interação com a flora residente vaginal que, aliada às respostas orgânicas relacionadas com o estresse, lhe permitem sobreviver nesse ambiente. Os métodos de detecção incluem o exame direto da secreção com solução salina na lâmina, observando o protozoário, ou mais raramente na citologia corada especialmente (Giemsa), e cultura em meio específico. A medicação-padrão para o *Trichomonas* é o metronidazol na dose de 250mg, de 12 em 12h por 10 dias, ou o secnidazol por via oral em dose única de 2g, associado a tratamento local na mulher com óvulo vaginal noturno por 10 dias de metronidazol, tinidazol ou metilpartricina. O parceiro, geralmente, não necessita de tratamento local.

Vaginose

Vaginose simplesmente, ou vaginose bacteriana, é uma causa de alta freqüência das leucorréias, com algumas estatísticas incriminando-a em até 45% dos episódios. Não há vaginite porque não existem células inflamatórias. Há um desequilíbrio da flora vaginal com diminuição dos lactobacilos e sua substituição por bactérias como a *Gardnerella vaginalis* (antigo *Haemophilus vaginalis*), *Mobiluncus* sp., gram-negativos dos gêneros *Prevotella*, *Porphyromonas*, *Peptostrepococcus* e bacteróides, além do *Mycoplasma hominis*. Todos esses agentes, na sua maioria anaeróbios, produzem enzimas proteolíticas carboxílicas, responsáveis pela liberação de aminas fétidas que dão o forte odor do corrimento acinzentado ou amarelado, fluido e em pequena/moderada quantidade. Não há sintomas como prurido e irritação local. O odor (peixe podre) pode ser acentuado nas ocasiões em que existe alcalinização vaginal (pós-coito, período menstrual etc.), o que favorece a liberação das aminas. O diagnóstico da vaginose pode ser calcado no exame clínico, no teste da secreção em lâmina com hidróxido de potássio que libera as aminas ("whiff" ou "sniff test") e pela pesquisa no esfregaço ou bacterioscopia (Gram) vaginal das células-guia ou índice (no inglês "clue cells"), que representam as células epiteliais fortemente ligadas na sua periferia a pequenos bacilos gram-negativos. O encontro de mais de 20% dessas células no esfregaço é considerado positivo. Atenção deve ser dada ao fato de a cultura da secreção vaginal com o encontro de *Gardnerella* não ser um critério diagnóstico, em face da possibilidade de simples colonização e da característica polimicrobiana dessa doença. Há estatísticas específicas apontando a *Gardnerella* em mais da metade das mulheres normais e também sua fácil transmissibilidade. Os fatores relacionados à vaginose incluem também a coexistência de outras DST, grande número de parceiros e o uso de dispositivo intra-uterino (DIU).

Anticoncepcionais orais conjugados, ao contrário, têm efeito protetor sobre a flora de lactobacilos. As alternativas de tratamento incluem metronidazol 2g, em dose única oral, ou 1g/dia em duas tomadas, por 7 dias. Medicamentos orais mais recentes são o nimorazol, secnidazol e tinidazol em dose única de 2g. Também pode ser usado o tianfenicol 2,5g por dia, em 2 dias consecutivos. A alternativa para mulheres grávidas é a clindamicina 600mg/dia por 7 dias. Vários desses agentes podem ser também utilizados topicamente com aplicações noturnas por 7 dias. Os parceiros, mesmo assintomáticos, devem ser tratados, geralmente em dose única, para interrupção da transmissão. Outras medidas incluem a retirada de DIU eventual. As recidivas podem ocorrer. As complicações associadas à vaginose são endometrite puerperal, doença inflamatória pélvica, infecção urinária, abscessos pélvicos. No caso de mulheres assintomáticas, alguns autores são liberais em não recomendar o tratamento, exceto e obrigatoriamente, se houver perspectiva de alguns procedimentos ginecológico e/ou cirúrgico (colocação de DIU, histeroscopia, histerossalpingografia, histerectomia, biópsia de endométrio etc.).

CAPÍTULO 4

Ectoparasitas

HOMERO GUSTAVO DE CAMPOS GUIDI

Pediculose

A pediculose ou fitiríase (chato) é uma dermatose que pode acometer os genitais, especificamente os pêlos pubianos, causada por piolhos, o *Phtithirius pubis*. Seu diagnóstico é feito clinicamente com muita facilidade, visibilizando as lêndeas nos pêlos pubianos. O sintoma cardeal é o prurido. O tratamento inclui a retirada mecânica dos parasitas com pente e vinagre, ou simplesmente a tricotomia local e o uso do benzoato de benzila ou monossulfiram, em loção, por 3 a 4 dias seguidos, repetindo-se o ciclo em 7 dias.

Escabiose

A escabiose ou sarna pode acometer os genitais, além das mamas, faces, pés e mãos, axilas etc. É causada pelo *Sarcoptes scabiei* nas suas variedades *hominis* e *canis*, eventualmente. Apenas as fêmeas atingem a camada córnea, onde põem ovos cujas larvas migram à superfície, tornam-se adultas e recomeçam o ciclo. Causa intenso prurido, principalmente noturno, com lesões na pele caracterizadas por sulcos pequenos terminando em discretos pontos microvesiculares. O que pode confundir o diagnóstico são as lesões secundárias que podem aparecer: furúnculos, impetigo, foliculites etc. O diagnóstico pode ser apenas clínico, incluindo teste terapêutico ou pela pesquisa dos ovos em material de escarificação da pele lesada. O tratamento pode ser feito com benzoato de benzila, disponível em loções, sabonetes, xampu etc. aplicando-se após banho por 3 a 4 dias consecutivos e repetição após 7 dias. Outros agentes, também usados de maneira semelhante, são monossulfiram, deltrametrina, lindano e tiabendazol tópico.

CAPÍTULO 5

Infecções Gastrintestinais

HOMERO GUSTAVO DE CAMPOS GUIDI

Proctites

As práticas homossexuais passivas e o coito anal na mulher ensejam o acometimento do reto, ânus e região perianal de praticamente todas as DST. Merecem especial atenção o herpes em imunossuprimidos e o HPV, inclusive com seu desdobramento na esfera oncológica nesse local. Na prática clínica os tratamentos preconizados podem resolver essa extensão da doença em pacientes normais. Evolução diversa nesses pacientes deve contar com o auxílio de especialista proctologista.

CAPÍTULO 6

DST Sistêmicas

HOMERO GUSTAVO DE CAMPOS GUIDI

AIDS

A síndrome da imunodeficiência adquirida (AIDS) foi primeiramente descrita em homossexuais saudáveis na cidade de Los Angeles entre 1978 e 1980. Posteriormente, o caráter sexualmente transmissível dessa virose foi transposto, alargando os meios de transmissão. Ainda hoje, a despeito da identificação do agente viral (HIV – vírus da imunodeficiência humana) e de muito conhecimento acumulado a seu respeito, a AIDS permanece incurável e mortal. Seguramente, como doença isolada, constitui a de maior atenção nos meios leigos e na carteira de investimento das pesquisas básicas e clínicas atualmente. O leitor deve remeter-se aos textos específicos de infectologia para os aspectos epidemiológicos, etiológicos, biológicos e de tratamento, nos seus detalhes mais profundos. Dada a sua complexidade, o acompanhamento e o tratamento específico desses pacientes escapam à área urológica ou ginecológica. A grande morbiletalidade da doença decorre de infecções oportunistas que são variáveis, e as mais freqüentes geralmente não acometem o trato genital. Dados americanos, coletados entre 1991 e 1996, mostram um perfil variável de acordo com o tipo de paciente aidético. Entre os pacientes homossexuais masculinos, as mais freqüentes são, pela ordem, tuberculose (*M. avium*), pneumonia (*Pneumocystis carinii*) e retinite por citomegalovírus. Nos pacientes usuários de drogas: pneumonia (*Pnemocystis carinii*), tuberculose (*M. avium*) e candidíase de esôfago. Os pacientes portadores do HIV, doentes, devem ser tratados por múltiplos profissionais geralmente coordenados pelo infectologista. Ao urologista muitas vezes cabe participar e contribuir nas particularidades da síndrome no que diz respeito ao acometimento do sistema geniturinário, listadas no quadro IV-3.

Quadro IV-3 – Manifestações urológicas da AIDS.

Órgão	Tipo de agravo
Rim	• Nefropatia/glomeruloesclerose com proteinúria e insuficiência renal rápida
Ureter	• Obstrução secundária, *e.g.*, linfoma
Bexiga e uretra	• Infecções bacterianas freqüentes/hematúria/agentes não-habituais • Disfunções miccionais/retenção urinária (causas neurológicas centrais) • Disúria crônica com culturas negativas (reativação viral, bactérias "acid fast", danos por drogas antivirais etc.)
Genitália	• Sarcoma de Kaposi e associação com outras DST
Testículo	• Tumores de células germinativas (seminomatosos e não-seminomatosos) • Linfomas • Atrofia (hipogonadismo hipogonadotrófico freqüente (má nutrição, estado geral, uso de antifúngicos etc.) • Orquites (geralmente associadas a epididimite) com microabscessos e processos crônicos
Epidídimo	• Processos infecciosos bacterianos freqüentes/processos inflamatórios
Próstata	• Abscessos prostáticos

No aspecto sexual sabe-se que, no homem infectado, o vírus pode migrar do sangue para os genitais através de leucócitos e monócitos infectados, ou através das partículas livres (o vírus propriamente dito). Nas cobaias o epidídimo parece ser o órgão genital principal da replicação do vírus no aparelho genital, ao contrário do testículo, relativamente poupado da infecção viral de *per si*. No homem não parece ser diferente. O HIV é recuperado da secreção prostática, do líquido seminal e do esperma. Nas mulheres está presente no sangue menstrual, secreção vaginal e cervical, além de nas próprias células cervicais que, juntamente com os leucócitos locais, desempenham um papel importante na transmissão e infectividade local, o que explicaria como os processos inflamatórios locais, quando há maior ocorrência de leucócitos infectados, atuam sinergicamente na transmissão. Das práticas sexuais, o coito anal (tanto no homossexual passivo como na mulher) é o de maior risco, juntamente com a felação e o coito tradicional. Em todas as situações o fator traumático da mucosa (e/ou pele) constitui um aspecto fundamental durante a contaminação. A transmissão heterossexual, hoje disseminada, pode ter múltiplos aspectos no que diz respeito ao parceiro masculino, vetor original: bissexualidade, uso de drogas injetáveis, hemofilia, transfusões contaminadas etc. Atualmente, na disseminação heterossexual o vetor representado pelas prostitutas infectadas tem bastante importância. Os fatores de risco principais que influenciam a transmissão durante o contato sexual são a coexistência de outras DST e, em menor escala, a ausência de circuncisão do parceiro masculino ativo. A infectividade, contudo, não é homogênea. Como em qualquer infecção, depende de fatores do hospedeiro (portador e em risco de se infectar) e de particularidades da cepa ou tipo de vírus. Estima-se que a infectividade geral do HIV em um único contato sexual seja de 0,3% (3 casos em 1.000) e que menos de 15% das pessoas expostas tornam-se infectadas pelo HIV. A exemplo das demais DST, no entanto, o risco sobe muito com a multiplicidade de exposições.

Em função do curso desfavorável da infecção e dos resultados ainda precários com a terapia, todos os esforços têm sido centrados na prevenção da infecção. As principais medidas nesse sentido são:

a) **Mudança de comportamento** – abandonando a multiplicidade de parceiros(as) e incentivando a monogamia ou abstinência sexual pura e simples, abandonando práticas pouco seguras que não sejam passíveis de proteção individual como felação, *cunnilingus* e outros desvios sexuais.
b) **Tratamento de toda e qualquer DST.**
c) **Interrupção do uso de drogas injetáveis** evitando o uso compartilhado, ou tornando seu uso seguro com seringas e agulhas descartáveis e individuais.
d) **Uso do condon** – recomenda-se que seu uso seja, durante toda a relação, um detalhe aparentemente banal, mas fundamental diante do desconhecimento e confusão do seu mecanismo de proteção. Para o leigo prevalece a mentalidade arraigada do seu uso apenas como medida anticoncepcional, mesclada pelo falso conceito de transmissão do HIV apenas pelo sêmen, o que leva as pessoas à falsa segurança de se proteger utilizando-o apenas no final da relação quando existe o orgasmo e a ejaculação.

Diagnóstico

O diagnóstico pode ser feito pela pesquisa de anticorpos contra o HIV que, geralmente, inclui os tipos HIV-1 (que tem 8 subtipos distribuídos pelo mundo) e o HIV-2 (que no Brasil ainda não foi detectado). As técnicas de detecção mais utilizadas são o ELISA e a imunoenzimática. Para a confirmação, ou diante de resultados indeterminados, indica-se a técnica de Western-Blot, capaz de identificar a reatividade às proteínas de determinados grupos gênicos do vírus (envelope, core, polimerase etc.). Mesmo o Western-Blot pode ter raríssimos resultados indeterminados, quando então se aconselha o seguimento sorológico do paciente. O isolamento do vírus útil para avaliar os soropositivos, quanto à replicação viral ativa ou não, pode ser substituído pela pesquisa da carga viral através da reação do PCR (quantitativo), especificando o número de cópias (RNA viral). Esses exames, assim como a determinação das subpopulações de linfócitos (CD4/CD8), servem para o seguimento de pessoas sabidamente infectadas. A pesquisa direta do antígeno viral pode antecipar o diagnóstico da infecção pelo HIV. Ele se encontra presente no início da infecção e na fase final da doença. Ao contrário da sorologia convencional (anticorpos contra HIV), que deve ser feita 90 dias após o contato suspeito, o PCR qualitativo pode detectar o antígeno.

Tratamento

O momento oportuno do tratamento vem sendo objeto de constantes mudanças e não encontra unanimidade. Existe uma tendência de se antecipar a intervenção terapêutica, mesmo antes da instalação da doença nos soropositivos, ou seja, o desenvolvimento dos sinais e sintomas decorrentes da destruição do sistema imunológico com as infecções oportunistas e tumores.

O tratamento atual está baseado em dois pilares: tratamento antiviral, que visa destruir o vírus, diminuindo a carga viral, e tratamento das conseqüências, principalmente as infecções, tumores e agravos oportunistas em função da queda da imunidade, na fase de doença. Merece menção o comportamento de muitas infecções banais que no soropositivo têm curso adverso e mais grave, demandando muitas vezes alterações nos esquemas convencionais de tratamento. Quanto ao vírus, resultados alentadores têm sido obtidos com o uso de "coquetéis" antivirais (várias drogas conjuntamente), uma tendência bem comprovada no tratamento das neoplasias. Nos últimos anos obteve-se um conjunto de drogas extremamente potentes na destruição do HIV, conhecidas como HAART ("highly active anti-retroviral treatment"). O maior inconveniente desses esquemas parece ser, a longo prazo, a persistência do HIV em linfonodos após o tratamento. Especula-se que nessas células a multiplicação do HIV é baixa e, portanto, são relativamente inacessíveis às drogas. Além desses linfonodos, as células da glia do sistema nervoso também podem apresentar a persistência do HIV após o tratamento. Vacinas, apesar de febrilmente estudadas, parecem ainda distantes pela grande capacidade de variação do vírus, notando-se ainda que muitos grupos têm desistido desse esquema terapêutico.

Sífilis sistêmica e hepatites

Para os detalhes da sífilis sistêmica, não abordados no item das úlceras genitais, o leitor deve remeter-se aos textos de infectologia. O mesmo deve ser considerado em relação às hepatites B e C, lembrando que a transmissão da hepatite B por via sexual alcança, nos Estados Unidos, mais de 300.000 casos/ano. A vacina, hoje segura e com custos decrescentes, deve ser incentivada entre todos os pacientes, quando possível, extrapolando atualmente as indicações restritas a grupos passíveis de exposição.

CAPÍTULO 7

Violência Sexual e DST

HOMERO GUSTAVO DE CAMPOS GUIDI

Infelizmente o médico, com freqüência cada vez maior, fica diante de pacientes vítimas de violência sexual, principalmente nos grandes centros. Apesar da existência de centros especializados no atendimento a essas vítimas, comuns nos países com maior organização social, não é infreqüente que esse tipo de paciente prefira o ambiente privado do consultório, no que diz respeito ao temor das doenças sexualmente transmissíveis durante o evento. É uma situação muito delicada em vários aspectos.

Ética e legalmente existe uma miríade de aspectos que fogem ao escopo deste pequeno capítulo e que o profissional deve conhecer. Do ponto de vista específico há que se ter cuidado com o que é DST preexistente e realmente adquirida. Nem sempre isso é pacífico e pode assumir importância se houver encaminhamento legal do fato.

Clinicamente, qualquer DST diagnosticada, obviamente, tem importância e requer tratamento indistinto. Além do estupro convencional, não podemos nos esquecer, principalmente nas grandes cidades, dos atos sexuais violentos perpetrados também contra indivíduos do sexo masculino, notadamente de caráter homossexual passivo, e o abuso sexual de crianças. Nos últimos 7 anos pudemos, pessoalmente, atender 3 pacientes, adultos jovens, forçados a diferentes tipos de prática dessa natureza mediante uso de armas de fogo, por criminosos em grupo e sob o efeito de drogas, sendo um inclusive ferido por projétil no abdome após consumado o abuso sexual.

A abordagem mais freqüente e sistematizada das mulheres vítimas desse tipo de violência deve ser conhecida e vai muito além da prevenção medicamentosa de gravidez provável. Dados de centros especializados dão conta da incidência de DST em 15 a 30% das vítimas. A incidência em pacientes com atividade sexual prévia é o dobro da verificada nas que não têm atividade. Parece haver uma freqüência maior de infecções por clamídia e tricomonas (15 a 50%), ficando o gonococo abaixo desses agentes. A investigação ideal deve incluir:

- Sorologia HIV com preferência para o PCR qualitativo, que pode detectar RNA viral circulante (a sorologia convencional – anticorpos – geralmente é negativa logo a seguir de uma contaminação, podendo demorar até 3 meses para a sua viragem).
- Pesquisa de lesões genitais, anais e orais com pesquisa de treponema em campo escuro, sorologia para sífilis.
- Pesquisa de clamídia (imunofluorescência ou, ideal, PCR 1º jato urinário e/ou secreção vaginal).
- Bacterioscopia e cultura de secreção vaginal/secreção/raspado uretral.
- Sorologia para hepatite.

Nem sempre esses recursos laboratoriais são disponíveis, e todos, individualmente, devem ser considerados no tempo do atendimento em relação ao evento. A alternativa, ou medida concomitante, é a profilaxia medicamentosa das DST:

- AZT 1g/dia, por 6 semanas, via oral (esquema idêntico ao de acidentes profissionais).
- Imunoglobulina hiperimune para hepatite B (0,06ml/kg de peso intramuscular em dose única) e vacina.
- Secnidazol 2g, via oral, em dose única (tricomonas) + ceftriaxona 1g, via oral, em dose única (gonococo) + azitromicina 1g , via oral, em dose única (clamídia).
- Nistatina em creme vaginal 7 dias e/ou tratamento tópico das lesões traumáticas.

Quanto às lesões, deve-se lembrar que nesses casos os contatos oral e anal são freqüentes (18 e 19%, respectivamente, num estudo de Manchester na Inglaterra) e, além do traumatismo genital que existe em aproximadamente 40% de todas as vítimas de violência sexual, o encontro de lesões anais é superior a 70% dos pacientes.

Leitura recomendada

Alexander NJ. Sexual transmission of human immunodeficiency virus: virus entry into the male and female genital tract. *Fertil Steril* 54:1-18, 1990.

Center for Disease Control and Prevention / USA. Sexually transmitted diseases treatment guilines. MMWR 42 (No. RR-14), 1993.

Corey L, Adams HG, Brown ZA et al. Genital herpes simplex virus infection: clinical manifestations, course, and complications. *Ann Intern Med* 98:958, 1983.

Donovan, C. Medical cases from Madras General Hospital. *Ind Med Gaz* 40:414, 1905.

Gershman KA, Rolfs RT. Diverging gonorrhea and syphilis trensd in the 1980s: Are they real? *Am J Public Health* 81:1263, 1991.

Handsfield HH et al. A compararison of single-dose cefixime with ceftriaxone as treatment for uncomplicated gonorrhea. *N Engl J Med* 325:1337, 1991.

Hippeläinen MI et al. Clinical course and prognostic factors of human papillomavirus infections in men. *Sex Transm Dis* 21:272-279, 1994.

Krebs HB, Helmkamp BF. Treatment failure of genital condylomata acuminata in women: role of the male sexual partner. *Am J Obstet Gynecol* 165:337, 1991.

Krieger JN. New sexually transmitted diseases treatment guidelines. *J. Urol* 154(1):209-213, 1995.

Kuberrski T. Granuloma inguinale (donovanosis). *Sex Transm Dis* 7:29, 1980.

Lacey HB. Sexually transmitted diseases and rape: the experience of a sexual assault centre. *Int J STD / AIDS* 1990 1(6):405-409.

Levine RU et al. Cervical papillomavirus infection and intraepithelial neoplasia: a study of male sexual paterns. *Obstet Gynecol* 64:16-20, 1984.

Willen M, Holst E, Myhre E, Olsson AM. The bacterial flora of the genitourinary tract in healthy fertile men. *Scand J Urol Nephrol* 30:387, 1996.

CAPÍTULO 8

Uretrite Aguda

CARLOS ALBERTO BEZERRA

As uretrites mais freqüentes são as gonocócicas e não-gonocócicas, que serão discutidas em detalhes neste capítulo. Ao final, encontra-se um algoritmo para diagnóstico e tratamento da uretrite aguda.

Uretrite gonocócica (UG)

É causada pelo diplococo gram-negativo *Neisseria gonorrhoeae*. O período de incubação é de 3 a 10 dias, mas exceções são freqüentes. As bactérias produzem reação inflamatória intensa com exsudação de leucócitos e destruição das células epiteliais. São encontradas tanto intra como extracelulares. A *N. gonorrhoeae* pode, também, ser encontrada no epitélio da orofaringe e do canal anal, devido ao comportamento sexual dos hospedeiros que realizam práticas homossexuais e sexo oral.

Epidemiologia – a gonorréia permanece sendo a doença de notificação sugerida mais freqüente nos Estados Unidos, apesar de sua incidência vir decrescendo nos últimos 20 anos. Em 1986 foram registrados 371 casos para cada 100.000 habitantes. Em 1989, os registros caíram para 289/100.000. Como outras DST, é mais comum em jovens, nos quais a queda na incidência não ocorreu, e a maioria dos casos ocorre por transmissão sexual. Os negros têm uma prevalência maior que outros grupos étnicos, mas essa diferença também vem decrescendo. O risco de contaminação em uma relação sexual é de 17% para o homem. A transmissão pode ocorrer sem penetração vaginal, através de sexo oral ou de exposição a secreções de pacientes contaminados.

Manifestações clínicas – a UG é classificada como uretrite específica, porque suas manifestações são clássicas: "esquentamento" e "corrimento". O ardor uretral e a disúria são freqüentes. A secreção purulenta geralmente é abundante (Fig. IV-11). Apesar disso, 40 a 60% dos casos podem ser assintomáticos. Caso a infecção atinja a uretra posterior, o quadro clínico pode ser acompanhado de urgência miccional e polaciúria. A uretra pode apresentar-se edemaciada e dolorosa pelo comprometimento da mucosa e da submucosa. Em homens existem diversas síndromes associadas ao gonococo (Quadro IV-4). Infecção disseminada é rara (0,5%).

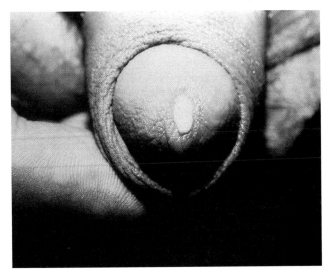

Figura IV-11 – Secreção uretral abundante de cor amarelada.

Quadro IV-4 – Doenças associadas com uretrites gonocócicas e não-gonocócicas (*Chlamydia*).

N. gonorrhoeae	C. trachomatis
Uretrite	Uretrite
Cervicite	Cervicite
Salpingite	Salpingite
Bartolinite	Bartolinite
Peri-hepatite	Peri-hepatite
Artrite	Síndrome de Reiter
Síndrome uretral	Síndrome uretral
Proctite	Proctite
Conjuntivite	Conjuntivite
Uretrite assintomática	Uretrite assintomática
	Otite média
	Pneumonia

Fonte: Berger RE

Prevenção – a UG pode ser evitada com o uso regular de preservativos, uso de antibióticos pós-contato e aplicação de antissépticos ou antibióticos intravaginais. O preservativo deve ser colocado antes do contato vaginal e a penetração deve ser interrompida logo após a ejaculação, pois a perda da ereção facilita a exposição às secreções. A administração de antibióticos profiláticos é prática questionável, pois seu uso indiscriminado facilita o surgimento de resistência.

Diagnóstico – o método preferencial de diagnóstico da UG é a cultura em meio de Thayer-Martin. A amostra deve ser colhida por raspado ("swab") da uretra masculina e feminina, da orofaringe e do reto de homossexuais e mulheres. Na uretra, deve ser colhido de 2 a 4cm do meato e não simplesmente de uma gota da secreção, visto que a flora bacteriana na uretra distal é abundante e pode interferir na cultura. Deve-se colher o material no mínimo 1 hora após o paciente ter urinado (idealmente, após 4 horas). O diagnóstico pode ser feito somente pelo exame citobacterioscópico com coloração de Gram. A presença de diplococos gram-negativos, intra e extracelulares, é sinal evidente de gonorréia. A cultura e a análise do sedimento quantitativo do primeiro jato urinário somente são necessárias quando o exame citobacterioscópico é duvidoso, porém, podem ser necessárias várias culturas em dias subseqüentes.

Tratamento – as UG foram inicialmente tratadas com penicilina, mas houve necessidade de doses progressivamente crescentes, até o surgimento de cepas totalmente resistentes. Desde 1972, nos Estados Unidos, o Centro para Controle de Doenças (CDC) monitoriza e emite recomendações para tratamento das DST, com o objetivo de detectar e controlar a disseminação e o surgimento de resistência bacteriana. No Brasil, o primeiro caso de *N. gonorrhoeae* produtora de penicilinase foi identificado em 1985.

Atualmente, a droga de escolha, segundo o CDC, é a cefotriaxona 125mg, dose única, intramuscular (Quadro IV-5). Em 30% dos pacientes pode surgir uma síndrome chamada uretrite pós-gonocócica, na qual, 1 a 3 semanas após o tratamento da gonorréia, o paciente desenvolve uma secreção escassa, também chamada gota matinal, pouco sintomática. Na maioria das vezes, trata-se de infecção por *C. trachomatis*, por isso, recomenda-se tratamento concomitante. Exame e tratamento dos parceiros sexuais fazem parte do tratamento de qualquer DST. Essa atitude também é chamada de tratamento epidemiológico. Na UG o tratamento da parceira deve ser feito com base apenas no contato e todos os parceiros do casal devem ser rastreados. Pelo menos um teste de cura é recomendável após o tratamento da UG.

Quadro IV-5 – Tratamento das uretrites gonocócicas no homem.

Drogas	Observação
Cefotriaxona 125mg, IM	Eficiente contra NGPP
Cefixima 400mg, VO	–
Espectinomicina 2g, IM	Eficiente contra NGPP
Ciprofloxacina 500mg, VO	Eficiente contra NGPP
Ofloxacina 400mg, VO	Eficiente contra NGPP
Norfloxacina 800mg, VO	Eficiente contra NGPP
Cefuroxima axetil com Probenecid 1g de cada, VO	Eficiente contra NGPP
Amoxacilina 3g com Probenecid 1g, VO	–

Os pacientes devem receber doxiciclina, 100mg, duas vezes por dia, dois dias para tratar infecção concomitante por *C. trachomatis*. Em pacientes que não podem tomar tetraciclina, eritromicina, 500mg, 4 vezes por dia, 7 dias.
NGPP = *N. gonorrhoeae* produtora de penicilinase.
Modificado do *Centers for Disease Control (CDC) – Estados Unidos*.

Uretrites não-gonocócicas (UNG)

O agente etiológico mais comum e, também, que produz doença mais grave é a *Chlamydia trachomatis* (30 a 50%). O segundo agente envolvido é o *Ureaplasma urealyticum* (20 a 50%). Outros agentes são: *Mycoplasma hominis, Trichomonas vaginalis, Haemophilus* spp., *Gardenerella vaginalis, Candida albicans, Herpes simplex*, adenovírus e agentes desconhecidos que, em conjunto, representam 5% destas uretrites. O período de incubação, geralmente, é de 1 a 5 semanas, mas pode ser maior.

Epidemiologia – a incidência de UNG vem aumentando mais depressa do que outras DST (exceto herpes e condilomas). Conforme ocorre nas UG, as UNG são mais freqüentes em jovens heterossexuais, porém, de nível socioeconômico mais elevado e com menor número de parceiras. Homossexuais têm maior risco de adquirir UG, mas podem ter proctite por *C. trachomatis*. Pode ser isolada de 25 a 60% dos homens heterossexuais com UNG e de 4 a 35% dos homens com gonorréia. Após contato com uma parceira portadora de cervicite por *Chlamydia*, o risco de infecção é de 50%, mas é comum que estas infecções sejam assintomáticas. A infecção por *U. urealyticum* está relacionada ao número de parceiras prévias. Com três a cinco parceiras, 40% dos homens apresentam amostras contaminadas por *U. urealyticum*. Em 20 a 30% dos portadores de UNG, o agente não pode ser isolado.

Manifestações clínicas – os sintomas usuais das UNG são disúria e secreção uretral. A secreção é escassa e muitas vezes ausente. As UNG podem produzir uma série de manifestações clínicas (ver Quadro IV-4).

Diagnóstico – um homem com suspeita de UNG deve ser examinado após 4 horas da última micção, para a secreção poder ser demonstrada. O diagnóstico baseia-se na presença de uretrite e exclusão de gonorréia. No exame citobacterioscópico, a presença de mais de 4 leucócitos polimorfonucleares e a ausência de diplococos gram-negativos intracelulares favorecem o diagnóstico de UNG. No primeiro jato da urina, valoriza-se a presença de 15 ou mais leucócitos. Caso a uretrite não possa ser demonstrada, o paciente deve ser examinado na manhã do dia seguinte, antes da primeira micção. Culturas para *Chlamydia* e *Ureaplasma* não são utilizadas de rotina devido ao alto custo, à demora nos resultados e à acurácia baixa. Outros métodos utilizados são reações de imunofluorescência e ensaios imunoenzimáticos. Apesar de os resultados serem obtidos rapidamente (24 horas), o valor preditivo positivo desses testes é de apenas 50%, porque nos pacientes sem promiscuidade e com poucas parceiras a prevalência de UNG é baixa. A técnica de PCR é um novo teste de alta especificidade que tem sido recentemente aplicada.

Tratamento – o tratamento para UNG nem sempre tem sucesso. Como o diagnóstico baseia-se principalmente na demonstração de uretrite e exclusão de gonorréia, utiliza-se, inicialmente, um antibacteriano eficaz contra *C. trachomatis*. Um fator a ser lembrado é que a *C. trachomatis* tem um ciclo vital longo (48 a 72 horas) e permanece dentro da célula do hospedeiro. Por esta razão, o antibiótico deve ser usado por longo período e ter a capacidade de penetrar nos tecidos afetados. O tratamento padrão para UNG tem sido a doxiciclina 100mg, via oral, duas vezes ao dia, durante 7 dias. Apesar de as quinolonas tratarem adequadamente UG e UNG, sua eficácia é menor que a da doxiciclina no segundo grupo. Novos antibacterianos têm demonstrado ser eficazes contra todos os tipos de UNG (Quadro IV-6). Azitromicina 1g, via oral, em dose única, tem eficácia equivalente à da doxiciclina administrada no esquema descrito acima. O tratamento da parceira deve sempre ser realizado. Geralmente, o mesmo regime terapêutico pode ser usado para homens e mulheres, exceto na gravidez. Neste caso, a alternativa é a eritromicina.

Quadro IV-6 – Tratamento das uretrites não-gonocócicas.

Drogas	Regime
Doxiciclina	100mg, via oral, 2 vezes ao dia, 7 dias
Azitromicina	1g, via oral, dose única
Tetraciclina	500mg, via oral, 4 vezes por dia, 7 dias
Ofloxacina	300mg, via oral, 2 vezes por dia, 7 dias
Eritromicina	500mg, via oral, 4 vezes por dia, 7 dias
Sulfisoxazol	500mg, via oral, 4 vezes por dia, 10 dias

Os sintomas podem persistir após o tratamento, mas a possibilidade de recorrência deve ser considerada. Esta pode ser devida à reinfecção pelo mesmo microrganismo, no caso de exposição à parceira que não foi tratada, persistência do microrganismo devido a resistência à droga utilizada e infecção por um agente diferente de *C. trachomatis* e *U. urealyticum*. Alguns autores sugerem repetição do tratamento com outra droga eficaz contra *C. trachomatis*, durante 14 dias. Outros agentes incomuns devem ser pesquisados como fungos, *Mycoplasma hominis* e *Trichomonas vaginalis*. Em caso de suspeita de uretrite por *T. vaginalis*, o tratamento com metronidazol 2g, via oral, em dose única, deve ser instituído para ambos os parceiros (Fig. IV-12).

Complicações

As complicações são raras, sendo a mais freqüente a epididimite que pode causar obstrução dos ductos seminíferos, levando à infertilidade. Em homens com menos de 35 anos, a *C. trachomatis* é o principal agente etiológico (Quadro IV-7).

Quadro IV-7 – Microrganismos implicados na etiologia infecciosa da infertilidade masculina.

	Grau de associação
N. gonorrhoeae	Forte
M. hominis	Especulativo
U. urealyticum	Especulativo
C. trachomatis	Especulativo
T. vaginalis	Especulativo
Vírus	Dados insuficientes

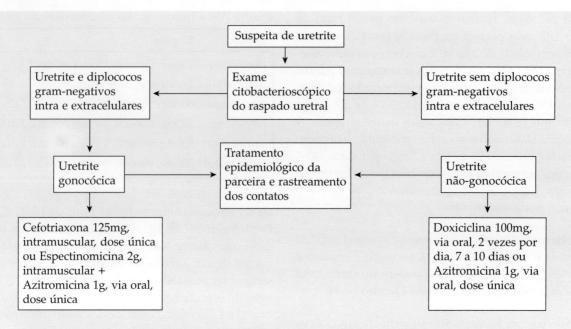

Culturas são recomendadas apenas em situações especiais: recorrência, suspeita de resistência bacteriana, protocolos de pesquisa. Cultura para *N. gonorrhoeae* deve ser feita em meio de Thayer-Martin; cultura para *C. trachomatis*, em meio com células de McCoy; pesquisa de *C. trachomatis* por imunofluorescência direta ou através de enzima imunoensaio pode ser realizada para se pesquisar a etiologia de UNG. Pelo menos um teste de controle de cura é recomendável.

Figura IV-12 – Algoritmo para o diagnóstico e o tratamento das uretrites.

Leitura recomendada

Berger RE. Nongonococcal urethritis and related syndromes. *Monogr Urol* 3(4):99-122, 1982.

Berger RE. Sexually transmitted diseases: the classic diseases. **In**: Walsh PC, Retik AB, Vaughan Jr. ED, Wein AJ. *Campbell's Urology*. 7th ed., Philadelphia, Pennsylvania, WB Saunders Company, 1998.

Harrison WO, Sanchez PL, Lancaster DJ. Gonococcal urethritis. *Urol Clin North Am* 11:45-53, 1984.

Kassler WJ, Cates Jr. W. The epidemiology and prevention of sexually transmitted diseases. *Urol Clin North Am* 19:1-12, 1992.

Kassler WJ, Cates Jr. W. The epidemiology and prevention of sexually transmitted diseases. *Urol Clin North Am* 19(1):1-12, 1992.

Moskowitz MO, Mellinger BC. Sexually transmitted diseases an their relation to male infertility. *Urol Clin North Am* 19(1):35-45, 1992.

Ridgway GL, Taylor-Robinson, D. Current problems in microbiology: 1. Chlamydial infections: which laboratory test? *Gen Clin Pathol* 44:1-5, 1991.

Stamm WE, Hicks CB, Martin DH, Leone P et al. Azytromicin for empirical treatment of the nongonococcal urethritis syndrome in men. A randomized double-blind study. *JAMA* 274(7):545-549, 1995.

Zenilman JM. Update on bacterial sexually transmitted disease. *Urol Clin North Am* 19(1):25-34, 1992.

SEÇÃO V

Urologia de Consultório

1. Hemospermia
2. Doença de Peyronie
3. Hematúria Microscópica
4. Balanopostites
5. Varicocele e Cisto do Cordão Espermático
6. Micropênis
7. Vasectomia

CAPÍTULO 1

Hemospermia

HOMERO OLIVEIRA DE ARRUDA

Diagnóstico

A hemospermia caracteriza-se pela presença aumentada de eritrócitos no líquido seminal. Geralmente é macroscópica, sem uretrorragia ou outros sintomas, mas é alarmante. Os pacientes ficam muito ansiosos porque traz o medo da associação com câncer ou impotência. Após o sangramento inicial, progressivamente a cor do esperma se altera para amarelo a pérola. Na maioria das vezes é autolimitado, benigno e de resolução espontânea. Em outras ocasiões, é intermitente ou manifesta-se de modo subclínico, somente evidenciado na investigação do sêmen.

A etiopatogenia está associada a quatro grupos principais de causas, geralmente relacionadas à rotura de pequenos vasos sangüíneos da submucosa. Num primeiro grupo, a hemospermia está associada a pequenas anomalias como cistos, hemangiomas, obstrução ductal e outras.

Num segundo grupo, a causa está relacionada à congestão vascular de processos inflamatórios, cálculos ou infecções da próstata e vesícula seminal. Nestas condições, o paciente pode inicialmente se apresentar quase que assintomático, quando é descoberto na investigação por infertilidade. Ou, logo a seguir, ser acompanhado de um quadro clínico exuberante, como na prostatite aguda, com sintomas uretrais diversos, febre e eventualmente até retenção urinária.

Um terceiro grupo corresponde aos pacientes com neoplasia, como pólipos, hiperplasia mioadenomatosa ou adenocarcinoma da próstata e o carcinoma do epitélio transicional, estes relativamente infreqüentes.

Por último, outras causas poderiam ainda ser responsáveis por hemospermia ou participar como fator adjuvante, como distúrbios da coagulação, hipertensão grave e iatrogenia.

Tratamento

O tratamento dependerá do diagnóstico etiológico. Para efeito prático separam-se os pacientes com idade superior ou inferior a 40 anos. Deve sempre ser esclarecido o caráter benigno e limitado do sangramento. Em 80% dos casos está associado à infecção, principalmente em jovens, portanto sempre que possível deve-se colher amostra seminal e de urina para cultura, previamente ao tratamento. Para os pacientes com idade superior a 40 anos, acrescentar a citologia e a dosagem do PSA. A cultura é positiva em menos de 30% das vezes. O Papanicolaou geralmente é negativo e o PSA pode estar elevado apenas devido à infecção.

Quando houver forte indicativo de infecção, o paciente deve ser medicado logo após colher os exames. Damos preferência às fluorquinolonas por três semanas para germes gram-negativos e para azitromicina por 5 dias, ou doxaciclina por 10, quando outros germes estiverem presentes ou associados à DST. Os casos de infecção febril respondem bem inicialmente aos aminoglicosídeos, mas devem ser complementados com 2 semanas de quinolonas.

Afastada a possibilidade de infecção, em casos de recorrência da hemospermia ou em pacientes com idade superior a 40 anos, deve-se realizar a ultra-sonografia transretal e a uretrocistoscopia. A primeira chega a detectar anormalidades em 83% dos pacientes. A endocopia, associada à expressão da próstata e vesículas seminais, pode facilitar a localização da fonte do sangramento. Dessa forma, podem ser identificadas anomalias estruturais como cistos, pólipos, cálculos e alterações vasculares da próstata.

Esses pacientes, já por ocasião do diagnóstico endoscópico, poderão ser tratados por meio da eletrocauterização das lesões. Nas situações associadas à hiperplasia benigna da próstata ou mesmo sem diagnóstico de doença, uma alternativa atraente para o tratamento é o uso da finasterida, na dose de 5mg/dia por 90 dias. Baseia-se no bloqueio da ação trófica local da testosterona, o que teoricamente traz o benefício para esta parcela de pacientes.

Assim, embora a hemospermia seja considerada uma condição benigna, todos os esforços devem ser feitos para se esclarecer o diagnóstico etiológico correto e aplicar o tratamento adequado.

Leitura recomendada

Fletcher MS, Herzberg Z, Pryor JP. The aetiology and investigation of haemospermia. *Br J Urol* 53:669-671, 1981.

Ganabathi K, Chadwick D, Feneley RCL, Gingel JC. Haemospermia (Review). *Br J Urol* 69:225-230, 1992.

Jones DJ. Haemospermia: a prospective study. *Br J Urol* 67:88-90, 1991.

Munkelwitz R, Krasnokutsky S, Lie J, Shah SM, Bayshtok J, Khan AS. Current perspectives on hematospermia: a review. *J Androl* 18(1):6-13, 1997.

Papp G, Molnar J. Causes and differential diagnosis of hematospermia. *Andrologia* 13(5):474-478, 1981.

Papp GK, Hoznek A, Hegedus M, Juhasz E. Hematospermia. *J Androl* 15 (Suppl):31S-33S, 1994.

CAPÍTULO 2

Doença de Peyronie

WILSON F.S. BUSATO JR.
ORLANDO H. PRAUN JR.

Introdução

A doença de Peyronie (DP) ou *enduratio peniale* foi descrita pelo médico francês François de La Peyronie em 1743 e até hoje permanece com sua etiologia e tratamento mal definidos. Caracteriza-se pelo aparecimento de placa de fibrose na túnica albugínea (TA) do pênis que não acompanha a elasticidade peniana durante a ereção, produzindo, em muitos casos, uma curvatura peniana para o lado da placa. A placa freqüentemente é acompanhada de calcificação distrófica e formação de osso.

A etiologia da DP permanece indefinida, com sua evolução, na maioria das vezes, lenta e insidiosa, com tendência à remissão espontânea na metade dos casos. Pode ocorrer desde a adolescência até a velhice, mas incide principalmente na quinta e sexta décadas de vida e sua duração pode variar de 2 meses a 1 ano. É mais prevalente entre os povos do Cáucaso. Entre nós, tem sido observada a incidência de 3% dos homens com idade superior a 40 anos. As características histológicas da placa tem demonstrado um acúmulo excessivo de colágeno, sugerindo algum desequilíbrio na produção da matriz extracelular. Este desequilíbrio pode ser responsável pela freqüente associação com outras alterações, com acúmulo de colágeno. Aproximadamente 25% dos pacientes com DP são portadores de contratura palmar de Dupuytren e alguns poucos podem apresentar a chamada tríade colagenopática, composta por doença de Peyronie, esclerose plantar e contratura palmar de Dupuytren.

Etiopatogenia

A túnica albugínea (TA) é o esqueleto fibroso do pênis. É composta por duas lâminas constituídas de fibras elásticas, sendo a externa, em disposição longitudinal, e a interna, circular. A camada interna emite fibras primárias na porção mediana formando o septo cavernoso e fibras secundárias mais finas que se irradiam por entre o tecido cavernoso, acompanhando os vasos e os nervos (Fig. V-1).

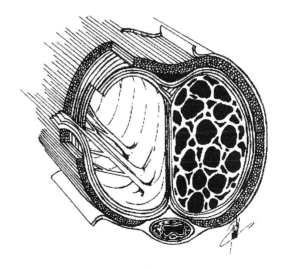

Figura V-1 – Estrutura esquelética do corpo cavernoso.

Quando a TA e o septo se distendem ao máximo, adquirem a conformação semelhante a uma viga mestra, que resiste às curvaturas dorsoventrais, mantendo o eixo peniano estável.

O traumatismo da TA parece ser, numa primeira fase, o responsável pela infiltração de células inflamatórias perivasculares, determinando extravasamento plasmático que, devido à fibrinólise insuficiente, determina a ativação fibroblástica levando à formação de quelóide subfacial.

Estudos microscópicos da placa mostram a existência de 70% de infiltração perivascular de linfócitos e de células plasmáticas, sendo que 60% das infiltrações ocorrem na porção média da TA, ou seja, entre as lâminas externa e interna. Apenas 10% das infiltrações comprometem a TA adjacente ao corpo cavernoso. Ainda, a rede vascular é três vezes maior na porção média da TA, na qual se localizam 60% dos vasos sangüíneos, justificando a maior atividade fibroblástica nesse nível.

A matriz extracelular do esqueleto fibroso da TA é composta de 45 a 60% de colágeno tipos I e III. Nas fibras secundárias na membrana basal, que recobrem os vasos e nervos, há predomínio do colágeno tipo IV. O tipo V é escasso na túnica albugínea humana. Mudanças na composição do colágeno podem gerar um desequilíbrio no processo normal de cicatrização. Não obstante o excessivo depósito de colágeno na placa da doença de Peryronie, células derivadas da placa não demonstram excessiva produção de colágeno, em meios de cultura.

Para a biossíntese de colágeno e para que o tropocolágeno se organize em fibras de colágeno, há necessidade de enzimas. Assim, um erro congênito ou um gene alterado poderia ser responsável pelas deformidades na fibra do colágeno.

Quadro clínico

A dor local, principalmente durante a ereção, a parestesia ou a percepção da placa podem constituir o primeiro sinal da doença. A dor nem sempre está presente, mas tem sido considerada por muitos autores como patognomônica. Outras vezes, o primeiro sinal é a própria curvatura do pênis ereto. Pode ter início agudo ou insidioso, de caráter cíclico, podendo apresentar períodos de recrudescimento.

Identificam-se dois diferentes estágios patológicos na DP:

Inflamatório agudo inicial – caracterizado por dor ou parestesia local e palpação da placa em algum ponto da TA ou septo.

Degenerativo puro (placa fibrosa estabilizada) – pode ser sintomático ou assintomático, com tortuosidade peniana ou não, mas sempre após uma fase inflamatória aguda.

Embora normalmente evolua para a fase de estabilização, com ou sem deformidade do pênis, a metade dos casos evolui silenciosamente, estabilizando-se prontamente, de forma imperceptível. A placa impede a elasticidade normal da TA. Assim, durante o enchimento do corpo cavernoso por sangue a fim de obter ereção, o seguimento da TA onde se localiza a placa é incapaz de acompanhar a elasticidade do outro lado. Como conseqüência, ocorre a curvatura para o lado onde está a placa (Fig. V-2). As placas localizadas no septo intercorporal dificilmente levam à curvatura e são, por vezes, difíceis de palpar. A suspeita de sua existência deve ser feita em pacientes com história de dor peniana, localizada durante a ereção e palpação do polegar no dorso do pênis e o indicador na face uretral. Pode haver existência de mais de uma placa ou posterior aparecimento de outras placas.

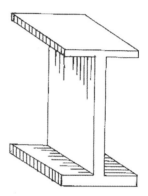

Figura V-2 – Representação esquemática da estrutura do corpo cavernoso.

A disfunção erétil é uma manifestação clínica que ocorre em um número variável de pacientes e pode decorrer tanto por causa orgânica quanto psicogênica. No exame da TA, no local da placa as veias não são comprimidas contra ela, como normalmente ocorre, favorecendo a fuga de sangue dos corpos cavernosos e podendo levar à disfunção erétil por disfunção venoclusiva.

Diagnóstico

O diagnóstico é clínico, fornecido pela história e palpação da placa peniana. Na maioria das vezes, o paciente é capaz de definir o início dos sintomas, sendo possível determinar a fase em que a doença se encontra. Quando for difícil definir com exatidão a curvatura peniana ou para acompanhar sua evolução, pode-se proceder ao teste de ereção fármaco-induzida com droga vasoativa. Outros exames como ultra-sonografia peniana, tomografia computorizada do pênis e ressonância magnética podem ser importantes para demonstrar calcificação e reagudizações, mas principalmente para acompanhamento da evolução da placa.

Tratamento clínico

No estágio inflamatório agudo, utilizamos terapia fármaco-física; no estágio estabilizado, se for assintomático, mantemos o acompanhamento do paciente, e se apresentar tortuosidade peniana que dificulte ou impeça a penetração, o tratamento cirúrgico.

A terapia fármaco-física baseia-se na tentativa de bloquear o mecanismo patogenético e reduzir o processo inflamatório. Um grande número de drogas tem sido proposto para tratar a DP (Quadro V-1), mas os resultados ainda não são absolutos. A vitamina E apresenta baixa expectativa de melhora, mas é recomendada pelo baixo custo e mínimos efeitos. O Potaba® (paraminobenzoato de potássio) aumenta a disponibilidade de oxigênio à célula e aumenta a atividade da monoaminoxidase, apresentando melhora do quadro doloroso em 10 a 82% dos pacientes, mas é caro e com intolerância gastrintestinal.

Na fase aguda dolorosa a melhor opção é a infiltração intralesional de corticóide com melhora da sintomatologia dolorosa em até 90%.

Quadro V-1 – Tratamento da doença de Peyronie.

Terapias famacológicas
Via oral: Vitamina E
Procarbazina
Potaba® (ácido paraminobenzóico)
Alopurinol
Thiomuscase
Colchicina
Intralesional: Corticóide
Orgoteína
Verapamil
Colagenase
Terapias físicas
Iontoforese
Ultra-sonoterapia
Laserterapia
Infiltrações polarizadas
Radioterapia
Terapias cirúrgicas
Corporoplastia tipo Nesbit
Ressecção da placa
Implante de prótese peniana

Tratamento cirúrgico

O tratamento cirúrgico está indicado apenas nos casos de doença já estabilizada, por pelo menos seis meses, e onde o processo fibrótico determinou um distúrbio funcional mecânico que impeça ou dificulte a penetração.

De maneira geral, quando há indicação cirúrgica, é preciso definir a qualidade da ereção. Pacientes com disfunção erétil associada devem ser tratados por meio de implante de prótese peniana, que corrige a tortuosidade ao mesmo tempo que garante a penetração. Quando não há distúrbio da ereção associado, a cirurgia preferencial deve ser a plicatura peniana tipo Nesbit. Neste procedimento, o lado peniano normal é submetido a uma plicatura, de modo a corrigir o desvio peniano causado pela placa. Com isso, retifica-se a haste peniana. Bons resultados são observados em mais de 90% dos casos.

Quando a plicatura não é suficiente para a correção, está indicada a excisão da placa, substituindo-a por enxerto heterólogo ou sintético. Procedimentos mais complexos têm maior chance de determinar disfunção erétil.

Leitura recomendada

Chilton CP, Castle WN, Westwood J, Prayor JP. Factors associated in the aetiology of Peyronie disease. *Br J Urol* 54:748-750, 1982.

Gasior BL, Levine FJ, Howannesier A, Krane RJ, Goldstein I. Plaque-associated corporal veno-oclusive dysfunction in idiopathic Peyronie's disease: pharmacocavernosometric and pharmacocavernosographic study. *World J Urol* 8:90, 1990.

Gelbard MK. Dystrofic penile calcifications in Peyronie's disease. *J Urol* 139(4):738-740, 1988.

Gingel JC, Desai KM. Peyronie's disease. *Br J Urol* 63(3):223-226, 1989.

Lindsay MB, Schaim DM, Grambsch P et al. The incidence of Peyronie's disease in Rochester, Minnesota. *J Urol* 146:1007, 1991.

Luankhot R, Rutchic S, Agarwal V et al. Collagen alterations in the corpus cavernosum of men with sexual dysfunction. *J Urol* 148(2):467-471, 1992.

Metz P. *Re-evaluation of Erectile Dysfunction in Patients with Peyronie Disease*. Letter to the editor, 1986.

Pisani, E, Austoni E. *Terapia Medica e Chirurgia Radicale della Malattia di la Peyronie*. Milano, Masson S.p.A., 1989.

Smith BH. Subclinical Peyronie's disease. *Am J Clin Pathol* 52:385, 1969.

Vander-Berg, JS, Devine CJ, Horton CE et al. Peyronie's disease: an electron microscopic study. *J Urol* 127:52-54, 1982.

CAPÍTULO 3

Hematúria Microscópica

FÁBIO JOSÉ NASCIMENTO

Introdução

A hematúria constitui um sinal clínico de grande importância em urologia, sendo caracterizada pela presença de três ou mais glóbulos vermelhos por campo de grande aumento (400x) na análise do sedimento urinário.

Achado comum na prática médica, a hematúria ocorre em cerca de 3 a 13% da população, podendo indicar, em pacientes com idade superior a 50 anos, doença urológica importante em 5 a 30% dos casos.

Existem centenas de causas de hematúria que podem ser classificadas de diversos modos, parenquimatosas ou não, clínica ou cirúrgica, nefrológica ou urológica etc. Todas as classificações apresentam imperfeições.

De forma prática e objetiva, podem-se classificar as hematúrias, com base na distinção morfológica dos eritrócitos, em hematúria com eritrócitos dismórficos e com eritrócitos isomórficos. No primeiro grupo, a dismorfia pode ser devida à alteração adquirida pela hemácia na urina, dependente de suas qualidades físico-químicas ou de manipulações no curso do exame. Nesse caso, trata-se de dismorfia inespecífica, porque é facilmente reproduzível *in vitro*. Ao contrário, os outros tipos de dismorfia, como hemácias anulares, espiculadas, vazias, polidiverticulares, são específicos das enfermidades do parênquima renal e em especial dos glomérulos e, pelo fato de não serem reproduzíveis por modificações físico-químicas da urina, traduzem provavelmente alterações que o eritrócito sofre em sua passagem pelo glomérulo renal.

Portanto, a presença de proteinúria superior a 150mg/dl, cilindrúria e hematúria com eritrócitos dismórficos (deformados) sugerem distúrbios glomerulares.

Em contrapartida, a presença de eritrócitos epiteliais (isomórficos), na ausência de cilindros e proteinúria insignificante, indica enfermidade urológica.

Em indivíduos assintomáticos que apresentam cilindros hemáticos e hemácias dismórficas no sedimento urinário exclui-se doença urológica com 98% de acerto.

Em 5 a 10% de todas as hematúrias, mesmo após exaustivas investigações, não é possível determinar o fator causal, constituindo a hematúria essencial, ou hematúria de causa desconhecida.

Em crianças, a incidência de hematúria é de 0,5 a 1% e, geralmente, após afastar as causas de maior gravidade, tem um prognóstico favorável.

Causas de hematúria

A presença de sangue na urina pode representar desde doenças hematológicas, nefrológicas, urológicas, traumatismos etc. Apresentamos a seguir uma classificação para as causas mais comuns de hematúria (Quadro V-2).

Causas hematológicas – podem determinar distúrbios que incluem hematúria, poliúria, insuficiência renal e complicações trombóticas que podem conduzir à síndrome nefrótica e à nefropatia por células falciformes, a qual é pouco investigada em nosso meio. A maioria está relacionada à presença de hemoglobina "S" e, quando a hemácia falciforme é aprisionada nos pequenos vasos, desenvolve-se um círculo vicioso de estase, hipoxemia, queda do pH, aumento da falcização, trombose e infarto tecidual. Geralmente ocorre hematúria macroscópica nos casos de hemoglobina "SS" e micro-hematúria no traço falciforme. A eletroforese de hemoglobina permite identificar a hemoglobina defeituosa e diferenciar o tipo da enfermidade.

O tratamento inicial da hematúria nas crises de falcização consiste em repouso e hidratação. A administração regular de furosemida por via oral minimiza os episódios de recorrência da hematúria nos casos de difícil controle.

Quadro V-2 – Causas de hematúria*.

1. **Hematológicas**
   - Coagulopatias
   - Hemoglobinopatias por células falciformes
2. **Renal**
   - Doenças glomerulares
   - Infecciosas (pielonefrites, tuberculose, leptospirose, nefrites virais)
   - Malformações (císticas ou vasculares)
   - Neoplasias
   - Isquêmicas (embolia, necrose cortical ou papilar, trombose venosa ou arterial)
   - Traumatismo
   - Hipersensibilidade (vasculite, nefrite alérgica)
3. **Pós-renal**
   - Mecânica (litíase, obstrução, refluxo vesicoureteral, corpo estranho)
   - Inflamatórias (periureterites, cistites, prostatites, epididimites, uretrites)
   - Neoplasias
   - Hiperplasia da próstata
   - Endometriose
   - Pós-exercício físico
4. **Falsa hematúria**
   - Sangramento vaginal
   - Artificial (simulação)
   - Pigmentúria (porfirina, hemoglobina, mioglobina, alimentos, medicamentos)

* Modificado de Abuelo.

A história familiar de hematúria não-esclarecida ou a tendência hemorrágica podem sugerir discrasia sangüínea que pode ser detectada pelo hematologista. É importante observar que boa parte dos indivíduos em uso de anticoagulantes e que apresentam hematúria podem apresentar doença urológica de base como fator causal do sangramento, devendo, portanto, ser submetidos à investigação diagnóstica.

Causas renais – a hematúria de origem glomerular não acompanhada de cilindros eritrocíticos nem de proteinúria foi observada em 21% dos pacientes com glomerulonefrites de diversos tipos, diagnosticada por biópsia renal. Na avaliação de uma possível hematúria de causa glomerular, deve-se iniciar com cuidadoso interrogatório na busca de sinais e sintomas associados à presença de hematúria de causa glomerular ou tubulointersticial.

Dentre as doenças glomerulares, destacam-se a hematúria benigna idiopática, a doença de Berger ou glomerulonefrite por IgA e as glomerulonefrites pós-estreptocócicas.

A **hematúria idiopática benigna** é caracterizada por glomerulonefrite mesangial proliferativa de causa desconhecida. Cursa com pressão sangüínea normal, provas funcionais do rim normais, inclusive proteinúria de 24h menor que 1g. É considerada uma síndrome multifatorial, com alterações renais subjacentes relacionadas a mecanismos imunes e não-imunes. A biópsia renal demonstra aumento focal e local da celularidade glomerular. O seguimento, quer de adultos quer de crianças, por 10 anos após o diagnóstico inicial, na maioria dos casos, não demonstrou progressão clínica da doença.

A **doença de Berger** ou **glomerulonefrite por IgA** é caracterizada pela presença de depósitos proeminentes de IgA na região mesangial, observados à microscopia por imunofluorescência. Essa doença é causa relativamente freqüente de hematúria, eventualmente macroscópica e recorrente. Habitualmente, também apresenta curso benigno, podendo surgir insuficiência renal em até 25% dos casos. Confirma-se o diagnóstico com biópsia renal e estudos anátomo-patológicos e por imunofluorescência apropriados. Não se observaram efeitos benéficos com nenhum tipo de tratamento específico até o momento. Nos casos em que a hematúria, de intensidade variável e persistente, não apresenta uma causa facilmente identificável, essa possibilidade deve ser cogitada.

Deve-se suspeitar de **glomerulonefrite pós-estreptocócica** em criança com infecção recente das vias aéreas superiores ou da pele, associação de "rash" cutâneo e artrite. Alguns exames devem dar seqüência à investigação, como proteinúria de 24h, hemograma, velocidade de hemossedimentação e bioquímica do sangue; exames para esclarecer as doenças auto-imunes e presença de discrasia sangüínea nas vasculites e glomerulonefrites; pesquisa de bacilos álcool-ácido-resistentes e cultura específica para tuberculose; prova de falcização e eletroforese de hemoglobina na anemia falciforme. Como última etapa, pode ser necessária a biópsia de tecido ou do rim para se confirmar o diagnóstico, determinar o prognóstico e orientar o tratamento.

No diabete, na anemia falciforme e em casos de abuso do uso de analgésicos pode ocorrer necrose de papila renal cursando com hematúria.

História familiar pregressa de doença cística pode sugerir rim esponja-medular ou doença policística. Assim, antecedente familiar de litíase também pode-se apresentar com calciúria e uricosúria de 24h alteradas, acompanhadas de micro-hematúria.

Os casos de **embolia** e **trombose da artéria renal** podem ocasionar uma variedade de sinais e sintomas, de acordo com o calibre, quantidade de vasos obstruídos e extensão da área isquêmica. Como são artérias terminais, a obstrução ocasiona infarto em forma de cunha e o quadro clínico do paciente geralmente é rico, com dor aguda e persistente no flanco ou no abdome superior, vômitos e febre. A urina pode apresentar hematúria micro ou macroscópica em 50% dos pacientes. As enzimas elevam-se e, dependendo da função renal contralateral, o prejuízo renal pode não ser reconhecido. O diagnóstico é realizado pela história clínica e exames laboratoriais, mas, geralmente, a suspeita se faz pela não-visibilização de parte ou de todo o rim na urografia excretora. Confirma-se o diagnóstico com a arteriografia renal. O tratamento da doença embólica, geralmente, não é cirúrgico e requer anticoagulação, embora quando relacionado a traumatismo do pedículo está indicada a pronta intervenção.

A **trombose da veia renal** no adulto geralmente é unilateral e está associada à síndrome nefrótica ou invasão da veia renal por tumor ou doença retroperitoneal. O tratamento é cirúrgico e particularizado para cada situação.

Já a trombose da veia renal na infância é freqüentemente bilateral e conseqüente à desidratação grave. Costuma ser fatal, e os melhores resultados se obtêm com a reidratação.

A micro-hematúria ocasionada por **fístulas arteriovenosas** tem origem traumática em 75% casos e, destes, 40% são ocasionados por punções percutâneas. A manifestação clínica das fístulas arteriovenosas depende sobretudo do tamanho e da localização das lesões e, na sua maioria, são assistomáticas. Hematúria e hipertensão arterial podem ser observadas no curso clínico dessa enfermidade. O diagnóstico é confirmado pela arteriografia renal.

As fístulas ocasionadas pela biópsia renal cicatrizam espontaneamente em 95% dos casos, e as fístulas congênitas pequenas e sem repercussão clínica geralmente não requerem tratamento.

Hematúria microscópica ou macroscópica espoliante ou na presença de rotura franca da fístula são indicações mandatórias de intervenção cirúrgica.

Causas pós-renais – doença comum em urologia, a litíase urinária freqüentemente cursa com hematúria que se pode acompanhar ou não de quadro doloroso. O diagnóstico é confirmado na maioria dos casos pela ultra-sonografia, e a necessidade ou não de tratamento dependerá basicamente de características, como tamanho, localização e intensidade dos sintomas determinados pelo cálculo.

A ocorrência de hematúria com o uso de medicamentos ou atividade física intensa pode sugerir hematúria medicamento-induzida ou exercício-induzida. Nessas situações, não apenas os exames são normais, mas com a suspensão da causa a urina se normaliza.

Não se deve esquecer, todavia, a possibilidade de que a hematúria pós-exercício possa estar relacionada a alguma outra doença de base até então insuspeitada, como hidronefrose, cisto renal, neoplasia ou litíase.

Os processos infecciosos ou inflamatórios que acometem o trato urinário podem cursar com a presença

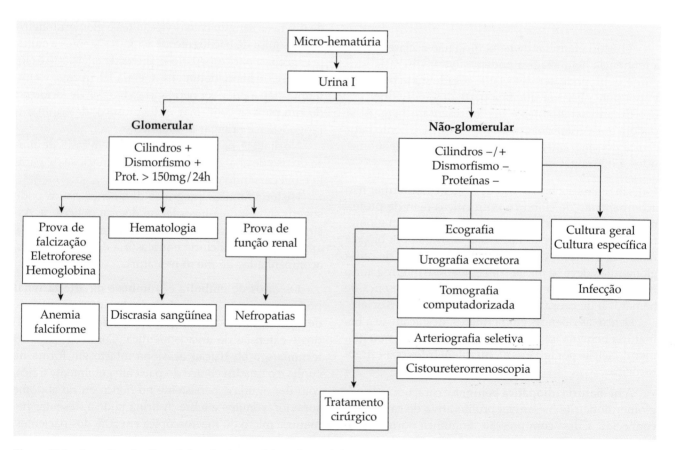

Figura V-3 – Investigação diagnóstica das hematúrias microscópicas.

de sangue na urina como, por exemplo, nos casos de cistites, pielonefrites, uretrites, dentre outras. Após esclarecida e tratada a causa primária, a hematúria certamente deverá regredir.

As neoplasias renais e das vias excretoras (pelve renal, ureter e bexiga) cursam com hematúria em aproximadamente 60 a 90% dos casos. São mais freqüentes após a quarta década de vida e diagnosticadas pela citologia urinária, ultra-sonografia, urografia excretora ou pela endoscopia urinária. Esses tumores são tratados de forma individualizada após seu diagnóstico e estadiamento.

Causas de falsa hematúria – a falsa hematúria pode ser decorrente de contaminações na coleta urinária como, por exemplo, em mulheres no período menstrual ou portadoras de sangramento vaginal de outra origem. Em casos especiais, deve-se lembrar a possibilidade de haver adição de sangue após a coleta da urina, podendo-se encontrar casos em que há algum tipo de interesse do paciente em promover essa simulação. Algumas substâncias quando presentes na urina podem alterar a sua coloração (pigmentúria), induzindo, algumas vezes, a falso diagnóstico de hematúria. Isso pode ser observado, por exemplo, após a ingestão de alguns medicamentos.

A padronização da investigação das micro-hematúrias está apresentada nas figuras V-3 e V-4.

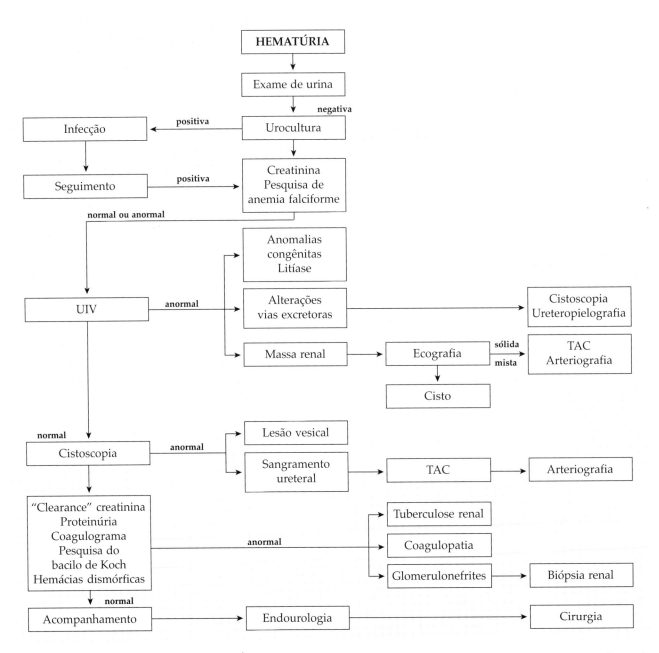

Figura V-4 – INVESTIGAÇÃO DAS HEMATÚRIAS. Algoritmo para avaliação das hematúrias (adaptado de Benson e Brewer). TAC = tomografia axial computadorizada   UIV = urografia intravenosa

Conclusão

A presença de sangue na urina, independentemente de sua magnitude, nunca deve ser ignorada e jamais devemos ser complacentes com a interrupção espontânea de um sangramento. O diagnóstico etiológico deve ser objetivado, principalmente pelo fato de poder tratar-se de uma manifestação isolada de neoplasias do trato urinário.

A utilização bem indicada dos múltiplos recursos propedêuticos disponíveis atualmente levará ao esclarecimento da grande maioria dos casos. Avaliação do risco/benefício e custo/eficiência na investigação das hematúrias deve ser criteriosamente observada.

Em casos de hematúria de pequena monta sem causa evidente, cabe estabelecer o acompanhamento desses pacientes, com a noção de que usualmente o curso evolutivo costuma ser favorável.

Leitura recomendada

Abuelo JG. Evaluation of hematuria. *Urology* 21:215, 1983.

Arruda H. Microhematúria. *Urologia Contemporânea* 3:181-184, 1997.

Bendhack DA, Bendhack LA. Hematúria inesplicável. *Rev Bras Med* 52:7-16, 1995.

Benson GS, Brewer ED. Hematúria: algorithms for diagnosis. *JAMA* 246:993, 1981.

Lowe FC, Brendler CB. Evaluacion del paciente urológico. In: Walsh PC, Retic AB, Stamey TA, Vaughan ED. *Campbell's Urology*. 6th ed., Philadelphia, WB Saunders, 1992, p. 303-328.

McAninch JW. Sintomas de distúrbios do trato genitourinário. In: Tanagho EA, McAninch JW (13th ed.). *Smith Urologia Geral*. Rio de Janeiro, Guanabara Koogan, 1994, p. 23-29.

Shaeffer AJ, Greco FD. Hematúria. In: Walsh PC, Retic AB, Stamey TA, Vaughan ED. *Campbell's Urology*. 6th ed., Philadephia, WB Saunders, 1992, p. 2046-2054.

CAPÍTULO 4

Balanopostites

JOSÉ CURY

A balanite corresponde a uma inflamação da glande, a postite é a inflamação da face interna do prepúcio e a balanopostite designa a associação inflamatória dessas partes do pênis. Em todas as suas formas – aguda, subaguda ou crônica – a superfície da glande e a do prepúcio estão edemaciadas, hiperêmicas e sensíveis. O prepúcio não pode ser retraído devido ao edema. Exsudato, ulceração e prurido podem estar presentes. Genericamente falando, as crianças são acometidas de balanopostites resultantes da retenção do esmegma, bactérias e má higiene, associadas com outros fatores predisponentes, tais como turbilhonamento urinário, fraldas úmidas e uretrites. No extremo oposto, a incontinência urinária é o agente etiológico mais freqüente da balanopostite dos idosos. Poderemos dividir estas lesões de acordo com sua origem e adotar a classificação de Vilmer e Jeanmougin:
- Traumáticas
- Alérgicas e cáusticass
- Infecciosas
- Pseudo-epiteliomatosas
- Acompanhantes de afecções dermatológicas
- Escleroatróficas

Balanopostites por lesões traumáticas

As lesões traumáticas são favorecidas pela fragilidade da mucosa da glande e do anel prepucial, as quais, associadas à presença do freio peniano curto, determinam as fissuras e as erosões, que são bordeadas por edema perilesional. Decorrem principalmente das atividades sexuais, sejam ortodoxas ou não.

Deve-se aguardar a regressão espontânea após alguns dias de repouso sexual. Banhos locais aquecidos com solução de permanganato de potássio 1/10.000 por 10 a 15min, 2 a 3 vezes ao dia, auxiliam esses pacientes.

Balanopostites por lesões alérgicas e cáusticas

Na prática, encontram-se quadros agudos de balanite eritematosa com a presença ou não de áreas erosivas, outras vezes, área de eritema com formação bolhosa única situada no sulco balanoprepucial. Na presença desse quadro deve-se indagar sobre eventual uso de medicamentos, sejam de uso sistêmico – analgésicos, barbituratos, antiinflamatórios não-esteróides, sulfas, antibióticos e quimioterápicos (Figs. V-5 e V-6) – sejam de uso tópico – cremes ou pomadas com antibióticos ou sulfas, citostáticos tipo 5α-fluoracil, anestésicos de contato, cremes ginecológicos usados pelas parceiras, desodorizantes vaginais, antissépticos e batão labial. Deve-se ter em mente que o látex dos preservativos é causa freqüente de processos alérgicos irritativos do pênis. Uma vez obtida a informação sobre o uso de alguns desses componentes, deve-se orientar sobre a possibilidade da sua suspensão imediata, e adotar-se medidas locais de tratamento, como a aplicação de cremes antiinflamatórios tópicos e com ação antipruriginosa (corticóides tópicos não-fluorados). Diante de lesões eritematosas do pênis, é freqüente a dificuldade em se distinguir o mecanismo alérgico de contato do mecanismo cáustico (Figs. V-7 e V-8).

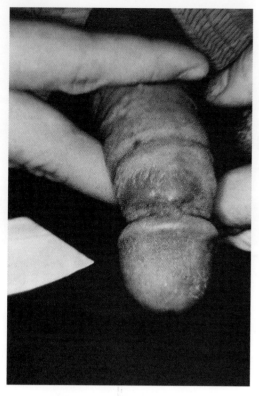

Figura V-5 – Reação alérgica no sulco balanoprepucial ocasionada pela ingestão de antibiótico (doxiciclina).

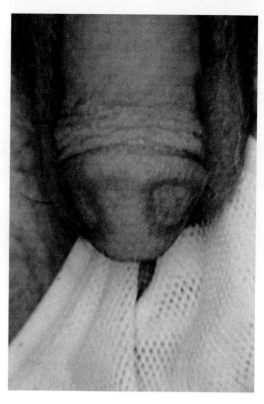

Figura V-6 – Reação alérgica na glande ocasionada pela ingestão de antiinflamatório não-esteróide (diclofenaco).

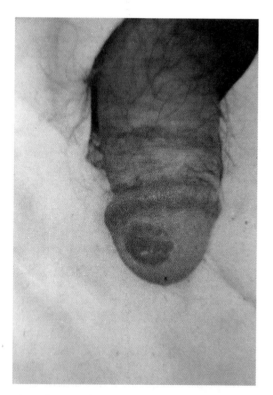

Figura V-7 – Reação alérgica na glande ocasionada pela ingestão de barbiturato.

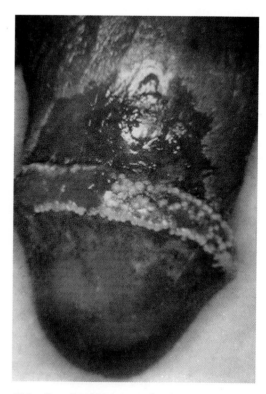

Figura V-8 – Reação alérgica na glande e sulco balanoprepucial após injeção de penicilina.

Balanopostites por lesões infecciosas

Podem-se apresentar sob a forma de episódio agudo e de aspecto erosivo e, na maior parte das vezes, acometer pacientes com prepúcio alongado associado a más condições de higiene local, condições estas que permitem a associação de um agente infeccioso; contudo, várias formas de balanite não apresentam agentes específicos.

Balanite aguda úmida: a mucosa da glande torna-se de cor vermelho-vivo, aparecendo pequenas pústulas que evoluem para a erosão, associadas a edema local (Fig. V-9). A etiologia é indefinida, mas pode estar associada à irritação pela própria urina. O exame micobacteriológico isola flora poliforme e inespecífica. Banhos de permanganato ajudam na evolução benigna desse quadro.

Balanite erosiva circinada: inicialmente pruriginosa e seguida por lesões que acometem a periferia da glande, erosivas e ulceradas superficialmente, as quais evoluem e adquirem o aspecto de mapa geográfico. Estas ulcerações eliminam uma secreção purulenta e de odor fétido. Essa balanite pode apresentar complicações como a parafimose, a linfangite dorsal do pênis e a adenopatia inguinal bilateral e não-dolorosa. A evolução é benigna e rápida com tratamento antisséptico local. Após a cura e havendo dúvida quanto a contatos sexuais suspeitos, não se deve prescindir dos exames sorológicos para a sífilis. Devemos considerar a síndrome de Reiter se esta balanite estiver associada a sintomas oculares e artríticos (Fig. V-10).

Balanite por *Trichomonas*: apresenta-se com aspecto erosivo e com abundante secreção purulenta e rica em *Trichomonas*. Pode estar associada à uretrite. O tratamento é feito pela ministração oral ou aplicação tópica de metronidazol. É importante lembrar que os parceiros sexuais devem ser tratados em conjunto.

Balanite por *Candida*: é a mais freqüente dentre as balanopostites agudas. Em sua forma típica, apresenta aspecto erosivo, com depósito matutino de secreção leitosa no sulco balanoprepucial, que lembra a coalhada; por vezes, o aspecto limita-se a um eritema e prurido de evolução rápida entre 24 e 48h após o ato sexual (Fig. V-11). O tratamento é feito pela aplicação local de cremes de nistatina ou anfotericina B. Lembrar sempre da associação da candidíase com o *Diabetes mellitus*.

Balanites por *Gardnerella vaginalis*, *Chlamydia* e *Mycoplasma*: não apresentam aspecto característico e podem ser secundárias a uma uretrite. Nesses casos a história clínica poderá orientar o médico a solicitar os exames necessários à elucidação etiológica e tratamento adequado do casal.

Outras lesões infecciosas que se apresentam como quadro agudo de balanite: várias moléstias infecto-contagiosas podem-se apresentar com quadro agudo de balanite. Dentre estas poderemos citar:

- Herpes genital
- Cancro sifilítico primário
- Amebíase peniana

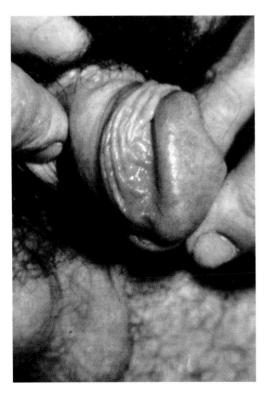

Figura V-9 – Balanopostite aguda. Hiperemia e edema do sulco balanoprepucial. Etiologia: atividade sexual exagerada.

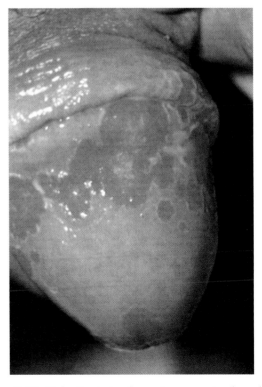

Figura V-10 – Balanite circinada erosiva acometendo a glande e o sulco balanoprepucial. Etiologia: doença de Reiter.

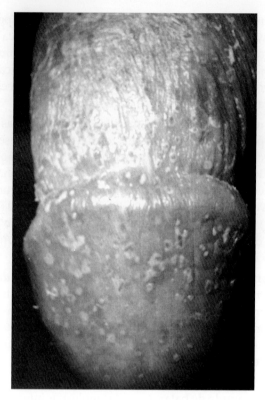 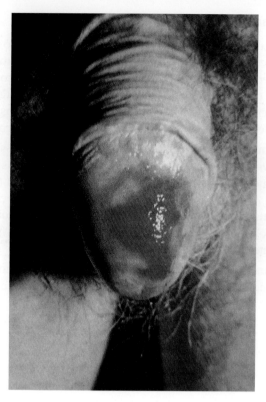

Figura V-11 – Balanopostite por candidíase em diabético – múltiplas lesões esbranquiçadas emolduradas por halo avermelhado, confluentes ou não e que atingem a glande e o sulco balanoprepucial.

Figura V-12 – Balanopostite pseudo-epiteliomatosa em eritroplasia de Queyrat. Placa de cor rubra bem delimitada e de superfície lisa e aveludada.

Balanopostite pseudo-epiteliomatosa

Esta pseudo-inflamação é representada pela eritroplasia de Queyrat, acometendo homens com mais de 50 anos de idade, com fimose desde o nascimento, e que se apresentam com uma placa de cor vermelho-vivo na glande, bem delimitada, de superfície lisa e aveludada e de evolução lenta (Fig. V-12). No decurso do quadro, a lesão pode apresentar elevação das suas bordas. A biópsia deverá ser feita e, após confirmação diagnóstica do também chamado carcinoma espinocelular intra-epitelial, os autores são unânimes em tratar essa doença de modo bastante agressivo (eletrocauterização profunda e extensa, pulverização com laser de CO_2, antimitóticos locais, exérese cirúrgica) e com seguimento prolongado.

Balanopostites acompanhadas de afecções dermatológicas

Estas balanopostites podem apresentar lesões eritematosas e escamosas decorrentes de múltiplas dermatopatias:

- Psoríase
- Eczema seborréico
- Eritema pigmentar fixo
- Doença de Behçet

É importante salientar que tais afecções podem ser difíceis de diagnosticar e, ao analisarmos o eventual insucesso terapêutico dessas balanites, lembrar que tal fato decorre do não diagnóstico da doença sistêmica de base.

Balanopostites escleroatróficas

Muitas afecções crônicas e recorrentes resultam em processos cicatriciais, esclerosantes e atróficos da glande e do prepúcio. Dentre essas afecções poderemos citar:

- Líquen escleroatrófico genital
- Penfigóide mucoso e cicatricial

A extensão progressiva do líquen escleroatrófico ao acometer o prepúcio poderá originar uma fimose irredutível, com a obliteração quase completa do meato urinário. A esse quadro evolutivo se dá o nome de balanite xerótica obliterante (Fig. V-13). O tratamento é cirúrgico e, por vezes, várias meatotomias uretrais são necessárias. Visto o caráter recorrente da estenose meatal, é preciso considerar a autodilatação meatal pelos pacientes (Fig. V-14). Vários autores indicam o uso injetável da triancinolona 5mg/ml semanalmente, por um mês, aplicada na área sublesionada. Na evolução dos pacientes que apresentam recorrências ou recidivas de processos inflamatórios do prepúcio e da glande, é conveniente considerar a cirurgia corretiva da fimose e da exuberância prepucial.

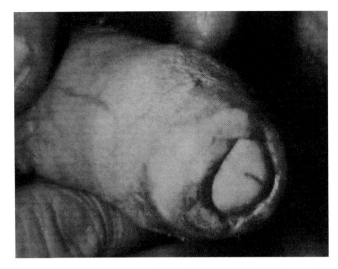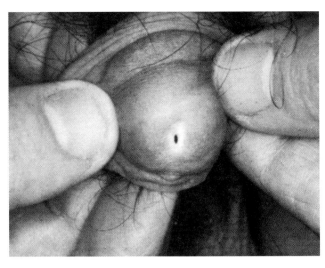

Figura V-13 – Balanite xerótica obliterante (BXO). Fimose irredutível por líquen escleroatrófico progressivo.

Figura V-14 – Balanite xerótica obliterante (BXO). Estenose do meato uretral.

Leitura recomendada

Rassner G, Steinert U. Enfermedades de los órganos genitales externos. In: *Atlas y texto de Dermatologia*. España, Mosby, Doyma Libro SA, 1994, p. 331-362.

Vilmer C, Jeanmougin M. Dermatoses génitales. In: *Encyclopédie Médico – Chirurgicale*. Paris, 1987, p. 2840 A 10 – 9.

Vohra S, Badlani G. Balanitis and balanoposthitis. *Urol Clin North Am* 19:143-147, 1992.

CAPÍTULO 5

Varicocele e Cisto de Cordão Espermático

MARCOS TOBIAS MACHADO
ERIC ROGER WROCLAWSKI

Introdução

As doenças do cordão espermático são relativamente freqüentes na rotina do urologista. Representam, em sua grande maioria, entidades benignas de evolução lenta. Devem, porém, ser diferenciadas das tumorações do epidídimo e especialmente do testículo (esta última devido à alta probabilidade de malignidade).

Dentre estas, recebem destaque especial a varicocele e os cistos do cordão espermático, que serão descritos a seguir.

Varicocele

Definição

Dilatação das veias do plexo pampiniforme do testículo.

Epidemiologia

Representa doença bastante freqüente, acometendo 15% dos homens em alguma idade da vida.

Na avaliação de infertilidade é achado em 40% dos pacientes, correspondendo a até 80% dos pacientes com infertilidade secundária.

É rara antes da puberdade, atingindo preferentemente a faixa etária dos adolescentes e adultos jovens.

Por outro lado, apenas 20% dos homens com varicocele são inférteis, demonstrando a grande variabilidade de apresentação.

Etiologia

A drenagem venosa do testículo (plexo pampiniforme) faz-se através das veias cremastéricas, pudenda externa, deferencial e especialmente as veias testiculares. Existem ramos comunicantes entre os dois lados (Fig. V-15).

A veia testicular esquerda é mais longa e, após cruzar a artéria mesentérica inferior, desemboca em ângulo reto na veia renal esquerda. À direita, a drenagem é direta para a veia cava.

Estes detalhes anatômicos, associados à posição ortostática do homem, predispõem ao aparecimento preferencial das varicoceles à esquerda (80-90%).

Varicoceles de início agudo, especialmente à direita, exigem investigação no sentido de descartar processos retroperitoneais com compressão ou invasão da veia cava inferior.

Fisiopatologia

Várias são as teorias para explicar os mecanismos no testículo responsáveis pelas alterações da espermatogênese (Quadro V-3). A mais aceita admite o aumento da temperatura (T°) intratesticular causada pela varicocele. A T° de 33-34°C é ideal para a espermatogênese. A estase venosa promove aumento destes valores provocando parada da maturação celular e alterações ao nível enzimático que aceleram a apoptose.

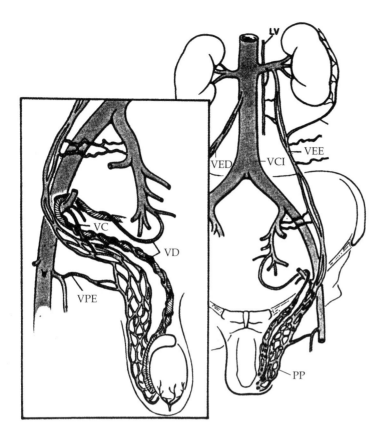

VC = veia cremastérica
VEE = veia espermática esquerda
VED = veia espermática direita
VPE = veia pudenda externa
VCI = veia cava inferior
VD = veia deferencial
PP = plexo pampiniforme

Figura V-15 – Drenagem venosa do testículo mostrando veia cremastérica, veia deferencial, veias espermáticas e veia pudenda externa.

Quadro V-3 – Mecanismos responsáveis pelas alterações na espermatogênese causados pela varicocele.

Hipertermia
Refluxo adrenal de metabólitos
Alterações endócrinas
 • Redução de testosterona intratesticular
 • Diminuição da atividade das células de Sertoli
Alterações parácrinas
 • Desestruturação das "tight junctions" (células de Sertoli) com alterações do transporte de nutrientes
Distúrbios do fluxo arterial secundários à estase venosa
Efeito da bilateralidade
 • Refluxo por veias comunicantes
 • Aumento da T° à esquerda com repercussão à direita

Alterações morfológicas

Macroscopicamente pode ser observada a redução do volume testicular associada ao aumento no calibre das veias do plexo pampiniforme.

A histologia pode mostrar alterações estruturais das células de Sertoli, espessamento da membrana basal, atrofia/hiperplasia das células de Leydig, parada na maturação das células germinativas e espessamento luminal de vênulas/capilares. Estas alterações podem levar à repercussão nos parâmetros seminais, caracterizando o padrão de estresse (oligospermia, astenospermia e espermatozóides fusiformes). Esse padrão não é exclusivo de pacientes com varicocele, visto que ocorre em pacientes oligospérmicos na sua ausência.

Diagnóstico

Geralmente o diagnóstico é feito por meio de exame de rotina em pacientes assintomáticos. Eventualmente, pode manifestar-se pelo aumento do volume escrotal, infertilidade ou dor/sensação de peso testicular (tipicamente no final do dia, após permanência em posição ortostática por tempo prolongado).

Apesar de todo o avanço nos métodos por imagem, o diagnóstico é dado pelo exame físico realizado em pé, com e sem manobra de Valsalva (acentuando os achados) e com o paciente deitado (existe reversão total ou parcial dos achados), realizando-se a inspeção e a palpação do cordão espermático.

A classificação quanto ao grau de apresentação visa à correlação com os resultados após tratamento (Qua-

Quadro V-4 – Classificação por graus de varicocele.

Grau	Descrição
0	Subclínica
1	Não visível/palpável com Valsalva
2	Visível/palpável com Valsalva
3	Visível/palpável sem Valsalva

dro V-4). Não existe consenso de que o grau esteja diretamente correlacionado ao padrão do sêmen e taxas de gravidez em pacientes inférteis.

A palpação de grandes varicoceles é comparada à sensação de um "saco preenchido por vermes", geralmente associada à atrofia testicular homolateral (Fig. V-16).

As dimensões do testículo devem ser tomadas considerando-se que existe variabilidade com a idade e a fase de desenvolvimento sexual, lateralidade e raça.

O volume normal pré-puberal é de 1-2ml, passando de 2 para 16ml entre as idades de 11 e 16 anos. O testículo esquerdo é um pouco menor que o direito, sem diferença significativa. A raça amarela tem testículos menores se comparada à branca e à negra.

Dentre os métodos de medida (palpação, orquidômetros e ultra-sonografia – US), sabe-se que a US é o método mais acurado. Diferenças maiores que 2ml sugerem forte probabilidade de lesão testicular, servindo como parâmetro de indicação cirúrgica em adolescentes. A US está indicada também no diagnóstico diferencial com tumorações testiculares do epidídimo e do cordão.

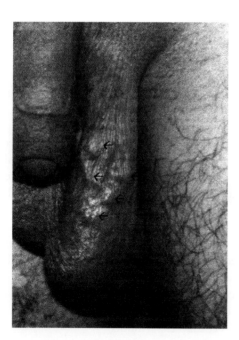

Figura V-16 – Varicocele grau 3, com espessamento visível do cordão espermático e atrofia testicular.

Outros exames têm sido realizados, especialmente para o diagnóstico das varicoceles subclínicas (em que pese sua relevância clínica real), mas não rotineiramente: venografia, ausculta com estetoscópio Doppler, termografia escrotal, US com Doppler.

Em casos de infertilidade, a realização do espermograma pode mostrar o padrão de estresse, servindo como base para o seguimento após a correção cirúrgica.

Cisto do Cordão Espermático

Dentre o tumores benignos do cordão espermático e estruturas intra-escrotais, os cistos representam a segunda causa mais freqüente, sendo superados apenas pelos lipomas.

A etiologia é variada (Quadro V-5).

Quadro V-5 – Etiologia dos cistos de cordão espermático e estruturas escrotais.

Cistos de retenção – conduto peritoniovaginal
Cistos do epidídimo
Remanescentes fetais • Ducto de Miller • Ducto de Wolff
Hematocele (pós-traumatismo)
Miscelânea • Equinococose • Filariose • Cistos dermóides • Linfangiomas

Os mais comuns são provenientes do prolongamento peritoneal (conduto peritoniovaginal), similar às hidroceles. Na formação dos cistos ocorre obliteração da porção proximal (inguinal) e da túnica vaginal do testículo, com septos variáveis no trajeto, formando número variável de cistos (Fig. V-17).

Geralmente são assintomáticos, podendo causar incômodo ou dor em peso.

O diagnóstico é realizado por meio do exame físico, sendo a US escrotal útil para diferenciar a topografia da lesão e demonstrar sua natureza cística (imagem anecóica).

O tratamento é eminentemente cirúrgico, sendo indicado apenas nos casos em que existe desconforto por parte do paciente, geralmente coincidindo com cistos de maiores dimensões.

Tem sido descrito atualmente o tratamento minimamente invasivo por meio da aspiração e esclerose dos cistos (álcool absoluto, tetraciclina) com bons resultados.

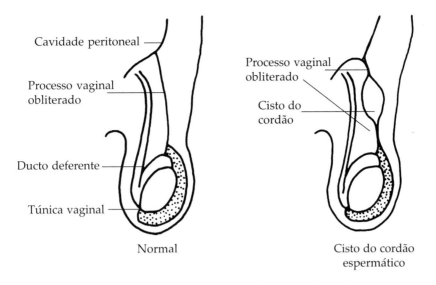

Figura V-17 – Esquema mostrando a formação dos cistos do cordão espermático.

Leitura recomendada

Bortoluzo C. Varicocele e infertilidade. *Reprodução* 9(1):1-5, 1994.

El-Badawi AA & Al-Ghorab MM. Tumors of the spermatic cord: a review of the literature and a report of a case of lymphangioma. *J Urol* 94:445-450, 1965.

Glina S. Infertilidade masculina. *Rev Ass Med Brasil* 36(1):53-57, 1990.

Goldstein M. Surgery of male infertility and other scrotal disorders. In: Walsh PC, Retik AB, Stamey TA, Vaughan Jr ED (eds.). *Campbell's Urology*. Philadelphia, WB Saunders Company, 1992, p. 3114-3149.

Juliano RV, Nascimento FJ, Marinelli CM et al. Tratamento não cirúrgico da hidrocele por escleroterapia com álcool absoluto. *J Bras Urol* 23(Suppl):166, 1997.

Rodrigues-Netto Jr N, Martucci RC, Lemos GC et al. Evaluation of the impairment of spermatogenesis in varicocele through semen analysis and testicular biopsy. *Int Urol Nephrol* 9:329, 1977.

Rodrigues-Netto Jr N, Fakiani EP, Lemos GC. Varicocele: clinical or surgical treatment. *Int J Fertil* 29(3):164-167, 1984.

Ormond JK, Culp OS. Lymphangioma of spermatic cord: report of two cases. *J Urol* 65(5):906-910, 1951.

Skoog SJ, Roberts KP, Goldstein M et al. The adolescent varicocele: What's new with an old problem in young patients? *Pediatrics* 100(1):112-122, 1997.

Skoog SJ. Benign and malignant pediatric scrotal masses. *Pediatr Clin North Am* 44(5):1229-1251, 1997.

CAPÍTULO 6

Micropênis

AGUINALDO CESAR NARDI

O tamanho do pênis é uma preocupação freqüente dos pais que procuram o médico para verificar se existe alguma anormalidade genital em seus filhos. A avaliação precoce e cuidadosa pode evitar distúrbios emocionais na criança e nos familiares.

O pênis normal apresenta ao nascimento um tamanho médio de 3,5 ± 0,7cm de comprimento e 1,1 ± 0,2cm de diâmetro. Nos primeiros três meses de vida ocorre aumento acentuado das gonadotrofinas, resultando na elevação da produção de testosterona pelas células de Leydig, o que estimula, transitoriamente, maior crescimento peniano. Após esse período, o pênis continua crescendo, porém, em ritmo bem menor.

Na grande maioria das vezes que o pênis parece ser pequeno trata-se de pênis embutido (Fig.V-18). Normalmente desenvolvido, porém está encoberto pela gordura suprapúbica, sendo decorrente da falta de elasticidade da fáscia de dartos, fazendo com que a pele peniana não esteja ancorada na fáscia profunda. É mais freqüente em crianças obesas e no exame físico deve-se medir o comprimento do pênis desde a sínfise púbica até a ponta da glande, tomando-se o cuidado de afastar a gordura suprapúbica.

Micropênis é definido como um pênis normalmente formado, que é no mínimo 2 vezes e meia menor do que a média do tamanho de um pênis normal (Fig. V-19). O comprimento é proporcional ao diâmetro peniano. Os testículos usualmente são pequenos e criptorquídicos e a bolsa escrotal também é menor que o normal.

A diferenciação da genitália externa masculina ocorre na 12ª semana de vida embrionária e requer a presença de um testículo normal, produzindo testosterona, estimulado pela gonadotrofina coriônica materna. Durante o segundo e terceiro trimestres, o crescimento peniano é mediado pelo andrógeno fetal, que está sob controle do hormônio luteinizante fetal (LH). Logo, a presença de micropênis é secundária à deficiência na produção de hormônios gonadotróficos, que ocorre após a 14ª semana de gestação.

As principais causas de micropênis são: hipogonadismo hipogonadotrófico (falha do hipotálamo em produzir quantidade adequada de hormônio liberador de gonadotrofina, como na síndrome de Kallmann), falência testicular primária (hipogonadismo hipergonadotrófico resultante da disgenesia gonadal ou síndrome do testículo rudimentar, como ocorre na síndrome de Robinow) e idiopática.

A avaliação de um paciente com micropênis deve incluir estudo do cariótipo, além de completa investigação endocrinológica (dosagens de testosterona antes e depois de estimulação com gonadotrofina coriônica humana (hCG), hormônio luteinizante (LH), hormônio folículo-estimulante (FSH), sódio, potássio, cortisol e testes de função tireoidiana (T_3, T_4, TSH).

A ressonância magnética pode ajudar na investigação de anomalias anatômicas do hipotálamo e da glândula pituitária anterior, assim como de outras estruturas da linha média cerebral.

O tratamento do micropênis é realizado com 25mg de enantato de testosterona mensalmente, durante 3 meses, para avaliação da resposta do pênis ao estímulo hormonal. Tratamentos prolongados podem acarretar a fusão das epífises ósseas e conseqüente distúrbio do crescimento. Quando não existe resposta ao estímulo hormonal, a adequação genital para o sexo feminino deve ser considerada.

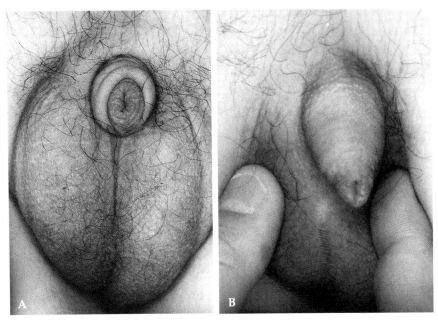 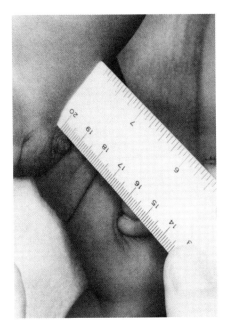

Figura V-18 – A) Pênis embutido. **B)** Tamanho normal após afastar manualmente a gordura.

Figura Figura V-19 – Micropênis.

Leitura recomendada

Aaronson IA. Medical and surgical implications. *J Urol* 152:4-12, 1994.

Bergeson PS, Hopkin RJ, Bailey Jr RB et al. The inconspicuous penis. *Pediatrics* 92:794, 1993.

Jack S. Congenital anomalies of the genitalia. In: Walsh PC, Retik AB, Vaughan Jr ED, Wein AJ (eds). *Campbell's Urology*. Philadelphia, WB Saunders Company, 1997, p. 2120-2132.

CAPÍTULO 7

Vasectomia

PAULO AUGUSTO NEVES
NELSON RODRIGUES NETTO JR.

Introdução

A vasectomia é um dos métodos alternativos de esterilização definitiva no planejamento familiar. Por serem mínimas as complicações, tem boa aceitação nas diferentes camadas socioeconômicas da população. Entretanto, apesar da baixa morbidade da vasectomia em relação à esterilização feminina, atualmente ainda se observa uma relação de 3:1 entre esterilização feminina x masculina.

Observando-se o panorama mundial, avalia-se que cerca de 260 milhões de casais utilizam algum método anticoncepcional e, destes, 90 milhões (34,6%) optam pela esterilização voluntária, sendo que 33 milhões (33,7%), pela vasectomia.

Apesar do sucesso da vasectomia associada a outras cirurgias, como é o caso da cirurgia prostática, esse método somente aumentou em popularidade à medida que pôde ser considerado reversível. Dessa maneira, a popularidade da vasectomia foi aumentando até atingir seu ponto máximo ao redor de 1970, em que 75% das esterilizações nos EUA eram representadas pela vasectomia, enquanto nos anos anteriores, 60% de todas as esterilizações voluntárias eram realizadas em mulheres.

O aconselhamento

Em geral, em nosso meio, quando o homem procura um serviço especializado, já encontra alguma informação sobre a vasectomia, embora nem sempre correta. Geralmente, essa procura é feita em busca de informações mais completas ou para a confirmação de fatos já conhecidos. Nesse ponto, o papel do médico é de extrema importância. É interessante que o casal compareça a essa entrevista, em que marido e mulher são aconselhados conjuntamente. Mesmo que o casal esteja inicialmente interessado em um outro processo de esterilização, ambos os métodos, masculino e feminino, devem ser discutidos detalhadamente e suas vantagens relativas explicadas.

Esse aconselhamento deve ser feito sem nenhuma pressão e em linguagem inteiramente compreensível. Os pacientes devem receber no mínimo as seguintes informações: a) descrição dos diferentes métodos de planejamento familiar, temporários e permanentes, inclusive seus benefícios e riscos, porcentagens de falha, possíveis complicações e efeitos colaterais comuns; b) explicação sobre o caráter permanente da vasectomia, sua reversão é possível, mas o sucesso não pode ser garantido; c) exposição sobre a importância de usar algum outro método anticoncepcional após a vasectomia, até que a análise do sêmen revele azoospermia, o que ocorre após pelo menos 10 a 15 ejaculações, ou seja, por volta de 6 semanas após a operação; d) discussão sobre as possíveis contra-indicações da vasectomia e seus efeitos colaterais, bem como complicações e possibilidades de falha.

Além disso, todos os pacientes devem compreender claramente que a vasectomia não é o mesmo que castração. Depois da esterilização, o homem torna-se estéril, mas não impotente. Não se conhece nenhuma razão fisiológica pela qual a vasectomia afetaria o comportamento sexual. Entretanto, com grande freqüência, os pacientes operados referem melhora no desempenho sexual. Nos contatos tardios mantidos com casais em que o homem se submeteu à vasectomia, surpreende a constância de informações sobre a melhora do desempenho sexual da mulher. O orgasmo é obtido em número muito maior de relações que antes da vasectomia. Houve até casos em que as mulheres afirmaram ter alcançado orgasmo pela primeira vez após a vasectomia do marido. Tem-se assim uma idéia do quanto interfere no relacionamento sexual de um casal, o medo de uma gravidez não planejada ou mesmo indesejada.

Critérios de indicação da vasectomia

O serviço social e a Disciplina de Urologia da FCM – UNICAMP criaram, em fevereiro de 1986, o Programa de Vasectomia do Hospital das Clínicas da Unicamp, com a proposta de ampliar o acesso a mais um método de planejamento familiar.

Considerando-se o fato de que este método difere fundamentalmente dos métodos tradicionais (de barreira, hormonais etc.), pois é de caráter "definitivo", optou-se por uma abordagem multiprofissional, com enfoque nos aspectos sociais e clínicos.

Ao longo dos anos, foram estabelecidos critérios de indicação para a cirurgia, que incluem: idade igual ou superior a 30 anos para o casal, pelo menos 2 filhos vivos, último filho com mais de 1 ano de idade, pelo menos 7 anos de convivência conjugal e ausência de distúrbios no relacionamento, em especial na esfera sexual. Ainda, incluíram-se aqui os casos de indicação médica (ou seja, contra-indicação de nova gestação, como sensibilização materna pelo fator Rh, hipertensão, diabetes, infecção pelo vírus HIV etc.).

Coube ao Serviço Social não somente a seleção dos casais em relação aos critérios preestabelecidos, mas principalmente o enfoque aos aspectos do relacionamento conjugal, sexual, dinâmica familiar e outros.

Após a realização de mais de 5.000 procedimentos e o acompanhamento dos pacientes por um período de 2 a 5 anos, observou-se um índice de arrependimento inferior a 0,3%, o que veio a fortalecer a utilização desses critérios de indicação.

Contra-indicações da vasectomia

Poucas são as contra-indicações. Infecções cutâneas localizadas, como escabiose, ou infecções do trato genital podem interferir no processo de cicatrização da incisão e devem, portanto, ser tratadas antes da operação. As afecções localizadas, que podem tornar difícil ou perigosa a operação, incluem: varicocele, hidrocele grande, hérnia inguinal, filariose e presença de tecido cicatricial, resultante de cirurgia anterior. Algumas moléstias sistêmicas também exigem precauções especiais e, possivelmente, hospitalização para a realização da cirurgia, da mesma forma que para outras intervenções cirúrgicas menores. Essas doenças incluem as coagulopatias, o diabetes e os casos de cardiopatia coronariana recente.

A história de instabilidade conjugal, psicológica ou sexual deve ser considerada como possível contra-indicação à vasectomia, pois esses pacientes tendem a manifestar, posteriormente, efeitos colaterais adversos. Além disso, os clientes que supõem que a vasectomia cura disfunções sexuais devem ser desaconselhados a se submeterem a essa intervenção.

Técnica cirúrgica

A vasectomia consiste na ligadura do ducto deferente bilateralmente. Recomenda-se ao paciente que se banhe antes do procedimento e utilize roupas limpas. A operação normalmente é realizada em regime ambulatorial, em sala de pequena cirurgia, em hospitais, ambulatórios médicos ou consultórios que disponham de acomodações próprias. Os cuidados habituais de assepsia e antissepsia devem ser observados. Compostos iodados têm-se mostrado mais eficientes para essa finalidade. Costuma-se recomendar a tricotomia da região escrotal, já que a presença de pêlos em geral dificulta o ato cirúrgico.

Procede-se à anestesia local com xilocaína a 2%, sem adrenalina. O ducto deferente é identificado e mantido junto à pele escrotal por meio de um gancho que facilita sua apreensão. Além desse método, podem ser utilizadas pinças de Allis ou Backhaus com a finalidade de apreensão do deferente. Uma vez anestesiada a pele, realiza-se incisão bilateral, de aproximadamente 2cm, sobre a região onde está aprisionado o deferente o qual é exposto num ponto eqüidistante do anel inguinal externo e da junção epidídimo-deferencial. Alguns preferem incisão única, mediana, com a qual julgam haver menos complicações.

A seguir, efetua-se a ligadura do coto distal com categute 2-0 cromado. Entre os cotos interpõe-se a serosa, que originalmente revestia o deferente, de modo a manter separados os cotos. Procede-se à hemostasia cuidadosa e sutura-se o plano musculocutâneo com pontos separados de categute 4-0 simples. Os cotos podem ser cauterizados, amarrados, ligados sobre si mesmos, e pode-se interpor ou não a fáscia serosa entre os cotos. Habitualmente, um segmento de 1 a 2cm do ducto deferente é ressecado bilateralmente.

Uma vez em casa, o paciente deve permanecer em repouso com bolsa de gelo sobre a região escrotal durante 4 a 5h, para prevenir o edema e minimizar o quadro doloroso. Deve também manter repouso, com os pés elevados, por cerca de 48h, evitando exercícios vigorosos durante os cinco primeiros dias após a cirurgia. Recomenda-se eventualmente o uso de antiinflamatórios por via oral durante uma semana.

A atividade sexual poderá ser retomada após uma semana, respeitando-se os cuidados anticoncepcionais.

Vasectomia sem incisão ("non scalpel vasectomy")

Na tentativa de minimizar o traumatismo cirúrgico e reduzir o tempo operatório, o Dr. Shunqiang Li propôs, em 1985, na República Popular da China, a utilização de técnica cirúrgica especial utilizando duas pinças que apreendem e dissecam o deferente, sem necessidade de incisão. Cada canal deferente é posicionado superficialmente junto à rafe escrotal, mediante o uso da técnica dos três dedos (Fig. V-20). Uma abertura puntiforme da pele escrotal é obtida com a pinça de dissecção (Fig. V-21) após a apreensão do deferente pela pinça de apreensão. O deferente é isolado, dissecado e exteriorizado através do orifício criado pela pinça de dissecção. A pinça de apreensão é liberada e recolocada no deferente. Este é seccionado, retirando-se um segmento de 2cm, ligando-se as porções terminais com categute 2-0 cromado, interpondo-se à fáscia. Ainda, as extremidades podem ser cauterizadas utilizando-se um cautério com ponta em agulha, que penetra no interior da luz, cauterizando uma extensão de aproximadamente 1cm acima e abaixo do local da secção. Não é necessário suturar a pele do escroto, tendo em vista a dimensão diminuta da incisão (ao redor de 3mm). Aplica-se um curativo sobre o local, mantendo-se suspensório escrotal por 10 dias. Em geral, orienta-se o paciente para realizar compressa de gelo por 4 a 5h após o procedimento. Os demais cuidados, quanto à atividade física e sexual, são os mesmos que para a cirurgia convencional. Os pacientes submetidos a essa técnica apresentam menos dor, menor índice de complicações (edema, infecção) e recuperação mais rápida. Desde 1974, mais de 10 milhões de chineses foram submetidos a esse tipo de esterilização cirúrgica, sendo atualmente a técnica de escolha naquele país. A cirurgia teve aceitação mundial, e atualmente é adotada em mais de 30 países.

Complicações

É clássica a citação do acidente ocorrido em Gorakhpur, na Índia, em 1971, durante um festival em que foram realizadas 62 mil vasectomias. Nessa ocasião, registraram-se 5 mortes por infecções tetânicas. Admite-se que os pacientes teriam aplicado estrume de vaca sobre o local das incisões por acreditarem que o sagrado excremento tinha poderes cicatrizantes. Aventou-se também a hipótese de contaminação pelo talco usado nas luvas cirúrgicas.

Algumas complicações de baixa morbidade podem ocorrer, como edema local, dor e incômodo. Em geral esses sintomas involuem rapidamente, raramente necessitando do uso de analgésicos. A infecção da cicatriz ou mesmo a infecção genital (orquiepididimite) é mais rara, e deve ser tratada com antibióticos, em especial sulfas ou derivados da quinolona. A recomendação de repouso, suspensório escrotal e suspensão das atividades sexuais (masturbação, relações sexuais etc.) é de fundamental importância para minimizar essas complicações. A presença de hematoma local geralmente é de pequena monta. Grandes hematomas ou hematomas em crescimento demandam tratamento cirúrgico.

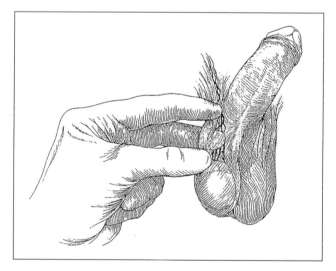

Figura V-20 – Vasectomia sem incisão (técnica de Li): técnica dos três dedos para posicionamento superficial do deferente; incisão puntiforme.

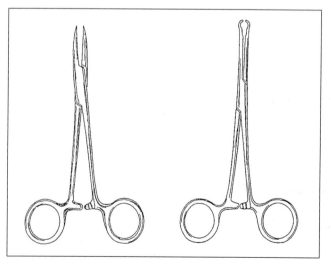

Figura V-21 – Pinças utilizadas para vasectomia sem incisão: mosquito pontiagudo e de apreensão.

Os pacientes submetidos à técnica de Li apresentam menor intensidade de dor no período pós-operatório, assim como requerem menor quantidade de analgésicos. Ainda, o índice de infecções é inferior ao apresentado pela técnica convencional. Li relatou taxas de complicação da ordem de 0,4% com sua técnica e de 3,1% utilizando a técnica convencional com a utilização de duas incisões.

A presença de epididimite congestiva ocorre ao redor de 5% dos casos, com formação de granuloma espermático em alguns. Raramente é necessária a remoção cirúrgica desses granulomas (ou mesmo a epididimectomia) devido à dor local.

Inúmeros efeitos adversos a longo prazo foram imputados à vasectomia, como a osteoporose e o aumento da incidência de câncer de testículo e da próstata. Não se comprovou nenhuma relação causal entre vasectomia e osteoporose ou alterações hormonais que pudessem causar rarefação óssea. Ainda, observou-se que a incidência de câncer de testículo não é superior à de homens não submetidos ao procedimento. A vasectomia também não é responsável pela aceleração do crescimento de tumores prostáticos preexistentes. Todos os dados a respeito da relação causal entre vasectomia e câncer da próstata foram inconclusivos.

Cerca de metade a dois terços dos vasectomizados desenvolvem anticorpos espermáticos decorrentes da absorção dos espermatozóides. Esses anticorpos têm sido apontados como causa da inibição da espermatogênese que ocorre nos primeiros meses após a vasectomia, inclusive ajudando o organismo a eliminar o excesso de espermatozóides do trato genital bloqueado. No entanto, embora os títulos de anticorpos se mantenham praticamente inalterados, a espermatogênese irá se restabelecer somente com o decorrer do tempo, e mesmo entre portadores de títulos altos de anticorpos a fertilidade pode ser restabelecida com a recanalização do deferente. Exceto por um possível efeito negativo sobre a fertilidade, quando tentada a reanastomose, os anticorpos espermáticos aparentemente não têm ação sobre o organismo. O maior estudo epidemiológico realizado até agora demonstra que os homens vasectomizados não apresentam maior probabilidade de sofrer doenças sistêmicas do que outros. O estudo chamado "O Estado de Saúde do Homem Americano", patrocinado pelo Instituto Nacional de Saúde Infantil e Desenvolvimento Humano, comparou a incidência de 54 moléstias em 10.590 homens vasectomizados e 10.590 controles comparáveis em quatro cidades dos Estados Unidos. Mais de 95% dos pacientes receberam acompanhamento durante 5 anos após a cirurgia e quase 25% durante mais de 10 anos. O estudo observou que os homens vasectomizados apresentavam taxas de morbidade para doenças do coração, câncer ou moléstias do sistema imunológico semelhantes, ou inferiores às taxas apresentadas pelos homens não-vasectomizados. Além disso, havia um número significativamente menor de casos de diabetes e um número menor de óbitos durante o período de estudo entre os homens vasectomizados.

A produção testicular de androgênios não se altera com a vasectomia. Assim, não se altera o volume do ejaculado, das secreções da próstata e das vesículas seminais.

Controle de esterilidade e eficácia do método

O tempo necessário para o desaparecimento dos espermatozóides é diretamente proporcional à freqüência de ejaculações, verificando-se que, após 10 ejaculações, os pacientes estão praticamente azoospérmicos. Com base nesses resultados preconiza-se o controle da esterilização após a vasectomia, por meio de espermogramas que devem ser realizados 45 a 60 dias após a cirurgia. Na presença de azoospermia, considera-se o paciente estéril. Entretanto, alguns estudos apontam a presença prolongada de espermatozóides mortos (imóveis), às vezes por mais de 90 dias, sem entretanto caracterizar falha do tratamento.

A vasectomia é um dos métodos anticoncepcionais mais eficazes, apresentando taxas de gravidez semelhantes àquelas da esterilização feminina e inferiores àquelas dos métodos reversíveis. Estudos amplos revelaram índices de falha variáveis entre 0 e 2,2%, a maioria dos estudos com taxas inferiores a 1%.

O insucesso da vasectomia deve-se em geral: a) ao coito desprotegido, antes do trato reprodutor estar livre de espermatozóides; b) à recanalização espontânea do deferente; c) à secção e à oclusão de estrutura errônea durante a cirurgia; d) e, mais raramente, à duplicidade congênita do deferente, que não é percebida durante a intervenção.

O coito desprotegido, realizado precocemente depois da vasectomia, é considerado como uma causa freqüente da gravidez pós-vasectomia. A secção de outra estrutura que não a do ducto deferente é também uma razão importante da falha da vasectomia. Cicatrizes no escroto, resultantes de cirurgias anteriores, podem tornar mais difícil a detecção do deferente. Ductos linfáticos enrijecidos ou veias trombosadas podem ser confundidos com o deferente. Há maior probabilidade de erros quando o cirurgião tem pouca experiência técnica.

A duplicidade congênita do deferente ocorre muito raramente, sendo responsável por uma proporção extremamente pequena das falhas da vasectomia, inferior a 0,2%.

A recanalização espontânea do deferente foi observada em aproximadamente 0,43% dos pacientes. As recanalizações espontâneas estão nitidamente ligadas à ocorrência de granuloma, havendo grande redução com a prática de interpor uma lâmina de tecido seroso entre os cotos e a fulguração das extremidades seccionadas.

Leitura recomendada

Byrne PAC, Evans WD, Rajan KT. Does vasectomy predispose to osteoporosis? *Br J Urol* 79(4):599-601, 1997.

Howards SS. Does preview vasectomy increase the risk of prostate cancer? *J Urol* 145:105a, 1991.

Li S, Goldstein M, Zhu J, Huber D. The no-scalpel vasectomy. *J Urol* 145:341-344, 1991.

Neves PA, Santos JK, Palma PCR, Correia Filho AMD, Rodrigues Netto Jr N. Análise do programa de vasectomias em uma instituição universitária. *J Bras Urol* 16(3):146, 1990.

Rodrigues Netto Jr N, Neves PA. Vasectomia. In: Halbe H (ed). *Tratado de Ginecologia*. Cap. 84, São Paulo, Editora Roca, 1998, *in press*.

Rodrigues Netto Jr N, Claro JA, Neves PA, Nobrega Jr VD. Surgical treatment of obstructive azoospermia. *Arch Esp Urol* 45(10):1053-1055, 1992.

Schmidt SS. Vasectomy by section, luminal fulguration and fascial interposition: results from 6248 cases. *Br J Urol* 76:373-375, 1995.

Skriver M, Skovsgaard F, Miskowiak J. Conventional or Li vasectomy: a questionnaire study. *Br J Urol* 79(4):596-598, 1997.

SEÇÃO VI

Disfunção Neurogênica da Bexiga

1. Bexiga Neurogênica
2. Bexiga Neurogênica na Infância
3. Bexiga Neurogênica no Adulto
4. Disfunção Vesical no Idoso

CAPÍTULO 1

Bexiga Neurogênica

CARLOS ARTURO LEVI D'ANCONA

No paciente com sintomas do trato urinário inferior é necessário identificar se a causa é devida a lesão neurológica ou problema urológico. De acordo com a etiologia, será instituído tratamento diferente.

O controle neurológico da bexiga pode ser comprometido em diferentes locais, como lesão cerebral, entre o centro pontino da micção e o centro medular, cauda eqüina e inervação periférica do trato urinário inferior. As causas mais freqüentes de lesão cerebral são acidente vascular cerebral e doença de Parkinson, enquanto as lesões medulares são devidas a traumatismo ou malformação congênita, e as lesões periféricas estão relacionadas com o traumatismo cirúrgico.

O exame clínico nesses casos deve avaliar a dificuldade na marcha, a diminuição da motilidade, pesquisar os reflexos patelar, aquíleo e bulbocavernoso, que podem estar diminuídos. Também é importante avaliar a sensibilidade perineal (anestesia em sela). Muitas vezes é necessário o auxílio do neurologista.

Neurofisiologia da micção

O processo de micção é complexo, ainda não totalmente conhecido. O trato urinário inferior funciona como um grupo de estruturas inter-relacionadas visando promover armazenamento da urina e sua periódica expulsão sob controle voluntário, permitindo a continência urinária.

Durante a fase de enchimento vesical, a pressão vesical mantém-se baixa, observando-se somente uma pequena elevação pressórica nesta fase, apesar do grande aumento de volume. A resistência uretral aumenta gradativamente, enquanto o detrusor permanece estável, isto é, sem contrações. Quando a capacidade vesical é atingida, receptores localizados na parede vesical, intermediados pelo sistema nervoso autônomo, fazem com que seja percebida a distensão da parede da bexiga e o processo de micção é desencadeado. Contrações do detrusor elevam a pressão intravesical e o mecanismo esfincteriano autônomo é inibido. Essa fase é mediada pelo componente parassimpático do nervo pélvico. O controle voluntário do esfíncter uretral externo, mediado pelo componente somático do nervo pudendo, permite o total relaxamento do esfíncter uretral externo, finalizando o processo de micção que resulta no jato urinário.

O controle neurofisiológico da micção depende da integração dos centros sacral (S2-S4), simpático (T10-T12) e pontino da micção. O centro pontino conecta-se com o cerebelo e o cérebro, possibilitando a conscientização do ato de urinar (Fig. VI-1).

Dessa forma, podemos definir a micção como um processo mecânico, de controle neuromuscular, que resulta da coordenação entre a ação expulsiva da bexiga e a resistência uretral (esfincteriana) a essa ação. As disfunções miccionais estarão obrigatoriamente associadas à alteração em uma, ou ambas, dessas ações. O estudo urodinâmico vem-se mostrando o exame mais apropriado para esse diagnóstico. As repercussões da disfunção vesical para o trato urinário podem ser avaliadas por meio da cistouretrografia miccional e da urografia excretora. Pela cistouretrografia miccional avaliam-se os contornos da bexiga, a presença de refluxo vesicoureteral e a dilatação da uretra proximal (Fig. VI-2). A urografia excretora pode demonstrar uretero-hidronefrose e sinais de cicatriz renal.

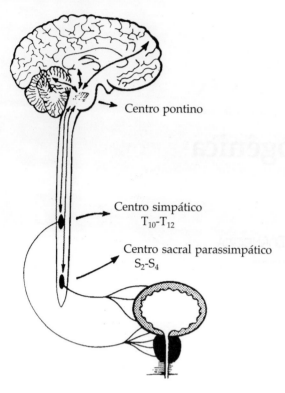

Figura VI-1 – Inervação da bexiga.

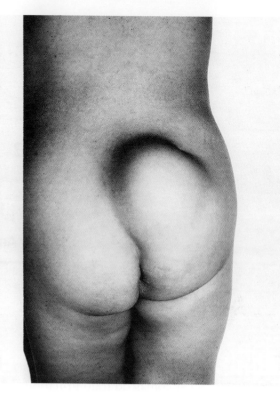

Figura VI-2 – Aspecto do dorso de uma criança com mielomeningocele epitelizada que não foi operada. Observa-se atrofia dos músculos glúteos e prega interglútea baixa.

Na criança, o processo de micção é inicialmente involuntário, ou seja, não há controle efetivo que permita a continência. Acredita-se que a micção no lactente envolva apenas o arco reflexo espinal (centro sacral), que seria o responsável pelo esvaziamento vesical, quando a capacidade fosse atingida. A dificuldade que a maioria das crianças tem em expressar o desejo miccional, nos seus primeiros anos de vida, dificulta uma anamnese mais apropriada, mas é aceito na literatura que a partir do quarto ano deva haver controle miccional voluntário, isto é, saiba reconhecer o desejo miccional, urine sem atingir a capacidade vesical máxima, consiga retardar e interromper a micção.

Podemos dividir os casos de bexiga neurogênica em três grupos: crianças, adultos e idosos. Nas crianças as causas mais freqüentes são congênitas, no adulto, traumatismo, e no idoso, doenças neurológicas.

CAPÍTULO 2

Bexiga Neurogênica na Infância

LÚCIA MARIA COSTA MONTEIRO
CARLOS ARTURO LEVI D'ANCONA

Em pediatria, as lesões medulares congênitas são as principais causas de bexiga neurogênica, e entre elas a mais comum é a mielomeningocele, que ocorre devido à protrusão segmentar das raízes nervosas por meio da falha de fechamento do canal medular, causada por defeito de fusão dos arcos vertebrais. O conteúdo da hérnia pode ser meninge, medula ou raízes nervosas, em comunicação com o espaço subaracnóideo e ocorre mais freqüentemente na região lombossacral. A bexiga neurogênica é devida a essa alteração anatômica que interfere com a comunicação entre os centros de micção sacro e pontino.

Além da mielomeningocele, os lipomas lombossacrais, a diastematomielia, os cistos dermóides e a síndrome de medula ancorada também causam disfunção vesical. Entre as causas não diretamente relacionadas ao canal medular destacam-se a agenesia sacral e a imperfuração anal. As lesões adquiridas são pouco freqüentes na criança e a mais comum é o traumatismo medular (Quadro VI-1).

Quadro VI-1 – Principais causas de bexiga neurogênica na infância.

Lesões congênitas	Lesões adquiridas
Mielomeningocele	Traumatismo raquimedular
Agenesia sacral	Tumores intra-espinhais
Lipoma lombossacral	Abscessos intra e extradurais
Imperfuração anal	Infarto medular

O diagnóstico e o tratamento precoce parecem influenciar positivamente na evolução dos pacientes, evitando muitas vezes o desenvolvimento de um quadro grave de lesão renal. Atualmente, constitui uma das causas evitáveis de insuficiência renal na infância.

Mielomeningocele

O nascimento de uma criança com mielomeningocele é um desafio para a equipe médica, pediatra, neurologista, ortopedista e urologista. A função do urologista nesses casos é preservar a função renal, evitar infecção urinária e promover a continência urinária.

O conhecimento e o uso apropriado de urofármacos, o avanço nas técnicas cirúrgicas e a utilização do cateterismo intermitente e do esfíncter artificial vêm permitindo tratar grande parte desses distúrbios, embora o tratamento dos pacientes com bexiga neurogênica continue sendo um enigma para grande parte dos serviços que os atendem, fato comprovado pelo número significativo de crianças que são encaminhadas com lesão renal já instituída.

A investigação urológica deve ser iniciada após a estabilização clínica do bebê, geralmente após a quarta semana de vida, e inclui urocultura, ultra-sonografia abdominal, avaliação urodinâmica e uretrocistografia miccional (Quadro VI-2). A dosagem de uréia, creatinina e hemograma auxiliam no diagnóstico e na avaliação da insuficiência renal. Estudo realizado em 30 crianças com idade inferior a um ano mostrou que a avalia-

Quadro VI-2 – Diagnóstico inicial da bexiga neurogênica em pacientes com mielomeningocele.

Exame	Quando solicitar
Consulta urológica	A partir da estabilização clínica do paciente
Hemograma, dosagem de uréia e creatinina Urina I e urocultura Ultra-sonografia abdominal	Na primeira consulta urológica
Avaliação urodinâmica e uretrocistografia miccional	Após quatro semanas do fechamento da mielomeningocele

ção urodinâmica é o exame mais sensível para o diagnóstico precoce da bexiga neurogênica e deve ser indicado em todo paciente com mielomeningocele.

Nesses casos, principalmente na área pediátrica, um tratamento adequado e precoce poderá prevenir essa evolução desfavorável, melhorando o prognóstico da bexiga neurogênica.

Quatro semanas após o nascimento, ou em cirurgias neurológicas, como fechamento da mielomeningocele e derivação liquórica, e a criança encontrando-se em boas condições clínicas, é necessário avaliação da bexiga. O principal exame é a avaliação urodinâmica porque indica o tratamento e identifica os casos de risco de lesão do trato urinário superior (mau prognóstico). Quando a pressão de perda do detrusor (medida da pressão do detrusor que provoca perda de urina) for maior de 40cmH$_2$O, indica risco de provocar lesão do trato urinário superior (Fig. VI-3). A pressão do transporte de urina do ureter para a bexiga é de 40cmH$_2$O e, quando a pressão do detrusor for maior, ocorre dificuldade de esvaziamento, levando à uretero-hidronefrose. Além da avaliação urodinâmica, é necessária a cistouretrografia miccional para verificar o aspecto da bexiga e investigar o refluxo vesicoureteral (Fig. VI-4). A avaliação do trato urinário superior pode ser feita pela urografia excretora ou pela ultra-sonografia, essa última apresenta vantagem de ser exame não-invasivo. A cintilografia renal com DMSA deve ser realizada para verificar se a criança apresenta cicatrizes renais. Os exames laboratoriais consistem em avaliar a função renal e a infecção urinária. Esses exames são os parâmetros de controle no crescimento da criança e os exames radiológicos deverão ser repetidos anualmente, e os laboratoriais, semestralmente, quando a criança estiver compensada da bexiga neurogênica.

A avaliação urodinâmica deve ser repetida a cada ano, até a criança atingir 3 anos, porque com seu crescimento pode ocorrer a síndrome da medula presa, e esse exame detecta mudança do padrão miccional, sendo um dos primeiros sinais. O diagnóstico da síndrome da medula presa é confirmado pela ressonância magnética.

As crianças com pressão de perda acima de 40cmH$_2$O devem iniciar tratamento com anticolinérgicos e associar cateterismo intermitente limpo. Nos casos em que não é possível realizar esse tratamento, opta-se pela vesicostomia (Fig. VI-5). Os casos que apresentam pressão de perda menor de 40cmH$_2$O são acompanhados. Quando a criança atinge 5 anos, deve-se iniciar tratamento para promover a continência urinária.

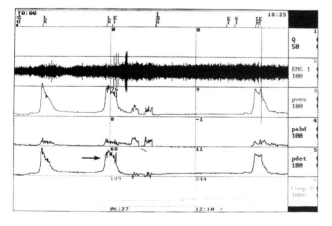

Figura VI-3 – Avaliação urodinâmica, pressão de perda acima de 40cmH$_2$O (seta).

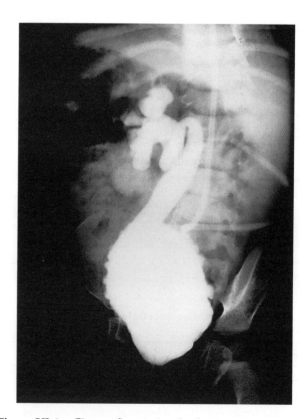

Figura VI-4 – Cistografia miccional – bexiga com contornos irregulares e refluxo vesicoureteral.

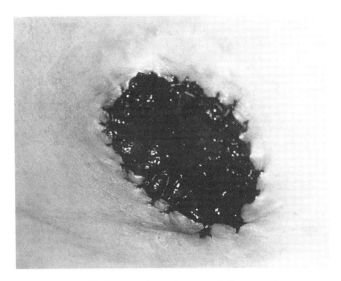

Figura VI-5 – Vesicostomia – abertura da bexiga diretamente na pele.

Agenesia sacral

Ocorre devido à falha na ossificação dos segmentos sacrais, levando à falta de uma ou mais vértebras e anomalias nas raízes sacrais caudais à malformação (Fig. VI-6). Pode estar associada com outras anomalias neurológicas, como medula ancorada, lipomas intradurais e cistos dermóides, além dos disrafismos espinhais – mielomeningocele e diastematomielia.

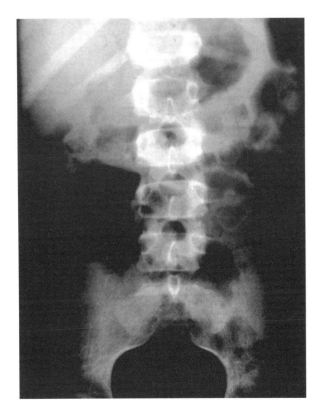

Figura VI-6 – Radiografia simples de abdome – agenesia parcial do sacro.

A agenesia sacral é facilmente diagnosticada por meio da radiografia simples da coluna lombossacral, mas muitas vezes a falta de sintomas neurológicos específicos retarda o início da investigação. O exame físico minucioso, em particular na região dorsal da criança, em busca de sinais como defeito sacral palpável, orifícios cegos ou não na região sacral, atrofia da musculatura glútea, prega interglútea baixa, pé torto congênito, sensação perineal diminuída são sinais que sugerem alteração raquimedular.

Uma vez diagnosticados, todos os pacientes deverão ser submetidos à investigação urológica, que deverá sempre incluir ultra-sonografia abdominal e avaliação urodinâmica, porque nesses pacientes o tipo de disfunção vesical geralmente não está correlacionado com o nível da lesão. O tratamento da disfunção vesical dependerá do tipo de bexiga neurogênica.

Imperfuração anal

A associação de anomalias do trato urinário, principalmente disfunção vesical e imperfuração anal, é freqüente, chegando à proporção de até 50% nas anomalias anorretais altas. Muitas dessas alterações causam alto índice de morbidade e até mortalidade. Trabalhos recentes mostram que os pacientes com anomalias baixas também são freqüentemente acometidos, justificando a investigação precoce. Refluxo vesicoureteral, associado à disfunção vesical, é o achado mais comum. Malformação vertebral ocorre em até 45% dos casos, principalmente com agenesia sacral e hemivertebral.

O diagnóstico da imperfuração anal geralmente é feito nas primeiras 24 horas de vida, e o tratamento cirúrgico depende do tipo de anomalia. Pode ser dividida em 3 grupos, baseados no nível da imperfuração em relação ao assoalho pélvico ou ao músculo puborretal:

Anomalia baixa (infra-elevador): geralmente com fístula perineal, na bolsa escrotal ou porção distal da vagina, sem comunicação com o trato urinário. O tratamento cirúrgico indicado é a anoplastia.

Anomalia intermediária: rara.

Anomalia alta (supra-elevador): geralmente com fístula entre a uretra prostática e o fundo retal cego. É tratada cirurgicamente com colostomia no período neonatal e abaixamento do cólon a partir do primeiro ano de vida (após 12kg).

A investigação urológica deve ser indicada em todos os pacientes com imperfuração anal, buscando anomalias geniturinárias associadas. A associação de alteração geniturinária e imperfuração anal é maior em pacientes com anomalia alta (50 a 70%). Várias alterações urológicas podem estar associadas, incluindo anomalias do trato urinário superior. A bexiga neurogênica pode ocorrer por problemas congênitos ou adquiridos, normalmente resultantes de dissecção cirúrgica excessiva e lesão do plexo pélvico.

A conduta diagnóstica em pacientes com imperfuração anal é semelhante à descrita no quadro IV-2. O tratamento é o mesmo que para os demais tipos de bexiga neurogênica.

Lesão medular adquirida

Em pediatria, as lesões medulares adquiridas são geralmente conseqüência de tumores intra-espinhais, abscessos intra ou extradurais e infarto medular. Dentre os tumores intra-espinhais, o mais comum é o neuroblastoma. Os abscessos durais ocorrem devido à complicação de seios dermóides lombossacrais e o infarto medular pode ser espontâneo, principalmente em prematuros, ou iatrogênicos, por lesão cirúrgica durante a correção de anomalias cardíacas. Essas lesões são geralmente incompletas, mas freqüentemente causam alteração do trato urinário.

O traumatismo medular é raro na infância, mas geralmente resulta em lesão medular completa no tórax. A conduta nesses pacientes depende do tipo de lesão, e o diagnóstico é suspeitado de acordo com o grau de alteração causado pela lesão medular.

A bexiga neurogênica deve ser investigada cerca de 4 semanas após a correção cirúrgica dos tumores e dos abscessos, e a estabilização do traumatismo medular, do mesmo modo que nos casos anteriores.

Leitura recomendada

Barret DM, Wein AJ. Voiding dysfunction: diagnosis, classification and management. In: Gillenwater, Grayhack, Howards and Duckett (eds). *Adult and Pediatric Urology*. Chicago, Year Book Medical Publishers, 1991, p. 1001-1099.

Costa Monteiro LM, Levi D'Ancona CA. Valor da avaliação urodinâmica em crianças com mielomeningocele. *J Bras Urol* 17:119-124, 1991.

Costa Monteiro LM. Valor da avaliação urodinâmica em crianças com mielomeningocele. Dissertação (Mestrado). Universidade de Campinas, São Paulo, Brasil, 1991.

Levi D'Ancona CA. Mielomeningocele. In: Levi D'Ancona CA, Rodrigues Netto Jr N (eds). *Aplicações Clínicas da Urodinâmica*. Campinas, Cartgraf Editora Ltda., 1995, p. 117-134.

Lins CON. Investigação urológica e conduta em pacientes com mielomeningocele. Dissertação (Mestrado). Instituto Fernandes Figueira. FIOCRUZ, Rio de Janeiro, 1997.

CAPÍTULO 3

Bexiga Neurogênica no Adulto

CARLOS ARTURO LEVI D'ANCONA

As principais causas de bexiga neurogênica são os traumatismos raquimedulares devido a acidentes de trânsito ou de arma de fogo, decorrentes da violência urbana. O tratamento do traumatismo raquimedular é multidisciplinar e o urologista tem um papel muito importante na reintrodução do paciente na sociedade no aspecto familiar e social. Paciente incontinente cheirando à urina é impossível no convívio social.

A prevalência da lesão medular atinge nos Estados Unidos 2,3/100.000 habitantes. Historicamente, as complicações urológicas são as principais causas de morte nesse grupo de pacientes. No tratamento da bexiga neurogênica, ocorreu grande progresso no último século, com melhor compreensão da fisiologia da micção, melhoria dos aparelhos de urodinâmica e novos métodos de tratamento. Atualmente, a perspectiva de vida do paciente com lesão medular é semelhante à da população normal. A evolução clínica da lesão medular começa com a fase de choque medular, seguida da fase de recuperação e, no final, fase de estabilização, em que não ocorre mudança do quadro neurológico.

Fase de choque medular

Esta fase é caracterizada por paralisia flácida e ausência de reflexos abaixo do nível da lesão. A duração da fase de choque medular é muito variável. Na maioria dos casos, a atividade reflexa reaparece entre 2 e 12 semanas, mas em alguns casos pode atingir até 6 a 12 meses. Na fase de choque medular, a bexiga é arreflexa, sendo necessário promover o esvaziamento vesical. A hiperdistensão vesical pode levar à arreflexia definitiva por lesão das fibras musculares. Para promover o esvaziamento vesical é suficiente sonda vesical de demora.

No homem, dá-se preferência à cistostomia para evitar complicações uretrais, como fístula, divertículo e estenose da uretra, e na mulher é suficiente cateter uretral. Quando o paciente apresenta melhora clínica, inicia-se precocemente o cateterismo intermitente limpo, com vantagens de diminuir o risco de infecção urinária e restabelecer a atividade vesical mais rapidamente.

Fase de recuperação

Ocorre quando aparecem os primeiros reflexos (reflexo bulbocavernoso, patelar, aquíleo). Nesta fase, realiza-se avaliação urodinâmica e, baseando-se neste exame, é iniciado o tratamento. Nenhum tratamento cirúrgico deve ser feito porque as lesões ainda não são estáveis. Estudos do trato urinário superior e inferior são realizados por meio da ultra-sonografia abdominal ou urografia e cistografia miccional.

Fase de estabilidade

Nesta fase não ocorrem mudanças no quadro neurológico. A grande importância da avaliação urodinâmica é classificar o tipo de bexiga neurogênica e, com isso, selecionar o melhor tipo de tratamento para o paciente. O acompanhamento do urologista é por toda a vida do paciente, porque mudanças do quadro urológico podem ocorrer e alterações no tratamento podem-se fazer necessárias.

Disreflexia autonômica

Esta condição é causada pela atividade simpática exagerada que ocorre em pacientes com lesão medular acima de T6. Esse quadro se caracteriza pelo aumento da pressão arterial, sudorese e bradicardia. É um quadro grave, podendo levar a acidente vascular cerebral hemorrágico ou morte. A distensão vesical ou intestinal é a causa mais comum de disreflexia autonômica. Pacientes com disreflexia autonômica geralmente sabem exatamente o que desencadeia esse reflexo e conseguem identificar alguns segundos ou minutos antes. Durante a realização da avaliação urodinâmica, é necessário monitorizar sempre a pressão arterial e, em caso de crise hipertensiva, esvaziar rapidamente a bexiga, se necessário iniciar tratamento com nifedipina na dose de 10mg (Adalat®) sublingual, nitroprussiato de sódio ou fentolamina. Por ocasião de procedimentos cirúrgicos, como cistoscopia, esfincterotomia e outros, sempre realizar sob anestesia mesmo que o paciente não tenha sensibilidade para evitar a disreflexia autonômica.

Pacientes com lesões acima do cone medular geralmente apresentam bexigas hiper-reflexas, enquanto os com lesões abaixo desse nível apresentam arreflexia do detrusor. Muitos pacientes apresentam lesões mistas ou incompletas produzindo padrões imprevisíveis de disfunção vesicouretral, sendo sempre necessário o estudo urodinâmico para orientar o tratamento desses pacientes.

De uma maneira simplista podemos orientar o tratamento da seguinte forma:

Hiper-reflexia do detrusor: anticolinérgico e autocateterismo intermitente (Figs. VI-7 e VI-8).

Hiper-reflexia do detrusor e dissinergia detrusor-esfincteriana: anticolinérgico e autocateterismo intermitente limpo.

Arreflexia do detrusor: autocateterismo.

Insuficiência esfincteriana: no homem, coletor externo ou cirurgia para aumentar a resistência uretral (esfíncter artificial, cirurgia de Pippi Sale e outras); na mulher, cirurgia de "sling" ou fechamento do cólon vesical e utilizar o apêndice como conduto.

Muitos pacientes tetraplégicos não têm pinça tenar nem conseguem realizar o autocateterismo, ficando dependentes de outros. Para facilitar o esvaziamento vesical, no homem, pode-se promover a incontinência total por meio da esfincterotomia do esfíncter interno e externo e manter o paciente com coletor externo. Com a mesma finalidade, mas sem realizar um procedimento definitivo, pode ser empregado "stent" na região do esfíncter externo ou fazer injeção de toxina botulínica, por

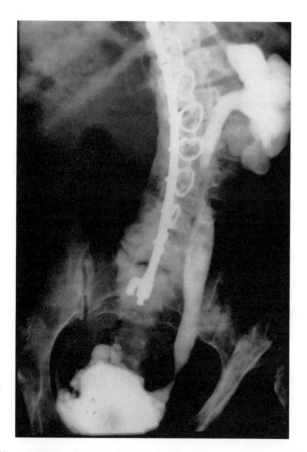

Figura VI-7 – Cistografia demonstrando bexiga com múltiplos divertículos e refluxo vesicoureteral grau IV. Aste de fixação da coluna vertebral devido a fraturas de vértebras.

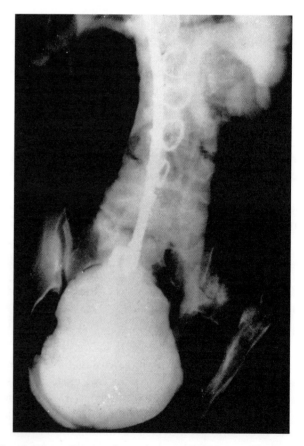

Figura VI-8 – Cistografia após tratamento com anticolinérgico apresentando bexiga de maior capacidade e diminuição dos divertículos vesicais.

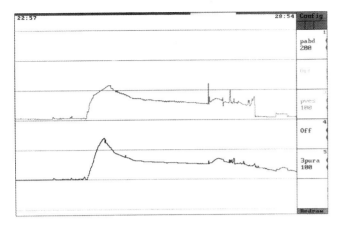

Figura VI-9 – Eletroestimulação bipolar da segunda raiz sacral no cão. Observa-se contração da bexiga e do esfíncter externo.

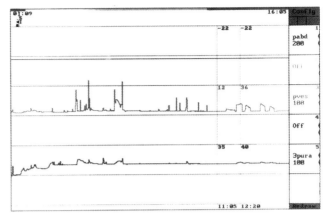

Figura VI-10 – Eletroestimulação tripolar da segunda raiz sacral no mesmo cão da figura VI-9. Nota-se contração da bexiga e mínima contração do esfíncter externo.

via endoscópica, na região do esfíncter externo. Este procedimento tem um tempo de duração médio de seis meses. A vantagem dos métodos não-definitivos é avaliar a aceitação e a adaptação do paciente ao método. Na mulher nunca deve ser realizada esfincterotomia, porque não se dispõe de coletores externos. Uma possibilidade é manter sonda uretral ou de cistostomia, ou em casos selecionados pode ser interposta alça ileal entre a bexiga e a parede do abdome e colocar bolsa de ileostomia.

Nova técnica no tratamento da bexiga neurogênica nos pacientes com traumatismo raquimedular é a eletroestimulação das raízes sacrais. Trabalho pioneiro de Blindey demonstrou que é possível promover o esvaziamento da bexiga por meio de estímulo nas raízes sacrais. O inconveniente desse método foi o emprego de eletrodos bipolares que provocam a contração do detrusor, acompanhado de contração do esfíncter externo, levando a micções de alta pressão. Novos estudos demonstraram que é possível realizar bloqueio anódico com eletrodos tripolares, possibilitando assim o estímulo somente da bexiga e promovendo a micção a baixas pressões. Esse método vem sendo desenvolvido experimentalmente com resultados surpreendentes (Figs. VI-9 e VI-10).

Leitura recomendada

Blaivas J, Chancellor M. Spinal cord injury. In: *Atlas of Urodynamics*. Baltimore, Williams & Wilkins, 1996, p. 160-173.

Derry F, Fellows UK. Open prospective study to evaluate temporary urethral stent in early management of the neurophatic bladder in acute tetraplegia. *Neurourology and Urodynamics* 17:344-345, 1998.

Levi D'Ancona CA, Monteiro LMC, Bassani J. Eletroestimulação de raízes sacras no cão. Urodinâmica (In press).

MacDonagh RP, Abrams PA. Trauma raquimedular. In: Levi D'Ancona CA, Rodrigues Netto Jr N. *Aplicações Clínicas da Urodinâmica*. Campinas, Cartgraf Editora, 1995, p. 135-158.

Mills IW, Nonle JG, Branding UK. Effect of prolonged bladder distension on detrusor smooth muscle responses. *Neurourology and Urodynamics* 17:311-312, 1998.

Watanabe T, Vaccaro AR, Kumon H, Welch WC, Rivas DA, Chancellor MB. High incidence of occult neurogenic bladder dysfunction in neurologically intact patients with thoracolumbar spinal injuries. *J Urol* 159:965-968, 1998.

CAPÍTULO 4

Disfunção Vesical no Idoso

JÚLIO MARTINS JR.
CARLOS ARTURO LEVI D'ANCONA

Os pacientes idosos são mais propensos a doenças crônicas que os jovens, estando sujeitos a um número crescente de alterações fisiológicas e disfunções. Com o aumento da expectativa de vida do brasileiro para os atuais 68 anos, teremos um aumento progressivo do número de pacientes portadores de disfunção do trato urinário inferior.

A continência urinária depende não apenas da integridade funcional do trato urinário inferior, mas também de consciência adequada, mobilidade, motivação e destreza manual.

A disfunção vesical é bastante freqüente e manifesta-se com incontinência urinária, dificuldade miccional ou infecções urinárias de repetição.

No idoso ocorre diminuição da contratilidade vesical, da capacidade e da habilidade para retardar a micção, além de um aumento da prevalência de contrações involuntárias do detrusor, do resíduo pós-miccional e do débito urinário noturno. Todos estes fatores predispõem o paciente idoso à incontinência urinária. Essa predisposição, associada a outras doenças, alterações fisiológicas ou farmacológicas, explica a alta incidência de incontinência urinária nesse grupo etário.

A disfunção vesical no idoso pode ser classificada em 3 grandes grupos:

1. Devido ao mau funcionamento da bexiga como reservatório, por instabilidade do detrusor ou alteração da complacência vesical.
2. Alteração esfincteriana com conseqüente incontinência urinária, por exemplo após cirurgia prostática (prostatectomia radical ou ressecção transuretral da próstata) no homem ou na incontinência urinária de esforço na mulher.
3. Alteração do débito urinário ou horário das micções devido ao uso de diuréticos, insuficiência venosa, insuficiência cardíaca, ou por alteração do ritmo circadiano do hormônio antidiurético e conseqüente nictúria.

Nos EUA, a incontinência urinária atinge aproximadamente 30% dos idosos em grau variado, aumentando para 50% nos idosos hospitalizados ou em asilos, com incontinência grave em aproximadamente 5%, sendo duas vezes mais prevalente na mulher.

A incontinência predispõe o paciente a lesões perineais, escaras, infecção urinária, urossepse, quedas e fraturas. Existem diversas doenças médicas que podem contribuir para a disfunção vesical com incontinência, sendo encontrada alteração da mobilidade em 61% dos casos, demência moderada a grave em 56%, depressão em 33%, acidente vascular cerebral em 24%, diabetes em 19% e doença de Parkinson em 9% dos pacientes portadores de incontinência urinária. Muitas vezes é difícil determinar se essas doenças são as causas da disfunção vesical. As doenças neurológicas podem afetar as vias de controle miccional no sistema nervoso central, medula, sistema nervoso autônomo ou nervos periféricos, podendo a incontinência urinária ser a primeira manifestação da doença.

Diversos medicamentos também podem precipitar um quadro de incontinência urinária por seus efeitos secundários sobre o trato urinário inferior.

Tratamento

No tratamento desse grupo etário o principal objetivo é melhorar a qualidade de vida dos pacientes, devendo todo tipo de manipulação ser orientado quanto a risco e benefício. Muitas vezes, a simples orientação médica, com mudanças pequenas no dia-a-dia do paciente, são suficientes para a resolução do problema. Os pacientes apresentam alteração visual e da motricidade, o que dificulta a micção. Um quadro de urgência miccional por instabilidade do detrusor poderá manifestar-se como urge-incontinência pela dificuldade na retirada da roupa no momento da micção. Mas se estiver usando roupas de fácil manipulação, por exemplo com Velcro®, no lugar de botões, o paciente deixará de apresentar incontinência e sua qualidade de vida estará preservada mesmo sem resolução da disfunção miccional.

Muitos idosos apresentam alterações da mobilidade, sendo importante considerar no tratamento do paciente a facilidade e a rapidez de acesso ao sanitário, devendo-se evitar obstáculos físicos como escadas ou caminhada de longas distâncias. Na impossibilidade, pode-se lançar mão do urinol. Essa facilidade deve ser estendida ao período noturno, pois a disfunção miccional é um dos principais fatores de risco de queda com fratura de fêmur, devido à urgência miccional no período noturno. Uma avaliação de idosos assintomáticos mostrou que entre os homens 34,8% não apresentavam nictúria, 40,5% urinavam uma vez, 17,8%, duas vezes e 6,9%, três ou mais vezes. Entre as mulheres, 37,2% não apresentavam nictúria, 38,8% apresentavam um episódio, 16,7% com duas micções e 7,3% com três ou mais micções noturnas.

Em pacientes com acentuado grau de demência, o uso de fraldas ou coletores externos no homem pode ser o melhor tratamento, uma vez que não têm consciência da sensação de plenitude vesical, e o tratamento medicamentoso da disfunção vesical não tornaria esse paciente continente.

Acidente vascular cerebral (AVC)

É a principal causa de incapacidade no adulto, com 40% dos pacientes apresentando seqüelas leves e 40% com seqüelas graves. O efeito sobre o trato urinário pode ser direto com disfunção miccional ou indireto devido a paresia, plegia ou alteração da capacidade de comunicação.

Após o AVC, o controle voluntário da micção geralmente está alterado, mas o diagnóstico etiopatogênico da disfunção e seu tratamento são bastantes dificultados devido a doenças preexistentes comuns nesta faixa etária, como a hiperplasia benigna da próstata (HBP) no homem e incontinência urinária de esforço na mulher.

A presença de incontinência urinária, tanto aos 3 como aos 12 meses após AVC, correlaciona-se com pior prognóstico em relação à sobrevida e à recuperação das seqüelas motoras. O diagnóstico e o tratamento corretos da disfunção vesical são importantes para melhorar o bem-estar dos pacientes, aumentando a sobrevida e diminuindo as seqüelas.

O efeito do AVC na micção depende do grau, do tamanho e do local da lesão. A bexiga é um órgão situado na linha média, enervado bilateralmente, mas pode ser afetada em até 80% dos acidentes vasculares cerebrais unilaterais. Parece que as lesões do córtex não-dominante têm menor probabilidade de desenvolver incontinência, mas não existe uma alteração característica do AVC no hemisfério dominante sobre a bexiga. Geralmente, a disfunção miccional manifesta-se imediatamente após o AVC, com retenção urinária devido à arreflexia do detrusor, de etiologia desconhecida, chamada choque cerebral. Esse quadro de retenção pode não ser conseqüência da lesão neurológica direta, mas devido a alteração da consciência, incapacidade de comunicar o desejo miccional, falência do detrusor temporária por hiperdistensão, disfunção vesical preexistente ou medicamentos. Nesse momento, deve-se evitar a hiperdistensão vesical, mantendo o cateter uretral.

Após um curto período inicial de arreflexia e retenção, a maioria dos pacientes passa a apresentar polaciúria, disúria, urgência e urge-incontinência, geralmente resultado de hiper-reflexia do detrusor. A incontinência urinária atinge 57 a 83% dos pacientes após 1 a 2 semanas, sendo na maioria das vezes transitória, devido à imobilidade forçada ou à alteração da consciência, com desaparecimento da incontinência em 55% dos casos após 8 semanas e 80% após 6 meses. Essa alta taxa de recuperação não poderia ser explicada apenas pela resolução da lesão neurológica, mas provavelmente também devido à reabilitação da motilidade e à correção de fatores, como dor, distúrbios do sono e alterações emocionais.

A fisiopatologia da disfunção vesical pós-AVC parece envolver uma diminuição da sensação de distensão gradual da bexiga, que normalmente leva ao desejo miccional, além de alterar a capacidade de suprimir conscientemente as contrações reflexas do detrusor, devido à lesão cortical, principalmente no lobo frontal, com conseqüente incontinência. Inexplicavelmente, até 25% dos pacientes manterão o quadro de retenção urinária devido à arreflexia do detrusor.

Os tipos de incontinência podem ser caracterizados como: urge-incontinência por hiper-reflexia do detrusor, incontinência por déficit cognitivo e de linguagem com função vesical normal ou incontinência paradoxal por arreflexia.

Deve-se determinar a causa exata da disfunção miccional para a instituição do tratamento mais adequado, lembrando que nessa faixa etária existem múltiplos fatores associados ao AVC que podem originar ou complicar a disfunção vesical como HBP, incontinência urinária de esforço, demência, diabetes e medicamentos com efeitos secundários sobre o trato urinário. A avaliação do paciente com sintomas de disfunção miccional pós-AVC inicia-se com uma história detalhada, com ênfase no padrão miccional pré-AVC, pesquisando a existência de diagnóstico prévio de sintomas do trato urinário inferior, além dos medicamentos atualmente em uso, pois várias drogas utilizadas após o AVC interferem na função vesical, como os antidepressivos tricíclicos que podem desencadear retenção urinária ou suprimir contrações involuntárias do detrusor. O exame físico completo inclui toque retal para a avaliação da próstata no homem, do tônus do esfíncter anal e reflexo bulbocavernoso e exame pélvico na mulher. Caso haja necessidade de autocateterismo, devem ser avaliadas a função motora e a coordenação manual. Causas de retenção urinária, como fecaloma, ou sintomas irritativos, como infecção urinária, devem ser pesquisados e tratados antes da realização do exame urodinâmico.

A avaliação urodinâmica deve ser realizada em todos os casos de disfunção miccional pós-AVC, para diagnosticar corretamente o tipo de disfunção existente e instituir o tratamento adequado. O exame urodinâmico deve ser repetido a intervalos regulares, quando ocorrer alteração dos sintomas, ou na falha do tratamento.

A dissinergia detrusor-esfincteriana não é encontrada pós-AVC. Mas alguns pacientes, entretanto, apresentam pseudodissinergia com contração voluntária do esfíncter externo no momento da contração involuntária do detrusor, na tentativa de evitar perdas. Essa manifestação não deve ser confundida com a dissinergia verdadeira.

Muitos pacientes apresentam esvaziamento vesical incompleto, levando à infecção urinária, sendo difícil determinar se é devido ao AVC, ou condições como HBP, hiperatividade detrusora com alteração da contratilidade ou diabetes com disfunção vesical preexistente.

O tratamento deve ser orientado no sentido de maximizar o bem-estar físico, psicológico e social do paciente, devendo ser iniciado precocemente, porque a disfunção vesical pode complicar sua reabilitação. Os pacientes com sensação e função vesical normais, mas com seqüela motora ou afasia, devem ter fácil acesso ao vaso sanitário ou urinol. Nos pacientes que apresentam retenção urinária pós-AVC, pode ser utilizada sonda vesical de demora, que deve ser substituída pelo cateterismo intermitente limpo assim que possível. O cateterismo deve ser repetido a cada 4 a 6 horas, dependendo do volume de urina, e será descontinuado quando o paciente apresentar resíduo urinário pós-miccional consistente, abaixo de 100ml. Nos casos de homens com HBP e com indicação cirúrgica, o tratamento deve ser postergado por 6 meses a 1 ano, até a estabilização da função vesical. Neste período deve-se optar por tratamentos menos invasivos, como medicamentos, "stents" ou termoterapia.

Na fase de incontinência urinária, o objetivo do tratamento é restabelecer a continência social, manter a bexiga com baixa pressão e diminuir o risco de infecção, preservando a função renal. Os pacientes portadores de hiper-reflexia podem ser tratados com micção programada, restrição hídrica ou anticolinérgicos. Nos homens portadores de obstrução infravesical por HBP, o uso de anticolinérgico pode levar à retenção urinária. Nas mulheres com hiper-reflexia e incontinência urinária de esforço, deve-se dar preferência para o tratamento com imipramina, que, além do efeito anticolinérgico, aumenta a resistência uretral pela inibição da reutilização da noradrenalina. Não havendo melhora, deve-se indicar o tratamento cirúrgico para a incontinência urinária de esforço.

Nos casos de falha da medicação, em pacientes sem condição cirúrgica, temos a opção da sonda de Foley, um tratamento barato, mas com complicações como lesão do colo vesical na mulher e epididimite ou fístula uretral no homem. A cistostomia deve ser utilizada nesses casos, pode apresentar como complicações infecção urinária, formação de cálculo vesical e raramente carcinoma escamoso da bexiga por irritação crônica. Nos homens existe ainda a opção dos coletores externos tipo Uropen®.

O cateterismo intermitente limpo está indicado nos casos de hiporreflexia/arreflexia ou obstrução infravesical sem condição cirúrgica, mas depende da motivação familiar ou destreza manual do próprio paciente para sua realização.

Doença de Parkinson

Geralmente atinge homens e mulheres na 6ª e 7ª décadas de vida, sendo uma das doenças neurológicas que mais freqüentemente causam disfunção miccional. A prevalência verdadeira de incontinência ou outros sintomas urinários na doença de Parkinson é difícil de ser determinada, porque todos os trabalhos referem-se apenas a pacientes encaminhados para avaliação urológica. Desses, 35 a 75% apresentam disfunção miccional com sintomas irritativos, como polaciúria, urgência, urge-incontinência, ou obstrutivos, como hesitação, sensação de esvaziamento vesical incompleto ou retenção urinária.

Existe uma pobre correlação entre os sintomas urinários e achados urodinâmicos, provavelmente devido à natureza crônica progressiva da doença com adaptação do paciente ao padrão miccional alterado. Nos homens portadores de HBP, freqüentemente é impossível determinar qual a contribuição da próstata ou da doença de Parkinson na gênese dos sintomas. Entre os pacientes masculinos portadores da doença de Parkinson, 25 a 30% apresentam obstrução infravesical pela HBP. A avaliação urodinâmica mostra quase sempre hiper-reflexia do detrusor devido à perda de impulsos inibitórios normais da substância negra para o centro pontino da micção, levando aos sintomas irritativos.

A existência de uma alteração esfincteriana especificamente relacionada à doença permanece controversa. Alguns autores descreveram bradicinesia do esfíncter externo (resposta coordenada mas retardada) característica de pacientes com rigidez da musculatura esquelética generalizada, não corroborado por outros. A dissinergia detrusor-esfincteriana verdadeira raramente é vista nessa doença, mas a pseudodissinergia pode ser encontrada na tentativa de evitar perdas provocadas pela contração involuntária do detrusor.

Menos freqüente é o achado de contração do detrusor de curta duração, com esvaziamento vesical incompleto (hiporreflexia do detrusor), geralmente acompanhada de hiper-reflexia.

O efeito da levodopa na hiper-reflexia é variável, com piora em alguns casos e melhora em outros. O tratamento da hiper-reflexia é conseguido com anticolinérgicos, sendo o cloreto de oxibutinina o mais utilizado atualmente. Nos portadores de obstrução infravesical por HBP, a oxibutinina pode piorar o quadro obstrutivo por diminuir a força da contração do detrusor, chegando até à retenção urinária.

Na população geral, o risco de incontinência urinária pós-ressecção endoscópica da próstata é de 1%, enquanto em pacientes com doença de Parkinson esse risco cresce para 20%, geralmente devido à hiper-reflexia do detrusor. Apesar disso, a presença ou ausência de contração involuntária do detrusor no pré-operatório não prediz sua evolução após a cirurgia.

Nos pacientes com hipoatividade do detrusor com grande resíduo pós-miccional, o tratamento de escolha é o autocateterismo intermitente limpo.

Leitura recomendada

Adams M, Baron M, Caston MA. Urinary incontinence in the acute phase of cerebrovascular accident. *Nurs Res* 15:100, 1966.

Blaivas J, Chancellor M. Cerebrovascular accident, Parkinson's disease and miscellaneous neurologic conditions. In: Blaivas J, Chancellor M (eds). *Atlas of Urodynamics*. Baltimore, Williams and Wilkins, 1996, p. 174.

Dubeau CE. Interpreting the effect of common medical conditions on voiding dysfunction in the elderly. *Urol Clin North Am* 23:11, 1996.

Fultz NH, Herzoh AR. Epidemiology of urinary symptoms in the geriatric population. *Urol Clin North Am* 23:1, 1996.

Griffiths DJ, McCracken PN, Harrison GM, et al. Cerebral aetiology of urinary urge incontinence in elderly people. *Age Ageing* 23:246, 1994.

Hald T, Bradley WE. The nervous control of the urinary bladder. In: Hald T, Bradley WE (eds). *The Urinary Bladder: Neurology and Urodinamics*. Baltimore, Williams and Wilkins, 1982, p. 48.

Herzog AR, Fultz NH. Prevalence and incidende of urinary incontinence in community-dwelling populations. *J Am Geriatr Soc* 38:273, 1990.

Resnick NM, Ouslander JG. National Institutes of Health consensus development conference on urinary incontinence. *J Am Geriatr Soc* 38:263-286, 1990.

Taub NA, Wolf CDA, Richardson E, et al. Predicting the disability of first-time stroke sufferers at one year. 12-month follow-up of a population-based cohort in Southeast England. *Stroke* 25:352, 1994.

Wade DT, Hewer RL. Outlook after an acute stroke: urinary incontinence and loss of consciousness compared in 532 patients. *Quart J Med* 56:601, 1985.

SEÇÃO VII

Disfunção Sexual Masculina

CAPÍTULO 1

Disfunção Erétil

SIDNEY GLINA

A impotência sexual ou disfunção erétil é um problema que afeta a qualidade de vida de um grande número de homens e suas parceiras sexuais.

O *National Institute of Health* avalia que existam nos EUA 10 a 20 milhões de homens impotentes. O Massachusetts Male Aging Study mostrou que 52% dos homens entrevistados referiram algum grau de impotência sexual, sendo que 10% disseram ser "completamente impotentes". Durante a II Semana de Detecção Precoce do Câncer da Próstata, que realizamos no Hospital Ipiranga em São Paulo, 800 homens com mais de 40 anos responderam questionário sobre sua função erétil. Um grupo de 49 médicos residentes, com idade entre 20 e 40 anos, respondeu o mesmo questionário. Neste grupo, 2% referiu ereção insatisfatória. Entre os homens de 41 a 50 anos, 12% referiram essa queixa, 18% entre os homens de 51 a 60 anos, 30% entre os homens de 61 e 70 e 52% entre aqueles com mais de 71 anos.

A disfunção erétil é definida como a incapacidade de se obter ou manter uma ereção peniana adequada para a penetração vaginal, sendo uma das inadequações que afetam a sexualidade masculina; dentre as outras destacam-se a ejaculação precoce e a inibição do desejo sexual ou perda da libido.

Mecanismo de ereção

Na última década muito se avançou no conhecimento da fisiologia da ereção, o que propiciou um grande avanço na terapêutica da disfunção erétil.

A ereção é um fenômeno neurovascular e mediada perifericamente principalmente pelas raízes parassimpáticas S2-S3-S4. A irrigação arterial do pênis é feita pela artéria peniana, último ramo da artéria hipogástrica, que se divide em três ramos: artéria bulbar (irriga a uretra e o corpo esponjoso), dorsal (irriga a glande e os tegumentos superficiais) e cavernosa, que é a responsável pela ereção.

Os corpos cavernosos são duas estruturas cilíndricas, colocados superiormente ao corpo esponjoso, e vão desde o ísquio até o terço distal da glande. São revestidos pela túnica albugínea, que é rica em fibras elásticas e distende-se aumentando de tamanho 3 ou 4 vezes, quando então se torna não-distensível. Internamente, os corpos cavernosos são compostos por um tecido sinusoidal, que lembra uma esponja, formado de espaços vasculares revestidos de endotélio e músculo liso.

A transformação do pênis do estado flácido para rígido inicia-se pelo relaxamento da musculatura lisa das trabéculas sinusoidais seguido por aumento do fluxo arterial peniano. O sangue arterial passa a encher os espaços sinusoidais, que vão distendendo-se; conseqüentemente, ocorre o aumento do volume peniano. Quando a distensão da túnica albugínea atinge o máximo, a continuação do enchimento e da dilatação dos espaços sinusoidais leva à compressão dos plexos venosos, que estão abaixo da túnica albugínea, à redução da drenagem venosa, ao aumento da pressão intracavernosa e à rigidez peniana.

O pênis é mantido no estado flácido por estímulo simpático, não estando definido ainda o neurotransmissor responsável. Entretanto, isso explica a associação entre disfunção erétil e os estados de ansiedade. Provavelmente mais de uma substância deve agir no fenômeno de ereção. No momento, reconhecem-se a prostaglandina E_1 (PGE_1) e o óxido nítrico como os neurotransmissores da ereção. Mas, provavelmente, outras substâncias devem colaborar, entre elas o polipeptídeo intestinal (VIP). A PGE_1 age por meio da liberação de AMP-cíclico e o óxido nítrico age estimulando a produção de GMP-cíclico; ambos são os responsáveis pelo relaxamento muscular. Os níveis do GMPc são regulados pela enzima fosfodiesterase tipo V, que pode ser artificialmente inibida, aumentando os níveis de GMPc e conseqüente manutenção do relaxamento sinusoidal, facilitando a ocorrência de ereção.

Fisiopatologia da disfunção erétil

Existem várias causas para um homem não conseguir ter ou manter uma ereção. Pode ser uma razão emocional, em que o paciente esteja muito ansioso, aumentando o estímulo simpático sobre a musculatura lisa dos corpos cavernosos, dificultando seu relaxamento e, conseqüentemente, a ereção. É o que os psicólogos chamam de ansiedade de desempenho.

Provavelmente as causas emocionais ou psicológicas são as mais comuns. Em cerca de 9.000 pacientes com disfunção erétil atendidos no Instituto H. Ellis, centro multidisciplinar para o diagnóstico e o tratamento em sexualidade, esta foi a causa preponderante em 70% dos casos.

Entretanto, existem causas orgânicas para a disfunção erétil. Pode existir uma alteração da inervação que traz os impulsos sexuais para o pênis, as neuropatias. Dentre estas, a causa mais comum é o *Diabetes mellitus*. Sabe-se que 50% dos homens diabéticos e que não controlam sua glicemia adequadamente podem desenvolver impotência sexual após seis anos. O alcoolismo e algumas hérnias de disco podem ser outras causas neurológicas da disfunção erétil.

Por outro lado, pode haver estreitamento das artérias penianas, o que dificulta ou impede o rápido enchimento dos corpos cavernosos no momento da ereção. É a chamada insuficiência arterial genital, e a principal etiologia é a arteriosclerose. Pode ocorrer ainda fibrose do tecido cavernoso, impedindo que os sinusóides se distendam no momento da ereção e não consigam comprimir as veias contra a túnica albugínea. Isso leva à persistência da saída do sangue pelas veias, dificultando a ereção. Esse fenômeno já foi chamado de fuga venosa ou escape venoso, mas o nome mais adequado é o de disfunção venoclusiva dos corpos cavernosos.

A falta da produção de testosterona pode gerar uma disfunção sexual relacionada com a perda do desejo sexual, que não raramente evolui para a disfunção erétil. A deficiência na sua produção pode depender da alteração da função da hipófise, da má função dos testículos ou do excesso de produção de prolactina.

Outra causa orgânica é a doença de Peyronie ou *enduratio penis*. Nesta moléstia há formação de uma placa de fibrose na túnica albugínea, que diminui muito sua elasticidade. No momento da ereção pode ocorrer dor ou curvatura peniana, que podem impedir a penetração vaginal. A etiologia dessa doença não é conhecida, embora tenha sido associada a doenças auto-imunes, microtraumatismos de repetição e mais recentemente a uma alteração da produção dos fatores de crescimento dos fibroblastos. Sabe-se que em cerca de 30% dos pacientes pode haver melhora espontânea.

Finalmente, existem inúmeros medicamentos e drogas que podem dificultar a ereção. Entre eles estão os hipotensores, drogas utilizadas para baixar a pressão arterial, os antidepressivos, hormônios, anabolizantes orais, antiulcerosos, o fumo, a maconha e a cocaína.

Dessa maneira, fica claro que a disfunção erétil é um sintoma de que alguma coisa não anda bem, desde a existência de um alto grau de ansiedade até a ingestão de medicamento inadequado, passando por alterações neurológicas, vasculares ou mesmo da própria estrutura peniana.

Tratamento da disfunção erétil

A terapêutica da disfunção erétil pode ser dividida em formas curativas e paliativas. Os tratamentos curativos são aqueles que restauram definitivamente a ereção do paciente. Entre eles encontram-se a psicoterapia, o implante peniano, o tratamento das endocrinopatias e a restauração vascular. Os tratamentos paliativos são aqueles que o paciente deve usar quando desejar ter relação sexual. Nestes, enquadram-se as atuais formas de tratamento oral, as injeções intracavernosas de drogas vasoativas, o supositório intra-uretral de prostaglandina e a vacuoterapia.

É importante lembrar que o tratamento da impotência sexual masculina surgiu muito antes de se compreenderem as razões pelas quais um homem não tem ereção. A prótese peniana vem sendo empregada nos últimos 50 anos, bem antes de se iniciarem os primeiros estudos sobre a fisiologia da ereção. Entretanto, à medida que estes foram se desenvolvendo, novas formas de tratamento surgiram.

A disfunção erétil é cercada de inúmeros tabus. Talvez por essa razão o tempo médio de disfunção com que o paciente busca tratamento é de cerca de 4 anos. Além disso, o paciente tem grande dificuldade de entender adequadamente o que está acontecendo. Inúmeras vezes ele refere ao médico que está apresentando alguma dificuldade erétil, mas o real problema é, por exemplo, o mau relacionamento conjugal, uma parceira não-atraente, ejaculação precoce de longa data. Nestes casos, o restabelecimento da função erétil não leva à melhora da vida sexual do paciente. Assim, o médico deve ficar bastante atento à real queixa, sob pena de aumentar a frustração do paciente.

Talvez essas razões expliquem o alto grau de abandono de todas as formas de terapia para a disfunção erétil. Acredita-se que apenas 30 a 40% dos pacientes fazem o tratamento que eles próprios julgam ser o mais adequado para suas disfunções eréteis.

Neste capítulo abordaremos apenas o tratamento da disfunção erétil de causa orgânica. Entretanto, é importante afirmar que o prognóstico dos casos psicogênicos é bastante bom. No Instituto H. Ellis a taxa de evasão é de cerca de 52% nos pacientes que recebem a indicação para psicoterapia. Entretanto, nos pacientes que realizam o tratamento temos obtido cerca de 96% de sucesso, com alta após uma média de 18 sessões (em média 4 meses).

Implante de prótese peniana

O implante cirúrgico de prótese peniana tem sido usado nos últimos 50 anos para tratar a impotência sexual. Inicialmente foi usada cartilagem costal com mau resultado pela absorção do implante. Já na década de 70 foram criados os modelos de prótese usados atualmente.

Existem vários tipos de implante. As próteses mais simples são as maleáveis, de silicone e que contêm um fio de prata ou aço inoxidável em seu interior. O pênis fica constantemente aumentado de tamanho e rígido. Entretanto, o metal confere "memória" ao silicone, o que permite a flexão do pênis, disfarçando a ereção. As próteses infláveis, que objetivam dar ao paciente a possibilidade de transformar o pênis do estado flácido para o ereto, são em geral constituídas de 3 componentes: os dois cilindros intracavernosos, o reservatório que fica no espaço retropúbico e a bomba colocada na parede do escroto. Quando o paciente pretende uma ereção, comprime a bomba escrotal e o líquido que está no reservatório é transferido para os cilindros penianos. Quando quiser retornar ao estado flácido, deve comprimir a bomba novamente e o líquido percorre o sentido inverso.

Existem próteses infláveis de 2 volumes, em que o reservatório e a bomba ficam no escroto, e de 1 volume, em que todo o sistema fica dentro da haste peniana. Quanto mais sofisticado o mecanismo do implante utilizado, mais o paciente fica sujeito a um maior número de complicações e reoperações.

O objetivo da prótese peniana é mimetizar uma ereção, não alterando a sensibilidade, o orgasmo ou a ejaculação. Os cilindros são introduzidos nos corpos cavernosos e substituem a rigidez dada pelo mecanismo fisiológico da ereção. Em nosso meio, as próteses mais utilizadas são as maleáveis, de custo mais acessível.

O implante peniano é geralmente realizado com anestesia local ou com bloqueio peridural, sendo um procedimento ambulatorial. Em cerca de 30 dias o paciente pode retomar sua vida sexual.

Em nossa experiência, cerca de 90% dos pacientes sentem-se satisfeitos com o resultado do implante de uma prótese maleável. A grande complicação da cirurgia é a infecção que ocorre em 1 a 9% dos casos.

Tratamento das endocrinopatias

Apenas 3 a 4% dos casos de disfunção erétil são causados por distúrbios hormonais. Primariamente, pacientes com hiperprolactinemia ou hipogonadismo podem procurar auxílio médico pela dificuldade erétil.

A hiperprolactinemia, na maioria dos casos, responde adequadamente ao uso de bromocriptina. Os casos não-responsivos à droga ou com distúrbios visuais, causados por compressão óptica e com macroadenomas hipofisários, são submetidos a hipofisectomia.

Nos hipogonadismos hipogonadotróficos, quando existe a preocupação com fertilidade, deve-se optar pelo uso das gonadotrofinas (gonadotrofina coriônica humana e gonadotrofina de mulher menopausada ou FSH recombinante), pela possibilidade de lesão testicular causada pela testosterona exógena. Nos hipogonadismos hipergonadotróficos ou quando não há preocupação com a fertilidade, a droga de escolha é o enantato de testosterona, na dose de 150 a 200mg, intramuscular, a cada 2-3 semanas, ou na forma de adesivo cutâneo na dose diária de 6mg.

Restauração vascular

Revascularização arterial

A insuficiência genital arterial isolada é rara e em poucos pacientes os procedimentos de restauração arterial encontram indicação. Geralmente, esses casos apresentam outras co-morbidades (por exemplo, *Diabetes mellitus* ou disfunção venoclusiva dos corpos cavernosos) que contra-indicam essa operação.

As reconstruções arteriais penianas objetivam aumentar o fluxo sangüíneo para o pênis. São divididas em procedimentos aortoilíacos e da microcirculação peniana. Os primeiros são realizados quando a obstrução arterial ocorre no território aortoilíaco e os últimos quando a obstrução ocorre distalmente à artéria hipogástrica. As revascularizações do território aortoilíaco são tradicionalmente abordadas pelos cirurgiões vasculares por meio de procedimentos sobre a aorta terminal e artérias ilíacas, com cerca de 60% de bom resultado.

Os procedimentos que abordam a microcirculação peniana são as anastomoses entre a artéria epigástrica inferior e a artéria dorsal do pênis. Após o estrondoso sucesso inicial relatado, aceita-se, atualmente, que o sucesso tardio dessas operações é bastante baixo. No Instituto H. Ellis, em 27 casos operados entre 1981 e 1986, obtivemos apenas 14% de sucesso após dois anos. Atualmente, as revascularizações arteriais ficam restritas a pacientes jovens com lesão traumática das artérias pudendas e que tenham função venoclusiva normal.

Cirurgias venosas

Várias operações foram descritas objetivando reduzir a drenagem venosa para melhorar a ereção peniana, com índices de sucesso variando de 28 a 73%. Obtivemos 38% em 53 pacientes submetidos à laqueadura dos corpos cavernosos e/ou ligadura venosa completa e seguidos no período pós-operatório por dois anos. A variação dos resultados está relacionada à falta de padronização dos métodos diagnósticos da disfunção venoclusiva e da própria definição dessa doença. Já foram exaustivamente demonstrados pacientes com impotência psicogênica que apresentaram "disfunção venoclusiva" nos exames laboratoriais e curaram-se com psicoterapia. Hoje, aceita-se, graças à melhor compreensão da complexidade do mecanismo venoclusivo dos corpos cavernosos, que a disfunção desse sistema pouco depende da drenagem venosa.

No estágio atual, a cirurgia venosa do pênis deve ser ainda encarada como método terapêutico investigacional, até que sejam testadas em populações comparáveis e que tenham bons resultados a longo prazo.

Tratamento oral

Recentemente, com o conhecimento do GMPc como mediador do relaxamento da musculatura lisa sinusoidal, foi encontrada uma substância (Sildenafil) que inibe a fosfodiesterase tipo V (a mais encontrada no tecido cavernoso), o que aumenta os níveis locais de GMPc. Estudos clínicos realizados mostraram melhora da ereção em pacientes com impotência psicogênica (70-80%), diabetogênica (57%) e naqueles com lesão medular (65%), depressão (72%) e pós-prostatectomia radical (43%). Essa droga, lançada comercialmente com o nome Viagra®, apresenta como efeitos colaterais cefaléia, rubor facial, dispepsia, alterações visuais e mialgia. Estes foram responsáveis pela discontinuidade do tratamento em cerca de 1,7% dos pacientes nos estudos clínicos realizados.

O medicamento deve ser tomado no mínimo uma hora antes de se iniciar a atividade sexual. O efeito só ocorre se houver liberação de óxido nítrico e conseqüentemente produção de GMPc, o que depende da excitação sexual. A dose inicial é de 50mg, podendo ser aumentada para 100mg ou diminuída para 25mg, dependendo do resultado ou dos efeitos colaterais.

Seu uso tem duas grandes contra-indicações: pacientes com retinite pigmentosa e os que usam medicamentos à base de nitratos. A retinite pigmentosa é uma doença rara, na qual existe deficiência de fosfodiesterase na retina, e o uso do Sildenafil pode comprometer a visão. Os nitratos são drogas doadoras de óxido nítrico e geralmente usadas em pacientes com insuficiência coronariana. Seu uso concomitante com o Sildenafil pode levar à grande queda da pressão arterial, o que pode pôr em risco uma circulação coronariana ou cerebral já comprometida.

Outras drogas já foram testadas para o tratamento da disfunção erétil. A ioimbina, considerada durante anos como afrodisíaco, é potente alfa-bloqueador. Vários autores testaram-na em estudos controlados, sem a obtenção de resultados favoráveis. Da mesma forma, a trazodona, um antidepressivo que foi associado a casos de priapismo, não apresentou resultados satisfatórios em ensaios clínicos.

Outros medicamentos de uso oral deverão ser lançados em um futuro próximo, entre eles a fentolamina e a apomorfina. O primeiro é um potente alfa-bloqueador e vem sendo apresentado como um facilitador da ereção. A apomorfina é uma droga de ação central que induz à ereção, independente do desejo sexual, porém apresenta efeitos colaterais indesejáveis, tais como náuseas e bocejos. No momento está sendo testada uma formulação de uso sublingual, em que esses efeitos adversos seriam controlados.

Injeções intracavernosas com droga vasoativa

Desde a descrição do uso de papaverina intracavernosa para indução da ereção, um grande passo foi dado no tratamento do paciente com impotência sexual. Atualmente são conhecidas várias drogas que têm essa capacidade. As mais utilizadas são a papaverina, associação papaverina-fentolamina, a prostaglandina E_1 e a associação de papaverina, fentolamina e prostaglandina E_1. Recentemente foi descrita a utilização da clorpromazina como substituto da fentolamina em associação com a prostaglandina e/ou papaverina, o que diminui o custo da mistura de drogas. A utilização da auto-injeção está indicada em todo paciente que apresenta disfunção erétil de causa orgânica e que consiga ereção com essas drogas e em casos de impotência psicogênica, em vigência de psicoterapia. Contra-indicações relativas seriam pouca destreza manual, obesidade e má acuidade visual.

No Instituto H. Ellis, a etiologia da disfunção erétil dos pacientes que utilizam auto-injeção é a seguinte: psicogênica em 67% dos casos, arterial em 20%, neurogênica em 20% e pós-orquiectomia bilateral para tratamento de neoplasia prostática disseminada em 3% dos pacientes. Como a auto-injeção não trata a impotência sexual, mas auxilia o paciente a ter ereções momentâneas e necessita de que a cada uso seja feita uma injeção peniana, é acompanhada de alto índice de desistência (até 50%). Isso ocorre porque o paciente opta por um tratamento definitivo (prótese), refere dor e desconforto com o método, por complicações, por falta de motivação ou recuperação espontânea das ereções.

Atualmente, a utilização das injeções intracavernosas foi parcialmente substituída pelo tratamento oral, que dispensa a injeção peniana. Entretanto, como seu uso induz ereção independente do desejo sexual, alguns pacientes preferem-nas apesar de serem mais invasivas.

As complicações do tratamento com drogas vasoativas são basicamente as ereções prolongadas ou priapismo e a fibrose do corpo cavernoso. Esta está mais freqüentemente associada ao uso de papaverina, tendo menor incidência com as outras drogas. As ereções prolongadas podem ocorrer com qualquer droga, embora sua freqüência seja maior com a papaverina (15%). O grande problema encontrado com a prostaglandina tem sido a ocorrência de ereções dolorosas em até 40% dos pacientes.

Utilizamos basicamente a associação de prostaglandina E_1 e fentolamina para o tratamento com auto-injeção. Inicia-se com uma dose de 5mcg de prostaglandina E_1 e 0,5mg de fentolamina, e ajusta-se para mais ou menos, de acordo com a duração da ereção. Objetiva-se que o efeito inicie em 15 minutos e persista por 90 minutos. No mercado nacional existem formulações de prostaglandina E_1 (Alprostadil®) isolada com 5, 10 e 20mcg por ml. Nesses casos deve-se iniciar com 10mcg.

O tratamento da ereção prolongada é basicamente feito com a drenagem dos corpos cavernosos por punção ou uso de simpaticomiméticos alfa-agonistas (fenilefrina). Em nossa casuística tivemos 4 casos de ereções prolongadas em cerca de 1.200 auto-aplicações realizadas, todas revertidas após punção e drenagem cavernosa. Entretanto, caso a ereção persista por mais de 24 horas e não regrida com as manobras, pode-se realizar uma derivação esponjo-cavernosa para evitar as complicações do priapismo.

Supositório intra-uretral

Recentemente foi lançado o supositório intra-uretral de prostaglandina E_1 (Alprostadil®) que induz a ereção independente do desejo sexual.

Esta medicação recebeu o nome de MUSE e é apresentada nas dosagens de 125, 250, 500 e 1.000mcg. A prostaglandina E_1 é absorvida pela mucosa uretral e chega aos corpos cavernosos por mecanismos ainda não completamente elucidados.

O homem deve colocar o aplicador na uretra peniana e massagear o pênis por cerca de 10 minutos, sentado ou em pé. A ereção inicia-se em aproximadamente 15 minutos.

O principal efeito colateral é a dor peniana que ocorre em cerca de 30% dos pacientes. Ereções prolongadas são muito raras.

O uso intra-uretral da prostaglandina E_1 (MUSE) mostrou respostas efetivas em apenas 38% dos nossos pacientes com a dose de 500mcg.

Aparelhos criadores de pressão negativa (vacuoterapia)

Os aparelhos criadores de pressão negativa, mais conhecidos como aparelhos de vácuo, são cilindros de plástico que, colocados sobre o pênis contra o púbis e conectados a uma fonte de vácuo, criam uma pressão negativa no seu interior, que acarreta acúmulo de sangue na haste peniana, resultando em uma "ereção". Tiras de constrição, tipo elástico, são colocadas na base do pênis para evitar a drenagem do sangue após a retirada do cilindro. Não se trata de ereção verdadeira, porque a pressão intracavernosa permanece baixa e a rigidez restringe-se à haste peniana. As complicações desse método incluem dificuldade ejaculatória causada pela tira de constrição, dor peniana, equimose e petéquias.

Esse método pode ser utilizado por qualquer paciente que apresente disfunção erétil e tenha destreza manual, visto ser pouco invasivo. Entretanto, também não é um tratamento definitivo da impotência sexual e é acompanhado de alto índice de desistência.

Curvaturas penianas

A principal causa das curvaturas penianas é a doença de Peyronie ou *enduratio penis*. Essa enfermidade está descrita na seção V, capítulo 2.

Leitura recomendada

Adaikan PC, Ratnam SS. Pharmacology of penile erection in humans. *Cardiovasc Intervent Radiol* 11:191-194, 1988.

Damião R, Glina S, Teloken C et al. I Consenso Brasileiro sobre Disfunção Erétil da Sociedade Brasileira de Urologia. São Paulo, BG Cultural, 1998.

Feldman HA, Goldstein I, Hatzichristou DG et al. Impotence and its medical and psychosocial correlates: results of the Massachusetts Male Aging Study. *J Urol* 151:54-61, 1994.

Glina S. Doença de Peyronie. *J Bras Urol* 24:32-35, 1998.

Glina S, Fragoso JB, Martins FG. Drogas vaso-ativas intracavernosas na terapêutica da disfunção erétil: estado atual. *Urologia Panamericana* 7(3):27-31, 1995.

Glina S, Silva MFR, Puech-Leão et al. Veno-occlusive dysfunction of corpora cavernosa: comparison of diagnostic methods. *Int J Impotence Res* 7:1-10, 1995.

Goldstein I, Lue TF, Padma-Nathan H et al. Oral Sildenafil in the treatment of erectile dysfunction. *N Engl J Med* 338:1397-1404, 1998.

McClure RD, Oses R, Ernest ML. Hypogonadal impotence treated by transdermal testosterone. *Urology* 37:224-228, 1991.

Padma-Nathan H, Keller T, Propitti R et al. Hemodynamic effects of intraurethral alprostadil: the medicated urethral system for erection (MUSE). *Int J Impotence Res* 6(Suppl 1):A42, 1994.

Sharlip ID. The incredible results of penile vascular surgery. *Int J Impotence Res* 3:1-6, 1991.

SEÇÃO VIII

Infertilidade Masculina

1. Epidemiologia e Diagnóstico
2. Tratamento

CAPÍTULO 1

Epidemiologia e Diagnóstico

CLÁUDIO TELÖKEN
MARCELO TADEU F. PALKA

Definição

A Associação Americana para Medicina Reprodutiva (ASMR) define como infertilidade a ausência de gestação detectada clínica ou hormonalmente após 12 meses de atividade sexual sem anticoncepção. A Federação Internacional de Ginecologia e Obstetrícia (FIGO) define como infértil o casal que não consegue levar a gestação a termo. O prazo de 12 meses de relações desprotegidas para definir infertilidade tem como base observações de que 80% dos casais engravidam em um ano de tentativas. Os 20% restantes seriam os casais que deveriam ser tratados como inférteis.

Segundo a Organização Mundial de Saúde (OMS), classifica-se infertilidade como:

1. Primária – ausência de gravidez após 2 anos de vida sexual regular sem anticoncepção.

2. Secundária – casal com gravidez prévia e ausência de gestação após 2 anos de relação sexual normal sem contracepção.

Epidemiologia

Entre 10 e 20% dos casais em fase reprodutiva apresentam problemas relacionados à fertilidade. Estima-se que 4 a 17% dos casais procuram assistência médica por infertilidade, mas apenas 5% não conseguem filhos. O fator masculino está envolvido em 50% dos casos de infertilidade conjugal, sendo responsável exclusivo por aproximadamente 30% dos casos e nos remanescentes 20% associam-se ao fator feminino.

Variações de acordo com as regiões geográficas existem por razões ainda não bem definidas. Entretanto, admite-se decorrer de fatores ambientais, nutricionais e socioeconômicos. Efeitos estrogênicos de agentes do meio ambiente resultam na inibição da proliferação das células de Sertoli durante o crescimento e baixa produção espermática no adulto. Nos Estados Unidos, verificou-se diferença significativa na concentração espermática entre os estados de Nova Iorque e Iowa. No Reino Unido, a prevalência da infertilidade primária é em torno de 5,9% e secundária de 7,2%. Uma das regiões de maior prevalência da esterilidade é a África equatorial, onde alguns locais apresentam cerca de 30% da população sem filhos. Nos Estados Unidos, em um relato de 1985, 13,9% dos casais em que as mulheres se encontravam em idade fértil (15-44 anos) eram estéreis. Na Índia, um estudo epidemiológico em 250 casais demonstrou que em 22,4% dos casos a infertilidade conjugal é conseqüência de fator seminal; 17,2%, de anovulação; 8,8%, de falência ovariana; 8,4%, de hiperprolactinemia; 5,6%, de fator cervical. No Brasil infelizmente não dispomos de dados estatísticos precisos até a presente data.

Cerca de 7% de todos os homens enfrentam problemas relacionados à reprodução.

Idade

Na mulher, a fertilidade permanece relativamente estável até os 30 a 32 anos. O declínio é particularmente acentuado a partir dos 40 anos. A taxa de fertilidade em mulheres de 20 a 24 anos sofre uma queda de 4 a 8%; 25 a 29 anos, de 15 a 19%; 30 a 34 anos, de 26 a 46%; 35 a 40 anos, de mais de 95%.

Não há um limite etário para a fertilidade masculina. Entretanto, há um ligeiro declínio que se inicia aos 40 anos. Aos 64 anos a taxa de fertilidade masculina pode cair em 36%, quando comparada com idades de 20 a 24 anos.

Diagnóstico

Tradicionalmente, uma avaliação da infertilidade deve ser instituída após 12 meses de tentativa de gravidez, sem uso de método anticoncepcional. Nesse período, a concepção ocorre em aproximadamente 80% dos casos. A avaliação deve ser realizada por etapas, iniciando pela história, exame físico e criteriosos testes laboratoriais, desde que testes complementares não sejam necessários em todos os pacientes.

História

A infertilidade poderá estar associada a uma ou mais alterações de uma série de possibilidades.

A duração da infertilidade, atividade sexual desprotegida, freqüência da atividade sexual, entendimento do ciclo ovulatório feminino, filhos com a parceira atual ou com outras parceiras, realização de tratamentos anteriores e história reprodutiva da mulher são, sem nenhuma dúvida, alguns dos elementos fundamentais.

O uso de lubrificantes vaginais pode produzir efeito deletério sobre o espermatozóide e deve ser evitado quando se planeja prole. Dentre estes destacam-se o K-Y gel, Lubifax, Surgilube e Keri Loção, bem como a saliva.

O epitélio germinativo do testículo é extremamente sensível a agentes gonadotóxicos. O uso de fumo, álcool e drogas recreativas como marijuana, cocaína, "crack" e LSD comprometem a concentração e a motilidade espermática com conseqüente prejuízo nos índices de gravidez. A fertilidade nos fumantes é 30% menor do que nos não-fumantes.

O alcoolismo crônico tem sido associado com infertilidade e alterações menstruais na mulher e afeta a produção testicular de testosterona, podendo resultar em disfunção sexual e morfologia espermática anormal.

O uso de esteróides androgênicos pode alterar a fertilidade conjugal. Produzem efeito deletério na secreção gonadotrófica e interfere com a espermatogênese.

Medicações como sulfassalazina, cimetidina, nitrofurantoína, medicações antiandrogênicas, anabolizantes, espironolactona, ciproterona, cetoconazol alteram a cinética espermática. Hipogonadismo induzido por esteróides anabolizantes é usualmente temporário e a supressão pituitária definitiva é rara.

Defensivos agrícolas e/ou pesticidas, calor persistente sobre a bolsa escrotal, como sauna muito freqüente, também produzem efeitos indesejados sobre a espermatogênese.

Criptorquidismo está associado com a diminuição da espermatogênese. Aproximadamente 30% dos homens com criptorquidismo unilateral e 50% com bilateral têm concentração espermática abaixo de 12 a 20 milhões/ml. A criptorquidia bilateral representa significante perda da capacidade reprodutiva e o índice de fertilidade atinge 50%.

Traumatismo testicular ou história de torção testicular devem ser lembrados. Ambos podem resultar em atrofia testicular. Aproximadamente 30 a 40% dos homens com torção testicular apresentam alterações na análise seminal. A torção testicular pode produzir isquemia com conseqüente comprometimento do ejaculado.

O significativo retardo na puberdade ou desenvolvimento incompleto pode sugerir uma endocrinopatia. A história de diabetes ou esclerose múltipla ou traumatismo medular pode sugerir alteração neurológica, produzindo ejaculação retrógrada ou disfunção erétil.

Cirurgias de bexiga, retroperitoneais e pélvicas podem resultar em disfunção ejaculatória. A cirurgia denominada Y-V plastia do colo vesical e ressecções endoscópicas de próstata podem produzir incompetência para a ejaculação anterógrada. A história pregressa destes procedimentos e o baixo volume seminal são sugestivos. O diagnóstico é confirmado por achado de espermatozóides na urina pós-ejaculação.

A linfadenectomia retroperitoneal para tratamentos de tumores, especialmente do tumor de testículo associado ou não à radioterapia e/ou quimioterapia, também são responsáveis por significativas alterações no ejaculado como aspermia ou ejaculação retrógrada.

História de herniorrafia inguinal, principalmente na infância ou no adulto, sugere possibilidade de lesão iatrogênica de deferente. A história de orquite pós-parotidite é também relevante, pois grave atrofia testicular pode ocorrer em 30 a 70% dos indivíduos.

Estados de viremia ou hipertermia podem comprometer circunstancialmente a função testicular. Exames de controle deverão ser efetuados somente após 3 meses, desde que a espermatogênese demanda 74 dias para se completar e aproximadamente 14 dias para um novo espermatozóide migrar do testículo até sua ejaculação.

História de infecção respiratória recorrente, espessamento de epidídimo e anosmia sugerem, respectivamente, síndromes de Kartagener, Young e Kallmann.

Finalmente, galactorréia, cefaléia ou diminuição do campo visual devem alertar para a possibilidade de tumor do sistema nervoso central.

A freqüência coital é outro fator ligado ao estilo de vida do casal, capaz de interferir nas chances de concepção. Estudo realizado por Keller (1984) demonstrou que a chance de gravidez após seis meses em um casal que pratica o coito três vezes por semana é de 51%. Esse percentual cai para 32% quando a freqüência é de apenas uma relação sexual semanal.

Exame físico

O exame físico do homem infértil deve ser completo. Qualquer fator que afeta a saúde pode teoricamente ser responsável por anormalidades na produção espermática. Distribuição de gordura anômala, obesidade, ginecomastia e distribuição dos pêlos podem revelar anormalidades na virilização.

Anormalidades anatômicas do pênis, tais como hipospadia, podem resultar em imprópria colocação do ejaculado no interior da vagina.

O escroto merece atenção especial. A presença ou não das gônadas no escroto é de capital importância. O tamanho e a consistência do testículo devem ser observados. Pode-se avaliar comprimento, largura e profundidade das gônadas em milímetros ou o volume estimado com o orquidômetro. A diminuição do tamanho do testículo é geralmente associada à diminuição da espermatogênese, desde que 85% da massa testicular esteja envolvida na produção espermática. Em homens normospérmicos o comprimento do testículo é em geral de 4cm e o volume em torno de 20ml.

Os epidídimos devem ser palpados para a determinação de eventuais cistos, áreas com consistência aumentada e irregularidades como ausência de cauda. A localização dos deferentes também se impõe.

O exame escrotal deve ser conduzido em ambiente com temperatura não baixa, pois a contratura cremasteriana impede a acurada palpação do conteúdo escrotal.

Varicocele é uma dilatação anormal das veias que drenam o testículo. O exame físico continua sendo a melhor e mais barata ferramenta diagnóstica para a varicocele. Pode ser mais bem demonstrada por meio do exame do paciente em posição supina e com manobras de Valsalva. Pode-se classificar em:

Grau 0 (subclínica) – não palpável, diagnóstico ecográfico e/ou radiológico.
Grau 1 (pequena) – palpável com manobra de Valsalva.
Grau 2 (moderada) – palpável sem manobra de Valsalva.
Grau 3 (grande) – visível na inspeção.

Varicocele é a causa mais freqüente de infertilidade masculina e acomete o lado esquerdo em 78 a 90% dos casos, 7 a 22% são bilaterais e raramente ocorre à direita. Aproximadamente 15% da população masculina tem varicocele. Entretanto, somente 35% exibe infertilidade primária, e 81%, infertilidade secundária. A varicocele raramente é encontrada em crianças com menos de 9 anos de idade.

Faz parte integrante do exame físico o toque retal, que é útil na avaliação prostática e vesículas seminais. É decisivo desde que enseja a coleta de secreção prostática em que imediatamente se averigua a presença ou não de fator séptico. Um dos sítios eleitos no homem para infecção é a próstata e as vesículas seminais. Vários estudos indicam a associação de prostatovesiculite e má qualidade espermática. Em 1978, demonstrou-se que aproximadamente 54% dos homens inférteis exibiam algum foco infeccioso crônico. A alteração mais prevalente no ejaculado era a astenospermia.

Exames laboratoriais

Espermograma

O primeiro teste laboratorial a ser realizado é a análise seminal, obtido por meio de um espermograma. A despeito de sua importância, este não é um teste de fertilidade, porém representa um indicador importante da atividade do epitélio germinativo. O resultado da análise do esperma pode ser comprometido por uma série de fatores, tais como: período de abstinência, temperatura, método da coleta, tempo de início da análise, além de outros. A amostra seminal deve ser coletada por masturbação, em um frasco de vidro ou plástico de boca larga, preferentemente no local onde será realizada a análise. Se a única maneira de coleta é por meio de relação sexual, é importante o emprego de preservativos especiais. Deverão ser obtidas pelo menos 2 amostras. No caso da primeira amostra seminal ser classificada como normal, de acordo com os padrões laboratoriais, repete-se o exame somente longo tempo após. Nos casos onde a primeira amostra é anormal, é de bom alvitre repeti-la duas ou três vezes. Como a espermatogênese compreende um ciclo que dura aproximadamente 74 dias, na ocorrência de qualquer evento recente, relacionado com um possível comprometimento da espermatogênese, recomenda-se repetir o exame em períodos adicionais de 3 a 6 meses.

Na eventualidade da necessidade da coleta do material em domicílio, este deverá ser conduzido ao laboratório em prazo não maior do que 50 minutos e o material não deverá ser submetido a baixas temperaturas.

Em pacientes com lesão da medula, neurite periférica ou bloqueio psicológico intenso pode-se recorrer a um eletroejaculador, no qual o transdutor é colocado em contato com a próstata, por via anal, e são liberados choques progressivos até que se obtenha a ejaculação.

O tempo de abstinência para coleta do espermograma é bastante controverso. Alguns estudos sugerem que o tempo de abstinência deve ser igual ao intervalo dos coitos do casal, pois, dessa maneira, simularia melhor a realidade desse casal. Entretanto, é praticamente consensual que o período ideal oscile entre 3 e 5 dias.

Detalhes quanto ao espermograma devem ser examinados na seção II, capítulo 2.

Avaliação imunológica

Os dados da literatura sugerem que 10 a 15% dos casais em idade reprodutiva possuem problemas de concepção, apresentando o que é definido como infertilidade imunológica. Desse percentual, cerca de 8 a 10% envolvem diretamente o parceiro masculino.

Existem várias alternativas como diagnosticar presença de anticorpos antiespermatozóides, como o MAR test (Mixed Antiglobulin Reaction Test), o TAT (Tray Agglutination Test), SIT (Sperm Immobilization Test) etc. Entretanto, o Immunobead test (IBT) permite completa caracterização das classes de imunoglobulinas dos anticorpos ligados ao espermatozóide. A determinação é realizada com a amostra seminal, anotando-se a porcentagem de espermatozóides móveis que estão ligados aos "beads". A localização e o número de "beads" aderidos também são anotados. O teste é considerado positivo quando mais de 20% dos espermatozóides móveis estiverem ligados aos "immunobeads", por qualquer parte do espermatozóide.

Avaliação genética

Aproximadamente 6% dos homens inférteis exibem alguma anormalidade cromossômica. Possuem cariótipo anormal 10 a 15% dos azoospérmicos.

A síndrome de Klinefelter está presente em 1 de 500 homens nascidos e é responsável por 14% dos casos de azoospermia. Azoospermia, ginecomastia e testículos pequenos com consistência aumentada fazem parte da tríade clínica desses indivíduos. Dez por cento de todos os casos de síndrome de Klinefelter são mosaicos (46,XY/47,XXY), enquanto 90%, 47,XX.

A síndrome de Kallmann resulta de um defeito na secreção do GnRH pelo hipotálamo, isto é, devido ao defeito na migração dos axônios neuronais responsáveis pela secreção do GnRH. Essa alteração resulta em hipogonadismo hipogonadotrófico primário e ocorre em aproximadamente 1:10.000 e 1:60.000 pacientes.

A síndrome de Young é caracterizada por azoospermia obstrutiva, bronquiectasia e sinusite crônica. Os espermatozóides são intrinsecamente normais, têm motilidade e são capazes de fertilizar.

A fibrose cística é a doença recessiva autossômica mais letal encontrada em descendentes de caucasianos do norte europeu, com incidência aproximadamente de 1:2.500 casos. Mais de 500 mutações individuais foram detectadas no gene da fibrose cística até o presente momento. A mais comum dessas mutações é a F508, que ocorre em aproximadamente 70% dos cromossomos na fibrose cística. A ausência congênita bilateral do deferente ocorre em 1,4% dos homens com azoospermia. Aproximadamente 60 a 80% desses indivíduos apresentam a mutação da fibrose cística identificada.

Na atualidade, o cariograma é obrigatório para o oligospérmico grave e azoospérmico. Pesquisa de fibrose cística impõe-se ao casal cujo marido é portador de agenesia congênita do deferente. Pesquisa de microdeleções no cromossomo Y é requerido em situações especiais.

Fator endócrino

A integridade do eixo hipotálamo-pituitário-testicular é geralmente medida por meio da testosterona, hormônio luteinizante (LH) e hormônio folículo-estimulante (FSH). Hormônio luteinizante e FSH são secretados pela pituitária e respondem à estimulação hipotalâmica do hormônio regulador da gonadotrofina. O LH estimula a célula de Leydig e a secreção de testosterona. Estima-se em menos de 5% a incidência de fator endócrino como causa de infertilidade masculina. Destacam-se hipertireoidismo, hipotireoidismo, hipogonadismo hipogonadotrófico e hiperprolactinemia.

Acima de 90% dos homens com hiperprolactinemia têm evidência de disfunção sexual e/ou reprodutiva. Um estudo em 127 homens inférteis demonstrou que os níveis médios de prolactina sérica eram significativamente maiores no grupo de inférteis do que no grupo-controle.

As dosagens sérica de FSH e testosterona são requeridas desde que seus índices estabelecem a magnitude da falência testicular e monitorizem os tratamentos clínicos.

Biópsia testicular

Na investigação da infertilidade, o estudo da biópsia pode fornecer elementos definitivos quanto à causa do distúrbio na reprodução. De outra parte, visa detectar e classificar as causas testiculares de infertilidade. Destacam-se entre as mais freqüentes: aplasia de células germinativas, parada de maturação da espermatogênese e hipoespermatogênese.

Até muito recentemente a biópsia testicular em infertilidade estava indicada em azoospérmicos com testículos de volume e consistência normais, deferentes palpáveis e níveis séricos normais de FSH. Atualmente, entretanto, deve ser efetuada também em testículos pequenos e com FSH elevado, pois grande número de pacientes com suposta falência testicular, sugerida por elevação exagerada de FSH, possuem espermatozóides no testículo e isso enseja o uso de fertilização assistida (ICSI – "intracytoplasmatic sperm injection") para a obtenção de prole.

Atualmente, a biópsia deve ser efetuada em múltiplos locais, porque o testículo exibe um padrão "mosaico". Em algumas áreas há completa aplasia germinativa, enquanto em outras, espermatogênese completa. A biópsia efetuada em um único sítio e se negativa (ausência de espermatozóides) pode tirar a chance de o indivíduo garantir sua paternidade.

A biópsia pode ser efetuada a céu aberto, com agulha *tru-cut* ou de Vim Silvermann para histopatologia ou através de punção com agulha fina para estudo citopatológico. O material aspirado por agulha fina também pode ser aproveitado para estudo do DNA com citometria de fluxo.

Testes funcionais do espermatozóide

Um grupo determinado de homens inférteis não apresenta alterações no espermograma, nem tampouco suas parceiras. Para estes há indicação de testes funcionais. Pode-se valer do teste de interação mucoespermatozóide (teste pós-coital) ou testes cruzados com muco de doadoras férteis. Também pode ser estudado o comportamento da cinética do espermatozóide em tubos capilares contendo muco bovino (Penetrak).

Análise computadorizada do espermatozóide

A avaliação computadorizada do ejaculado está indicada em situações especiais, quando há imotilidade total espermática. O aumento de 40 mil vezes do espermatozóide é capaz de detectar alterações dos braços de dineína, estrutura microtubular à qual se atribui a capacidade de movimento dos cílios.

Exames complementares de imagem

Em indivíduos azoospérmicos, a ecografia transretal tem sido útil na identificação e mensuração das vesículas seminais. Diagnostica as agenesias, a assimetria e a obstrução parcial dos ductos ejaculadores.

O ecodoppler tem sido útil, em casos dúbios, no diagnóstico de varicocele, desde que se meça o diâmetro das veias funiculares (normal < 3,0) e detecte a presença de refluxo pela manobra de Valsalva. Também demonstra utilidade em pacientes já submetidos a tratamento cirúrgico e sem resposta clínica e/ou laboratorial.

Em pacientes submetidos à exploração escrotal ou inguinal para a correção microcirúrgica de obstrução, a vasografia poderá ser realizada para excluir obstruções em outros sítios. A injeção de azul de metileno no deferente e a coleta da urina por meio de cateterismo uretral podem dispensar a vasografia com contraste.

Leitura recomendada

Alvarez JG, Minaretzis D, Barret CB, Mortola JF, Thompson IE et al. The sperm stress test: a novel test that predicts pregnancy in assisted reproductive technologies. *Fertil Steril* 65:400-405, 1996.

Amann RP, Katz DF, Wang C. What is semen? How does semen analysis assist in undestanding the reproductive status of the male? In: *Handbook of Andrology*. The American Society of Andrology, 1995, p. 25-30.

Goldstein M, Costabile RA, Pryor JL, Schlegel PN. Evaluation and management of the infertile male: what's new and what's important. Post gradutation course. 92nd Annual Meeting, American Urological Association, New Orleans, USA, 1997.

Lipshultz LI. Advances in male infertility. Posgraduate Course 9740, New Orleans, Louisiana, April 14, 1997.

McClure RD, Meacham RB. Male infertility for the practicing physician. Post gradutation course. 92nd Annual Meeting, American Urological Association, New Orleans, USA, 1997.

Nagler HM, Oates RD. Male infertility: diagnostic and treatment strategies. Post gradutation course. 92nd Annual Meeting, American Urological Association, New Orleans, USA, 1997.

Petracco A, Badalotti M. Infertilidade. Definições e epidemiologia. In: Badalotti M, Petracco A, Telöken C (eds). *Fertilidade e Infertilidade Humana*. Rio de Janeiro, Ed Medsi, 1997, p. 3-7.

Sigman M, Lipshultz LI, Howards SS. Evaluation of the Subfertile Male. In: Lipshultz e Howards (eds). *Infertility in the Male*. 3rd, Mosby, 1997, p. 173.

CAPÍTULO 2

Tratamento

PAULO AUGUSTO NEVES

Tratamento Clínico dos Pacientes com Oligospermia

Diversos tratamentos clínicos foram propostos para o tratamento da infertilidade masculina. Destacam-se aqui os que utilizam drogas que atuam diretamente sobre a espermatogênese ou sobre a maturação epididimária e que, teoricamente, poderiam melhorar a qualidade do espermograma. Entretanto, nenhum método eficaz foi estabelecido até o presente.

Em extensa revisão sobre o tratamento clínico da infertilidade masculina, foram listados os principais estudos publicados envolvendo grande série de pacientes. No total, foram tratados 2.236 pacientes que apresentaram taxa de gestação média de 14,13 ± 13,01%. A maioria dos estudos não foi controlada e utilizou drogas que aumentavam o nível endógeno de andrógenos, FSH ou ambos. A maioria dos tratamentos provou ser ineficaz, não sendo melhor do que o simples acompanhamento dos casais, sem nenhuma atitude terapêutica.

Dentre os principais agentes utilizados, destacam-se:

Testosterona – o tratamento com altas doses de testosterona visa inibir a hipófise e, por sua vez, o nível intratesticular de testosterona, 50 vezes mais alto que o nível sérico. Após a suspensão da droga, espera-se que a espermatogênese seja incrementada pelo efeito rebote. O tratamento foi abandonado, já que alguns pacientes apresentaram azoospermia irreversível após o tratamento. Um estudo duplo-cego, controlado, provou ser tratamento ineficaz.

Mesterolona – andrógeno sintético amplamente utilizado na Europa, foi submetido a amplo estudo duplo-cego patrocinado pela Organização Mundial de Saúde em 1989, que provou que seu uso, mesmo em doses elevadas, é ineficaz.

Gonadotrofina coriônica humana (HCG) e da menopausa (HMG) – nos últimos 20 anos, mais de 18 estudos não-controlados foram publicados a respeito do uso da combinação de HCG com HMG, com resultados que variaram de 1 a 16% de gestação.

Antiestrogênios – são as drogas mais amplamente utilizadas no tratamento da infertilidade masculina. Estes medicamentos aumentam a secreção hipotalâmica de GnRH e, portanto, a secreção hipofisária de FSH e LH, assim como a produção testicular de testosterona. A maioria dos estudos aponta taxa de sucesso inferior a 20%. Estudo mundial proposto pela OMS (1992) provou que o tratamento com o citrato de clomifeno, assim como o tratamento com tamoxifeno são ineficazes. Outros estudos controlados também demonstraram sua ineficácia.

Outros medicamentos – outros compostos foram utilizados para o tratamento clínico da infertilidade masculina, com resultados desapontadores (GnRH, captopril, testolactona, ácido folínico, alfa-bloqueador + beta-estimulante etc.). Mais recentemente, descreveu-se o uso de FSH puro para melhorar as taxas de fertilização de espermatozóides em programa de fertilização in vitro (FIV), tendo como causa o fator masculino. O FSH melhora a espermatogênese, atuando sobre as células de Sertoli e espermatogônias, sem interferir com a função endócrina testicular. Porém, os resultados a longo prazo e o advento das técnicas de micromanipulação fizeram com que o uso desse componente fosse abandonado.

Tratamento Cirúrgico

O tratamento cirúrgico da infertilidade masculina inclui a correção das anomalias penianas e/ou uretrais (como fimose, hipospadia, curvatura etc.), o tratamento da varicocele e os procedimentos microcirúrgicos.

O papel da varicocele

A Organização Mundial de Saúde, em 1992, estudou 9.034 pacientes inférteis em 24 centros de tratamento no mundo e observou a presença de varicocele em 25,4% dos homens com sêmen alterado e em 11,7% dos homens com espermograma normal. Os casos de varicocele foram acompanhados de diminuição do volume testicular e das alterações características do espermograma-astenospermia, encontro de formas alongadas ("tappering"), oligospermia.

A varicocele causa na espermatogênese uma lesão de caráter progressivo, que pode vir a prejudicar a fertilidade. Diversos estudos sobre infertilidade secundária confirmam o padrão evolutivo da lesão. No entanto, até o presente momento, não se sabe se a correção cirúrgica dessa enfermidade representa um tratamento eficaz da infertilidade. Estudos controlados, com seguimentos prolongados, revelam que as taxas de gravidez de pacientes operados não diferem estatisticamente daquelas dos homens não-operados. Da mesma forma, outros estudos indicam não haver diferença estatisticamente significante entre as taxas de gravidez dos pacientes com varicocele tratados clinicamente daquelas de indivíduos tratados cirurgicamente.

Tendo em vista o caráter progressivo da lesão, temos adotado, como rotina, a correção de todos os pacientes com varicocele clínica que procuram o serviço de infertilidade. Em nossa experiência, observamos a presença de varicocele clínica em 22% dos pacientes que procuram o ambulatório de infertilidade, incluindo aqui as varicoceles uni ou bilaterais. Após a correção cirúrgica, observamos a ocorrência de 14% de gestação espontânea em um seguimento médio de 12 meses, com melhoria do espermograma em 80% dos casos operados. Após o período de 12 meses, todos os casos que não apresentam gestação são encaminhados para outras formas de tratamento, conforme veremos adiante.

Em relação à varicocele subclínica, ou seja, aquela que somente é detectável por meio de métodos complementares, como Doppler, termografia ou venografia, também existem grandes controvérsias. Não existem evidências convincentes de que a correção da varicocele subclínica melhore a fertilidade. Em nossa prática diária, somente valorizamos as varicoceles detectadas clinicamente.

Inúmeras técnicas cirúrgicas foram propostas, como a ligadura alta retroperitoneal da veia espermática (técnica de Palomo), a técnica de Ivanissevitch, em que as veias testiculares são ligadas junto ao canal inguinal externo, e mais atualmente a técnica de Marmar. Nesta, a de nossa preferência, o cordão espermático é abordado em posição supra-escrotal, quando é mais exteriorizado no subcutâneo, e com o auxílio de magnificação todos os ramos venosos do cordão são ligados, poupando-se os vasos linfáticos e a artéria testicular. Com essa técnica, o índice de complicações como hidrocele, atrofia testicular, linfocele etc. é mínimo.

Alguns autores propuseram o uso da via laparoscópica para a correção cirúrgica da varicocele. Porém, não acreditamos que o uso dessa técnica e seus inconvenientes (anestesia, pneumoperitônio etc.) sejam justificáveis.

Procedimentos microcirúrgicos

Vasovasoanastomose

Inevitavelmente, alguns homens lamentarão a decisão de ter feito a vasectomia. Conforme mencionado, a vasectomia tomou grande impulso quando passou a ser considerada reversível. Nos últimos 10 a 15 anos, numerosas técnicas foram desenvolvidas para se conseguir a reversão. Infelizmente, a maioria das válvulas e dispositivos intravasais desenvolvidos mostrou resultados não-convincentes, restando assim as reanastomoses cirúrgicas. Os primeiros casos publicados de reversão da vasectomia datam do início do século. Porém, foi a partir de 1950 que surgiram estudos com casuísticas maiores, cujos resultados, publicados sob a forma de coletânea, revelaram que a vasovasoanastomose macrocirúrgica restituiu a permeabilidade do deferente em 42% dos casos e 30% dos pacientes conseguiram engravidar as esposas.

As razões pelas quais os homens procuram a reversão podem ser as seguintes: novo casamento após divórcio (a principal razão nos países desenvolvidos), morte de um ou mais filhos, especialmente do sexo masculino (a razão principal nos países em desenvolvimento), desejo de ter mais filhos, freqüentemente resultado da melhoria da situação financeira da família e, por último, os problemas psicológicos em relação à esterilidade. As mulheres, mais que os homens, culpam a esterilizaçao por problemas físicos ou emocionais.

A reversão da vasectomia deve ser realizada por cirurgiões altamente especializados e experientes, em hospital devidamente equipado.

O estudo publicado com maior casuística envolveu os resultados de 1.469 reversões microcirúrgicas publicados pelo "Vasovasostomy Study Group" nos Estados Unidos. Cinco instituições agruparam e analisaram os resultados das microcirurgias realizadas no período de 1976 a 1985 e observaram não haver diferença estatística entre anastomoses envolvendo uma ou duas camadas de sutura (total ou mucosa/muscular adventícia). Quando não se observavam espermatozóides no líquido deferencial bilateralmente, os resultantes de patência e gravidez reduziam-se para 60 e 31%, respectivamente.

As razões do insucesso da vasovasoanastomose são: granuloma espermático, obstrução proximal do deferente ou do epidídimo, desalinhamento dos cabos proximal e distal por ocasião da anastomose, vasectomia muito próxima ao epidídimo e com lesão associada e remoção de segmento muito extenso do deferente. Os melhores resultados quanto à permeabilidade são obtidos de acordo com o tempo decorrido da cirurgia. Quanto menor o tempo entre a vasectomia e a reversão, melhor o índice de recanalização. Estes índices variam de 97% (até 3 anos de intervalo) a 71% ou menos (intervalo superior a 15 anos).

O granuloma que se forma no momento da anastomose pode ser evitado diminuindo-se a exploração da permeabilidade do coto proximal, por meio de instrumentos dilatadores, bem como o uso de fios-guia colocados na luz do deferente para auxiliar a anastomose.

Os granulomas estão diretamente relacionados à obstrução do deferente. A cicatrização associada à inflamação que acompanha o granuloma pode obstruir o ducto no local da anastomose. Após a vasectomia ocorre aumento do diâmetro interno do segmento proximal do deferente. A diferença entre os diâmetros distal e proximal estabelece o desalinhamento das extremidades do canal, o que dificulta o trânsito dos espermatozóides.

Além dessas considerações, devem-se levar em conta outras causas funcionais de insucesso:

- Alterações epididimárias e testiculares
- Lesão do sistema nervoso simpático
- Baixa qualidade do sêmen pré-vasectomia
- Baixa fertilidade da mulher
- Presença de anticorpos aglutinantes e imobilizantes.

Após a vasectomia, continua a produção normal de espermatozóides; uma vez atingido o epidídimo, inicia-se o processo de fagocitose com reabsorção dos espermatozóides. O ingurgitamento e a dilatação do epidídimo e da porção proximal do deferente são transitórios e diminuem à medida que vai-se estabelecendo o equilíbrio entre a produção e a reabsorção dos espermatozóides.

A técnica de vasovasoanastomose microcirúrgica obedece à seguinte metodologia: com o paciente sob anestesia epidural, é palpado o ducto deferente e cuidadosamente localizado o granuloma decorrente da vasectomia. A incisão cirúrgica é realizada longitudinal e diretamente sobre este granuloma. Os cotos do ducto deferente são identificados e isolados. Deve-se tomar especial cuidado para não se dissecar excessivamente os cotos do ducto deferente, a fim de evitar sua desvascularização. A seguir, a extremidade dos cotos é seccionada em uma região distante o suficiente da área de fibrose para garantir a permeabilidade da anastomose. Em alguns casos, nesse momento, verifica-se a saída de líquido espermático pelo coto proximal. A permeabilidade dos cotos é testada pela introdução de um fio de náilon 4-0 na luz de ambos os cotos. No segmento distal o fio deve progredir até os ductos ejaculadores. Em caso de não ocorrer a saída de líquido espermático, delicadamente procede-se à expressão do testículo. O líquido é levado ao microscópio óptico para a verificação da presença de espermatozóides.

A ressecção da zona de fibrose deve ser suficiente para atingir um segmento normal onde exista luz canalicular. A anastomose deferencial é realizada com mononáilon ou prolene 9-0, com o microscópio cirúrgico e com aumento de 16 vezes. Inicialmente, são dados três pontos eqüidistantes, interessando a mucosa deferencial e promovendo, assim, o perfeito alinhamento dos cotos. Em seguida, os pontos englobam a camada muscular do ducto deferente, em um total de seis a oito pontos. Nenhum dos pontos deve ter os nós voltados para a luz do ducto, especialmente os três primeiros passados diretamente na luz do deferente. A hemostasia é cuidadosamente revista e os tecidos subcutâneos e a pele são aproximados com fio absorvível. A mesma manobra é repetida contralateralmente. O paciente permanece com suspensório escrotal e bolsa de gelo durante 5 horas.

Com essa técnica obtivemos 90% de restabelecimento da permeabilidade do ducto deferente e 80% de gravidez, consoante com os resultados mais recentemente publicados pelo "Vasovasostomy Study Group".

A presença de espermatozóides no ejaculado ocorre precocemente, por ocasião do primeiro exame de controle, após 30 dias. O espermograma mostra geralmente deficiência quanto à motilidade, que vai-se corrigindo com o passar do tempo, geralmente atingindo valores normais ao redor de 6 meses. Determinados casos, após 8 meses, ainda apresentam deficiência discreta da motilidade, embora as demais características do espermograma sejam normais. É importante o acompanhamento a longo prazo de paciente submetido à reversão, já que se observou obstrução local tardia em 15% dos casos submetidos à vasectomia.

Reversão de vasectomia *versus* fertilização assistida

Uma outra opção atualmente disponível para os casais que foram submetidos previamente à vasectomia é a fertilização *in vitro*, utilizando espermatozóides colhidos diretamente no epidídimo ou testículo. Desenvolveram-se várias modalidades de coleta de espermatozóides nesses locais, em especial a punção microcirúrgica dos epidídimos (MESA – "microsurgical epidydimal sperm aspiration") ou a punção epididimária transcutânea. Os espermatozóides assim recuperados são utilizados em programa de fertilização assistida, sendo injetados diretamente nos óvulos colhidos em ciclos hiperestimulados hormonalmente. A injeção intracitoplasmática de espermatozóides (ICSI – "intracytoplasmatic sperm injection") revolucionou o tratamento de pacientes masculinos inférteis e também vem sendo utilizada para o tratamento de casais submetidos à vasectomia. Nesses casos, as principais indicações incluem a falha da tentativa cirúrgica de reversão ou na presença de parceiras com idade avançada (em geral acima de 38 anos, cuja fertilidade se encontra bastante diminuída). Dessa forma, ao paciente vasectomizado, em caso de falha da vasovasoanastomose, ainda resta mais esta alternativa, observando-se a taxa de gravidez ao redor de 25 a 30% por ciclo de fertilização assistida.

É importante salientar que a cirurgia deve ser encarada sempre como a primeira opção de tratamento para reversão da vasectomia. Seus custos são bastante inferiores aos do ICSI, permitindo novamente o controle temporário da fertilidade e, dessa forma, o planejamento do número de filhos ainda desejados. De maneira geral, a taxa de sucesso da reversão situa-se ao redor de 43%, contra 30% do ICSI (Tabela VIII-1).

Tabela VIII-1 – Comparação dos resultados e custos do ICSI × reversão cirúrgica da vasectomia.

	ICSI	Reversão cirúrgica
Sucesso	30%	40%
Custo/parto (US$)	72,251	25,475

Valores referentes a complicações.
American Urological Association (AUA), San Diego, 1998.

Epididimovasoanastomose

Isola-se um túbulo epididimário e este é anastomosado microcirurgicamente ao coto deferencial. Em geral, o procedimento é adotado para os casos de obstrução epididimária (em especial causados por processos inflamatórios), porém os resultados são inferiores aos da vasovasoanastomose, devido à dificuldade técnica. Com este procedimento, em geral, observam-se taxas de gravidez ao redor de 30%, dependentes em muito da habilidade do cirurgião e da técnica utilizada.

Ressecção endoscópica de ductos ejaculadores

Os pacientes que apresentam obstrução dos ductos ejaculadores podem ser tratados por meio da ressecção endoscópica (Fig. VIII-1). Estes casos decorrem em espe-

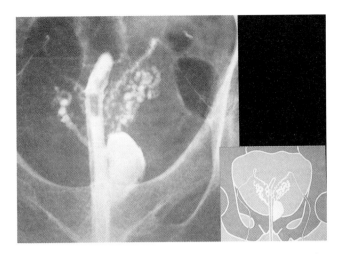

Figura VIII-1 – Ressecção endoscópica dos ductos ejaculadores.

cial de alterações congênitas envolvendo os ductos ejaculadores e/ou vesículas seminais, e a ressecção junto ao verumontano pode desobstruir o canal e permitir a passagem do esperma para a uretra.

Técnicas de Reprodução Assistida

O tratamento da infertilidade masculina mudou radicalmente nos últimos 20 anos com o advento das técnicas de reprodução assistida. A descrição do fenômeno de capacitação permitiu que os espermatozóides pudessem ser manipulados no laboratório e utilizados em técnicas como inseminação intra-uterina e fertilização *in vitro*.

O fenômeno de capacitação compreende uma série de alterações bioquímicas e estruturais que ocorrem nos espermatozóides durante sua permanência no trato genital feminino. Elas permitem que o espermatozóide, ao aproximar-se dos óvulos, sofra a reação acrossômica, através da qual libera as enzimas presentes no acrossoma que romperão a zona pelúcida dos óvulos, permitindo a fertilização propriamente dita.

No laboratório, desenvolveram-se inúmeras técnicas de capacitação, destacando-se as técnicas de lavagem e migração ascendente ("swim-up") e as técnicas de centrifugação por meio de gradientes de concentração progressiva, utilizando agentes como Percoll® ou Isolate®. No "swim-up", o sêmen é lavado e centrifugado duas vezes com meio de cultura e, a seguir, deposita-se uma pequena quantidade de meio de cultura sobre o botão de espermatozóides formado após a centrifugação. Por meio da incubação a 37°C em estufa, com tensão controlada de gás carbônico (5% de CO_2), os espermatozóides nadam em direção ao meio de cultura, que é colhido e utilizado para a reprodução assistida. No caso do Percoll® ou Isolate®, o sêmen é centrifugado em tubo contendo diversas camadas dessas substâncias, em con-

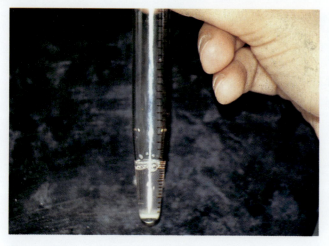

Figura VIII-2 – Técnica de capacitação: "swim-up".

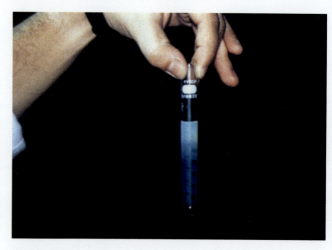

Figura VIII-3 – Técnica de capacitação: "Percoll".

centrações progressivamente maiores, e os espermatozóides que conseguem atingir o fundo do tubo são recolhidos e utilizados posteriormente (Figs. VIII-2 e VIII-3).

Por meio dessas técnicas, consegue-se manipular o gameta masculino de modo a favorecer seu encontro com o óvulo em diferentes locais do organismo feminino (útero, trompas), ou mesmo no laboratório (fertilização *in vitro*). Mais modernamente, o processo de fertilização vem sendo realizado no laboratório, por meio das técnicas de micromanipulação, injetando-se o espermatozóide dentro do óvulo com o auxílio de uma micropipeta (ICSI – injeção intracitoplasmática de espermatozóides). Com o uso desse equipamento é possível utilizar espermatozóides colhidos diretamente no epidídimo ou testículo em casos de azoospermia obstrutiva ou de déficit de produção (Fig. VIII-4).

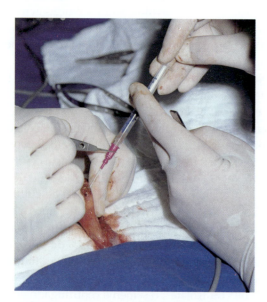

Figura VIII-4 – Punção microcirúrgica do epidídimo.

Diante de pacientes oligospérmicos, a realização dos testes de capacitação diagnóstica permite a escolha da técnica de reprodução assistida mais adequada. Quando se consegue recuperar mais de 5 milhões de espermatozóides em alguma das técnicas de capacitação descritas, é possível realizar ciclos de inseminação intra-uterina, com boas chances de gravidez; quando se recuperam entre 2 e 5 milhões de espermatozóides com motilidade progressiva, em geral, indica-se a fertilização *in vitro*; e quando o número de espermatozóides é diminuto, ou quando na capacitação recuperam-se menos de 2 milhões, indica-se a micromanipulação (ICSI) (Tabela VIII-2).

Tabela VIII-2 – Critérios de indicação das técnicas de reprodução assistida de acordo com os testes de capacitação diagnósticos.

Método	Nº de espermatozóides capacitados
Inseminação intra-uterina	Mais de 5 milhões
Fertilização *in vitro* (FIV) convencional	Entre 2 e 5 milhões
FIV + micromanipulação (ICSI)	Menos de 2 milhões

Inseminação intra-uterina

Na literatura e em nossa experiência, ao se inseminar uma mulher com mais de 5 milhões de espermatozóides capacitados, observa-se taxa de gravidez ao redor de 15 a 20% por tentativa (ou seja, por ciclo). Os ovários femininos são hiperestimulados com hormônios, de modo a produzir 2 a 3 folículos ovarianos. O crescimento folicular é acompanhado pela ultra-sonografia, e na época mais provável do rompimento folicular (ovulação) procede-se à inseminação intra-uterina, utilizando-se o sêmen capacitado. Esta técnica é indicada para os casos de oligospermia moderada e também para os pacientes com ejaculação retrógrada. Nestes últimos, a urina do paciente é alcalinizada para poder receber os espermatozóides, após a ejaculação, em ambiente menos hostil. Os espermatozóides são separados por centrifugação e submetidos à capacitação, para então serem inseminados.

Fertilização *in vitro*

Neste caso, o procedimento é mais complexo e exige um laboratório mais equipado. Os ovários são hiperestimulados, de modo a produzirem 10 a 20 folículos ovarianos. Quando estes estão maduros (ou seja, quando estão prestes a se romperem), os óvulos são colhidos por meio de punção transvaginal guiada por ultra-sonografia, sob analgesia. Os óvulos assim obtidos são misturados com o sêmen capacitado (em geral, na proporção de 100.000 espermatozóides por óvulo maduro), e a mistura é mantida em estufa com tensão controlada de CO_2 por 24 a 48 horas. Os embriões formados são posteriormente transferidos para a cavidade uterina através de sondas especiais de inseminação, e a paciente recebe manutenção com progesterona durante 14 dias para então se determinar se houve nidação ou não. A gravidez é estabelecida por meio da dosagem sérica de beta-HCG quantitativo, que denota a atividade placentária. Por meio desse método, utilizando-se amostras de sêmen cuja capacitação obtém mais de 2 milhões de espermatozóides recuperados, observa-se taxa de gravidez ao redor de 25% por ciclo, ou seja, por tentativa.

Micromanipulação
(injeção intracitoplasmática – ICSI)

Esta técnica é reservada para os pacientes com oligospermia grave (ou seja, com menos de 2 milhões de espermatozóides/ml de sêmen ejaculado) ou com menos de 2 milhões de espermatozóides recuperados nas técnicas de capacitação. Pelo micromanipulador, cada óvulo maduro obtido com punção transvaginal guiada por ultra-sonografia é inseminado com um espermatozóide. O óvulo injetado é mantido sob cultura por 24 a 48 horas, e os embriões formados são transferidos para a cavidade uterina através de sondas especiais de inseminação. A verificação da gravidez é realizada da mesma maneira que para a fertilização *in vitro*. Esta técnica tem produzido ao redor de 30 a 35% de gravidez em cada tentativa (ou ciclo).

O ICSI também tem sido utilizado para pacientes com azoospermia, em que foi possível obter espermatozóides no epidídimo ou diretamente no testículo. Inúmeras técnicas são descritas:

MESA ("microsurgical epidydimal sperm aspiration") – os espermatozóides são puncionados diretamente no epidídimo, sob microscopia, utilizando-se cânulas especiais. Um único túbulo epidimário dilatado é aberto microcirurgicamente, a cânula é introduzida e os espermatozóides obtidos são utilizados para ICSI. Esta técnica é utilizada principalmente para pacientes com obstrução epididimária, em casos de falha da reversão da vasectomia ou para pacientes com agenesia dos deferentes.

PESA ("percutaneous epidydimal sperm aspiration") – os espermatozóides são puncionados diretamente no epidídimo, por via transescrotal, utilizando agulha fina. Também é indicada para casos de obstrução epididimária, agenesia de deferentes ou para falhas de reversão da vasectomia.

TESA ("testicular sperm aspiration") – os espermatozóides são puncionados diretamente no testículo.

TESE ("testicular sperm extraction") – através de biópsia testicular, isolam-se espermatozóides para serem utilizados em programas de ICSI. Em especial para pacientes com parada de maturação.

Modernamente, por meio de biópsia testicular, têm-se utilizado espermátides ou mesmo espermatócitos de primeira ordem para microinjeção, porém com resultados ainda experimentais.

Para os casos nos quais não se conseguem obter espermatozóides, ou quando as técnicas falham, é possível, além da adoção, utilizar o banco de sêmen congelado. Nesse caso, utilizam-se para inseminação amostras de sêmen de doadores previamente selecionados, que contenham as mesmas características físicas do paciente (peso, altura, cor de olhos e cabelos) e que tenham sido submetidas a testes como hepatite, sífilis e AIDS.

Leitura recomendada

Belker AM, Cook Cl. Sperm processing and intrauterine insemination for oligospermia. *Urol Clin North Am* 14(3):597-607, 1987.

Belker AM, Thomas Jr AJ, Fuchs EF et al. Results of 1469 microsurgical vasectomy reversals by the Vasovasostomy Study Group. *J Urol* 145:505-511, 1991.

Ord T, Patrizio P, Balmaceda JP, Asch R. Can severe male factor be treated without micromanipulation? *Fertil Steril* 60(10):110-115, 1993.

Schlegel PN, Goldstein M. Surgery of the vas deferens. In: Droller MJ (ed). *Surgical Management of Urological Disease: An Anatomic Approach*. St. Louis, MI, Mosby Year Book, 1992 p. 245-250.

World Health Organization. The influence of varicocele on parameter of fertility in a large group of men presenting to infertility clinics. *Fertil Steril* 57(6): 1289-1293, 1992.

SEÇÃO IX

Litíase Renouretral

1. Litíase Renal
2. Litíase Ureteral

CAPÍTULO 1

Litíase Renal

Francisco José Barcellos Sampaio
Henrique da Costa Rodrigues
Luciano Alves Favorito

Introdução

A litíase renal afeta até 5% da população dos países industrializados. Até há alguns anos, todos esses cálculos eram tratados com cirurgia aberta, determinando uma morbidade muitas vezes maior que a doença em si. O aparecimento das técnicas mais modernas de tratamento do cálculo, a litotripsia extracorpórea por ondas de choque (LEOC) e a nefrolitotripsia percutânea (NP), fez com que a cirurgia aberta ficasse reservada para casos bastante complexos. Atualmente, a maior parte dos cálculos pode ser tratada de forma não invasiva por meio da LEOC, dispensando a necessidade de anestesia.

O aparecimento destas técnicas fez com que se estabelecessem critérios de seleção para as diferentes formas de tratamento da litíase. O tamanho do cálculo, sua composição e localização são de grande importância na seleção do tratamento ideal.

Nosso objetivo é rever alguns aspectos clínicos e diagnósticos da litíase renal e analisar cada uma das formas de tratamento dessa doença levando em conta suas indicações, contra-indicações, complicações e resultados, tornando possível ao médico não-especialista conhecer cada uma delas separadamente.

Aspectos epidemiológicos

A litíase urinária afeta a população em uma proporção de 3 homens para cada mulher, principalmente na faixa entre 20 e 50 anos de idade. Os países industrializados e de clima tropical têm maior incidência de cálculo urinário quando comparados aos países em desenvolvimento, fato decorrente das diferenças entre o tipo de alimentação e a perda hídrica pelo suor. Observa-se também que a doença acomete mais os indivíduos que compõem as camadas mais altas da pirâmide social. A história familiar de litíase urinária aumenta em cerca de 2 vezes a probabilidade de um indivíduo apresentar a doença.

Mecanismo de formação dos cálculos urinários

Cálculos de oxalato de cálcio

É o tipo mais comum de cálculo renal, isolado ou associado a fosfato, correspondendo a mais de 65% de todos os cálculos renais. A causa mais comum de cálculos de oxalato de cálcio é a hipercalciúria idiopática (elevação dos níveis de cálcio urinário sem aumento do cálcio sérico). Os mecanismos envolvidos na hipercalciúria estão relacionados a um aumento na absorção intestinal de cálcio (hipercalciúria absortiva), perda renal de cálcio ou aumento da desmineralização óssea. Outras causas de hipercalciúria incluem: hiperparatireoidismo primário, doenças granulomatosas, feocromocitoma, uso de glicocorticóides, hipertireoidismo, hipocitratúria, hiperuricosúria e hiperoxalúria.

Cálculos de estruvita

Os cálculos compostos de estruvita (fosfato amôniomagnesiano) são relacionados à infecção urinária por germes produtores de urease, principalmente *Proteus mirabilis* e *Klebsiella*. São o tipo mais comum de cálculo coraliforme. A presença de urease promove hidrólise da uréia que produz uma base (amônia) que não é completamente neutralizada. Este fato provoca aumento do pH urinário e depósito dos cristais de estruvita.

Cálculos de ácido úrico

A litíase de ácido úrico está relacionada à acidez urinária, pouca ingestão de líquidos e hiperuricemia, geralmente secundária à dieta rica em purinas ou distúrbios metabólicos, como gota. Quando não estão associados a oxalato de cálcio, os cálculos de ácido úrico são radiotransparentes.

Cálculos de cistina

Ocorrem em pacientes com cistinúria, que é uma doença autossômica recessiva do transporte intestinal e renal da cistina.

Quadro clínico

A dor tipo cólica é o sintoma mais freqüente de litíase urinária e está diretamente associada à obstrução do sistema coletor. Assim, pequenos cálculos localizados nos cálices geralmente não são responsáveis por um quadro agudo de dor lombar. Cálculos localizados na pelve renal podem produzir obstrução intermitente do sistema coletor e, portanto, são capazes de provocar dor em cólica nos períodos de obstrução. Cálculos coraliformes estão associados a quadros oligossintomáticos, já que, na maior parte das vezes, não provocam obstrução ao fluxo urinário.

A presença de febre associada à cólica renal alerta para a possibilidade de infecção urinária associada. Se houver obstrução do trato urinário concomitante ao quadro infeccioso, há elevado risco de sepse urinária e a desobstrução deve ser prontamente efetuada.

A forma mais eficiente de tratamento da dor renal em cólica é o uso de antiinflamatórios não-esteróides, já que o "marca-passo" do sistema coletor renal é sensível à ação da prostaglandina. A administração de antiespasmódicos, apesar de freqüente, não promove melhora significativa do quadro clínico. A hiper-hidratação (oral ou venosa), na tentativa de aumentar o fluxo urinário e forçar a eliminação do cálculo, deve ser evitada, já que está associada a uma maior distensão do sistema coletor, com conseqüente piora da dor.

Exames complementares

Urianálise – pode revelar hematúria microscópica e apontar sinais que sugiram infecção urinária. Além disso, a identificação do tipo de cristal presente na urina é capaz de ajudar na identificação do tipo de cálculo existente. A ausência de hematúria microscópica, cristalúria ou piúria não exclui o diagnóstico de litíase. Por outro lado, a presença de cristalúria, no exame de urina, não confirma o diagnóstico de litíase, constituindo apenas um fator de risco para seu aparecimento. Tendo em vista a grande associação entre litíase e infecção urinária, é recomendável a realização de urinocultura.

Ultra-sonografia (US) – é eficiente para a avaliação de litíase renal, sendo capaz de avaliar a integridade do parênquima renal e o grau de dilatação do sistema coletor. É capaz de detectar cálculos radiopacos e radiotransparentes, mas pode não diagnosticar cálculos de pequenas dimensões.

Radiografia simples do abdome – quando associada à US pode diagnosticar a maioria dos cálculos renais. Isoladamente, é capaz de diagnosticar cerca de 90% dos cálculos urinários, mas sua sensibilidade está diretamente relacionada à opacidade do cálculo à radiografia simples. No diagnóstico diferencial das concreções radiopacas localizadas na loja renal devemos incluir: litíase biliar, calcificações vasculares intra-renais, calcificações da articulação costocondral e calcificações pancreáticas.

Urografia excretora (urografia venosa) – é o melhor método de avaliação do paciente com litíase renal e, em nossa opinião, deve ser solicitada sempre que se pretende instituir alguma forma de terapia. A urografia venosa permite avaliar a integridade do parênquima, a função renal por meio da concentração e da velocidade de eliminação do meio de contraste, a presença de obstrução ao fluxo de urina e a anatomia do sistema coletor renal.

Métodos de tratamento da litíase renal

Litotripsia extracorpórea por ondas de choque (LEOC)

A LEOC passou a ser utilizada no tratamento da litíase renal no início da década de 80 e é atualmente a forma mais comum de tratamento dessa doença.

O método baseia-se na emissão de ondas acústicas de maior amplitude e menor freqüência que as ondas ultra-sônicas. Por isso, perdem pouca energia ao atravessar os tecidos. As ondas de choque caracterizam-se pela geração de um súbito gradiente de pressão, gerado em curto espaço de tempo, em um pequeno espaço físico. Essas ondas são capazes de promover a fragmentação de materiais que tenham a densidade acústica diferente daquela em que a onda foi gerada. Quando a energia mecânica produzida pela onda acústica ultrapassa a força de coesão do cálculo, este é então fragmentado.

Como é uma forma de tratamento não-invasivo e com baixo índice de complicação, a LEOC ganhou rápida aceitação no meio urológico. Praticamente todos os cálculos renais passaram a ser tratados por inúmeras sessões de LEOC, já que se difundia a idéia de que o método era inócuo. Ao contrário, diversas complicações podem advir do uso da LEOC: hematúria macroscópica, hematoma renal, necrose tubular, hipertensão arterial, urossepse, obstrução ureteral e lesão renal caracterizada pelo aumento dos marcadores da função renal e pelos métodos de imagem. Também já foi descrita lesão gastrintestinal secundária à LEOC.

Entre as contra-indicações da LEOC podemos incluir: gravidez, coagulopatia grave, hipertensão arterial não-controlada e obstrução urinária distal ao cálculo. Pacientes que estejam em uso de medicação anticoagulante (como ácido acetilsalicílico) devem interromper o uso dessas drogas por um período de tempo apropriado antes da realização da LEOC. Infecção urinária não é contra-indicação absoluta de LEOC, entretanto, o ideal é que se institua o tratamento apropriado antes do procedimento. Pacientes com sinais sistêmicos de infecção não devem realizar LEOC antes de serem estabilizados do ponto de vista clínico.

Entre as contra-indicações relativas podemos citar: aneurismas de aorta abdominal, presença de marcapasso e obesidade.

As complicações mais freqüentes de LEOC dizem respeito a sangramento. A maior parte dos pacientes apresenta sangramento urinário após o procedimento, que em geral cessa espontaneamente e não requer nenhum tipo de intervenção. Hematoma renal ou perinefrético ocorre mais raramente, em geral em pacientes usando anticoagulantes.

Outra complicação freqüente é a obstrução ureteral por fragmentos de cálculos, chamada de "steinstrasse", expressão alemã que significa "rua de cálculos". Sua ocorrência é mais freqüente em cálculos de maior volume. O cateterismo ureteral com cateteres tipo duplo J é freqüentemente realizado com o objetivo de prevenir essa complicação. Entretanto, trabalhos recentes mostram que não existem vantagens em realizar cateterismo ureteral na maior parte dos cálculos de até 2cm. Como veremos a seguir, os cálculos de até 2 cm são os que possuem melhor indicação para LEOC.

Apesar de questionado, não há até o momento nenhum trabalho que mostre relação de causa e efeito entre LEOC e aparecimento de hipertensão arterial.

Nefrolitotripsia percutânea (NP)

A NP foi introduzida no meio urológico como uma alternativa à cirurgia aberta no tratamento da litíase renal. Após o aparecimento da LEOC, a NP ficou reservada para o tratamento de casos mais complexos de litíase urinária, como cálculos coraliformes ou associados a lesões obstrutivas.

A NP é realizada por meio de uma punção renal, orientada por radioscopia, na região lombar do paciente. Pelo trajeto da agulha de punção seguem-se vários dilatadores de calibre progressivamente maior, até que se torne possível a introdução de um nefroscópio. Pelo nefroscópio, o urologista pode ver o interior do sistema coletor renal e fragmentar o cálculo com a ajuda de litotridores introduzidos por um canal de trabalho que passa ao longo de todo o aparelho.

O método apresenta excelentes resultados no que se refere a tornar os pacientes livres de cálculo, mas tem a desvantagem de necessitar de internação hospitalar e anestesia. Além disso, como trata-se de procedimento invasivo, a NP apresenta maior morbidade que a LEOC.

A lesão vascular seguida de sangramento importante é a mais grave complicação da NP. Também podem ocorrer: pneumotórax, derrame pleural, lesão pulmonar, urossepse e desequilíbrio hidreletrolítico secundário à absorção de líquidos.

Ureterorrenoscopia

A ureterorrenoscopia consiste na introdução de um aparelho (ureteroscópio) pelo óstio ureteral por via retrógrada, isto é, através da uretra.

A primeira ureteroscopia foi realizada em 1912 com a introdução de um cistoscópio através do ureter dilatado de uma criança com válvula de uretra posterior. Em 1980, foi desenvolvido o primeiro aparelho capaz de alcançar a pelve renal graças ao seus 39cm de comprimento. O uso da fibra óptica tornou possível o uso de aparelhos ainda menores, com menos distorção de imagem e permitiu o desenvolvimento dos aparelhos flexíveis.

As melhorias do ureterorrenoscópio e o aperfeiçoamento dos métodos de litotripsia intracorpórea tornaram possível seu uso no tratamento de cálculos renais.

Apesar de necessitar de internação e anestesia, a ureterorrenoscopia é uma opção atraente no tratamento dos cálculos renais de pequeno volume que tenham mau prognóstico com LEOC, já que é bem menos invasiva que a NP.

A complicação mais freqüente da ureterorrenoscopia é a perfuração do ureter, que na maioria das vezes requer apenas tratamento conservador. Pode ocorrer também lesão dos vasos pélvicos.

Cirurgia aberta

Já foi o único tratamento disponível de litíase renal. Com o aparecimento das técnicas endourológicas e mais recentemente da LEOC, a cirurgia aberta ficou reservada para casos bastante complexos ou para pacientes com rins sem função, secundários à doença calculosa, candidatos à nefrectomia.

As indicações atuais de cirurgia aberta no tratamento da litíase urinária incluem os cálculos coraliformes de grandes dimensões, que não possam ser tratados de forma eficiente por NP, necessidade de nefrectomia parcial concomitante à retirada do cálculo e nefrectomia para rins sem função.

As formas mais comuns de cirurgia são:

Pielolitotomia – constitui na retirada do cálculo por meio de uma pequena incisão feita na face posterior da pelve renal. Ficou praticamente abandonada após o aparecimento da LEOC e da NP.

Nefrolitotomia anatrófica – realizada para o tratamento de cálculos coraliformes não passíveis de tratamento por NP. É realizada por meio de uma incisão (nefrotomia) na borda lateral (convexa) do rim, precedida por clampeamento arterial e resfriamento do rim com gelo. Após a retirada dos cálculos é realizada hemostasia, reperfusão e fechamento do sistema coletor e da cápsula renal.

Escolha do tratamento ideal

A escolha do método de tratamento ideal para cada caso leva em conta aspectos relacionados ao cálculo e ao paciente. Assim, a idade, o tipo físico, o estado de saúde, as condições sociais e as preferências de cada paciente devem ser consideradas. Quanto ao cálculo, sua localização, tamanho, composição e aspecto radiográfico são fatores que podem alterar de forma significativa os resultados de cada uma das técnicas empregadas.

Cálculo calicinal

Após a introdução da LEOC, a maior parte dos cálculos localizados nos cálices pôde ser tratada por meio dessa técnica. Entretanto, alguns aspectos importantes devem ser levados em consideração ao indicar o tratamento.

A maior parte dos cálculos calicinais é de pequeno tamanho (menores que 4mm) e não demandam nenhuma forma de tratamento, tendo em vista a grande probabilidade de serem eliminados espontaneamente, se não houver obstrução ao fluxo urinário. Entretanto, um estudo sobre a história natural dos cálculos calicinais mostrou que 68% dos pacientes apresentaram sintomas de infecção urinária, e 51%, dor em um período de 5 anos de acompanhamento. Os autores concluem que 80% dos pacientes com cálculos calicinais irão necessitar de alguma forma de tratamento em 5 anos e que após esse período de acompanhamento a eliminação espontânea do cálculo é bastante improvável.

Um achado relativamente comum é o paciente portador de pequenos cálculos calicinais, não associados à infecção ou obstrução urinária, que se queixa de dor lombar. Esses pacientes devem ser tratados conservadoramente, com acompanhamento periódico por meio de exames de urina e ultra-sonografia. Alguns centros de tratamento de litíase indicam LEOC do cálculo (ou do grupamento calicinal no qual o cáculo está contido, quando este não é eficazmente localizado durante o procedimento). Entretanto, é importante a noção de que o cálculo não é o responsável pela dor e que esta pode não melhorar após a LEOC.

Quando houver indicação de tratamento, a LEOC é o método de escolha para os cálculos calicinais de até 2cm não localizados nos cálices inferiores (ver adiante). Cálculos maiores de 2cm apresentam resultados ruins quando tratados com LEOC e constituem indicação de NP. Entretanto, cálculos associados a divertículo calicinal ou estenose de infundíbulo calicinal, ainda que menores de 2cm, devem ser tratados por via percutânea, tendo em vista os maus resultados obtidos com a LEOC e a possibilidade de resolução concomitante de ambas as doenças em um só tempo.

Cálculos do pólo inferior

Os cálices do pólo inferior são o local mais freqüente de litíase renal. Cerca de 48% de todos os cálculos renais estão aí localizados. O tratamento dos cálculos localizados nos cálices do pólo inferior do rim constituem uma área de grande controvérsia em urologia. Sabe-se que a LEOC, quando aplicada para tratamento de cálculos nesta região, apresenta resultados bem inferiores àqueles de cálculos do pólo superior, terço médio do rim e pelve renal, principalmente quando se leva em conta o tamanho do cálculo (Tabela IX-1).

Tabela IX-1 – Índices de pacientes livres de cálculo/índice de retratamento para cálculos em diferentes localizações do sistema coletor.

Tamanho do cálculo	Pelve renal	Cálice superior	Cálice médio	Cálice inferior
≤ 10mm	90/3	77/30	80/4	80/1
11-20mm	83/7	75/6	71/9	58/38
> 20mm	81/14	67/27	50/50	32/22

Pela tabela IX-1 pode-se observar que o pólo inferior apresenta índices mais baixos de pacientes livres de cálculo e maior índice de retratamento. Várias técnicas foram tentadas para melhorar a eliminação de fragmentos após LEOC, entre elas a terapia de inversão (na qual o paciente era colocado de cabeça para baixo após a LEOC), instilação de soro fisiológico no sistema coletor por cateter ureteral tipo Cobra ou punção percutânea, e sessões de punho-percussão sobre o rim submetido ao procedimento. Nenhuma destas técnicas teve uso clínico ou se mostrou eficaz na diminuição do número de pacientes com litíase residual. Apesar de freqüente, a colocação de cateteres ureterais tipo duplo J não previne as complicações secundárias à LEOC, parecendo piorar os sintomas e dificultar a passagem dos fragmentos.

Além do fator gravitacional, alguns aspectos anatômicos têm sido implicados na retenção de fragmentos de cálculo após LEOC no pólo inferior. Sampaio e Aragão (1994) correlacionaram os achados anatômicos do pólo inferior com os resultados de LEOC. A presença de múltiplos cálices drenando o pólo inferior, um infundíbulo longo e estreito e o ângulo infundíbulo-pélvico (AIP) menor que 90°, poderia estar associada a uma maior tendência à retenção de fragmentos após LEOC.

Correlacionando os resultados da LEOC com o AIP em 74 pacientes, Sampaio et al. (1997) encontraram 74% dos pacientes com ângulo obtuso (maior que 90°) livres de cálculo. No grupo de pacientes com AIP agudo, apenas 23% dos pacientes estavam livres de cálculo após seguimento médio de 9 meses (Figs. IX-1 e IX-2).

Assim, a análise da anatomia do pólo inferior é de fundamental importância na escolha do tratamento desse tipo de cálculo.

A NP apresenta ótimos resultados no tratamento desse tipo de litíase, já que não é dependente da anatomia renal (Tabela IX-2).

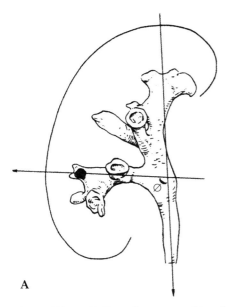
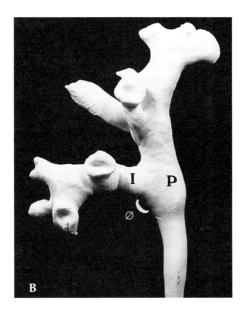

Figura IX-1 – **A**) Desenho esquemático de um molde do sistema coletor de rim direito mostrando cálculo contido em cálice que forma com a pelve renal um ângulo maior que 90° (Ø). **B**) Molde do sistema coletor do rim correspondente mostrando o ângulo infundíbulo-pélvico (AIP) (Ø) maior que 90°. P = pelve renal, I = infundíbulo do cálice.

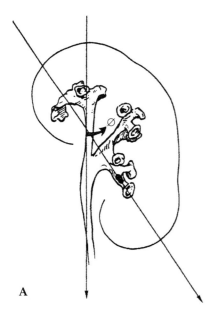
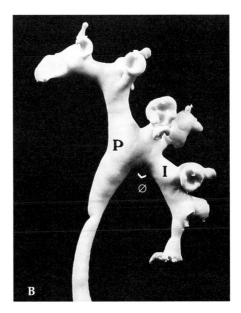

Figura IX-2 – **A**) Desenho esquemático de molde do sistema coletor de rim direito mostrando cálculo contido em cálice que forma com a pelve renal um ângulo menor que 90° (Ø). **B**) Molde do sistema coletor do rim correspondente mostrando o AIP (Ø) menor que 90°. P = pelve renal, I = infundíbulo do cálice.

Tabela IX-2 – Porcentagem de pacientes livres de cálculo após LEOC e NP para tratamento de litíase do pólo inferior do rim estratificado pelo tamanho do cálculo.

	LEOC			NP		
	< 1cm	1,1 a 1,9cm	> 2cm	< 1cm	1,1 a 1,9cm	> 2cm
% livre de cálculo	66	50	25	100	66	86

Mais recentemente, a ureterorrenoscopia tem sido empregada para o tratamento da litíase do pólo inferior e vem apresentando bons resultados para cálculos de até 1,5cm. Assim como a NP, a anatomia renal parece não interferir nos resultados obtidos com ureterorrenoscopia.

Cálculos maiores que 2cm no pólo inferior devem ser tratados primariamente por NP, já que os resultados com LEOC são ruins e estão associados a maiores taxas de complicação e custo mais elevado. Pacientes com cálculos menores que 2cm e que possuam fatores desfavoráveis para a realização de LEOC (AIP menor que 90°, infundíbulo longo e estreito) têm grande possibilidade de permanecer com fragmentos residuais, mesmo quando submetidos a várias sessões de LEOC, devendo portanto receber outra forma de tratamento primário. A ureterorrenoscopia para cálculos de até 1,5cm é uma forma eficaz de tratamento, já que apresenta resultados semelhantes à NP com menor morbidade, sendo portanto um método atraente em pacientes com anatomia renal desfavorável à LEOC. A LEOC é o método de escolha para cálculos menores que 2cm e anatomia favorável à eliminação dos fragmentos.

Cálculos de pelve renal

Os cálculos de pelve renal de até 2cm podem ser tratados de forma eficiente por LEOC. A presença de uma interface líquida na região da pelve renal faz com que a LEOC apresente excelentes resultados para o tratamento da litíase dessa região. Cálculos maiores de 2cm estão associados a grande incidência de fragmentos residuais, obstrução ureteral e necessidade de retratamento quando tratados pela LEOC. Nesta situação, a NP é o tratamento de escolha, atingindo índices muito altos de pacientes livres de cálculo.

Cálculos coraliformes

São definidos como aqueles que ocupam toda a pelve renal e pelo menos 1 infundíbulo de 1 cálice. Estão associados à infecção urinária crônica por germes produtores de urease, principalmente *Proteus* e *Klebsiella* e geralmente são compostos por estruvita (fosfato-amônio-magnesiano).

São geralmente oligossintomáticos e seu diagnóstico é realizado muitas vezes durante a investigação diagnóstica de dor lombar ou de infecção urinária de repetição. Como apresentam quadro clínico muito pobre, os cálculos coraliformes foram tratados conservadoramente durante muito tempo. Posteriormente, verificou-se que a permanência de cálculos coraliformes não-tratados estava associada à perda progressiva da função renal. Assim, todos os pacientes portadores de cálculo coraliforme devem ser submetidos à retirada do cálculo, a menos que existam contra-indicações.

O tratamento do cálculo coraliforme deve ter 2 objetivos: preservar a função renal e deixar o paciente livre de cálculos. A presença de fragmentos residuais após o tratamento está associada à perpetuação da infecção e, portanto, ao novo crescimento do cálculo.

Os resultados da LEOC para tratamento de cálculos coraliformes são muito variados. Em média, 50% dos pacientes tornam-se livres de cálculos. Entretanto, esse índice está diretamente relacionado ao tamanho do cálculo e ao grau de dilatação do sistema coletor renal. Quando se considera coraliformes de grande volume, apenas 22% dos pacientes tornam-se livres de cálculo após repetidas sessões de LEOC, o que implica aumento dos custos e das necessidades de procedimentos auxiliares (como nefrostomia percutânea e/ou cateterismo ureteral). Além disso, há elevado risco de sepse urinária e obstrução ureteral por rua de cálculos ("steinstrasse"). A presença de dilatação do sistema coletor também está relacionada a piores resultados em função da maior incidência de fragmentos residuais.

Dessa forma, o tratamento de cálculos coraliformes por LEOC deve ser realizado para cálculos de, no máximo, 500mm^2, o que corresponde a um cálculo de aproximadamente 2,5cm de diâmetro.

A NP é a opção mais atraente para o tratamento dos cálculos coraliformes, principalmente os de grande volume, e apresenta bons índices de pacientes livres de cálculo. A associação de NP seguida de LEOC em cálculos grandes torna possível a realização de um número menor de punções percutâneas e menos sessões de LEOC, para obter-se a fragmentação completa do cálculo. Dessa forma, diminui-se o índice de complicações e aumenta-se o número de pacientes livres de cálculo. Uma segunda sessão de NP pode ser realizada caso restem fragmentos após a LEOC, tratamento que recebe o nome de terapia sanduíche. A utilização de terapia sanduíche minimiza a incidência de cálculo residual e a necessidade de nefrostomia por tempo prolongado no pós-operatório. Estudo prospectivo com 48 pacientes com cálculos coraliformes de grande volume comparando monoterapia com LEOC e terapia combinada (NP seguida de LEOC 48 a 72 horas após) mostrou índices de pacientes livres de cálculo de 22% e 74%, respectivamente. Além disso, o índice de complicações, a necessidade de procedimentos auxiliares e o tempo de tratamento foram maiores para o grupo de pacientes submetidos somente à LEOC.

Com o grande refinamento das técnicas endourológicas, a cirurgia aberta (nefrolitotomia anatrófica) ficou reservada para casos que necessitem de mais de 3 punções percutâneas para a realização da NP e/ou que os fragmentos residuais não possam ser tratados por um número aceitável de sessões de LEOC. A cirurgia aberta apresenta índices de até 100% de pacientes livres de cálculo, mas sua elevada morbidade faz com que fique reservada para situações especiais (cálculos gigantes, rim único, anomalias anatômicas importantes) (Fig. IX-3).

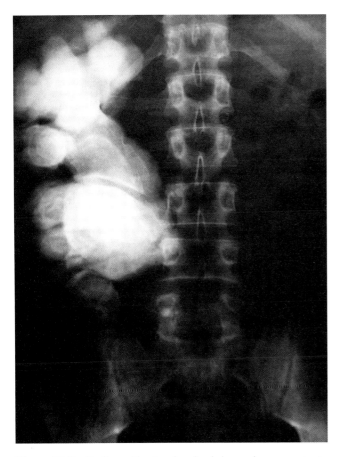

Figura IX-3 – Radiografia simples de abdome de um paciente com rim único à direita contendo volumoso cálculo coraliforme de aproximadamente 20cm de comprimento. O paciente foi submetido à nefrolitotomia anatrófica. O cálculo pesava 850g.

Ainda, pacientes portadores de cálculos de estruvita devem ser rigorosamente acompanhados após o tratamento, com realização de uroculturas e radiografias simples do abdome para a detecção de reinfecção e recidiva dos cálculos. Profilaxia antibiótica por tempo prolongado (6 meses a 1 ano) e acidificação da urina devem fazer parte do tratamento a longo prazo dessa condição.

Tratamento clínico da litíase urinária

Nem todos os pacientes portadores de litíase urinária requerem alguma forma de investigação e tratamento adicional. O índice de recidiva de doença renal calculosa situa-se em torno de 50%. Na maioria dos casos, apenas medidas simples como o aumento da ingestão hídrica e modificação dos hábitos alimentares são necessárias. Entretanto, pacientes com alto risco de recidiva (como crianças, homens entre 20 e 50 anos de idade e história familiar importante de litíase) devem passar por uma avaliação mais completa.

Avaliação metabólica

Tem como objetivo verificar se existe algum distúrbio metabólico responsável pelo aparecimento da litíase. Deve incluir:

Exame de sangue
- Hemograma completo
- Uréia, creatinina
- Dosagem de proteínas séricas
- Eletrólitos (sódio, potássio, cloro, bicarbonato, cálcio, magnésio e fósforo)
- Dosagem de paratormônio e vitamina D

Urina
- Elementos anormais e sedimentoscopia (urina tipo I) e urinocultura

Urina de 24 horas
- Volume
- "Clearance" de creatinina
- Sódio e potássio urinários
- Dosagem de cálcio, magnésio, fosfato, oxalato, citrato e ácido úrico

Análise mineralográfica do cálculo quando possível

Tratamento clínico

Grande parte dos pacientes portadores de litíase pode ser tratada de forma conservadora. O simples aumento da ingestão hídrica pode diminuir em até 60% a taxa de formação de cálculo. Todos os pacientes devem ser orientados a manter um débito urinário de, no mínimo, 2,5 a 3 litros por dia. Além disso, todas as drogas que podem levar à formação de cálculo devem ser interrompidas.

A seguir, serão discutidas as principais formas de tratamento clínico dos principais tipos de cálculos urinários.

Cálculos de oxalato de cálcio – a causa mais comum, como já foi visto, é a hipercalciúria idiopática, principalmente por aumento da absorção intestinal (hipercalciúria absortiva). Além de dieta com baixo teor de cálcio e oxalato, o uso de diuréticos tiazídicos pode estar indicado. Pode-se acrescentar citrato de potássio em pacientes com hipocitratúria associada. Para pacientes com hipercalciúria reabsortiva (em conseqüência de hiperparatireoidismo), a paratireoidectomia é o melhor tratamento.

Cálculos de ácido úrico – podem ser dissolvidos por tratamento clínico antes de se instituir terapia com LEOC ou cirurgia. O tratamento fundamenta-se em 2 pontos principais: alcalinizar a urina e diminuir a quantidade de ácido úrico na urina. Alcalinização eficaz pode ser conseguida com a administração de citrato de potássio ou bicarbonato de sódio, sempre associados ao aumento da ingestão hídrica. A redução da produção de ácido úrico pode ser feita por dieta pobre em purina (evitando peixe e carnes vermelhas) ou por meio da administração de inibidores da xantina-oxidase (alopurinol).

Cálculos de estruvita – seu tratamento é direcionado para manutenção da urina estéril. Assim, cultura urinária de rotina, tratamento rápido e eficaz das infecções urinárias, acidificação da urina e profilaxia com antibióticos, quando indicada, fazem parte do tratamento clínico dessa forma de litíase.

Leitura recomendada

Balaji KC, Menon, M. Mechanism of stone formation. *Urol Clin North Am* 24:1-12, 1997.

Cohen TD, Preminger GM. Management of calyceal calculi. *Urol Clin North Am* 24:81-96, 1997.

Elbahnasy AM, Shalhav AL, Hoenig DM et al. Lower caliceal stone clearance after shock wave lithotripsy or ureteroscopy: the impact of lower pole radiographic anatomy. *J Urol* 159:676-682, 1998.

Lingeman JE, Woods J, Toth PD, Evan AP, McAteer JA. The role of lithotripsy and it's side effects. *J Urol* 141:793-799, 1989.

Netto Jr NR, Claro JFA, Lemos GC, Cortado PL. Renal calculi in lower pole calices: what is the best method of treatment? *J Urol* 146:721-723, 1991.

Sampaio FJB, Aragão AHM. Inferior pole collecting system anatomy: its probable role in extracorporeal shock wave lithotripsy. *J Urol* 147:322-324, 1992.

Sampaio FJB, Annunciação AL, Silva, ECCG. Comparative follow-up of patients with acute and obtuse infundibulum-pelvic angle submitted to extracorporeal shock wave lithotripsy for lower caliceal stones: preliminary report and proposed study design. *J Endourol* 11:157-161, 1997.

Sampaio FJB, Aragão AHM. Limitations of extracorporeal shock wave lithotripsy for lower caliceal stones: anatomic insight. *J Endourol* 8:241-247, 1994.

Segura JW. Staghorn calculi. *Urol Clin North Am* 24:71-80, 1997.

Wolf Jr JS, Clayman RV. Percutaneous nephrostolithotomy. What is its role in 1997? *Urol Clin North Am* 24:43-58, 1997.

CAPÍTULO 2

Litíase Ureteral

ANUAR IBRAHIM MITRE
ARIEL GUSTAVO SCAFURI

Introdução

Antes da introdução na prática clínica da ureteroscopia e da litotripsia extracorpórea por ondas de choque (LEOC) na década de 80, o tratamento dos cálculos ureterais, sempre muito freqüentes, constituía-se em um dos mais complexos problemas da urologia, dado o caráter recidivante da doença e as dificuldades adicionais encontradas nas reintervenções por cirurgia aberta. Esses avanços quase simultâneos, seja LEOC, seja ureteroscopia, representaram opções minimamente invasivas ao urologista para tratar os cálculos ureterais. A seleção do método passa por análise de diversos fatores relacionados ao cálculo, ao paciente, aos métodos disponíveis, aos fatores econômicos e à preferência pessoal do cirurgião.

Anatomia ureteral

É importante o conhecimento da anatomia ureteral para a compreensão da fisiopatologia da impactação e obstrução ureteral por cálculos. O ureter é uma estrutura fibromuscular, de comprimento entre 24 e 30cm, cuja camada interna é formada por epitélio do tipo transicional e envolta por três camadas concêntricas de músculo liso, responsáveis pelo peristaltismo ureteral e pelo transporte de urina e eventualmente eliminação dos cálculos.

O ureter localiza-se extraperitonealmente dentro da cavidade abdominal e pélvica. Apoiado sobre a face ântero-medial do músculo psoas, cruza o nervo genitofemoral, responsável pela inervação sensitiva da face medial da coxa e da genitália. Ao entrar na pelve, cruza o promontório medialmente à articulação sacroilíaca, apoiando-se sobre o músculo elevador do ânus, chegando finalmente à bexiga. Durante esse trajeto cruza diversas estruturas vasculares. Ao sair da pelve renal, cruza anteriormente os vasos para o pólo inferior, a seguir os vasos gonadais e, finalmente, na altura da articulação sacroilíaca, os vasos ilíacos. Há locais mais estreitos da luz ureteral relacionados ou não aos vasos sangüíneos e os mais importantes são a junção pieloureteral (2mm de diâmetro), o cruzamento dos vasos ilíacos (4mm de diâmetro) e a junção ureterovesical (3-4mm de diâmetro). Conseqüentemente, esses são os locais mais comuns de impactação de cálculos ureterais.

Do ponto de vista anatômico, dividimos o ureter em três segmentos: proximal, médio e distal. O ureter proximal estende-se da junção pieloureteral até a margem superior do sacro; o médio, desta até a margem inferior da articulação sacroilíaca; e o distal, desta até a junção ureterovesical.

Fisiopatologia da obstrução

O aumento da pressão dentro da via excretora é que provoca dilatação do trato urinário. O grau da obstrução é que vai determinar a pressão necessária para se vencer o obstáculo representado pela obstrução. Associadamente, o tempo de surgimento, isto é, se a obstrução é aguda ou crônica, é outro fator importante para determinar a evolução da obstrução. O cálculo que migra para o ureter, o aumento abrupto da pressão dentro da via excretora decorrente da obstrução da luz ureteral pelo cálculo associado ao fenômeno espástico, desencadeia uma das piores dores experimentadas pelo ser humano, que é a cólica renal.

A melhora da dor após tratamento analgésico inicial, tornando-se tolerável, decorre da diminuição da obstrução e diminuição da filtração glomerular desse lado, graças à ação das prostaglandinas, permitindo drenagem urinária a uma pressão hidráulica menor. Contudo, imprevisivelmente a pressão pode voltar a aumentar rapidamente, retornando ao quadro de cólica renal.

A obstrução em grau menor ou de aparecimento insidioso pode provocar hidronefrose acentuada de maneira quase ou até assintomática. Por outro lado, a obstrução aguda pemanece por vários dias, e os sintomas, quando começam a ceder, podem ser por melhora da obstrução ou por perda da função renal. Portanto, a falta de sintomas ou melhora sem acompanhamento clínico pode não significar boa evolução.

Quadro clínico

O cálculo ureteral tem apresentação clínica diversa, os sinais e sintomas dependerão de vários fatores, como o tamanho e a localização do cálculo, o grau e a duração da obstrução e a presença de infecção do trato urinário.

A cólica renoureteral, também conhecida como cólica nefrética ou cólica renal, é um quadro caracterizado por dor lombar tipo cólica, com irradiação para o flanco, fossa ilíaca do mesmo lado, e que progride para o testículo no homem ou grandes lábios na mulher. Essa dor referida é resultado da inervação autonômica, comum a essas várias estruturas. A intensidade é variada, mas em geral é muito intensa, deixando o paciente agitado, além de provocar náuseas e vômitos. Quando o cálculo se aproxima da junção ureterovesical, podem ocorrer sintomas de irritabilidade vesical. A agitação psicomotora do paciente com cólica renal é valorizável, principalmente quando se considera o diagnóstico diferencial.

A litíase ureteral pode estar associada à infecção do trato urinário, podendo ser desde assintomática ou até mesmo desenvolver quadro de urossepse. A existência de quadro obstrutivo em associação com a infecção do trato urinário é uma emergência urológica e requer manobras ágeis para a desobstrução e drenagem do trato urinário alto.

O achado de anúria ou oligoanúria é possível em pacientes com rim único ou nos casos de litíase ureteral bilateral, sendo a correção dos problemas metabólicos, seguida da desobstrução imediata, a melhor opção terapêutica.

O diagnóstico dos quadros de litíase ureteral tem como objetivo a avaliação do grau de obstrução associada e das características morfológicas e topográficas do cálculo, no sentido de se programar a terapêutica mais adequada para cada situação.

No exame de urina tipo I, a maioria dos pacientes apresenta um certo grau de micro-hematúria ou mesmo hematúria macroscópica. Contudo, a ausência dessa não exclui o diagnóstico e pode ser encontrada em até 10% dos casos. Paralelamente, o achado de leucocitúria não necessariamente indica a presença de infecção do trato urinário, e deve ser avaliado com cautela. É relativamente comum o achado de cristais de cistina, acido úrico, oxalato de cálcio, cujo valor é limitado aos formadores de cálculos.

A radiografia simples do abdome, quando se considera o atendimento de urgência, é um exame valioso, podendo auxiliar no diagnóstico e no tratamento desse paciente, sendo muito pouco invasivo. A presença de imagem radiopaca na topografia ureteral pode sugerir diagnóstico de cálculo. O exame, contudo, não evidencia o trajeto ureteral, sendo muito comum o achado de imagens radiopacas, que se assemelham aos cálculos ureterais (flebolitos ou fecalitos). O conhecimento da anatomia ureteral, além da avaliação do tipo e da forma da calcificação, pode contribuir para o diagnóstico mais preciso. A própria avaliação radiológica da calcificação pode sugerir o tipo de cálculo, em função da radiodensidade. Cálculos de fosfato de cálcio são mais radiopacos do que, por exemplo, cálculos de ácido úrico (Quadro IX-1).

Quadro IX-1 – Espectro da radiodensidade dos cálculos em função da sua composição bioquímica.

Mais denso	Fosfato de cálcio
	Oxalato de cálcio, monoidrato
	Oxalato de cálcio, diidrato
	Estruvita
	Cistina
Menos denso	Xantina

A ultra-sonografia tem importância na avaliação diagnóstica dos cálculos ureterais e sua principal vantagem é a de ser um exame não-invasivo, facilmente disponível e de baixo custo. A presença de dilatação ureteropielocalicial sugere obstrução ureteral, mesmo quando não se detecta o cálculo, fato relativamente comum quando se trata de cálculos do ureter médio, cuja interposição de alças intestinais pode prejudicar sua identificação. Em quadro obstrutivo parcial, ou mesmo na obstrução aguda muito recente, o exame ultra-sonográfico normal não exclui o diagnóstico de cálculo ureteral. O exame ultra-sonográfico não fornece informações funcionais do trato urinário, mas apenas anatômicas, em relação às vias excretoras e ao parênquima renal, quanto a sua espessura e ecogenicidade.

Ao contrário, a urografia excretora, apesar de ser um exame relativamente invasivo, fornece uma série de informações importantes, anatômicas e funcionais para o diagnóstico e o tratamento dos cálculos urinários. Exceto em pacientes com alergia a contraste iodado, esse exame ainda permanece como padrão-ouro para a avaliação desses pacientes. As informações mais importantes vão desde a presença, localização e função dos rins, natureza e nível da obstrução ureteral, anatomia do sistema coletor, presença de anomalias do trato urinário associadas, até as características morfológicas e topográficas do cálculo ureteral. A urografia excretora pode, em casos de obstrução, mostrar um retardo funcional da unidade renal correspondente, com dilatação ureteropielocalicinal e eventual adelgaçamento do parênquima renal, além de identificar se a imagem cálcica achada à radiografia simples corresponde à imagem intraureteral. No caso dos cálculos radiotransparentes, esses podem ser identificados como imagens de falha de enchimento. Infelizmente, a urografia excretora apresenta algumas desvantagens. Sua associação com reações alérgico-anafiláticas são as mais importantes, seguida da nefrotoxicidade do contraste iodado sobretudo em pacientes idosos e diabéticos. A utilidade deste exame fica diminuída em pacientes com função renal reduzida ou naqueles com obstrução ureteral completa, em decorrência da não-concentração de contraste no ureter e não-visibilização dessa estrutura.

Com o desenvolvimento de melhores aparelhos de tomografia computadorizada (TC) e da tomografia espiral, suas indicações na avaliação de pacientes com cólicas renais foram ampliadas. Além de identificar as calcificações ureterais com alta precisão, a TC pode avaliar certos achados radiológicos, como a dilatação pieloureteral com maior eficácia que os outros métodos radiológicos, além de excluir outros diagnósticos diferenciais. O custo elevado, a não avaliação funcional (no caso sem contraste) e a dificuldade de determinar o tamanho preciso e a forma do cálculo são as principais desvantagens, não sendo ainda este um exame de uso corriqueiro.

Indicações de tratamento

A maioria dos cálculos urinários são eliminados espontaneamente. Deve-se, portanto, determinar de maneira criteriosa e com bom senso quando se deve optar ou não pelo tratamento conservador.

A indicação de tratamento intervencionista no cálculo ureteral visa o alívio dos sintomas, preservação da função renal e/ou drenagem adequada do trato urinário para prevenção de infecção. Uma vez determinada a necessidade de intervenção, deve-se decidir quando e como intervir para retirada ou fragmentação do cálculo, criando-se condições de eliminação espontânea.

São vários os fatores a serem considerados, desde o quadro clínico, profissão, disponibilidade das diferentes formas de tratamento, doenças associadas, presença de infecção do trato urinário ou prejuízo da função renal. Para aqueles que precisam de tratamento intervencionista, geralmente, há mais de uma forma a oferecer. O que irá diferenciá-las, havendo a disponibilidade de todos os métodos terapêuticos, é, dentre outros fatores, o tempo de tratamento, segurança, conforto, custos e até a opção pessoal do paciente.

Desde que a dor permita, o fator mais importante na indicação de tratamento conservador é o tamanho e a localização do cálculo. Em geral, os cálculos ureterais distais têm maior possibilidade de eliminação espontânea. Dados de literatura revelam que cálculos menores que 4mm têm 93% de possibilidade de serem eliminados quando localizados no ureter distal, contra 80% daqueles do ureter proximal. O tempo de duração da dor é outro fator, quanto mais tempo decorrer do início dos sintomas, menor a possibilidade de eliminação. O tratamento conservador é mais restrito aos pacientes com obstrução importante ou naqueles com infecção do trato urinário.

Tratamento

O tratamento dos cálculos ureterais pode ser dividido em conservador (tratamento clínico), fragmentação extracorpórea, fragmentação intracorpórea e cirurgia aberta.

Tratamento clínico

O tratamento clínico visa fornecer conforto sintomático, enquanto se aguarda a eliminação espontânea do cálculo. Para maiores detalhes consultar capítulo 1, Seção IX.

Tratamento invasivo

O tratamento invasivo pode ser por fragmentação extra e intracorpórea. As indicações de intervenção variam desde emergências médicas até fatores sociais. A intervenção deve ser indicada em pacientes com infecção ou urossepse, assim como naqueles com obstrução completa ou insuficiência renal. À presença de dor refratária ao tratamento, excluídas as causas de diagnóstico diferencial, deve-se optar por um tratamento intervencionista. Se o cálculo ureteral possui características de tamanho e localização que sugerem baixa probabilidade de eliminação espontânea, ou o paciente por motivo pessoal ou social (ocupação) não pode tolerar intervalo longo de espera, pode-se optar pela intervenção. A obstrução ureteral pode causar danos irreversíveis entre 5 dias e 2 semanas, sendo esta uma opção a ser considerada.

Os principais objetivos do tratamento intervencionista são: a) alívio da obstrução preservando a função renal; b) melhora sintomática; e c) remoção completa dos cálculos. Atualmente, a ureterolitotomia (cirurgia aberta) é raramente indicada em função das novas técnicas, em especial da litotripsia extracorpórea por ondas de choque ou da ureteroscopia.

Litotripsia extracorpórea por ondas de choque (LEOC)

A produção de ondas de choque pode ser obtida por diversos equipamentos e fontes: eletromagnética, eletro-hidráulica e piezoelétrica. Por meio de radioscopia e/ou ultra-sonografia o cálculo é localizado e as ondas de choque produzidas são orientadas contra o objeto a ser fragmentado. Na litotripsia extracorpórea, a composição e a topografia do cálculo, seguidas da anatomia do trato urinário, são fatores importantes para o sucesso da terapêutica. Os cálculos de oxalato de cálcio mono-hidratado são classicamente os mais duros de se fragmentar, juntamente com os de cistina e fosfato de cálcio. Os cálculos de ácido úrico são facilmente fragmentáveis, mas difíceis de serem visibilizados à radioscopia, em função da sua radiotransparência. Não há nenhum fator previsível capaz de informar se o cálculo vai se fragmentar com facilidade ou não. Da mesma forma, não se pode saber se o cálculo vai se pulverizar ou se fragmentar em pedaços maiores. De maneira geral, os cálculos ureterais, uma vez fragmentados, são eliminados mais facilmente que os cálculos renais, pois já se encontram no trajeto ureteral. O tratamento dos cálculos ureterais pela LEOC é realizado sem anestesia ou cateter ureteral.

Obtivemos 81% de eliminação completa dos fragmentos, independentemente do nível do ureter onde se encontrava o cálculo, e em 12% houve necessidade de retirada ureteroscópica. Dez por cento foram submetidos à reaplicação da LEOC, por não fragmentação ou devido a fragmentos residuais, destes, 65% ficaram livres de cálculos (Tabela IX-3).

Tabela IX-3 – Resultados tardios da LEOC (livre de cálculo) para 200 cálculos ureterais em relação ao nível do ureter.

Localização	% Cálculos
Superior	81,7
Médio	83,7
Inferior	77,8
Total	81,3

Os cálculos do ureter médio são os de mais difícil localização em função da interposição óssea. Dependendo do equipamento, pode haver necessidade de se alterar o decúbito ou a posição do paciente na mesa de procedimentos, para se obter a melhor focalização do cálculo.

Algumas condições são consideradas desfavoráveis à LEOC. Os cálculos ureterais impactados, isto é, aqueles com dilatação moderada ou acentuada a montante, apresentam um índice de sucesso de apenas 35%, portanto, bem inferior aos cálculos não-impactados. Alterações da anatomia ureteral podem dificultar a eliminação dos fragmentos nos cálculos ureterais tratados pela LEOC, mesmo havendo fragmentação completa. Exemplos dessas alterações anatômicas são ureterocele, megaureter segmentar, síndrome da veia ovariana etc. Finalmente, não se pode deixar de considerar o custo e a taxa de retratamento. Discute-se a indicação da LEOC nos cálculos ureterais distais, em meninas e em mulheres em fase reprodutora, devido à proximidade e possíveis alterações deletérias das ondas de choque sobre as células ovarianas. Acredito ser prudente evitar a LEOC nessas condições, até que seja provada a ausência de efeitos sobre as células reprodutoras.

A LEOC deve ser contra-indicada quando houver obstrução do ureter distal, optando-se pelo tratamento endourológico ou cirurgia aberta, que poderá resolver ambas as condições. Outras contra-indicações possíveis são os pacientes com aneurisma da aorta, obesidade (limitação do aparelho de litotripsia), dificuldade de visibilização do cálculo e gravidez.

No Brasil, em função do número grande de máquinas de LEOC, o custo do tratamento é bem menor em relação aos países europeus e EUA. Por esse motivo, quase todos os casos de cálculos ureterais são inicialmente tratados pela LEOC e apenas os casos de insucesso são tratados pela ureteroscopia.

Ureteroscopia

Os procedimentos endourológicos percutâneos ou ureteroscópicos representaram um avanço magnífico no tratamento dos cálculos urinários. O impacto só não foi maior devido ao surgimento quase concomitante da LEOC. O tratamento é minimamente invasivo e indicado nos casos em que a LEOC não está indicada, ou não foi possível ser realizada, ou o resultado foi inadequado. A agressão cirúrgica é muito menor, o período de internação menor, a recuperação pós-operatória mais rápida e mais confortável que a cirurgia aberta. Como a litíase urinária é muito freqüente e a porcentagem desses doentes não tem o seu problema resolvido com LEOC, é fundamental o domínio dos procedimentos endourológicos para tratar adequadamente esses pacientes.

O desenvolvimento tecnológico encontrado nos equipamentos de endourologia, em especial no material de ureteroscopia, trouxe maior facilidade, tanto no acesso ao ureter, quanto na manipulação terapêutica intra-ureteral. Os ureteroscópios atuais têm diâmetros menores, com canal de trabalho adequado, além de serem acompanhados por pinças e materiais eficazes de litotripsia intracorpórea. Os ureteroscópios preferidos atualmente são de 7,5 a 8,5Fr, pouco maiores que um cateter ureteral. Isto facilitou sua introdução e progressão, sem risco de lesão ureteral. Com os ureteroscópios mais finos, a necessidade de dilatação da junção ureterovesical e de pontos estreitos do ureter passou a ser pouco freqüente. O paciente é anestesiado e fica em posição de talha perineal, com flexão e abdução forçada e assimétrica da coxa contralateral, para criar mais espaço de trabalho para o cirurgião.

Os procedimentos endoscópicos atualmente têm sido feitos com microcâmera e monitor. Isso oferece maior conforto ao cirurgião, as imagens ampliadas são mais detalhadas, os auxiliares podem acompanhar o procedimento que, também, pode ser gravado. Deve-se sempre iniciar o procedimento com a introdução de um fio-guia, o qual facilita a introdução do ureteroscópio, além de permitir a introdução de dilatadores ureterais ou, em caso de pequenas lesões ureterais, a passagem de cateter duplo J, que é deixado por algumas semanas.

As técnicas possíveis de fragmentação são: eletro-hidráulica, ultra-som, laser e mecânico-balística. O eletro-hidráulico, muito potente para cálculos duros, utiliza uma descarga elétrica para fragmentação. A desvantagem é a geração inespecífica de onda de choque, que pode lesar a parede ureteral. O ultra-som produz energia para fragmentação através da vibração em freqüências de 23 a 27kHz. As sondas ou brocas são ocas, o que permite a aspiração concomitante. As principais desvantagens são: o maior diâmetro, dificultando o trabalho com ureteroscópios mais finos, o que pode levar à lesão térmica da parede ureteral. O laser baseia-se na liberação da energia por contato, através de pulsos que geram ondas de choque. A liberação de energia térmica é mínima e pode ser empregada com ureteroscópio flexível. A principal desvantagem é seu custo elevado e sua ineficácia em cálculos de cistina. O impacto de um projétil de metal contra a sonda impulsionado pelo ar comprimido é o princípio básico da litotripsia intracorpórea pela técnica mecânico-balística. A possibilidade de reutilização das sondas e sua alta eficácia, mesmo contra cálculos duros, são as principais vantagens.

A grande vantagem da ureteroscopia é o fato de eliminar o cálculo de maneira rápida e com baixo índice de complicações. Como desvantagens pode-se citar a necessidade da anestesia, que é um procedimento invasivo, a eventual necessidade de cateterismo com duplo J e ulterior cistoscopia para retirá-lo e, em nosso meio, custo mais elevado que a LEOC.

Em suma, para cálculos do ureter superior, deve-se optar inicialmente por LEOC desde que não haja nenhuma outra limitação. No caso de não ocorrer a fragmentação do cálculo, pode-se retratar com LEOC, *in situ*, ou tentar empurrrar o cálculo em direção ao rim, com o auxílio de um cateter. Esta manobra é bem-sucedida em 50% dos casos e visa resultado um pouco melhor da LEOC no cálculo renal. Se os tratamentos anteriores não forem bem-sucedidos, pode ser indicada a ureteroscopia retrógrada, antrógrada (por via percutânea) ou cirurgia aberta, dependendo da habilidade e da experiência do cirurgião. Os resultados com a ureteroscopia foram de até 95% de sucesso, mas a necessidade de anestesia geral e o risco do acesso percutâneo ao rim são desvantagens a serem consideradas.

A ureteroscopia retrógrada foi inicialmente utilizada para cálculos ureterais distais, mas com o desenvolvimento de equipamentos mais finos, flexíveis e melhora da litotripsia de contato esta pode ser aplicada inclusive no ureter proximal. Resultados de até 80% de sucesso foram obtidos. A incidência de complicações da ureteroscopia é significativamente maior para cálculos no ureter proximal, como perfuração, estenose ureteral ou avulsão.

A cirurgia aberta para tratamento dos cálculos proximais limita-se apenas àqueles que não têm experiência com procedimentos endourológicos, não dispõem de equipamentos ou na eventualidade de complicações ureteroscópicas. A recuperação da cirurgia aberta é mais lenta e dolorosa, pode provocar flacidez e assimetria abdominal, hérnias incisionais, além de oferecer dificuldades adicionais em casos de reoperações.

Para cálculos de ureter médio valem as mesmas considerações feitas para cálculos em ureter proximal. Contudo, a ureteroscopia anterógrada fica um pouco mais difícil e menos indicada, e a retrógrada, um pouco mais fácil e com índice de falhas e complicações menores. Para a cirurgia aberta valem as mesmas considerações feitas anteriormente.

Para os cálculos de ureter distal, em que o índice de sucesso da ureteroscopia é de 95%, não se deve hesitar em indicar esse procedimento nos casos de falha da LEOC ou para os pacientes que preferem um tratamento mais imediato. Também pode ser indicada nos pacientes com sintomatologia dolorosa muito intensa, mulheres em fase reprodutiva, pacientes muito obesos e em cálculos múltiplos. A litíase ureteral distal bilateral é outra condição, na qual o tratamento ureteroscópico simultâneo representa uma opção atraente.

Cálculos ureterais obstrutivos, apesar de não serem comuns na gravidez, podem estar associados à infecção do trato urinário, trabalho de parto prematuro ou abortamento. Na gestante, o diagnóstico deve incluir uma boa história clínica, exame físico e ultra-sonografia. Em determinados casos, apesar dos custos, a ressonância magnética pode ser útil no esclarecimento diagnóstico. A urografia excretora reduzida, com uma radiografia aos 30 minutos após a injeção do contraste, pode ser valiosa e corresponde a uma irradiação de 0,004Gy. Uma exposição de 0,05 a 0,1Gy no primeiro trimestre, que é a fase mais crítica ao feto, corresponde a risco aumentado de malformações fetais de 1-3%.

Nos cálculos obstrutivos na gestante, o tratamento clínico sintomático é suficiente em 70% dos casos. Contudo, em 30% há necessidade de tratamento intervencionista. As opções nesses casos são a passagem de cateter duplo J, que é mantido até o final da gravidez, nefrostomia percutânea ureteroscópica e extração do cálculo ou cirurgia aberta. A gravidez não tem representado dificuldade para a ureteroscopia como se imaginava pelas alterações anatômicas gravídicas e deve ser preferida à cirurgia aberta. Ambos os procedimentos exigem anestesia, com seus riscos para a gestação.

Leitura recomendada

Drach GW. Urinary lithiasis: etiology, diagnosis and medical management. In: Walsh PC, Retik AB, Stamey TA, Vaughan ED (eds). *Campbell's Urology*. Philadelphia, WB Saunders, 1997, p. 2698-2703.

Dretler SP. Management of the lower ureteral stone. *Aua Update Series*, XIV(8):63-67, 1995.

Gerber GS, Lyon ES. Treatment of ureteral stones. In: Smith AD (ed). *Smith's Textbook of Endourology*. St Louis, Missouri, Quality Medical Publishing, 1996, p. 456-462.

Martin TV, Sosa RE. Management of ureteral stones. In: Sosa RE, Albala DM, Jenkins AD, Perlmutter AP (eds). *Textbook of Endourology*. Philadelphia, WB Saunders, 1997, p. 53-67.

Mitre AI, Chambô JL, Nahas WC, Cabral BH, Henrique A, Sadi MV, Arap S. Ureteral calculi: extarcorporeal shock-wave lithotripsy performed in situ on na outpatient basis. *World J Urol* 10:213-215, 1992.

SEÇÃO X

Doenças Benignas da Próstata

1. Hiperplasia Benigna da Próstata
2. Prostatites

CAPÍTULO 1

Hiperplasia Benigna da Próstata

NELSON RODRIGUES NETTO JR.

Um número elevado de homens atravessará a vida sem apresentar uma série de problemas muito freqüentes em determinada faixa etária. Assim, muitos poderão não apresentar doenças cardíacas ou, mesmo, fumantes poderão estar livres de problemas pulmonares, porém a maioria dos que tiverem uma vida longa irá apresentar doenças da próstata. A hiperplasia benigna da próstata (HBP) é o crescimento benigno da próstata, uma das condições mais comuns que afeta o homem acima de 50 anos de idade. À medida que a idade avança, a HBP poderá causar sérios sintomas e inclusive representar uma causa importante de morbidade.

Com o desenvolvimento da medicina preventiva verificou-se, nos países desenvolvidos, que a expectativa de vida do homem é de 79,5 anos. Aproximadamente 50% dos indivíduos acima de 65 anos apresentam queixas decorrentes da obstrução prostática e 15% serão submetidos a cirurgia.

A cooperação entre clínicos e urologistas é importante na melhora do atendimento ao prostático, pois, na realidade, é o médico clínico que realmente dá atendimento a esse doente.

Atualmente, com o advento de novos medicamentos e outras formas de tratamento da HBP, aumentou a oportunidade dos diversos profissionais da saúde de participar no cuidado a esses pacientes. Talvez isso induza à modificação de conduta dos pacientes, passando a procurar seu médico aos primeiros sinais de alteração do hábito miccional.

Para que serve a próstata

A próstata tem seu nome derivado do grego, *pro-histanai*, que significa "estar à frente", designando a estrutura que está antes da bexiga. Normalmente, sua forma é comparada à de uma castanha e é atravessada pela uretra. A próstata é a glândula responsável pela produção do líquido prostático, secreção que, juntamente com o produto das vesículas seminais e das glândulas periuretrais, irá constituir o esperma, líquido expelido durante a ejaculação. As vesículas seminais contribuem com a maior parte do esperma, sendo que a secreção da próstata e das vesículas seminais representam 70% do esperma. A secreção prostática contém a espermina, que atua na liquefação do esperma. Além disso, o líquido prostático participa na nutrição e preservação dos espermatozóides produzidos nos testículos; dessa forma, é parte do aparelho reprodutor masculino. Toda estrutura do corpo humano também está sujeita a várias doenças, sendo as mais freqüentes a hiperplasia benigna, o câncer e as prostatites.

Epidemiologia e história natural da HBP

Num estudo realizado em 1989 nos Estados Unidos, numa pequena comunidade no estado de Minnesota, 2.115 homens com idades variando entre 40 e 79 anos foram contatados por carta, enviadas ao acaso. Esses indivíduos foram acompanhados ao longo dos anos e o que se observou foi que os sintomas miccionais aumentaram, passando de 28% aos 40 anos para 41% aos 70 anos de idade. Próstatas com volume maior que 30ml (normal até 20ml) também aumentaram com a idade, passando de 24% para 37%.

Aproximadamente 60% dos homens apresentam evidência histológica de HBP e esse número passa a 80% aos 80 anos de idade, demonstrando que a condição é peculiar ao homem idoso.

A evolução dos indivíduos, com sintomas e não tratados, é muito variável. Aproximadamente 20% pioram, 50% permanecem inalterados e 30% referem melhora dos sintomas. A progressão dos sintomas, culminando com a impossibilidade de urinar (retenção urinária aguda), é muito variável, sendo difícil prever a chance exata de um homem vir a ter retenção aguda de urina ao longo da vida.

Histologia da próstata e comportamento clínico

A próstata apresenta, fundamentalmente, dois tipos de tecidos: *epitélio,* que constitui as glândulas (Fig. X-1), e *estroma,* situado entre as glândulas, cujo componente de maior importância clínica é a musculatura lisa (Fig. X-2). No jovem, a proporção estroma/epitélio glandular é de 2:1, e à medida que o homem envelhece a proporção passa a 5:1.

O crescimento da próstata, ou seja, a presença da hiperplasia benigna, irá causar problemas ao esvaziamento da bexiga (obstrução) por meio de dois mecanismos:

Estático – é representado pelo aumento do volume da próstata que irá comprimir mecanicamente a uretra, causando obstrução à passagem da urina (aumento predominante do componente epitélio/glandular).

Dinâmico – aumento da atividade da musculatura lisa (predomínio do componente estromal) que irá comprimir a uretra, dificultando ou mesmo impedindo a passagem da urina. Na prática, esses fatores atuam em conjunto, havendo predominância de um ou outro, de acordo com o caso.

Desse conhecimento da fisiopatologia infere-se que pode haver indivíduos com próstatas pequenas e com muitos sintomas, como também próstatas volumosas e com poucos sintomas.

Estudos em material de necrópsia demonstraram que a partir dos 35 anos inicia-se o crescimento microscópico da próstata, comum a todos os homens – *fase microscópica da HBP*; ao redor dos 50 anos há aumento macroscópico do volume prostático – *fase clínica da HBP.* Desses indivíduos, 50% irão cursar com sintomas clínicos e 30% necessitarão de tratamento.

Do exposto, compreende-se por que todos os homens são portadores de HBP, podendo ou não ter sintomas e/ou não necessitar de algum tipo de tratamento.

Avaliação do paciente prostático

Um dos conceitos mais arraigados em clínica é a relação entre os sintomas e o tamanho prostático com obstrução urinária. Isso não é certo; próstatas volumosas podem não ser obstrutivas, ao passo que próstatas pequenas sim. O mesmo ocorre quanto aos sintomas e à obstrução. Pacientes altamente sintomáticos não obrigatoriamente são obstruídos, e outros com baixo escore de sintomas poderão ser obstruídos.

O fato de as mulheres idosas também desenvolverem sintomas semelhantes aos dos homens, e inclusive apresentarem lesões histológicas da bexiga similares às verificadas na obstrução prostática, fez com que se passasse a considerar a idade e o conseqüente processo de envelhecimento como fator causal.

Dessa maneira, 3 aspectos podem ser demonstrados no idoso portador de sintomas urinários:

- Obstrução urinária
- Instabilidade do músculo vesical (detrusor)
- Diminuição da contratilidade do detrusor

Esses elementos podem ser encontrados isoladamente ou em todas as combinações possíveis, cada uma dando origem a problemas específicos (Fig. X-3).

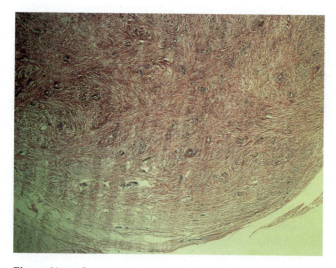

Figura X-1 – Componente estromal da próstata.

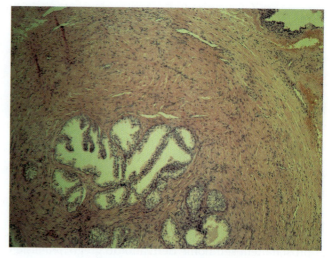

Figura X-2 – Componente glandular da próstata.

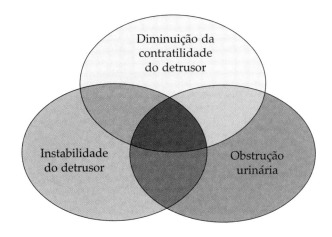

Figura X-3 – Aspectos miccionais do idoso.

Avaliação mínima inicial

As normas propostas e homologadas pela Organização Mundial de Saúde em 1995 tiveram o intuito de padronizar um critério mínimo de avaliação do paciente prostático e, com isso, estabelecer uma linguagem comum entre os especialistas na prática diária.

Esse conceito deve ser seguido por todos os médicos que atendem homens com sintomas relativos à próstata.

Quantificação dos sintomas – escore clínico: I-PSS = International Prostatic Symptom Score (Tabela X-1).

Os sinais e os sintomas referentes ao trato urinário inferior receberam a denominação em inglês *Lower Urinary Tract Symptoms* (LUTS), que quando ocorrerem durante o **esvaziamento** vesical têm caráter obstrutivo e quando na fase de **armazenamento** vesical, irritativos. Os sintomas de **esvaziamento** (obstrutivos) incluem qualidade do jato urinário, hesitação, esforço miccional, sensação de esvaziamento vesical incompleto, gotejamento terminal e retenção urinária completa. Os ligados com o **armazenamento** (irritativos) incluem polaquiúria (aumento do número de micções diurnas), noctúria (aumento do número de micções noturnas), urgência (vontade imperiosa de urinar e inclusive podendo causar incontinência urinária, urge-incontinência) e dor suprapúbica (baixo-ventre). A Organização Mundial de Saúde homologou esse questionário, que passou a denominar-se Sistema Internacional de Sintomas Prostáticos (I-PSS). Consiste de 7 questões e 1 pergunta que avalia a qualidade de vida (Tabela X-1). As 7 respostas são quantificadas de 0 a 5, e o escore total, de 0 a 35, refletindo a intensidade dos sintomas, enquanto a qualidade de vida varia de 0 a 6 pontos. De acordo com os pontos decorrentes da soma dos sintomas irritativos e obstrutivos, os casos são catalogados em leve (0 a 7), moderado (8 a 19) e severo (20 a 35) (ver Tabela X-1). Os escores são usados no planejamento e no acompanhamento do tratamento.

História clínica cuidadosa – dirigida ao trato urinário, incluindo antecedentes cirúrgicos, avaliação do estado geral do paciente, no caso de vir a necessitar de uma intervenção cirúrgica e procurar identificar outras causas de disfunções miccionais, ou doenças associadas que possam vir a prejudicar ou complicar o tratamento. O médico deve interrogar antecedentes familiares de câncer da próstata e da mama nos familiares, devido à maior freqüência de câncer da próstata nesses indivíduos. Alguns pacientes devem preparar um "diário miccional", informando a freqüência e as características das micções durante 24 horas.

Exame físico geral – inclui o toque retal para a avaliação cuidadosa da próstata. Exame neurológico sumário: às vezes, também é necessário e consiste na avaliação de alguns reflexos.

O toque retal é simples, indolor, rápido e permite avaliar tamanho, consistência, forma, presença de nódulos e irregularidades da próstata. A estimativa do tamanho da próstata, embora não guarde relação com os sintomas, fornece ao menos a informação da presença da HBP. Geralmente, o tamanho da próstata é expresso pela estimativa do peso da glândula em gramas. A próstata normal tem cerca de 20g. Na HBP, a consistência geralmente é fibroelástica, semelhante à da borracha ou da região tenar. Deve-se salientar que há casos de câncer da próstata com consistência normal.

O toque também permite a avaliação da mobilidade lateral da próstata, presente na HBP, podendo estar fixa nos casos de câncer com invasão extraprostática. O toque é indolor na HBP e doloroso nas formas mais avançadas do câncer.

O médico introduz suavemente, através do ânus do paciente, o dedo enluvado e untado em gel ou vaselina, e vai analisando as características prostáticas mencionadas.

É parte obrigatória do exame de todo paciente a partir de 50 anos de idade ou com queixas ou antecedentes familiares que justifiquem a sua realização. O exame é fundamental no diagnóstico diferencial com o câncer da próstata.

Outro dado do exame físico é fornecido pela palpação da região suprapúbica (baixo-ventre). O intuito é avaliar a presença de urina residual na bexiga após o paciente ter urinado para esvaziar a bexiga.

Exame tipo I – com sedimento quantitativo da urina para descartar a presença de infecção ou sangue.

Determinação da creatinina no plasma sangüíneo – para ter informação da função renal.

Tabela X-I – Escore internacional de sintomas prostáticos: I-PSS.

	Nunca	Menos de 1 x em 5	Menos 1/2 das vezes	Cerca 1/2 das vezes	Mais 1/2 das vezes	Quase sempre
Durante o último mês, quantas vezes teve a sensação de não esvaziar por completo a bexiga depois de ter urinado?	0	1	2	3	4	5
Durante o último mês, quantas vezes teve que urinar novamente menos de 2 horas depois de ter urinado?	0	1	2	3	4	5
Durante o último mês, quantas vezes parou e recomeçou a urinar durante a micção?	0	1	2	3	4	5
Durante o último mês, quantas vezes teve dificuldade de segurar a urina até poder urinar?	0	1	2	3	4	5
Durante o último mês, quantas vezes teve um jato urinário fraco?	0	1	2	3	4	5
Durante o último mês, quantas vezes teve de fazer força para começar a urinar?	0	1	2	3	4	5
	Nenhuma	1 vez	2 vezes	3 vezes	4 vezes	5 vezes
Durante o último mês, quantas vezes se levantou para urinar durante a noite?	0	1	2	3	4	5

Escore Total do I-PSS S = _____

Avaliação da qualidade de vida						
	Ótimo	Muito bem	Bem	Mais ou menos	Pouco satisfeito	Insatisfeito	Péssimo
Se tiver que viver toda a vida com os problemas urinários de que sofre atualmente, como se sentiria?	0	1	2	3	4	5	6

Índice da Qualidade de Vida L = _____

PSA – a determinação do antígeno específico prostático é obrigatória na avaliação inicial. O PSA é uma glicoproteína, funcionalmente órgão-específica, ou seja, originária na próstata. A associação toque retal e PSA aumenta a taxa de detecção de câncer da próstata.

Na maioria dos métodos utilizados na dosagem do PSA, o valor normal é de até 4ng/ml. Admite-se que pacientes com PSA acima de 4,0ng/ml devem **sempre** ser examinados por urologista.

O PSA é utilizado no diagnóstico precoce do câncer da próstata nos indivíduos a partir dos 50 anos de idade. No entanto, seu aumento ocorre também em casos de HBP e prostatites (infecção da próstata). O PSA aumenta com o volume da próstata e com a idade do paciente, sendo que 25% dos casos de HBP cursam com PSA elevado. O toque prostático com a finalidade diagnóstica, como aqui mencionado, pode acarretar a elevação de até 10% no valor do PSA e não representa contra-indicação à coleta de sangue para o exame do PSA. Relações sexuais também não alteram seu nível nem contra-indicam o exame. Existem situações em que não deve ser realizado o exame do PSA, devendo ser aguardado certo período de tempo (exemplo: após ultra-sonografia transretal, biópsia prostática, massagem prostática etc.). O urologista, bem como os laboratórios de análises clínicas alertarão o paciente em casos de dúvida.

Nos casos cujo valor do PSA encontra-se entre 4,0 e 10,0ng/ml, deve ser solicitado o PSA fracionado. O PSA pode ser encontrado sob a forma combinada (PSA ligado à alfa-1-antiquimotripsina e alfa-2-macroglobulina) e livre. A forma combinada não é dosada para uso em clínica. Dessa maneira, são avaliados o PSA total, PSA livre e calculada a relação entre PSA total/PSA livre. Nos casos em que o PSA varia entre 4,0 e 10,ng/ml, a relação igual ou superior a 0,20 é sugestiva de HBP, e quando menor que 0,20 pode sugerir câncer da próstata. Maiores detalhes sobre o PSA encontram-se no capítulo sobre Câncer da Próstata, Seção XI, capítulo 4.

É muito importante lembrar que o PSA deve ser solicitado sempre antes de ser iniciado o tratamento com finasterida. Os inibidores da 5-alfa-redutase (finasterida) causam redução do valor do PSA de aproximadamente 50%. A elevação do PSA durante o uso do medicamento é uma indicação obrigatória de revisão do caso pelo urologista. No entanto, a relação PSA total/PSA livre não se altera com a finasterida.

Opcionais

• Estudos por imagem

Ultra-sonografia – não é incluída na avaliação inicial mínima de portadores de HBP. Nos casos em que o toque retal ou o PSA estão alterados, é **obrigatória** a solicitação da ultra-sonografia transretal. A biópsia transretal da próstata, guiada pela ultra-sonografia, deve ser realizada com o intuito diagnóstico do câncer da próstata.

A ultra-sonografia permite, também, diagnosticar os casos em que ocorre o crescimento do adenoma da próstata em direção à bexiga, denominado lobo mediano da próstata (Fig. X-4). Diversos tratamentos cirúrgicos alternativos não podem ser indicados, pois não conseguem atingir com eficiência essa região da próstata. Nesses casos, esse exame também é de valia na contraindicação desses métodos.

A ultra-sonografia, por ser um método não-invasivo, é preferencialmente utilizada na determinação da forma e do volume da próstata e medida do resíduo vesical pós-miccional.

Exames que não estão incluídos na avaliação mínima:

- Uretrocistografia retrógrada ou miccional
- Endoscopia
- Urodinâmica

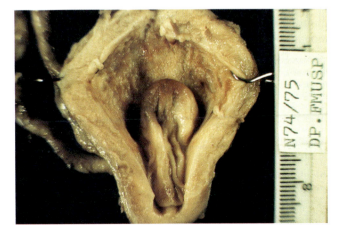

Figura X-4 – Peça anatômica da bexiga com grande lobo mediano da próstata.

Estudo urodinâmico – deve ser solicitado quando é proposta cirurgia da HPB ou em pacientes jovens e com sintomas irritativos, tais como polaquiúria, nictúria, urgência e disúria (dor ou ardor à micção). Nesses indivíduos é pouco provável a existência de problema prostático. Doentes operados e que continuam com sintomas também devem ser avaliados. A finalidade é demonstrar a existência de obstrução urinária. Portadores de distúrbios neurológicos, tais como doença de Parkinson, acidente vascular cerebral etc., devem ser encaminhados para o urologista, que providenciará a avaliação urodinâmica do paciente.

Deve-se lembrar que os sintomas nem sempre são devidos à obstrução, podendo ocorrer nas alterações do funcionamento da bexiga (denominado instabilidade vesical) ou diminuição da contratilidade vesical, devido à idade. Apesar de o paciente apresentar sintomas (LUTS), a cirurgia somente deverá ser recomendada na presença de obstrução urinária. Pacientes operados com obstrução podem em 10% dos casos continuar sintomáticos, ao passo que os que não eram obstruídos em 70% das vezes continuam sintomáticos.

Tratamento

O critério que determina a necessidade e o tipo de tratamento é dado pelos sintomas e pelo grau de comprometimento da qualidade de vida que os sintomas causam ao paciente.

O I Encontro de Consenso Nacional sobre HBP, realizado na cidade de Campos do Jordão/SP, em 1996, estabeleceu os critérios para o tratamento, com base na sintomatologia clínica (I-PSS).

Os indivíduos com sintomas leves e sem complicações (I-PSS 0-7) devem ser observados, com acompanhamento anual e, se necessário, no caso de solicitação pelo paciente, poderá ser usada medicação sintomática.

Nos pacientes com sintomatologia moderada (I-PSS 8-19) está indicado tratamento farmacológico. Este deve ter mínima morbidade, boa aceitação pelo paciente e não interferir na qualidade de vida. Os alfa-bloqueadores representam a primeira opção; nas próstatas volumosas, a finasterida pode ser utilizada. Mesmo com esse grau de sintomatologia, alguns pacientes podem ser somente acompanhados.

Nos pacientes com sintomas severos (I-PSS 20-35), o tratamento cirúrgico continua sendo a opção terapêutica recomendada.

O paciente deve ser informado de todas as possibilidades de tratamento aplicáveis em seu caso, relacionando riscos e benefícios de cada modalidade terapêutica. Mesmo aqui, o tratamento medicamentoso é indicado.

O tratamento visa ao combate dos sintomas, alívio da obstrução e melhora da qualidade de vida. Para isso, deve ser bem tolerado e apresentar relação custo-benefício favorável (Quadros X-1 e X-2).

Quadro X-1 – Indicações terapêuticas.

I-PSS Leve (0-7)	Acompanhamento clínico ou sintomático
I-PSS Moderado (8-19)	Acompanhamento clínico: Qualidade de vida Tratamento medicamentoso Alfa-bloqueador Independe do volume prostático Hipertensão arterial Sintomas irritativos Finasterida Próstata volumosa Disfunção sexual
I-PSS Severo (20-35)	Tratamento cirúrgico: Mantidas as indicações clássicas Tratamento medicamentoso Opção do paciente Risco cirúrgico Qualidade de vida

Quadro X-2 – Indicações absolutas de cirurgia (clássicas).

Retenção urinária
Hidronefrose e uremia
Infecção urinária recidivante
Hematúria persistente
Incontinência paradoxal
Cálculo e grandes divertículos vesicais

Tratamento medicamentoso

O tratamento clínico da HBP baseia-se em dois grupos de medicamentos, os derivados hormonais e os alfa-bloqueadores, cuja eficácia é comprovada em estudos clínicos prospectivos, randomizados e controlados com placebo.

Além desses fármacos, existem outras drogas da chamada terapia natural, cuja ação não está perfeitamente esclarecida, com base em estudos controlados.

Alfa-bloqueadores

O componente simpático do sistema nervoso autônomo constitui a base do tratamento da HBP com os alfa-bloqueadores. A obstrução do fluxo urinário tem um componente mecânico, representado pelo volume e conformação da próstata, e outro dinâmico, representado pelo tônus da musculatura lisa. Os alfa-bloqueadores diminuiriam o tônus da musculatura lisa do colo vesical, da uretra prostática, da cápsula prostática e do adenoma prostático (estroma) e, conseqüentemente reduziriam o componente dinâmico da obstrução vesical. Aproximadamente 29% do volume total do estroma é representado pelo músculo liso. Inicialmente foram identificados na próstata dois tipos de alfa-adrenorreceptores (alfa-1 e alfa-2); entretanto, 98% do alfa-1-adrenorreceptor está relacionado com os elementos do estroma prostático. Posteriormente, com técnicas farmacológicas, foram identificados 3 subtipos de alfa-1-adrenorreceptor: alfa-1A + alfa-1B + alfa-1D. Estudos baseados em biologia molecular identificaram os clones alfa-1a + alfa-1b + alfa-1d, correspondentes aos alfa-1-adrenorreceptores (Quadro X-3).

Quadro X-3 – Alfa-1-adrenorreceptores identificados farmacologicamente e por meio de biologia molecular.

Terminologia farmacológica	Terminologia de biologia molecular
alfa-1A	alfa-1a
alfa-1B	alfa-1b
alfa-1D	alfa-1d

O grupo de medicamentos denominados alfa-bloqueadores inclui os alfa-1-bloqueadores de ação rápida, prazosina e alfuzosina, e os alfa-1-bloqueadores de ação prolongada, doxazosina e terazosina, que atuam tanto na hipertensão arterial quanto nos sintomas decorrentes da HBP.

A distribuição e a funcionalidade dos subtipos de alfa-1-adrenorreceptores não é igual nos tecidos humanos. Assim, determinado subtipo é responsável pela contração da musculatura lisa da próstata, ao passo que outro subtipo se relaciona com a pressão arterial. Na próstata, aproximadamente 70% é representado pelo subtipo alfa-1A-adrenorreceptor ou clone alfa-1a. Os vasos sangüíneos têm maior quantidade do subtipo alfa-1B, responsável pela vasoconstrição.

Baseando-se nessas diferentes propriedades dos subtipos de alfa-1-adrenorreceptores, é possível no tratamento da HBP usar um alfa-1-bloqueador com alta seletividade, ou seja, um alfa-1A, ao invés de um alfa-1B-adrenorreceptor, visto que este último tem ação predominantemente vascular, e como conseqüência teríamos hipotensão arterial.

As drogas chamadas urosseletivas têm alta afinidade para esses receptores, com isso diminuindo os efeitos colaterais causados por ação central ou direta na circulação periférica, fato que ocorre com os receptores alfa-1B. Entretanto, os efeitos colaterais, embora atenuados, continuam a existir. Nessa linha de raciocínio surgiram as drogas super seletivas, como o tamsulosina, que apresenta alta seletividade para o subtipo alfa-1a-adrenorreceptor do que para o subtipo alfa-1B-adrenorreceptor. A afinidade para os receptores prostáticos é 12 vezes maior que para os receptores vasculares, portanto, atuando mais especificamente no aparelho urinário do que no vascular.

Os alfa-bloqueadores, além dos efeitos benéficos no combate aos sintomas urinários, apresentam outras vantagens, como o controle da pressão arterial em hipertensos e a diminuição do perfil lipídico.

Os representantes desse grupo atualmente utilizados na clínica são:

Terazosina – alfa-bloqueador urosseletivo com afinidade para terminações alfa-1 200 vezes maior que para alfa-2. Tem meia-vida de 12 horas, apresenta absorção de 90% do princípio ativo após ingestão por via oral e sua ação se inicia 1 a 2 horas após a administração. A dose recomendada é de 5 a 10mg à noite, ao deitar. A introdução deve ser titulada para evitar efeitos colaterais, começando com 1mg durante sete dias, a seguir 2mg por mais sete noites e, finalmente, a dose efetiva de 5mg. Esses efeitos são principalmente fraqueza, tontura, cefaléia e fadiga, podendo aumentar na dependência da dose ministrada. O efeito da droga é dose-dependente e, portanto, pode ser necessário dose de 10mg ao dia.

Doxazosina – alfa-bloqueador urosseletivo com afinidade para terminações alfa-1 400 vezes maior que para alfa-2. Tem meia-vida de 20 horas, apresenta absorção de 95% do princípio ativo após ingestão por via oral e sua ação se inicia 1 a 2 horas após a administração com duração de 18 a 36 horas. A dose recomendada é de 4 a 8mg ao deitar. A introdução deve ser titulada para evitar efeitos colaterais, começando com 1mg à noite por sete dias; a seguir, 2mg por mais sete noites e, finalmente, a dose efetiva de 4mg. Esses efeitos incluem principalmente fraqueza, cefaléia, fadiga e tonturas, podendo aumentar na dependência da dose ministrada.

Alfuzosina – alfa-bloqueador urosseletivo com afinidade para terminações alfa-1 1.000 vezes maior que para alfa-2. Tem meia-vida de 8 horas na apresentação de liberação lenta. Seu pico de ação é 1 a 2 horas após a administração. A dose recomendada é de 5mg duas vezes ao dia. A introdução não precisa ser titulada.

Tamsulosina – tem ação seletiva três a cinco vezes maior que a terazosina. A meia-vida é de 13 horas. A dose recomendada é de 0,4mg uma vez ao dia, após o café da manhã. Não precisa de titulação da dose. A dose preconizada na Europa é de 0,4mg e nos Estados Unidos chega a 0,8mg por dia. Ambas as dosagens são igualmente eficazes e não causam hipotensão. Não apresenta os efeitos colaterais com a mesma intensidade dos outros alfa-bloqueadores. Os efeitos colaterais mais freqüentes são tontura e ejaculação retrógrada. Os custos dos medicamentos encontram-se na tabela X-2.

Tabela X-2 – Custo das principais drogas usadas em HBP.

Medicamento	Custo diário (Real)	Custo mensal (Real)	Custo anual (Real)
Alfuzosina 5mg 2x	1,43 x 2 = 2,86	86,00	1.032,00
Doxazosina 4mg	4,60	138,00	1.656,00
Terazosina 5mg	4,46	134,00	1.607,00
Tamsulosina 0,4mg	3,70	111,00	1.332,00
Finasterida 5mg	4,53	135,96	1.631,52

Dados coletados na cidade de São Paulo, em drogarias, empresas do setor e Rev. BRASÍNDICE, 07/08/2000. US$ 1 = R$ 1,90 (02/08/2000).

- **Compostos hormonais** – inibidores da 5-alfa-redutase.

Finasterida – o medicamento é um potente inibidor da 5-alfa-redutase tipo 2, enzima intracelular que converte a testosterona em diidrotestosterona (DHT). Sua ação promove redução de 80 a 90% da DHT prostática.

A finasterida mostrou-se efetiva em estudos com até 60 meses de duração. A análise clínica dos resultados é baseada na melhora dos sintomas clínicos e do fluxo urinário, sendo menos efetiva em homens com próstatas de menor volume.

A explicação para o fato é que as próstatas volumosas têm maior quantidade de elementos epiteliais que as próstatas de menor volume. Esse acúmulo de elementos epiteliais iriam causar obstrução mecânica da uretra, a qual responderia melhor à privação andrógena induzida pela inibição da 5-alfa-redutase. Dentro da mesma linha de raciocínio, o predomínio de tecido muscular liso, responsável pela contração e obstrução dinâmica da uretra, responderia melhor ao uso das drogas alfa-1-adrenoantagonistas (alfa-bloqueadores).

A sintomatologia, moderada ou grave, não depende do volume da próstata, não sendo, portanto, esse o critério para a escolha do medicamento a ser usado.

Quando usar finasterida ou alfa-bloqueador?

Se um paciente apresenta sintomatologia (LUTS) moderada ou intensa e ao toque retal constata-se aumento discreto da próstata, o tratamento deve ser com alfa-bloqueadores. Por outro lado, se a próstata é volumosa, como ocorre em aproximadamente 25% dos homens com idades entre 60 e 70 anos, o tratamento poderá ser tanto a finasterida quanto o alfa-bloqueador. A finasterida pode ocasionar alterações sexuais ao redor de 14%, sendo um aspecto importante na indicação do tratamento.

Recentemente, além da correlação entre o volume prostático, observou-se também a relação com o aumento do PSA. Próstatas volumosas contêm maior quantidade de elementos epiteliais, produtores de PSA. Portanto, um estudo de metanálise em 3.000 pacientes tratados durante 12 meses com finasterida mostrou que, quando o PSA é menor que 2,5ng/ml, o resultado do tratamento com finasterida não difere do com placebo. Entretanto, quando o PSA inicial era maior que 2,5ng/ml, o resultado com finasterida era estatisticamente maior que o placebo.

Outro estudo muito importante, duplo-cego, randomizado e placebo-controlado, analisou 3.040 homens tratados com finasterida durante 4 anos. Os pacientes apresentavam aumento do volume prostático e sintomas (LUTS) de moderada e grave intensidade. As conclusões foram que a finasterida diminuiu os sintomas (3,3 pontos) e o volume prostático (18%), aumentou o fluxo urinário (1,9ml/s) e reduziu de 35% o risco de cirurgia e 57% o de retenção urinária aguda comparada ao grupo placebo.

Concluindo, em próstatas volumosas e com o PSA antes de qualquer medicação superior a 2,5ng/ml, o tratamento com finasterida tem respaldo científico, sendo a primeira indicação.

Terapia natural

Fitoterápicos, drogas à base de plantas, são muito utilizados em diversos países, especialmente na Europa, como é o caso da Alemanha. Da mesma forma, existe uma demanda pela realização de estudos que demonstrem o mecanismo de ação e o efeito a longo prazo desses medicamentos. Seu efeito científico é duvidoso.

Não está claro se alguns dos elementos existentes nos produtos, ditos como ativos, são absorvidos pela mucosa intestinal. Os estudos com marcadores radioisotópicos, necessários para demonstrar a absorção, ainda não foram publicados. A fitoterapia, entretanto, raramente produz efeitos colaterais, razão de sua grande aceitação.

Podemos dividi-los em grupos:

1. Agentes fitoterápicos
2. Redutores do colesterol
3. Complexos de aminoácidos
4. Extratos orgânicos

Os principais representantes dos fitoterápicos são:

1. Casca da árvore (*Pygeum africanum*)
2. Extrato de pólen
3. Folhas de choupo trêmulo (*Trembling poplar*)
4. Raiz de *Hypoxis rooperi*
5. Sementes de *Cucurbita pepo*
6. Fruta da *Serenoa repens* (*Sabal serrulata*)
7. Raiz da *Echinacea purpura*

Alguns estudos procuraram isolar dos extratos de plantas seus diferentes componentes e atividades, bem como vários protocolos randomizados e controlados já demonstraram sua eficácia clínica. A explicação de como atuam essas drogas tem sido conseguida *in vitro*, porém, até o momento, não está claramente demonstrada a ação *in vivo*. Recentemente, demonstrou-se a eficácia da *Serenoa repens* e do *Pygeum africanum* (Prolitrol®).

Um estudo de metanálise incluiu 14 publicações, compreendendo 2.859 pacientes tratados com Permixon® (produto ativo *Serenoa repens*), e concluiu que houve aumento do fluxo máximo (QMáx) e redução da nictúria em relação ao grupo tratado com placebo.

Entretanto, trabalhos conduzidos com o auxílio de avaliação urodinâmica (fluxo/pressão) concluíram que a *Serenoa repens*, ou *Saw Palmetto* nos Estados Unidos, não teve nenhuma atuação na obstrução urinária, somente melhorando os sintomas miccionais.

Tratamento cirúrgico

Apesar do progresso alcançado nos últimos anos com o tratamento farmacológico, a cirurgia continua tendo indicação no tratamento da hiperplasia benigna da próstata.

O aprimoramento técnico, pré e pós-operatórios, reduziu para 1,98% a mortalidade cirúrgica, incidência que há 70 anos girava em torno de 35%.

A estimativa do tamanho da próstata é um dos parâmetros mais importantes na escolha do procedimento cirúrgico. A idade do paciente não representa contra-indicação à cirurgia. A finalidade é conseguir a retirada completa do tecido adenomatoso, resultando na desobstrução vesical. A cirurgia endoscópica e menos freqüentemente a cirurgia aberta são os métodos de eleição. Nas próstatas muito volumosas, ao redor de 100g, a cirurgia aberta é indicada, nas demais, a cirurgia endoscópica.

Apesar do sucesso da ressecção endoscópica da próstata (RTU), o paciente deve ser alertado quanto à possibilidade de recorrência na proporção de 2% ao ano e complicações, estreitamento da uretra que varia de 1% a 30% (Fig. X-5) e incontinência urinária em até 2%.

A ejaculação retrógrada está presente em 50% dos pacientes e deve-se ao comprometimento do mecanismo do colo vesical.

No caso de próstatas pequenas, entre 30 e 35g, pode ser usada a prostatotomia (TUIP – *transurethral incision of the prostate*) (Fig. X-6). Esta também é uma técnica endoscópica, porém mais simples. Pratica-se uma incisão ao longo de toda a extensão da uretra prostática, abrindo a luz do canal e permitindo a melhor passagem da urina. As complicações, como estreitamento, incontinência urinária e principalmente ejaculação retrógrada, ficam muito reduzidas com essa técnica. A ejaculação retrógrada ocorre em 11% dos casos.

A escolha do melhor procedimento deve ser discutida entre o paciente e o médico, sempre levando em consideração aspectos particulares de cada caso, com o objetivo maior de assegurar a qualidade de vida do paciente.

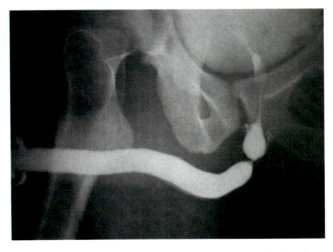

Figura X-5 – Estreitamento da uretra bulbar pós-RTU próstatica.

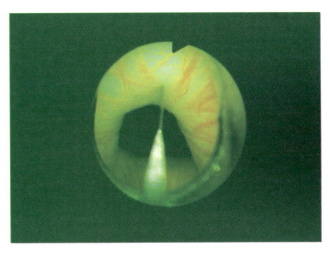

Figura X-6 – Prostatotomia – incisão dorsal da uretra prostática às 12 horas, com início no colo vesical.

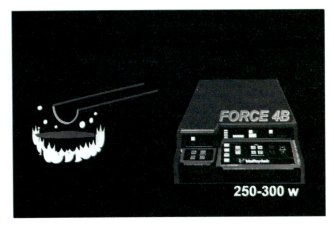

Figura X-7 – Eletrovaporização da próstata. A vaporização é a ressecção endoscópica usando alta voltagem.

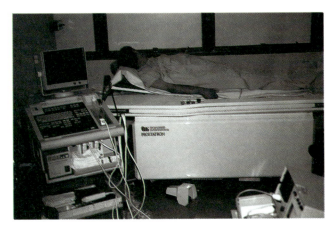

Figura X-8 – Termoterapia com Prostatron®. O aparelho fornece temperatura de 55-60ºC, causando necrose da próstata.

Nos últimos anos foram sendo introduzidas inovações técnicas, procurando ser menos invasivas. Destacam-se o *laser* com suas diversas variedades, eletrovaporização (Fig. X-7), hipertermia, termoterapia (Figs. X-8, X-9 e X-10), ultra-sonografia de alta intensidade (HIFU) (Figs. X-11 e X-12) e endopróteses ("Stents") (Figs. X-13, X-14, X-15, e X-16). Algumas dessas técnicas são consideradas experimentais, pois ainda não alcançaram um período de seguimento suficientemente longo para permitir conclusões definitivas.

Até o momento, somente a ressecção transuretral da próstata (RTU), a prostatotomia (TUIP) e as prostatectomia aberta (via abdominal) são consideradas métodos clássicos e recomendadas em todo o mundo.

Em conclusão, a expansão do tratamento medicamentoso contribuiu de forma importante para a melhora da qualidade de vida. A medicina estatal e os diversos modelos de seguros cobrem os custos com o tratamento cirúrgico, incluindo internação hospitalar e honorários médicos. No momento em que forem oferecidas condições semelhantes para a cobertura dos custos com os medicamentos, não resta a menor dúvida de que a opção pelo tratamento farmacológico irá predominar amplamente.

No futuro, é possível que novos fármacos passem a exercer um papel de maior destaque, tornando ainda maior a diferença a favor do tratamento clínico nesse grupo de indivíduos.

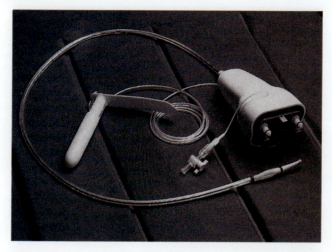

Figura X-9 – Termoterapia (Prostatron®) – Sonda uretral especial com uma "antena" no seu interior que conduz a temperatura necessária para causar a necrose tecidual. Termômetro endorretal para monitorização da temperatura retal.

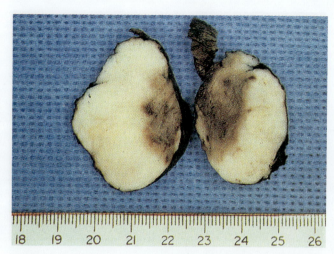

Figura X-10 – Termoterapia (Prostatron®) – Necrose de coagulação da próstata.

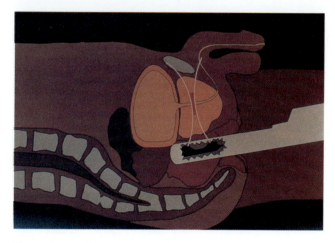

Figura X-11 – Ultra-sonografia focal de alta intensidade (HIFU) para tratamento da HBP – estudo experimental.

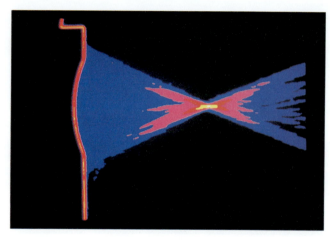

Figura X-12 – Convergência focal da ultra-sonografia, conduzindo alta intensidade de energia a um determinado ponto do tecido e causando necrose.

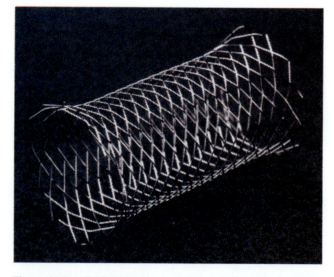

Figura X-13 – Endoprótese.

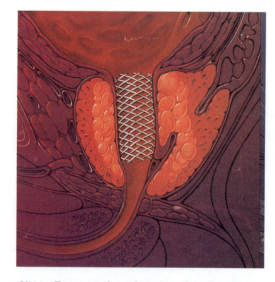

Figura X-14 – Esquema da endoprótese locada na uretra prostática.

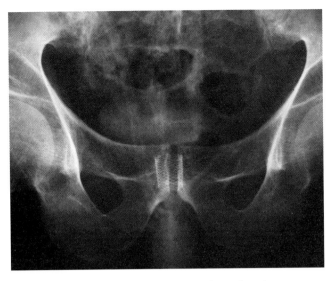
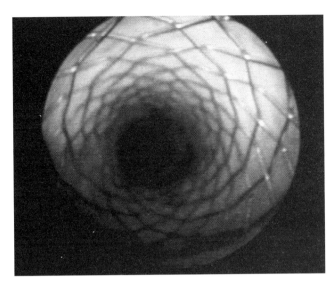

Figura X-15 – Radiografia demonstrando endoprótese na uretra prostática.

Figura X-16 – Aspecto endoscópico da endoprótese.

Leitura recomendada

Cockett ATK, Khoury S, Aso Y, Chatelein C, Denis L, Griffiths K, Murphy G. The 3rd International consultation on benign prostatic hyperplasia (BPH). Monaco, 1995, p. 637-639.

Fitzpatrick JM. A critical evaluation of technological innovations in the treatment of symptomatic benign prostatic hyperplasia. *Br J Urol* 81(suppl)1:56-63, 1998.

Gerber GS, Zagaja GP, Bales GT, Chodak GW, Contreras BA. Saw Palmetto (Serenoa repens) in men with lower urinary tract symptoms: effects on urodynamic parameters and voiding symptoms. *Urology* 51:1003-1007, 1998.

Hald T. Beyond symptom control: diagnosing and treating the three components of clinical BPH. *Prospectives* 7(3):1-4, 1997.

Kirby R, McConnell JD, Fitzpatrick JM, Roehrborn CG, Boyle P. *Textbook of Benign Prostatic Hyperplasia*. Oxford, Isis Medical Media, 1996.

Lowe F, Robertson C, Roehrborn C, Peter Boyle. Meta-analysis of clinical trials of Permixon. *J Urol* 159(5):257, abst 986, 1998.

McConnell JD, Bruskewitz R, Walsh P, Andriole G, Liebber M, Holtgrewe L, Albertsen P, Roehrborn CG, Nickel JC, Wang DZ, Taylor AM, Waldstreicher J. The effect of finasteride on the risk of acute urinary retention and the need for surgical treatment among men with benign prostatic hyperplasia. *N Engl J Med* 338(9):557-563, 1998.

Morrison AS. Epidemiology and natural history of benign prostatic hyperplasia. *Am J Epidemiol* 135:974, 1992.

Rodrigues Netto Jr N, Zerati M Filho, Ikari O. Terapêutica da HPB. Critérios para Indicação do Tratamento Medicamentoso ou Cirúrgico. In: I Encontro de Consenso Nacional sobre HPB, Campos do Jordão. São Paulo, BG Cultural, 1996, p. 65-67.

Shapiro E, Hartanto V, Lepor H. Quantifying the smooth muscle content of the prostate using double-immunoenzymatic staining and color assisted image analysis. *J Urol* 147:1167-1170, 1992.

Waldstreicher J, Rahway NJ, Roehrborn, Boyle P, Bergner C, Short K, Guittelman MC, Gottesman JE, Schelhammer PF, Fuserlier H. Baseline serum PSA and prostate volume predict long-term symptomatic response to finasteride: results of a four-year placebo-controlled trial. *J Urol* 159(5) (Suppl.):255, abst 976, 1998.

CAPÍTULO 2

Prostatites

MAURÍCIO JOSÉ BRUSCHINI RODRIGUES NETTO

O termo prostatite refere-se a uma doença inflamatória da próstata, que é comum na prática urológica. Atualmente, tem sido utilizado um sistema de classificação que divide as prostatites, de acordo com os exames laboratoriais, em quatro grupos:

1. Prostatite bacteriana aguda (PBA)
2. Prostatite bacteriana crônica (PBC)
3. Prostatite não-bacteriana (PNB)
4. Prostatodínia ou mialgia do assoalho pélvico (MAP)

Diagnóstico

O diagnóstico laboratorial é feito por meio da coleta fracionada de urina. Realiza-se a análise quantitativa do número de leucócitos e cultura nos vários frascos. Primeiro frasco: representa a urina do primeiro jato, cerca de 10ml que analisa a flora uretral; segundo frasco: 20ml do jato médio (após desprezar cerca de 200ml) representa a flora vesical; terceiro frasco: secreção prostática após massagem, freqüentemente não se consegue material, sendo substituída pelo quarto frasco: pequeno volume de urina obtido imediatamente após a massagem prostática que representa a flora prostática.

Nos casos de prostatite bacteriana observa-se elevação do pH e redução da dosagem de zinco no fluido próstato-vesicular. Outra característica da prostatite é a presença de macrófagos com gordura em seu interior na secreção prostática. O exame isolado do esperma tem pouco valor, porque além de passar pela uretra recebe fluidos de diversas glândulas acessórias.

• **Prostatite bacteriana aguda**

Inflamação aguda da próstata caracterizada pelo aumento do número de leucócitos na secreção prostática e culturas positivas do líquido próstato-vesicular, urina e, eventualmente, hemocultura.

Os principais agentes causadores são as bactérias aeróbias gram-negativas (principalmente *Escherichia coli*) e enterococos, havendo dúvida se outras bactérias aeróbias gram-positivas causariam prostatite. O mecanismo de infecção mais aceito é o refluxo intraprostático de urina. Outras possibilidades seriam ascensão a partir da uretra, extensão direta ou disseminação linfática de bactérias a partir do reto e disseminação hematogênica.

Diagnóstico – geralmente, observa-se febre, calafrios, dor perineal e lombar, sintomas irrritativos vesicais, como urgência, polaciúria, disúria e, às vezes, graus variáveis de obstrução.

No toque retal sentimos a próstata edemaciada, dolorosa e eventualmente com área de flutuação e calor. Não deve ser realizada massagem prostática pelo risco de bacteriemia. A urina pode ser turva e fétida pela cistite associada, às vezes, hematúrica. O hemograma mostra leucocitose com desvio à esquerda; o exame do sedimento urinário acusa piúria e a urocultura, geralmente, identifica a bactéria. Como complicações pode haver retenção urinária, epididimite, pielonefrite, abscessos prostáticos e bacteriemia com choque séptico.

Tratamento – deve ser realizado com quinolonas como ciprofloxacina (500mg a cada 12 horas por 2 a 3 semanas) ou norfloxacina (400mg a cada 12 horas por 2 a 3 semanas).

Outras quinolonas como ofloxacina, lomefloxacina e levofloxacina também podem ser utilizadas. Nos casos mais graves, o paciente deve ser internado e receber medicação endovenosa: ciprofloxacina 200mg, a cada 12 horas, ou aminoglicosídeos (amicacina ou gentamicina) associados à ampicilina 2g a cada 6 horas. Nessa fase deve ser evitada a instrumentação uretral. Em caso de retenção urinária, que necessite drenagem, deve ser realizada cistostomia por punção, evitando-se a manipulação via uretral. Quando a resposta inicial ao tratamento é favorável e logo a seguir ocorre agravamento, deve-se suspeitar da presença de abscesso prostático. A ultra-sonografia transretal ou a tomografia pélvica confirmam o diagnóstico. Pode haver drenagem espontânea para a uretra ou para o reto. O tratamento consiste na drenagem percutânea, via perineal, ou por ressecção endoscópica da próstata.

É necessário o acompanhamento com culturas de secreção prostática para assegurar a cura da infecção.

• Prostatite bacteriana crônica

É uma inflamação bacteriana crônica da próstata, caracterizada pelo aumento do número de leucócitos e culturas positivas no líquido próstato-vesicular, mas raramente na urina.

Diagnóstico – os sintomas são variáveis. Alguns pacientes são assintomáticos e outros apresentam graus variáveis de disfunção miccional. Pode haver surtos de prostatite aguda. No toque retal, a próstata pode parecer normal.

A infecção recorrente do trato urinário pelo mesmo agente etiológico é uma das características da PBC. A epididimite e a infecção ascendente do trato urinário superior são complicações que também podem ocorrer. A ultra-sonografia transretal pode demonstrar a presença de cálculos prostáticos, que nos pacientes com PBC podem se infectar e se tornar a causa de infecções urinárias de repetição.

Tratamento – deve ser realizado de acordo com as culturas, primeiramente, usando a associação sulfametoxazol/trimetoprima por período de 8 a 12 semanas com taxa de cura de 30 a 40%. As fluorquinolonas têm boa resposta em 60 a 90% em seguimentos curtos, caindo para 50 a 60% em seguimentos de 6 ou 12 meses. Alguns casos com bactérias resistentes, como *Pseudomonas aeruginosa* e enterococos, podem precisar de aminoglicosídeos por via parenteral. Quando não se consegue a cura, pode ser usada nitrofurantoína 100mg ao dia, continuamente, para manter a urina estéril.

A dificuldade de tratamento deve-se à baixa difusão da maioria das drogas, do plasma para o fluido prostático.

• Prostatite não-bacteriana

É uma inflamação crônica da próstata caracterizada pelo aumento dos leucócitos na secreção prostática e a cultura é negativa para os agentes habituais no líquido próstato-vesicular e na urina.

Diagnóstico – os sintomas e os sinais são semelhantes ao da PBC, não ocorrendo complicações e raramente infecção do trato urinário. Já foram pesquisados vários agentes como fungos, bactérias anaeróbias, clamídia, tricomonas, vírus do herpes e outros, porém, nenhum deles pode ser caracterizado como causador da PBC.

Tratamento – deve ser tentado com antimicrobianos por períodos de 3 a 4 semanas; os mais usados são a eritromicina 500mg a cada 6 horas, minociclina 100mg a cada 12 horas e vibramicina 100mg a cada 12 horas. Esses pacientes podem beneficiar-se da associação de tranqüilizantes como diazepam, que têm efeito relaxante muscular. Nas exacerbações sintomáticas devem ser usados antiinflamatórios. Banhos de assento, manutenção da atividade sexual normal e informação do caráter benigno da doença também são importantes.

• Prostatodínia ou mialgia do assoalho pélvico

As queixas são diversas; em geral, caracterizam-se por sensação de queimação na uretra e períneo, desconforto suprapúbico, dor escrotal e, eventualmente, queixas na esfera sexual. Não há inflamação prostática e os exames laboratoriais são normais. Os pacientes acusam inúmeros tratamentos, em geral com antibióticos e antiinflamatórios. A avaliação urodinâmica pode demonstrar disfunção miccional associada à obstrução funcional do colo vesical. Nesses casos, há resposta favorável ao uso de alfa-bloqueadores. Outra medicação que pode ser usada são os relaxantes musculares, como os benzodiazepínicos e, eventualmente, a consulta com um psiquiatra. Terapêutica alternativa como a acupuntura tem sido relatada, com resultados razoáveis.

• Outros tipos de prostatites

Apesar de serem mais raras devem ser citadas: a gonocócica, a tuberculosa, a parasitária, a fúngica e a granulomatosa inespecífica com suas variantes eosinofílica e não-eosinofílica.

Leitura recomendada

Meares Jr EM. Infecções inespecíficas do trato urinário. In: Tanagho EA, McAninch JW (ed.). *Urologia Geral*. Rio de Janeiro, Guanabara Koogan, 1994, p. 156-188.

Meares Jr EM. Prostatitis and related disorders. In: Walsh PC, Retik AB, Stamey TA, Vaughan Jr ED (ed.). *Campbell's Urology*. Philadelphia, WB Saunders, 1992 p. 807-820.

Nickel JC. Etiologia das prostatites. *Urologia Contemporânea* 3(1): 22-8, 1997.

Rodrigues Netto Jr N, Santos PQ. Infecções inespecíficas do trato urinário. In: Rodrigues Netto Jr N (ed.). *Urologia*. São Paulo, Roca, 1986, p. 149-171.

Schaeffer, AJ. Infections of the urinary tract. In: Walsh PC, Retik AB, Stamey TA, Vaughan Jr ED (ed.). *Campbell's Urology*. Philadelphia, WB Saunders, 1992, p. 731-795.

Weidner W. Chronic prostatitis: diagnostic procedures. *Prospectives* 5(2):1-4, 1995.

SEÇÃO XI

Oncologia

1. Tumor da Adrenal
2. Tumor Renal
3. Tumor da Bexiga
4. Tumor da Próstata
5. Tumor do Testículo

CAPÍTULO 1

Tumor da Adrenal

Antonio Carlos Pereira Martins
Silvio Tucci Jr.
Haylton J. Suaid
Adauto J. Cologna

Introdução

O conhecimento da estrutura e função da adrenal começou no século passado, quando Currier, em 1805, mostrou que a glândula consiste de medula e córtex. Os efeitos clínicos da insuficiência adrenal foram descritos por Thomas Addison em 1855, e a associação entre tumor da glândula e episódios hipertensivos foram notados por Fraenkel em 1886. Mas, foi somente na primeira metade deste século que a epinefrina foi isolada da medular e o cortisol do córtex glandular, descobertas que inauguraram a era moderna da fisiologia da adrenal.

Levando-se em conta que a glândula exerce papel importante na homeostase e dada a complexidade funcional, a discussão sobre o diagnóstico e tratamento dos tumores adrenais requer uma introdução resumida da fisiologia e fisiopatologia da glândula.

Fisiologia

Córtex adrenal

A biossíntese dos esteróides a partir do colesterol é complexa e feita por etapas de forma seqüencial (Fig. XI-1). As manifestações clínicas do excesso de esteróides resultam da produção autônoma dos compostos finais e precursores. Os termos "funcionantes" ou "não-funcionantes" são usados para caracterizar os tumores corticais, dependendo das manifestações clínicas ou da produção hormonal. A síndrome clínica pode inexistir quando o excesso de quantidade é de precursores destituídos de ação glicocorticóide ou androgênica, tais como a diidroisoandrosterona (DHEA) ou a substância S.

Medula adrenal

A biossíntese das catecolaminas pela medula adrenal está representada na figura XI-2. A síntese de catecolaminas é predominante nas células cromafins da medula adrenal, mas ocorre também no sistema nervoso central e nos axônios pós-ganglionares. A maior parte das catecolaminas plasmáticas é constituída pela norepinefrina; a dopamina e a epinefrina respondem por menos de 30% dos casos. Somente uma pequena quantidade de catecolaminas é eliminada na forma ativa pela urina, enquanto o metabólito da dopamina é o ácido homovanílico (HVA), e o da epinefrina e norepinefrina, o ácido vanilmandélico (VMA).

As catecolaminas promovem a glicogenólise hepática, apresentam efeito inotrópico positivo sobre o coração e causam vasoconstrição ou vasodilatação em territórios diferentes.

Tumores do córtex adrenal

Os adenomas são comuns, encontrados em 2% das necrópsias. O carcinoma da adrenal é raro, com incidência estimada entre 0,5 e 2 casos novos anuais por 1 milhão de pessoas. Embora a relação não é clara, é pouco provável que o carcinoma seja uma progressão do adenoma.

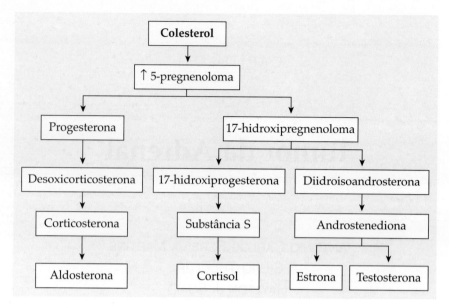

Figura XI-1 – Esquema da biossíntese de esteróides pelo córtex adrenal.

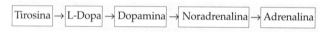

Figura XI-2 – Representação esquemática da síntese das catecolaminas.

Adenomas do córtex

Os adenomas são tumores benignos, em geral menores que 5cm de diâmetro e massa inferior a 200g. Os adenomas podem ser funcionantes ou não. Ao exibirem hiperfunção podem ocasionar as síndromes associadas de hipercortisolismo ou hiperaldosteronismo. A virilização é mais comum nos carcinomas. A adenomectomia cura a maioria dos pacientes com síndrome de Cushing, mas na síndrome de Conn (hiperaldosteronismo) os resultados são menos favoráveis, pois em 30% dos casos há recorrência da hipertensão arterial e hipercalemia.

Carcinoma do córtex

A diferença entre adenoma e carcinoma nem sempre é simples. Por essa razão há vários métodos propostos. Para classificar o tumor de córtex como carcinoma pode-se considerar 5 achados clínicos (Hough et al., 1978): massa $\geq$ 100g, virilização com ou sem Cushing associada, 17-cetoesteróides urinários elevados, elevação do 17-hidroxiesteróide urinário em resposta ao ACTH, e perda de peso de 5kg ou mais. Deve-se salientar que nem sempre todos esses parâmetros são conhecidos, além do que tumores pequenos podem comportar-se como malignos e vice-versa. Outro método que também é usado é o histológico, conforme recomendação de Weiss et al., 1989 (Quadro XI-1). Há ainda outros critérios como o de van Slooten et al., 1985, e o de Ribeiro et al., 1990. Não raro, há contradição nos resultados quando se aplicam todos os critérios.

Quadro XI-1 – Critérios histológicos de malignidade de tumores corticais.

Grau nuclear alto
Índice mitótico: $\geq$ 5/50 campos de grande aumento
Mitoses atípicas
Citoplasma eosinofílico ($\geq$ 75%)
Arquitetura de padrão difuso
Presença de necrose
Invasão vascular
Invasão sinusoidal
Invasão capsular

O conteúdo do DNA ou ploidia também é um critério, pois os carcinomas são aneuplóides. Entretanto, 20% dos adenomas também são aneuplóides.

A imuno-histoquímica também tem sido tentada. Vários anticorpos monoclonais já foram testados sem muito sucesso, como os para os antígenos p53 e Ki67. A expressão da queratina é forte no córtex normal, moderada no adenoma e fraca no carcinoma. O inverso ocorre com a vimentina. Todavia, graças a variações dos resultados conforme a preparação, até agora, os métodos imuno-histoquímicos são de valor limitado para o diagnóstico de malignidade. Por outro lado, vários estudos empregando a técnica da PCR têm mostrado mutações nos carcinomas, tanto em genes supressores como nos oncogenes. Dentre as alterações encontradas pode-se mencionar as dos genes 17p (p53) (61%), 1p (22%), 9p (22%), 3p (26%) e 13q (Rb) (80%). Por essa razão, há a sugestão de que a PCR poderia facilitar a distinção entre tumores malignos e benignos, especialmente para os genes 17p e 13q.

Assim, a diferença entre adenoma e carcinoma do córtex é difícil, especialmente quando o tumor é pequeno, e a definição depende de critérios clínicos e histológicos.

Tumores da medula adrenal

Esses tumores são raros e podem ser benignos ou malignos.

Os neuroblastomas originam-se dos neuroblastos simpáticos e surgem quase exclusivamente em crianças. Cerca de 30% desses tumores originam-se na adrenal.

Os ganglioneuromas são mais raros ainda, geralmente benignos, originam-se de fibras nervosas simpáticas e podem ocorrer na adrenal ou outras localizações.

Os feocromocitomas são tumores das células cromafins, ativos com produção de catecolaminas. A maioria é benigna, mas de 10 a 45% deles são malignos. Os tumores malignos também são funcionantes. Em 10% dos casos pode haver antecedente familiar. Em 90% dos pacientes o feocromocitoma é da medula adrenal, mas pode surgir nos corpos de Zuckerkandel, nervos e plexos simpáticos (paragangliomas) e vários locais fora da adrenal, incluindo a bexiga e o tórax. A produção exagerada de catecolaminas causa hipertensão fixa ou paroxística, razão porque no diagnóstico diferencial da hipertensão arterial deve ser descartado o feocromocitoma.

Avaliação do achado incidental de massa adrenal

Massas adrenais clinicamente inaparentes ocorrem em 0,6 a 1,3% das tomografias computadorizadas abdominais (TC). A maioria desses tumores são adenomas de córtex sem importância clínica.

A situação clínica mais comum é a detecção de uma massa adrenal pequena pela ultra-sonografia ou TC do abdome superior indicadas na investigação de queixas dolorosas ou suspeita de outras doenças. O desafio é distinguir entidades clinicamente importantes que requerem terapia da mais comum, que é o adenoma afuncionante. Isso, em geral, pode ser feito por meio da anamnese cuidadosa, do exame físico, dos exames bioquímicos e da aparência radiológica. A história e o exame físico devem buscar manifestações de hiperfunção glandular. Devem-se investigar tumores em outros locais, especialmente pulmões e mama, causas mais comuns de metástases para as adrenais. Hipertensão arterial é um sinal não-específico, podendo estar associada à síndrome de Cushing, de Conn ou ao feocromocitoma.

A avaliação por métodos de imagem é muito importante. Tumores não-funcionantes menores que 3cm, em geral, não requerem terapia, mas apenas acompanhamento. Tumores maiores que 6cm, em geral, são malignos. A ultra-sonografia não distingue o tumor benigno do maligno, sendo a TC mais útil numa avaliação inicial. O tumor benigno de córtex ou medula é homogêneo e de limites nítidos (Fig. XI-3). O tumor maligno geralmente exibe características mais agressivas, de contornos irregulares, invade estruturas adjacentes e a textura não é homogênea (Fig. XI-4). A calcificação ocorre tanto nas lesões benignas quanto nas malignas. Os tumores metastáticos na adrenal podem sugerir adenomas, mas o coeficiente de atenuação pode ser útil na distinção de ambos.

A ressonância magnética (RM), em geral, é de pouca utilidade no diagnóstico diferencial por não apresentar padrão típico, exceto para o feocromocitoma. Por-

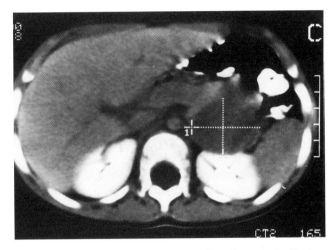

Figura XI-3 – TC mostrando tumor adrenal esquerdo, limites precisos, textura homogênea, arredondado, correspondente a adenoma cortical.

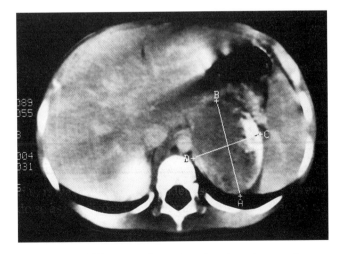

Figura XI-4 – TC mostrando tumoração adrenal esquerda com calcificações, ovalada, limites anteriores imprecisos, de textura heterogênea, correspondente a carcinoma cortical.

tanto, a RM deve ser solicitada nos casos suspeitos de feocromocitoma que exibe aspecto brilhante característico em imagens T2.

A avaliação laboratorial inicial dos casos de "incidentaloma" inclui dosagens séricas de eletrólitos, cortisol na urina de 24h e catecolaminas séricas. Testes adicionais devem ser requeridos por especialistas em casos duvidosos, ou com alterações bioquímicas ou hormonais sugestivas de hiperfunção.

Talvez, a maior controvérsia seja como manejar o portador de tumor afuncionante de 3 a 6cm de diâmetro. As propostas existentes são: biópsia translombar, excisão por cirurgia convencional ou via laparoscópica e observação por radiografias seriadas. A biópsia percutânea é limitada pela dificuldade da distinção histológica do tumor benigno do maligno, sendo de maior utilidade quando se suspeita de tumor metastático. Copeland, em 1983, estimou que são necessárias 4.000 adrenalectomias em casos de "incidentaloma", acima de 1,5cm de diâmetro, para a cura de apenas 1 caso de câncer. A decisão sobre o manejo desses casos deve ser individualizada e basear-se na idade e na opção do paciente entre a incerteza do diagnóstico e o traumatismo cirúrgico.

Diagnóstico e tratamento dos tumores corticais

As síndromes associadas aos tumores corticais são: de Cushing (excesso de corticóide), de Conn (excesso de aldosterona), feminização e virilização (excesso de hormônios sexuais). O diagnóstico e a terapia devem ser feitos pelo urologista em trabalho conjunto com o endocrinologista.

Cushing

As características observadas nessa síndrome estão resumidas no quadro XI-2.

Quadro XI-2 – Características do hipercortisolismo.

Obesidade	Hirsutismo, virilização
Face de lua	Edema
Hipertensão arterial	Fadiga
Acne	Irritabilidade
Estrias corporais	Amenorréia
Hiperpigmentação	Hipocalemia
Equimoses	Intolerância à glicose

A caracterização bioquímica da síndrome é iniciada pela dosagem do cortisol livre urinário na amostra de 24h, mais precisa que a dosagem do cortisol plasmático. Na ausência de massa adrenal, é necessário investigar a função pituitária, o que é feito pelo teste de supressão com a dexametasona. Neste, administra-se 1mg de dexametasona às 23h, e na manhã seguinte o nível plasmático de cortisol deve ser $\leq$ 5mcg/dl se o problema for da hipófise, o que caracterizaria a doença de Cushing. Na síndrome a alteração é da adrenal e na doença a alteração é da hipófise.

Muitas vezes são necessários exames adicionais: níveis plasmáticos diurnos de cortisol e ACTH (hormônio adrenocorticotrófico), teste padrão de supressão com a dexametasona, níveis urinários de 17-cetosteróides e teste do hormônio liberador de corticotrofina. Níveis urinários elevados podem ocorrer nos adenomas da adrenal, mas quando muito elevados sugerem carcinoma.

O tratamento definitivo da síndrome de Cushing pode depender de estudos adicionais de localização quando não se observar massa na adrenal. Isso é feito pela coleta seletiva de amostras de sangue efluente de vários órgãos, em níveis diferentes da veia cava, e alternativamente pela cintilografia com o iodo-colesterol.

Conn – hiperaldosteronismo primário

A causa mais comum é a hiperplasia adrenal seguida do adenoma e raramente o carcinoma. Os pacientes apresentam níveis aumentados de aldosterona, hipertensão arterial, hipocalemia e redução dos níveis plasmáticos de renina. Os sintomas consistem em cefaléia, cãibras, fraqueza, poliúria, noctúria secundárias à hipocalemia.

O diagnóstico baseia-se na hipocalemia ($K^+ <$ 3,5mEq/l) e na hipercaliúria, na ausência de ingestão de diuréticos. Mas, em cerca de 40% dos casos, a hipocalemia está ausente. Níveis circulantes elevados de aldosterona e diminuídos de renina também constituem evidência de Conn. Havendo dúvida, faz-se teste de supressão com captopril que em pessoas normais ou com hipertensão essencial provoca redução dos níveis circulantes de aldosterona e elevação da renina; no hiperaldosteronismo primário não há alteração. Outro teste é a sobrecarga de cloreto de sódio que causa redução da aldosterona no plasma e na urina em pessoas normais, mas não em portadores de Conn.

A diferenciação entre hiperplasia adrenal e adenoma nem sempre é fácil por meio de exames de imagem como a TC. Pode ser necessário recorrer-se à cintilografia com iodo-colesterol ou à coleta seletiva de amostras de sangue ao longo da veia cava pela técnica de Seldinger.

O tratamento do hiperaldosteronismo devido a um tumor unilateral é feito pela remoção cirúrgica, de preferência por via laparoscópica. Antes da cirurgia o paciente é preparado de 3 a 6 meses com agentes anti-hipertensivos, espironolactona e reposição de potássio, para reduzir o risco cirúrgico de desequilíbrio hidreletrolítico e arritmia cardíaca.

Quando o hiperaldosteronismo resulta de hiperplasia adrenal, em casos de adenoma bilateral ou de risco cirúrgico elevado, opta-se pelo tratamento clínico. Como a hipertensão arterial do hiperaldosteronismo é dependente de água e sal, a terapia consiste no uso de saluréticos e inibidores da renina, como a espironolactona ou a amilorida. Em alguns pacientes para a normalização da pressão arterial é preciso administrar também vasodilatadores ou beta-bloqueadores.

Virilização/feminização

Cerca de 30 a 60% dos carcinomas adrenais exibem hiperfunção hormonal, sendo que o excesso de andrógenos causa virilização. Este pode ser achado isolado ou em combinação com hipercortisolismo. O quadro clínico varia com o sexo e a idade dos pacientes. Em adultos, o andrógeno causa hirsutismo, acne e amenorréia, enquanto o estrógeno ocasiona ciclos menstruais irregulares e sangramento uterino. Em crianças de ambos os sexos, os andrógenos aceleram o crescimento corporal e a maturação óssea, causam crescimento dos pêlos pubianos e engrossamento da voz; nos meninos há macrogenitossomia e nas meninas surge aumento do clitóris. O excesso de estrógeno causa ginecomastia em homens e crescimento dos seios e sangramento uterino em meninas. Os exames para caracterizar os distúrbios hormonais consistem em dosagens séricas de testosterona e estrógenos, assim como na urina de 17-cetosteróides, 17-hidroxicorticosteróides e cortisol livre.

Carcinomas

As síndromes e as alterações bioquímicas resultantes do excesso de produção de andrógenos, estrógenos, mineralocorticóides e corticosteróides já foram descritas. Em pacientes com tumores afuncionantes, o diagnóstico decorre de sintomas causados pelo tamanho da neoplasia ou pelas metástases, o que indica que em geral já estão em estágios avançados. Entretanto, alguns desses tumores podem ser pequenos quando constituem achado incidental de um exame de imagem.

No carcinoma funcionante, as anormalidades bioquímicas habituais são: elevação dos níveis urinários de precursores esteróides e do cortisol livre, perda do ritmo circadiano da secreção do cortisol, teste da supressão do eixo pituitário-adrenal negativo, redução dos níveis circulantes de ACTH, elevação dos níveis urinários de 17-cetosteróides e 17-hidroxiesteróides. Esses exames servem para caracterizar a natureza da neoplasia, mas não permitem o estadiamento.

A localização e o estadiamento clínico (Quadro XI 3) são feitos por meio de exames de imagens, tais como a TC e a RM, esta última é especialmente útil na determinação da extensão local. Estudos com radioisótopos (iodo-colesterol) também podem ser úteis.

O estágio afeta a sobrevida, que nas categorias I e II têm mediana de 3,8 anos, enquanto nas III e IV são de 6 meses. A sobrevida global aos 3 e 5 anos é, respectivamente, de 37,5% e 25,1%. A sobrevida de 5 anos de pacientes com doenças localizadas, com tumores removidos cirurgicamente, é de 43,9%.

Quadro XI-3 – Estadiamento do carcinoma da córtex.

TNM	
T1	Tumor ≤ 5cm
T2	Tumor > 5cm sem invasão capsular
T3	Tumor com invasão da gordura periadrenal
T4	Tumor invadindo órgãos adjacentes
N0	Gânglios linfáticos negativos
N1	Gânglios linfáticos com metástases
M0	Sem metástases
M1	Metástases a distância
Categorias (Sullivan et al., 1978)	
I	T1N0M0
II	T2N0M0
III	T1-2N1M0 ou T3N0M0
IV	T3-4N1M0 ou qualquer T ou N com M1

O tratamento dos carcinomas corticais consiste, em princípio, na remoção cirúrgica do tumor quando possível. A remoção deve ser em bloco e em casos selecionados pode-se retirar também lesões metastáticas solitárias. Dependendo da extensão local, pode ser recomendável a remoção de órgãos adjacentes, como o rim ipsolateral, ou partes do pâncreas ou do fígado. Em pacientes com tumores inoperáveis ou com metástases múltiplas, recomenda-se o tratamento paliativo com agentes que controlam a secreção de esteróides, com quimioterápicos e radioterapia.

Pacientes com doença localmente avançada podem ser manejados por decisão individualizada. Quando o tumor é funcionante, muitas vezes vale a pena remover a porção possível, obtendo-se assim redução da produção hormonal e conseqüente melhora da qualidade de vida. Aqueles com extensão para a veia cava podem exigir ação combinada de urologistas e cirurgiões cardiovasculares, pois às vezes é necessária a circulação extracorpórea. Nos tumores funcionantes, a adrenal contralateral pode estar atrófica, sendo necessária a administração de corticóide no pré-operatório imediato e, principalmente, no pós-operatório para evitar a insuficiência aguda da adrenal. A retirada progressiva do corticóide permite à glândula atrofiada retomar suas funções.

Havendo recorrência da doença, após cirurgia inicial, novas intervenções podem ser cogitadas, sobretudo se as condições permitirem. Nesses casos, não há relatos de cura, mas de prolongamento da sobrevida e de melhoria da qualidade de vida.

Em pacientes com tumores secretores de cortisol, pode-se usar a metirapona, que inibe a síntese desse hormônio e melhora os sintomas. Seu uso a longo prazo é limitado pelos efeitos colaterais, tais como a alcalose hipocalêmica e a hipertensão arterial.

A aminoglutetimida inibe a quebra da molécula do colesterol e a síntese de esteróides. Pode ser usada nos pacientes com Cushing, mas a longo prazo causa insuficiência adrenal, com redução do estrógeno, cortisol e aldosterona. Pode causar ainda anorexia, náuseas, vômitos, febre, ataxia. Muitas vezes é necessária a reposição de cortisol e aldosterona durante o tratamento.

O mitotano (O,P´-DDD) foi desenvolvido a partir do inseticida DDD e quando usado em cães causa atrofia e necrose adrenal. É o quimioterápico de escolha para o tratamento de doença metastática, tendo-se observado redução dos níveis circulantes de esteróides em 70-90% dos casos e do tamanho do tumor em 13-61% dos pacientes, com duração média de resposta de 9 a 12 meses. É um quimioterápico bastante tóxico, exigindo freqüentemente redução da dose devido aos efeitos colaterais, como: náuseas, vômitos, diarréia, cefaléia, tonturas, confusão mental, depressão, letargia, mialgia, hematúria, cistite hemorrágica e erupções cutâneas.

Outros quimioterápicos que têm sido usados isoladamente e em associação são: cisplatinum, carboplatina, etoposide, doxorrubicina, 5-fluorouracil e ciclofosfamida. Alguns deles provocam respostas parciais com duração de alguns meses. O cetoconazol (antifúngico) inibe a síntese de esteróides e também tem sido usado em tumores funcionantes, mas a experiência até agora é limitada.

O papel da radioterapia ainda não está claro. Há referências que, quando associada à cirurgia de tumores da categoria III, reduz o índice de recidiva local, mas não há consenso sobre isso. Pode ser usada também como paliativo sintomático em casos selecionados.

Feocromocitomas

Podem estar associados a outras doenças. Na doença de von Hippel-Lindau, o feocromocitoma pode ocorrer em ¼ dos casos, e na de von Recklinghausen, em menos de 1%. Ocorrem em aproximadamente 0,1% dos portadores de hipertensão arterial.

Não há como distinguir, do ponto de vista histológico, o tumor benigno do maligno. A comprovação de malignidade baseia-se na existência de metástases. Os tumores malignos em geral são maiores e mais freqüentemente se originam fora da adrenal. A ploidia do DNA oferece resultados controvertidos na distinção de malignidade.

Estudos citogenéticos e de genética molecular demonstraram heterozigose em vários *loci* em feocromocitomas: 1p, 3p, 3q, 13p, 13q e 22q. São encontradas também expressões de vários oncogenes como *ret*, *c-fos* e *c-myc*, mas o papel dessas alterações na gênese tumoral ainda não foi definido.

O quadro clínico depende da produção de catecolaminas e inclui hipertensão lábil, crises hipertensivas, problemas vasculares como infarto do miocárdio e acidente vascular cerebral. O quadro típico consiste em crises paroxísticas de hipertensão, diaforese, cefaléia e palpitações. Sintomas associados podem ser náuseas, vômitos, dispnéia, dor abdominal e intolerância ao calor. Episódios hipertensivos mais prolongados podem causar a morte por edema pulmonar, fibrilação ventricular ou rotura de algum vaso. Pacientes hipertensos, com feocromocitoma não reconhecido, com cirurgia indicada para resolver algum outro problema correm risco grande de apresentar complicações graves durante a operação.

O feocromocitoma também pode secretar ACTH, calcitonina, vasopressina, VIP e serotonina. Embora a síndrome de Cushing tenha sido relatada nesses tumores, as manifestações clínicas do excesso dessas substâncias são incomuns.

O diagnóstico clínico baseia-se na demonstração de excesso de catecolaminas no sangue ou urina. São exames habituais as dosagens sangüíneas de epinefrina e norepinefrina, e urinárias de catecolaminas livres e metanefrinas. É bom lembrar, entretanto, que a elevação de catecolaminas pode ocorrer em outras circunstâncias, como em tumores neurais, carcinóide e porfiria aguda.

Os exames de imagem são importantes para a localização e a determinação da extensão. Para efeito de comparação, as sensibilidades respectivas da elevação da norepinefrina urinária, da ultra-sonografia, da TC e da RM são, respectivamente, 86%, 40%, 76-90% e 95%. Para a localização de feocromocitomas extra-adrenais, exames adicionais podem ser necessários como a angiografia e a cintilografia com ^{131}I-MIBG, que é um precursor das catecolaminas. A cintilografia é também útil e mais sensível que outros exames de imagem no diagnóstico de metástases. Recentemente, está sendo investigada a tomografia por emissão de pósitrons em substituição à cintilografia, mas os resultados ainda são preliminares.

O tratamento do feocromocitoma é cirúrgico. Tradicionalmente, a cirurgia era feita por via transperitoneal para explorar tumores extra-adrenais insuspeitos. Com o advento da cintilografia, essa abordagem deixou de ser essencial. No entanto, tumores pequenos podem ser removidos por via laparoscópica. Como é um tumor de evolução lenta, sempre que possível a abordagem de metástases também é cirúrgica. A sobrevida de 5 anos de pacientes com metástases na abordagem inicial é de 36%.

Como o excesso de catecolaminas causa contração do volume circulante, hemoconcentração e hipertensão, caso não se faça preparo adequado, pode haver flutuação grave da pressão arterial na indução anestésica ou durante a cirurgia, especialmente com a manipulação do tumor. Por essa razão, sempre que possível a meta da cirurgia é ligar precocemente a veia adrenal. Isso resultará na eliminação do débito exagerado de catecolaminas, e o que sucede habitualmente é a normalização rápida da pressão arterial ou, então, ocorrência de hipotensão arterial que pode ser controlada com vasopressores e administração de fluidos.

Nos pacientes hipertensos, o preparo pré-operatório exige cuidados especiais, tais como uso de α-bloqueadores durante uma semana. O agente usado geralmente é a fenoxibenzamina. Em casos de arritmias supraventriculares, o controle é feito com β-bloqueadores, que nunca devem ser usados sem terapêutica prévia com α-bloqueadores, pois, como bloqueiam o efeito vasodilatador da epinefrina, podem causar hipertensão grave. Um dia antes da cirurgia, promove-se a expansão intravascular com soluções cristalóides. Os não hipertensos não necessitam do uso de α-bloqueadores e são simplesmente hiper-hidratados nas 12 horas que antecedem a cirurgia. No pré-operatório imediato deve-se evitar o uso de fentanil, droperidol e atropina, por oferecerem risco de crise hipertensiva.

O tratamento clínico da hipertensão dos portadores de feocromocitoma, antes da cirurgia, e naqueles sem condições cirúrgicas ou com doença incurável deve ser feito com α e β-bloqueadores. Crises hipertensivas podem ser controladas com fentolamina ou nitroprussiato de sódio. Arritmias cardíacas devem ser manejadas com β-bloqueadores ou lidocaína.

Pacientes com doença disseminada podem ser tratados com quimioterápicos, mas o papel desses agentes não está claramente definido. Diversas drogas já foram testadas, mas o regime que parece oferecer resultados um pouco melhores consiste na associação de ciclofosfamida, vincristina e da carbazina.

A ^{131}I-MIBG também foi testada em doença metastática com melhora objetiva de 19% e bioquímica de 29%, mas a duração da resposta é de poucos meses.

A importância da radioterapia no tratamento do feocromocitoma maligno não está definida. Como as metástases ósseas são freqüentes, considera-se eficiente a terapia das metástases com doses de 2.500 a 3.000cGy.

Outros tumores adrenais

Os mielolipomas são tumores benignos, raros, em geral pequenos, mas podem atingir grandes proporções. A origem histológica não está bem definida. À TC aparecem com densidade de gordura.

Os cistos adrenais são raros e mais freqüentes em mulheres. Metade deles originam-se do endotélio linfático. O segundo mais comum é o pseudocisto resultante de hemorragia adrenal. O menos comum é o epitelial, originário de adenomas corticais císticos. Como o carcinoma e o feocromocitoma podem sangrar e originar pseudocistos, é recomendável a biópsia de congelação em caso de excisão de lesões císticas.

Leitura recomendada

Copeland PM. The incidentally discovered adrenal mass. *Ann Intern Med* 98:940, 1983.

Fogt F, Vargas P, Zhuand Z et al. Utilization of molecular genetics in the differentiation between adrenal cortical adenomas and carcinomas. *Hum Pathol* 29:518, 1998.

Hough AJ, Hollifield JW, Page DL et al. Prognostic factors in adrenal cortical tumors – a mathematical anlysis of clinical morphologic data. *Am J Clin Pathol* 72:390, 1978.

Ribeiro RC, Sandrini-Neto R, Schell MJ et al. Adrenocortical carcinoma in children: a study of 40 cases. *J Clin Oncol* 8:67, 1990.

Sbragia Jr L. Tumores do córtex da supra-renal na infância: avaliação clínica, cirúrgica, histopatológica e imuno-histoquímica (p53, Ki-67, c-erb-B2 e bcl-2) e as suas correlações com o prognóstico e a sobrevida de 33 pacientes. Tese de Doutoramento, Unicamp, 1998.

Schulemberger M, Giequel C, Lumbroso J et al. Malignant pheochromocitoma: clinical, biological, histologic and therapeutic data. *J Endocrinol Invest* 15:631, 1992.

Sullivan M, Boileau M, Hodges CV. Adrenal cortical carcinoma. *J Urol* 120:660, 1978.

Tucci Jr S, Beduschi MS, Martins ACP et al. Carcinoma of the adrenal-cortex in children: clinical, laboratory and surgical features of 16 treated cases. *J Urol* 157:199, 1997.

Van Slooten H, Schaberg A, Smeek D et al. Morphologic characteristics of benign and malignant adrenocortical tumors. *Cancer* 55:766, 1985.

Weiss LM, Medeiros LJ, Vickery Jr AL. Pathologic features of prognostic significance in adrenocortical carcinoma. *J Surg Pathol* 13:202, 1989.

CAPÍTULO 2

Tumor Renal

WALTER J. KOFF

Os tumores renais são neoplasias primárias do parênquima renal, do urotélio renal que reveste o sistema coletor da pelve e cálices ou de origem metastática.

Existe um grande número de tumores primários ou metastáticos que se originam no rim (Quadro XI-4). Os mais comuns são o carcinoma de células renais (85 a 90% dos casos) e o carcinoma de células transicionais (8% dos casos).

Quadro XI-4 – Classificação resumida dos tumores renais.

Tumores benignos	Adenoma
	Oncocitoma
	Angiomiolipoma
	Outros
Tumores malignos	Carcinoma de células renais
	Carcinoma de células transicionais
	Sarcomas
Tumores secundários	Linfomas
	Mamas
	Pulmões etc.

Todos os demais abrangem menos que 5% das neoplasias renais e apenas os principais serão discutidos neste capítulo. Entretanto, outras massas renais não neoplásicas são freqüentes, especialmente os diversos tipos de cistos renais. Na suspeita de tumor renal, há necessidade de diagnóstico diferencial entre neoplasias e cistos, o que às vezes é bastante difícil. O único tratamento eficiente disponível para o carcinoma de células renais é o cirúrgico, e por esta razão haverá sempre necessidade de excluir sua presença quando uma massa renal existe ou é suspeitada. O quadro XI-5 mostra uma classificação simplificada das doenças renais císticas.

Quadro XI-5 – Classificação simplificada da doença renal cística.

Genética	Rins policísticos infantis
	Rins policísticos do adulto
	Outros
Não-genética	Rins multicísticos
	Cistos multiloculares
	Cistos simples
	Rim esponja-medular
	Doença cística adquirida (hemodiálise crônica)
	Divertículo calicinal

Adenoma Renal

Os adenomas renais corticais são geralmente achados de necropsia, não são incomuns e crescem até 1 a 1,5cm de diâmetro. São encontrados em 7 a 22% das necropsias e não causam sintomas. O fumo e a hemodiálise crônica são fatores etiológicos importantes, mas é interessante que freqüentemente são associados com cistos e carcinoma de células renais (CCR), como na síndrome de von Hippel-Lindau e nos pacientes renais crônicos. Talvez sejam lesões precursoras de CCR, precedendo-os por muitos anos de evolução. Quando as lesões têm

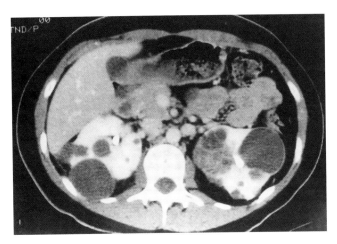

Figura XI-5 – TC de doença de von Hippel-Lindau mostrando múltiplos adenomas, cistos simples e complexos e CCR bilaterais de diversos tamanhos.

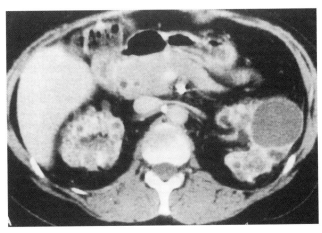

Figura XI-6 – TC de paciente renal crônico em hemodiálise com múltiplos cistos de diversos tamanhos em ambos os rins hipertróficos.

mais de 2cm de diâmetro já são consideradas CCR e como tal se comportam quanto a crescimento, sintomas, sinais e metástases.

Não há maneira segura de diferenciar entre adenomas e CCR pré-operatoriamente e por isso a exploração cirúrgica de pequenas massas renais sólidas deve sempre ser realizada, exceto em casos muito especiais (Figs. XI-5 e XI-6).

Oncocitoma

Compreendem 3 a 7% dos tumores renais sólidos primários, são considerados benignos, mas em raros casos pode haver invasão do parênquima renal adjacente. Diferentemente do CCR, este tumor é homogêneo e quase nunca apresenta áreas de hemorragia e necrose, mas a maioria dos que atingem grande tamanho apresenta uma cicatriz estrelada central típica, que pode ser facilmente identificada na tomografia computadorizada (TC) e mesmo na ultra-sonografia (US). Além disso, certos oncocitomas exibem, na arteriografia, artérias neoformadas, com arranjo central assemelhando-se a raios de uma roda, contudo o CCR também pode ocasionar esse arranjo vascular especial.

A característica histológica básica do oncocitoma é a presença de uma população celular exibindo granulação citoplasmática eosinofílica.

Clinicamente são tumores assintomáticos, exceto quando atingem grande volume, e geralmente identificados ocasionalmente em US ou TC solicitadas por outras razões (Fig. XI-7).

Como são tumores benignos, não haveria necessidade de nefrectomia em sua presença, somente nefrectomia parcial ou até simples acompanhamento clínico. Contudo, como não existem métodos clínicos ou de imagem capazes de diferenciar com segurança esse tumor

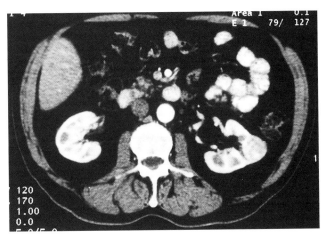

Figura XI-7 – TC abdominal mostrando tumor sólido no terço médio do rim esquerdo, heterogêneo. A exploração cirúrgica mostrou ser um oncocitoma. Nenhum elemento no exame permite diferenciá-lo de CCR pequeno.

do CCR, a maioria dos pacientes com oncocitoma acaba sendo tratada cirurgicamente por nefrectomia. Em casos altamente selecionados pode haver suspeita pré-operatória, e então é realizada a exploração cirúrgica, biópsia de congelação e tão-somente nefrectomia parcial, poupando o parênquima renal. Vários autores têm tentado puncionar tumores renais para exame citológico do aspirado e alguns diagnósticos de oncocitoma por meio desse método têm sido descritos.

Angiomiolipoma

Os angiomiolipomas são tumores benignos, freqüentemente vistos nos rins, compostos de células gordurosas maduras, músculo liso e vasos sangüíneos anormais, sendo tecnicamente hamartomas.

Em cerca de 20% dos pacientes estão associados à esclerose tuberosa, forma plena ou incompleta. A esclerose tuberosa é uma alteração hereditária autonômica dominante caracterizada por retardo mental, adenomas sebáceos e hamartomas dos rins, cérebro, retina, ossos, pulmões etc. Os angiomiolipomas podem ser múltiplos e bilaterais e ocasionalmente atingem grandes volumes, mas quase sempre são pequenos ou médios e únicos, ocasionando confusão no diagnóstico diferencial com CCR. Na discussão sobre o diagnóstico diferencial de CCR será abordada esta diferenciação.

Quando têm menos que 4cm de diâmetro são em geral assintomáticos, mas os maiores podem ocasionar dor lombar ou no flanco, massa palpável e hematúria intensa, todos sintomas e sinais clínicos de CCR. Os tumores de grande volume podem romper espontaneamente ou durante pequenos traumatismos, obrigando quase sempre a nefrectomia, a qual pode também ser necessária devido à hemorragia perirrenal ou para o interior do sistema coletor. A ocorrência de hipertensão e anemia também não é rara nesse tipo de tumor benigno.

A maioria dos pacientes é corretamente identificada por US e TC e não necessitam de nenhum tratamento, exceto acompanhamento e revisões periódicas do seu crescimento por exames de imagem.

Carcinoma de Células Renais

CCR, também chamado adenocarcinoma renal, ocasiona cerca de 12.000 cânceres anuais no Brasil causando aproximadamente 4.000 mortes por ano, na proporção de dois homens para uma mulher. A maioria dos diagnósticos é realizada na quinta e sexta décadas da vida, mas o tumor pode atingir qualquer idade, sendo raro em crianças. Ele se origina nas células tubulares renais e pode-se associar a certas doenças hereditárias, como síndrome de von Hippel-Lindau, na qual a doença é múltipla, bilateral e precedida de cistos multiloculares e adenomas múltiplos em ambos os rins. Na última década, descobriu-se que pacientes renais crônicos em hemodiálise freqüentemente desenvolvem cistos e adenomas renais adquiridos e ocasionalmente CCR.

Etiologia

A causa desse tumor não está totalmente esclarecida, mas há em definitivo uma associação com o uso do fumo. Estudos epidemiológicos mostram que até 40% dos portadores desse tumor são fumantes, percentagem muito acima da taxa de fumantes na população adulta. Há evidência de que o risco de CCR aumenta com o número de cigarros fumados e com o tempo de uso do fumo. O uso crônico de analgésicos contendo fenacetina e a obesidade têm sido fatores apontados na gênese desse câncer. Em particular, a obesidade tem sido considerada fator de risco, especialmente em mulheres, mas o mecanismo responsável não é conhecido, exceto talvez a sugestão que o excesso de peso se associa a níveis mais elevados de hormônios esteróides.

Exposição industrial a asbestos e produtos de chumbo têm sido implicados como fatores de risco desse tumor e existem estudos epidemiológicos que confirmam essas suspeitas.

Sintomas e apresentação clínica

O CCR costuma crescer até atingir grande tamanho antes de causar sintomas, devendo ultrapassar em geral 10cm de diâmetro até provocar dor no flanco, hematúria e tumor palpável, que são os sintomas e os sinais clássicos deste tumor. Contudo, nos últimos 15 anos, o uso amplo da ultra-sonografia abdominal tem propiciado o diagnóstico muito precoce de CCR, às vezes até quando o tumor tem menos que 2cm de diâmetro, quando é totalmente assintomático. Atualmente, a maioria dos CCR são encontrados desse modo, sendo, então, chamados de tumores incidentais.

Esse tumor é extremamente ativo metabolicamente e pode ocasionar hipertensão arterial, anemia microcítica e hipercrômica, disfunção hepática, debilitação crônica e às vezes neuropatia periférica e febre diária de origem desconhecida. Ocasionalmente, os pacientes apresentam eritrocitose (3 a 4%), hipercalcemia e outras anormalidades enzimáticas causadas por produção endógena de eritropoetina, paratormônio etc. O quadro XI-6 mostra as principais manifestações clínicas desse tumor e ilustra a variedade de sua apresentação.

Quadro XI-6 – Apresentação clínica do carcinoma de células renais.

Dor no flanco
Tumor palpável
Hematúria
Anemia
Hipertensão
Emagrecimento
Febre persistente
Disfunção hepática
Polineuropatia periférica
Eritrocitose
Hipercalcemia
Varicocele
Sintomas de metástases – Fraturas patológicas Icterícia Adenomegalias Derrame pleural Dor torácica Tumor cerebral etc.

O CCR ocasiona metástases linfáticas e hematogênicas com grande freqüência, podendo ocorrer metástases em qualquer parte do corpo, mas mais comumente nos ossos, pulmões, fígado, cérebro e gânglios regionais paraórticos e mediastinais. Há grande tendência de crescimento para o interior das veias, com freqüência atingindo a veia renal, podendo não infreqüentemente invadir a veia cava (8 a 10% dos casos), inicialmente somente a cava infra-hepática, mas posteriormente avançando até a cava supra-hepática ou mesmo para o interior do átrio direito.

Quando existe invasão da veia cava, podem ocorrer sinais e sintomas de obstrução da cava inferior com formação de circulação colateral pela parede abdominal, varicocele recente e edema de membros inferiores, mas quase sempre o tumor cresce no interior da veia cava silenciosamente sem obstruí-la completamente e, portanto, de modo completamente assintomático.

Diagnóstico de tumores renais incidentais

Usualmente, os tumores renais ditos incidentais, porque são descobertos por acaso, são primeiro observados pela ultra-sonografia abdominal (US). Esse exame é o mais sensível que existe para tumores renais, detectando tumores tão pequenos como os de 1cm de diâmetro. De fato, a US detecta até 85% dos tumores entre 1 e 2cm de diâmetro e maior percentagem de tumores entre 2 e 3cm de diâmetro (Fig. XI-8).

A US consegue diferenciar tumores sólidos dos cistos simples com facilidade. Estes últimos são lesões císticas uniloculadas, contendo líquido fluido, sendo extremamente freqüentes em adultos após 30 anos de idade, podendo ser únicos ou mais freqüentemente múltiplos de tamanhos variáveis. Os cistos simples são congênitos e crescem lentamente, podendo, ocasionalmente, atingir grandes volumes e somente então tendo significado clínico, ocasionando sintomas. Habitualmente, os cistos simples não necessitam ser tratados e sua maior importância reside na confusão que pode ocorrer entre eles e o CCR (Figs. XI-9 e XI-10).

Na US, os cistos simples têm boa transmissão acústica, são anecóicos no seu interior e têm paredes lisas e bem delimitadas, contendo somente uma cavidade, daí seu nome. Quando a lesão tem alta densidade, paredes calcificadas e/ou espessadas ou é septada, o diagnóstico diferencial é mais difícil. As doenças benignas que podem ter este aspecto na US incluem os cistos multiloculados, septados complexos, hemorrágicos, cronicamente infectados ou calcificados. Os cistos multiloculados e os septados são variantes dos cistos simples e têm a mesma etiologia, mas ocasionam uma dúvida diagnóstica importante que precisa ser esclarecida. Os cistos hemorrágicos e infectados têm ecogenecidade aumentada e sua diferenciação de tumores sólidos deve ser feita com TC (Fig. XI-11).

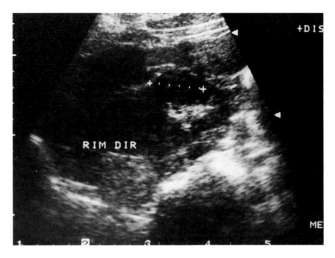

Figura XI-8 – US longitudinal renal mostrando um pequeno CCR de 5cm no maior diâmetro no rim direito. A lesão é sólida e apresenta ecos no seu interior.

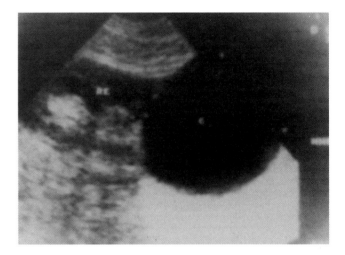

Figura XI-9 – US com lesão anecóica, sem septos, paredes lisas e bem delimitadas, típica de cistos simples renais.

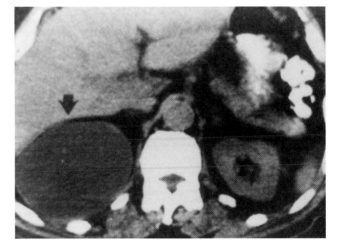

Figura XI-10 – TC de cisto simples renal direito mostrando lesão com densidade líquida, homogêneo e com paredes finas e lisas, sem septos.

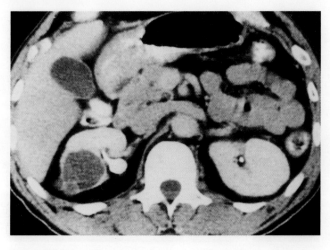

Figura XI-11 – TC mostrando uma lesão cística complexa no rim direito com multiloculação. A exploração cirúrgica mostrou um CCR cístico.

Na doença renal policística, que é uma malformação renal hereditária dominante, o rim aparece na US mostrando dezenas de cistos anecóicos ou não, de todos os tamanhos e bilaterais. O aspecto ultra-sonográfico é característico.

Quando na US a lesão é sólida, ela pode ser benigna ou maligna e há necessidade também de TC. Com freqüência, o CCR apresenta-se à US como um tumor sólido, contendo áreas líquidas de maior ou menor volume que são locais de hemorragia e necrose, muito característicos dessa doença. Às vezes, as áreas císticas são tão grandes que o diagnóstico diferencial com cistos renais simples, multiloculados ou septados é impossível nesse exame, sendo necessário também TC.

A figura XI-12 apresenta um algoritmo para avaliação de tumores renais incidentais vistos na US e sua explicação é dada neste capítulo.

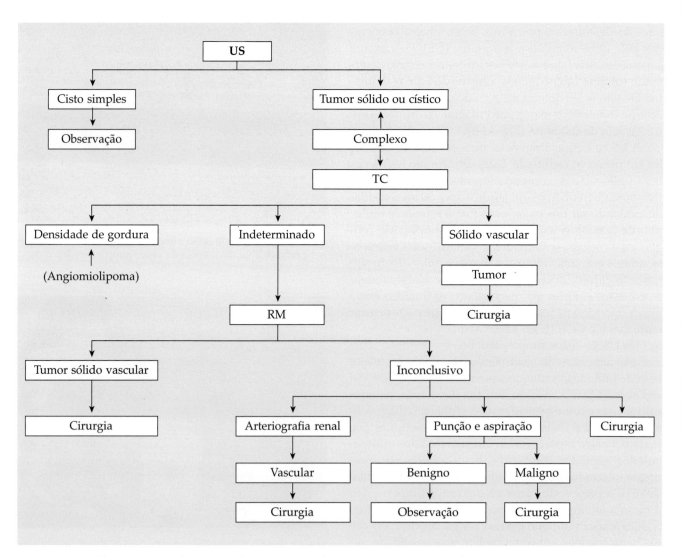

Figura XI-12 – Algoritmo para diagnóstico de tumor renal observado na ultra-sonografia abdominal.
US = ultra-sonografia; TC = tomografia computadorizada; RM = ressonância magnética.

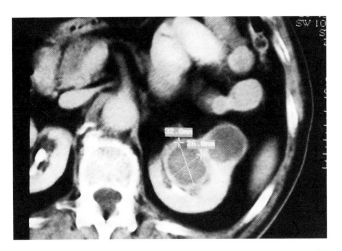

Figura XI-13 – TC de lesão cística complexa no rim esquerdo com paredes espessadas e septos. O exame anátomo-patológico do rim retirado cirurgicamente mostrou típico CCR.

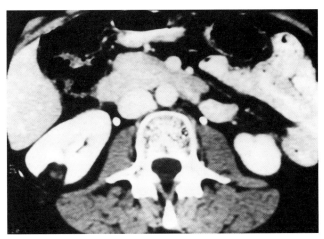

Figura XI-14 – TC abdominal mostrando lesão renal direita pequena de 1,5cm com densidade de gordura. Típica imagem de angiomiolipoma renal.

A TC com auxílio de contraste radiológico é o melhor exame de imagem para avaliar tumores renais, não só mostrando e acentuando diferenças teciduais, como também informando sobre a tomografia exata das lesões e sua relação anatômica com as estruturas adjacentes.

Em tumores incidentais é usado para os sólidos ou císticos, chamados complexos, e com septação, multiloculação, espessamento ou irregularidade da cápsula ou qualquer zona ecóide no seu interior (Fig. XI-13).

Às vezes, a TC não confirma a presença de tumor suspeitado e isso ocorre ou por falha da US, que acontece em até 10% dos casos, ou na presença de pseudolesão isoecóide, que representa variação normal da anatomia renal, lobulação fetal ou presença de hipertrofia de colunas de Bertin, todos simulando tumor. A TC, nessas áreas, demonstra claramente que a densidade desses tecidos é igual ao rim normal, com áreas homogêneas e que se impregnam de contraste na mesma densidade do resto do rim.

Quando o tumor tem densidade gordurosa no seu todo ou em parte, o diagnóstico é de angiomiolipoma (Fig. XI-14).

Os adenomas, por outro lado, são muito semelhantes aos CCR, sendo apenas menores e homogêneos, podendo, contudo, até esses últimos exibir essas características algumas vezes. Por esta razão, o diagnóstico diferencial exato entre adenomas e CCR não pode ser realizado pela TC, e, a menos que outros dados clínicos ajudem neste diagnóstico, todos os tumores renais sólidos sem densidade gordurosa parcial ou total devem ser explorados cirurgicamente.

Os oncocitomas muitas vezes se mostram na TC com uma imagem estelar central radiada característica e, ao contrário do CCR, não apresentam áreas císticas, hemorrágicas ou heterogêneas, mas, a não ser em casos extremamente típicos, a exploração cirúrgica deve ser indicada.

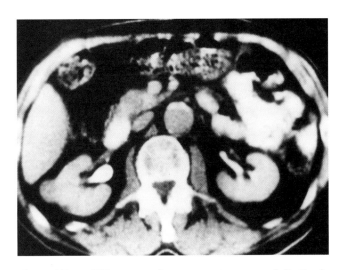

Figura XI-15 – TC mostrando pequeno tumor renal direito de 1,5cm de diâmetro no terço médio do rim direito, periférico, com impregnação de contraste. A exploração cirúrgica resultou em nefrectomia parcial de um CCR pequeno.

O CCR apresenta-se na TC como tumor sólido, com impregnação de contraste e quase sempre com aspecto heterogêneo, contendo uma ou mais áreas císticas irregulares, de densidade tecidual variável e que correspondem a áreas de necrose com liquefação ou hemorragia espontânea (Fig. XI-15).

Ocasionalmente, todo o centro do tumor está necrosado ou é um coágulo, e o diagnóstico diferencial com cistos não é possível por esse exame simplesmente, ainda mais que nessas condições não há impregnação do tumor por contraste. A RM está indicada nesses casos.

A RM pode ajudar na interpretação de suspeita de tumor renal nos casos em que a TC é inconclusiva, pois permite imagens em três planos (axial, coronal e sagital) (Fig. XI-16).

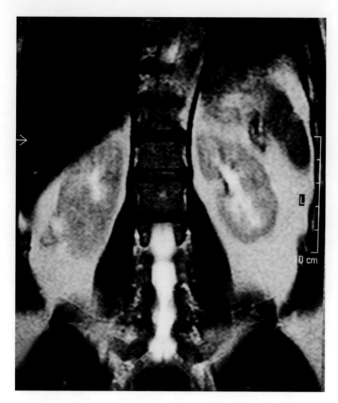

Figura XI-16 – RM, plano coronal, mostrando pequeno CCR no pólo inferior do rim direito.

Muitas vezes a observação das imagens de T2 pode diferenciar lesões sólidas, necróticas ou hemorrágicas de cistos multiloculados e o uso de injeção simultânea de gadolínio aumenta a imagem de tecido renal adjacente à lesão. Como será discutido mais adiante, a RM também é o melhor exame para avaliar invasão intravascular do CCR e a presença de adenomegalia regional e mediastinal.

Quando existe nos exames citados a presença de cisto cuja natureza benigna não possa ser absolutamente comprovada, pode-se recorrer a sua punção e aspiração, dirigindo a agulha por US ou TC. O material coletado é enviado para exame citológico e o diagnóstico final entre tumor e cisto complexo é realizado.

Nessa situação, pode também haver opção para arteriografia renal ou exploração cirúrgica, em vez da punção e aspiração. Na arteriografia são procuradas neoformação vascular, vasos sangüíneos irregulares e áreas de concentração do contraste, todas sugestivas de CCR. A exploração renal cirúrgica é realizada para biópsia e exame anátomo-patológico (AP) de congelação, seguida do procedimento cirúrgico mais indicado.

Diagnóstico

O CCR é diagnosticado pelos métodos de imagem citados, mas, mesmo na presença de diagnóstico inequívoco ou muito provável, há necessidade de informações adicionais.

Às vezes, há necessidade de urografia excretora para melhor avaliação anatômica da lesão, sendo este exame o melhor método de visibilização da anatomia renal no seu conjunto, incluindo a preciosa informação sobre o sistema coletor intra e extra-renal e a situação do rim do lado oposto.

Pelas mesmas razões, às vezes, é necessário realizar uma pielografia retrógrada para excluir a presença de carcinoma de células transicionais, que é um tumor do epitélio do sistema coletor intra-renal, e portanto muito mais bem visto com contraste no seu interior. Por meio desse método, pode-se também colher material do sistema coletor para citologia ou exame AP, e assim melhorar a possibilidade diagnóstica.

A TC, além do diagnóstico diferencial das lesões renais tumorais, mostra a extensão do tumor, sua relação com as estruturas adjacentes, outras lesões renais concomitantes no mesmo rim ou no contralateral, a presença de adenomegalias e a possível invasão da veia renal ou da veia cava (Fig. XI-17).

A RM é especialmente útil para avaliar possível invasão tumoral de veia cava, já que com grande acuidade mostra exatamente o limite cefálico da invasão, sendo isto indispensável no planejamento cirúrgico desses casos tão difíceis. Além disso, a RM é o melhor método para excluir a possibilidade de adenomegalias metastáticas e mediastinais.

A arteriografia renal seletiva precisa ser usada em alguns pacientes, mesmo com diagnóstico confirmado, quando o tumor é bilateral ou está prevista a possibilidade de nefrectomia parcial, a fim de melhor avaliar essa possibilidade e estudar a vascularização da lesão, facilitando a cirurgia.

Em algumas situações de suspeita de carcinoma de células transicionais renais, a ureterorrenoscopia com a ureterorrenoscopia flexível podem facilitar, em muito, a investigação do tumor suspeitado.

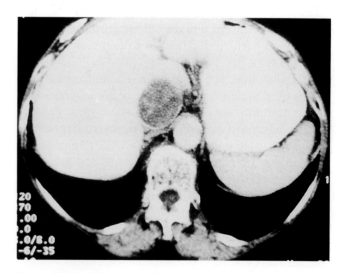

Figura XI-17 – TC mostrando enorme CCR no rim direito com invasão de veia cava infra-hepática.

Estadiamento e prognóstico

O sistema de estadiamento mais usado no CCR é o de Robson, mas o sistema TNM da UICC tem sido usado com freqüência cada vez maior e oferece vantagens decisivas. Ambos podem ser vistos no quadro XI-7.

Há necessidade para estadiar um CCR de informações corretas sobre o tamanho e a extensão do tumor, possível envolvimento de grandes veias e nódulos linfáticos, invasão de órgãos adjacentes e extensão de metástases não-regionais.

Quadro XI-7 – Sistemas de estadiamento do carcinoma de células renais.

Sistema de Robson	
Estágio I	– Tumor confinado à cápsula
Estágio II	– Extensão tumoral na gordura perinéfrica ou adrenal, mas confinada pela fáscia de Gerota
Estágio IIIa	– Extensão para a veia renal ou veia cava
Estágio IIIb	– Envolvimento dos linfáticos regionais
Estágio IIIc	– Combinação de envolvimento vascular e linfático
Estágio IVa	– Tumores invadindo órgãos adjacentes outros que não a adrenal ipsolateral
Estágio IVb	– Metástases distantes
Sistema TNM	
T1	– Tumor com até 2,5cm de diâmetro
T2	– Tumor com mais de 2,5cm no maior diâmetro
T3a	– Tumor invadindo gordura perirrenal dentro da fáscia de Gerota ou adrenal ipsolateral
T3b	– Tumor invadindo macroscopicamente a veia renal ou veia cava
T4	– Tumor invadindo órgãos adjacentes que não a adrenal ipsolateral
N1	– Metástase em linfonodo único com até 2cm de diâmetro
N2	– Metástase em linfonodo único entre 2 e 5cm, ou linfonodos múltiplos, o maior com até 5cm
N3	– Metástases em linfonodo(s) com mais de 5cm
M1	– Metástases a distância

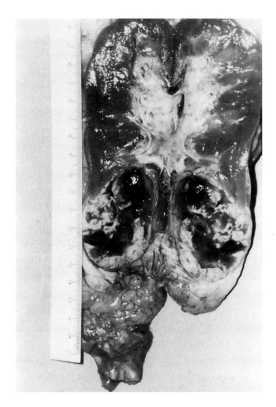

Figura XI-18 – Corte macroscópico de rim mostrando um CCR de 5cm de diâmetro que invadia a cápsula renal sem ultrapassar a cápsula de Gerota (estádio T3a).

Atualmente, a TC, tanto de abdome como de tórax, constitui-se no melhor método de estadiamento do CCR. Este exame localiza e mede adequadamente tumores de mais de 1cm de diâmetro e mostra sua extensão em 3 planos, mas não consegue distinguir invasão de cápsula renal e gordura perivesical (Fig. XI-18).

Qualquer invasão de órgãos adjacentes também é visibilizada de modo quase sempre exato. A TC também identifica a extensão do tumor para a veia renal e veia cava. Quando confirmado ou suspeitado, deve-se usar a RM que demonstra melhor os tumores intracavos e estabelece seus limites de modo preciso, incluindo o crescimento para o interior da veia cava intratorá-

cica (supra-hepática) ou até o átrio direito. Estes dados são melhores vistos nos planos coronais e sagitais. Os envolvimentos nodal paraórtico e mediastinal podem ser vistos tanto na TC como na RM, mas nenhum deles consegue diferenciar entre adenopatia reacional ou metastática.

Para pesquisar metástases pulmonares, a TC é bastante fidedigna, mas a radiografia de tórax, frente e perfil, também pode ser usada de modo mais econômico, porém perdendo algo em acurácia.

Quando existe suspeita de metástases em outros locais, especialmente ossos, cérebro ou fígado, há necessidade de outros exames de imagem, tais como fotocintilografia do esqueleto, TC e RM do encéfalo ou fotocintilografia hepática após solicitar teste de função hepática. Estes exames, contudo, não são usados de rotina nem devem sê-lo, pois raramente, na ausência de dados clínicos, compensam seu custo e fornecem informações importantes. A probabilidade de sobrevida em 5 anos para o estádio T1 e T2 varia de 65 a 95%. Já no estádio T3a, a mesma sobrevida decresce para 70 a 80%, no estádio T3b para 50 a 60%, T3N1 para 15 a 25% e apenas 5 a 10% quando há metástases a distância. Existe uma diferença importante entre os estádios T3b e T3N1, pois o crescimento do tumor para o interior da veia renal e até da veia cava não tem o significado sombrio do envolvimento linfático regional. Contudo, a invasão de estruturas adjacentes como cólon, pâncreas, baço, parede abdominal, peritônio tem o mesmo significado reservado de metástases pulmonares, cerebrais ou ósseas.

Tratamento do tumor localizado

A cirurgia é o único tratamento que oferece, atualmente, possibilidade de cura no CCR localizado. Consiste na nefrectomia radical com remoção do rim, adrenal e toda gordura incluída na fáscia de Gerota. Em certas situações, como na presença de rim único, rim contralateral hipotrófico ou tumores bilaterais, pode-se realizar a nefrectomia parcial, retirando a lesão com uma margem adequada de tecido normal adjacente e gordura perirrenal dessa área, com resultados praticamente idênticos àqueles obtidos com a nefrectomia radical.

Alguns tumores pequenos, especialmente T1, são atualmente operados com nefrectomia parcial, realizando a chamada cirurgia com poupança de néfrons, mesmo quando o rim contralateral é normal.

O acesso cirúrgico varia de acordo com a escolha do cirurgião e freqüentemente com o volume do tumor e sua extensão. As incisões mais usadas são a lombotomia subcostal clássica ou intercostal, o acesso transperitoneal com incisão transversa suprapúbica ou a incisão toracoabdominal.

A realização concomitante da linfadenectomia regional paraórtica possivelmente não tem valor terapêutico, mas a remoção ganglionar regional ajuda muito no estadiamento cirúrgico e em estabelecer o prognóstico mais exato. Alguns cirurgiões, contudo, retiram os gânglios regionais mesmo com seu envolvimento grosseiro tumoral e acreditam que isso possa curar alguns desses pacientes, ou na pior das hipóteses aumentar a sobrevida. Pensa-se que a conduta mais agressiva possa curar até 10% dos pacientes com tumor disseminado regionalmente. Não há evidência de que essa conduta aumente a sobrevida.

Como a invasão de veia cava, quer infra, quer supra-hepática ou atrial, não tem o prognóstico sombrio do envolvimento linfático, nesses pacientes todo o esforço é realizado para limpar a veia cava completamente e isso, às vezes, exige grandes incisões, abertura do tórax, abertura da veia cava infra e supra-hepática e até instalação de circulação extracorpórea para completar a cirurgia. Geralmente é feito com sucesso, sendo oferecida ao paciente uma chance de cura razoável. A nefrectomia parcial é realizada pelas mesmas incisões e, geralmente, necessita para sua realização de oclusão do pedículo renal e resfriamento do rim, para evitar lesão renal isquêmica importante ou perda desnecessária de sangue.

Quando a lesão é retirada por meio de nefrectomia parcial, há necessidade de biópsias de congelação das margens do tumor para ter certeza de que a lesão foi completamente retirada. No caso de o tumor invadir órgãos adjacentes (estágio T4), não há possibilidade de cura cirúrgica, mas às vezes a presença de dor, hematúria importante ou fístulas urinárias torna necessária a nefrectomia e remoção em bloco da lesão. Esse procedimento só está indicado em pacientes altamente selecionados e acompanha-se de morbidade e mortalidade importantes.

Tratamento do tumor invasivo ou metastático

Quando existe tumor primário ressecável acompanhado de metástase única ou em pequeno número e ressecáveis, é possível realizar a nefrectomia e a excisão das metástases, como por exemplo nos pulmões, ossos ou partes moles. Nesta situação, a possibilidade de sobrevida em cinco anos é bem menor do que no tumor localizado, mas algo maior do que não usando a cirurgia.

Quando o CCR é localmente avançado (estágio T4), a nefrectomia radical já não mais oferece oportunidade de cura e não deve ser realizada. Contudo, alguns pacientes apresentam no curso da doença hematúria maciça de difícil controle. Existem duas opções terapêuticas nestes casos. Uma é o chamado angioinfarto renal, por meio da arteriografia renal seletiva, com embolização dos ramos principais da artéria renal com fragmentos de Gelfoam ou molas e dispositivos especiais de plástico ou metal e microesferas. Ocorre infarto completo do rim e parada da hematúria, mas o processo pode ocasionar dor importante, febre e leucocitose.

A radioterapia não tem sido exitosa no tratamento do CCR localizado devido à baixa sensibilidade de suas células à radiação. Contudo, quando existem metástases dolorosas nos ossos, especialmente vértebras, costelas e ossos longos ou em partes moles, a radioterapia paliativa tem sido usada com grande êxito, melhorando muito a qualidade de vida, sem contudo prolongá-la. Em inúmeras situações esse recurso terapêutico é extremamente eficaz e evita o uso de grandes doses de narcóticos.

O emprego da quimioterapia antiblástica tem sido tentada nos CCR renais metastáticos, com o uso de dezenas de agentes. Nenhum esquema até o momento demonstra sequer respostas razoáveis a curto prazo. Novas drogas antiblásticas estão sendo testadas no CCR metastático.

Contudo, a imunoterapia desses tumores tem sido amplamente estudada e oferece no momento a melhor promessa no tratamento da doença disseminada.

Os interferons (alfa, beta e gama) têm uma ação razoável na destruição das células do CCR com respostas parciais e completas em até 26% dos casos.

A interleucina-2 (IL-2) é o agente imunoterápico mais eficiente disponível no momento para o CCR metastático, ainda mais quando associada ao interferon alfa. Muitos esquemas terapêuticos foram testados, combinando IL-2, interferon e linfócitos tumorais retirados de amostras do tumor. Não existe no momento consenso a respeito do melhor esquema imunoterápico para tratar essa neoplasia. Além disso, deve ser lembrado que a IL-2 é um agente extremamente tóxico e em doses elevadas provoca importante morbidade e mortalidade.

Leitura recomendada

Oesterling JE, Richie JP. *Urologic Oncology*. Philadelphia, WB Saunders Company, 1997, p. 147-214.

Vogelzang NJ, Scardino PT, Shipley WU, Coffey DS. *Comprehensive Texbook of Genitourinary Oncology*. Baltimore, Williams & Wilkins, 1996, p. 154-294.

Krane RJ, Siroky MB, Fitzpatrick JM. *Clinical Urology*. Philadelphia, J.B. Lippincott-Raven, 1997, p. 787-885.

Licht MR, Novick AC. Nephron-sparing surgery for renal cell carcinoma. *J Urol* 149:1-7, 1993.

Belldegrun A, Dekernion JB. Renal tumors. In: Walsh PC, Retik AB, Vaughan Jr ED, Wein AJ (ed.). *Campbell's Urology*. Philadelphia, WB Saunders Company, 1997, p. 2283-2326.

CAPÍTULO 3

Tumor da Bexiga

KENNEDY SOARES CARNEIRO
FABRÍCIO BORGES CARRERETTE
RONALDO DAMIÃO

Introdução

O câncer da bexiga é um dos tumores mais freqüentes, ocupando o quarto lugar (10%) entre todos os tumores no homem e o oitavo lugar (4%) na mulher, sendo o segundo mais tratado pelos urologistas, perdendo apenas para o adenocarcinoma da próstata. É mais freqüente na raça branca, sendo uma das principais causas de morte por neoplasia maligna nos Estados Unidos (10.000 mortes/ano).

O câncer da bexiga parece estar mais relacionado a fatores exógenos do que a fatores genéticos, apesar da descrição de casos de doença familiar. O fator predisponente mais importante é o tabagismo, seguido de outros fatores como exposição às aminas aromáticas, ciclamato, sacarina, corantes, ciclofosfamidas, inflamação e infecções crônicas. Assim, esta doença pode ser prevenida, evitando-se a exposição aos fatores predisponentes, principalmente tabaco.

Em nosso meio, o tumor da bexiga mais encontrado é do tipo carcinoma de células transicionais, nas formas papilíferas ou não-papilíferas (93%), sendo mais raros o carcinoma escamoso (6%) e o adenocarcinoma (1%). No Oriente Médio, o carcinoma de células escamosas é o mais freqüente, ocorrendo em 75% dos casos. Nessa região esse tipo de tumor está relacionado à esquistossomose endêmica, causada pelo *Schistossoma haematobium*, cujos ovos podem atingir a parede vesical, causando um processo irritativo crônico, com desenvolvimento posterior de carcinoma escamoso.

Quadro clínico

A grande maioria dos tumores da bexiga é diagnosticada durante a investigação de hematúria, seu principal sinal, ocorrendo em 37 a 62% dos pacientes acometidos por essa neoplasia. Nesses casos, a hematúria é, mais freqüentemente, macroscópica e total, diferente de outras doenças em que pode ser terminal (proveniente do colo vesical e do trígono) ou inicial (proveniente da próstata e da uretra). Nos casos de hematúria acompanhada de dor ou de sintomas irritativos, como urgência e freqüência miccional, deve-se pensar, além do carcinoma *in situ* ou infiltrativo da bexiga, em causas inflamatórias, infecciosas ou litíase urinária. É importante ressaltar que a hematúria microscópica pode ser, também, a manifestação inicial desse tipo de tumor. Alguns estudos mostram que a hematúria microscópica, com mais de 10 hemácias por campo microscópico de grande aumento, pode ocorrer em cerca de 13% da população geral. Nesses casos, quando avaliados adequadamente, a chance de diagnóstico de tumor urotelial é de 0,4 a 6,5%.

No exame de urina, quando a leucocitúria é maior que a hematúria, deve-se pensar em infecção. O diagnóstico diferencial do tumor da bexiga deve ser feito com doenças que provocam hematúria e sintomas do trato urinário baixo (Quadro XI-8).

Exame físico – raramente a avaliação física detecta alguma alteração, excetuando-se os casos de tumores com doença avançada, nos quais pode-se encontrar massa

Quadro XI-8 – Diagnóstico diferencial do tumor da bexiga.

Doença	Quadro clínico	Exame de urina
Litíase	Dor e hematúria	Hematúria macro ou microscópica
Infecção urinária	Sintomas irritativos, hematúria e dor	Piúria maior que hematúria
Hiperplasia prostática	Sintomas de trato urinário inferior e eventual hematúria	Hematúria macro ou microscópica
Bexiga neurogênica	Disfunção miccional	Piúria e hematúria
Tuberculose	Hematúria	Piúria e hematúria
Cistite intersticial	Sintomas irritativos, hematúria e dor	Hematúria

palpável no hipogástrico, gânglios ou até massas hepáticas decorrentes de metástases. O toque retal pode identificar tumoração na base da bexiga ou infiltração da próstata, podendo estar endurecida, semelhante ao câncer prostático. Nas mulheres, pode haver infiltração da parede vaginal e o toque deve ser realizado por via vaginal e retal, dando-se, também, atenção à uretra. Nódulos na região periumbilical podem ser encontrados em casos de tumores do úraco.

Exames complementares

O exame do sedimento urinário pode detectar hematúria e sugerir ou não infecção. A citologia urinária não é um exame que possa afastar a presença de tumor, tendo um alto índice falso-negativo, principalmente nos tumores bem ou moderadamente diferenciados. Nos casos de litíase urinária, pode haver resultados falso-positivos. A citometria de fluxo, que pesquisa a ploidia das células tumorais, tem as mesmas limitações da citologia covencional. O desenvolvimento da biologia molecular tem auxiliado na descoberta de importantes marcadores tumorais. O p53 é um gene supressor de tumor, que está localizado no cromossomo 17 e tem forte correlação com tumores da bexiga pouco diferenciados. Seu uso encontra limitação devido ao custo e rara disponibilidade em laboratórios de análises clínicas.

A ultra-sonografia das vias urinárias é um bom método para detectar tumores da bexiga. No entanto, o exame normal não afasta a presença de tumor, pois massas pequenas e carcinoma *in situ* podem passar despercebidos. A urografia excretora pode mostrar falhas de enchimento persistente na bexiga, irregularidades na parede e dilatação ureteral, quando houver infiltração do ureter. Resultados falso-negativos são freqüentes para tumores pequenos e carcinoma *in situ*. Esse exame, um dos melhores métodos para a avaliação de hematúria, é muito útil para o diagnóstico diferencial, principalmente com a litíase urinária, e ainda permite uma boa avaliação do trato urinário superior.

A cistoscopia, exame endoscópico para o estudo do trato urinário inferior e médio, é o melhor exame para o diagnóstico de tumor da bexiga. Atualmente, com os modernos aparelhos flexíveis tornou-se mais fácil e mais cômodo realizar a cistoscopia no consultório, com anestesia local. O diagnóstico é a demonstração do tumor na bexiga, podendo-se retirar fragmentos para exame histopatológico. Algumas vezes, pode haver resultados falso-negativos devido ao sangramento mais pronunciado ou ao desconforto do paciente, que podem comprometer o resultado da cistoscopia. Nesses casos, é recomendado o exame sob anestesia. Nos pacientes que já possuem diagnóstico de tumor pela ultra-sonografia, urografia ou citologia de urina, a cistoscopia diagnóstica não é necessária. Nesses pacientes, sob anestesia, realiza-se a exérese parcial ou total do tumor, dependendo do seu tamanho e do grau de infiltração da parede vesical. Tanto na cistoscopia diagnóstica quanto na cistoscopia armada deve-se estar atento para alguns fatores: o toque bimanual, para avaliar infiltração; a localização do tumor, observando pontos importantes como o colo vesical, o meato ureteral e a uretra; a presença de tumores multicêntricos; áreas suspeitas de carcinoma *in situ* e tumor em divertículo vesical. Esses dados são importantes para a decisão sobre o tipo de terapia mais apropriado.

Estadiamento

O estadiamento do tumor da bexiga é baseado em princípios histológicos e anatômicos, principalmente na infiltração das camadas mais profundas da parede vesical. Assim sendo, a ressecção do tumor, para avaliação histopatológica, é fundamental. O estadiamento clínico é quase impossível no carcinoma vesical, e mesmo o estadiamento cirúrgico falha em cerca de 50% dos casos. Mesmo o exame histopatológico do material obtido da ressecção endoscópica pode subestadiar o tumor, pois não é possível ressecar toda a parede da bexiga, até as camadas mais profundas, inclusive a gordura perivesical. A classificação mais aceita atualmente é a

Quadro XI-9 – Estadiamento pelo sistema TNM.

Tumor		Nódulos		Metástases	
Tx	Tumor primário não-diagnosticado	Nx	Linfonodos não podem ser diagnosticados	Mx	Metástases a distância não podem ser diagnosticadas
T0	Sem evidência de tumor primário				
Ta	Carcinoma papilífero intra-epitelial	N0	Sem metástases regionais	M0	Sem metástases a distância
Tis	Carcinoma *in situ*				
T1	Invasão da lâmina própria	N1	Metástases em um linfonodo ou menor que 2cm	M1	Metástases a distância
T2	Invasão de músculo superficial				
T3a	Invasão de músculo profundo	N2	Metástases maiores que 2cm e menores que 5cm		
T3b	Invasão de gordura perivesical				
T4a	Invasão de próstata, útero ou vagina	N3	Metástases maiores que 5cm		
T4b	Invasão da pelve ou parede abdominal				

TNM: T significa tumor, N, linfonodos e M, metástase (Quadro XI-9). Essa classificação é falha por não levar em consideração fatores importantes como: o grau de diferenciação histológica e a invasão para linfáticos, vasos e nervos.

Investigação da extensão do tumor

Os métodos de imagem disponíveis são limitados, pois não permitem identificar as metástases microscópicas, muito importantes no tumor da bexiga. Sua acurácia para demonstrar as metástases macroscópicas também é limitada. A ultra-sonografia (US) tem boa sensibilidade para detectar infiltração muscular, por outro lado, sua sensibilidade para detectar linfonodos comprometidos é muito baixa. A tomografia computadorizada (TC) da pelve é utilizada para estadiamento dos casos de tumor vesical com infiltração, em que está indicada a cirurgia parcial ou radical, mas com índices de sucesso limitados, por não distinguir doença superficial das de musculoinvasiva. A pouca especificidade para detectar infiltração tumoral deve-se ao fato de o exame detectar a inflamação peritumoral, superestimando a extensão da doença. A TC é mais sensível do que a US para a pesquisa de linfonodos comprometidos, porém, detecta apenas os nódulos maiores que 1cm. A sensibilidade e a especificidade cumulativa da TC em detectar extensão extravesical do tumor é de 83% e 82%, respectivamente, uma vez que a doença extravesical permanece indetectável em 17% dos casos e superestimada em 18% dos pacientes. A ressonância magnética (RM) também falha no estadiamento, principalmente na avaliação de micrometástases, mas parece pouco melhor que a US e a TC para o estadiamento do câncer da bexiga. Pelo seu alto custo e poucas vantagens, raramente está indicada. A utilização da linfadenectomia laparoscópica para o estadiamento do tumor da bexiga tem crescido na aceitação dos urologistas, que estão cada vez mais se familiarizando com esse método.

É considerado *câncer de bexiga superficial* aquele que está confinado a mucosa, neoplasia intra-epitelial, carcinoma estágio Ta, Tis e estádio T1 (ver Quadro XI-9). Entretanto, alguns autores consideram o estádio T1, no qual ocorre invasão da lâmina própria, como *câncer invasivo*. A maioria dos autores aceita que o tumor de alto grau e a presença de carcinoma *in situ* (CIS) indicam mau prognóstico, e a progressão desses casos é semelhante aos dos tumores invasivos. Outros fatores como a ploidia e a microinvasão vascular, linfática e nervosa são também importantes no prognóstico dos pacientes e na determinação da modalidade de tratamento.

Tratamento

Para descrevermos as modalidades de tratamento, os tumores da bexiga serão divididos em três grupos: 1. tumores superficiais (estágios Ta/T1/Tis); 2. tumores invasivos (estágios T2/T3); e 3. tumores avançados (T4 ou M1).

Tumor superficial (Ta/T1/Tis)

Ressecção transuretral do tumor (RTU) é o passo inicial no tratamento dos tumores da bexiga, pois, além de tratar a doença, é fundamental para o estadiamento. Nos tumores superficiais (Ta), a RTU pode ser o único tratamento e deve ter como objetivo a retirada completa do tumor. Alguns parâmetros importantes devem ser avaliados nesse momento. Deve-se examinar com atenção a uretra, a próstata e toda a superfície da mucosa vesical. Deve-se observar a característica do tumor (papilífero, plano e infiltrativo), o número e o tamanho das lesões, a proximidade com o colo vesical e os meatos ureterais. A biópsia da bexiga é realizada em qualquer parte onde haja anormalidade da mucosa; áreas da bexiga normal também podem ser biopsiadas. A detecção de CIS multicêntricos pode alterar o tratamento e o prognóstico. Nos casos de acometimento prostático é mais importante a infiltração estromal do que apenas o acometimento da mucosa.

Os métodos de RTU são: ressecção clássica com bisturi elétrico, laser e eletrovaporização. Os dois últimos métodos vaporizam o tecido, sendo necessária a realização da biópsia antes da destruição do tumor. Pode-se utilizar a associação de técnicas, como a ressecção elétrica para coleta de material e posteriormente a eletrovaporização do leito tumoral e de áreas suspeitas após realizada a biópsia.

Um estudo multicêntrico, com grande número de pacientes, mostrou que apenas 30% dos pacientes com T1 submetidos à ressecção completa do tumor sem terapia adjuvante permaneciam livres da doença por três anos. Isso se deve ao fato de haver invasão muscular, que ocorre em cerca de $1/3$ dos pacientes com T1 e pela permanência de células residuais tumorais, sendo rara nos casos Ta. O grau do tumor também é um fator de importância comprovada na sua recorrência e progressão. Dos tumores grau 3, 80% apresentam recorrência e a metade recorre com invasão muscular em três anos. Outro fator indicativo de recorrência é a multiplicidade do tumor e o tamanho maior que 5cm.

Assim, essa alta incidência de recorrência após RTU tem estimulado a utilização de instilação intravesical com drogas antineo-plásicas. Essa forma de tratamento pode utilizar drogas quimioterápicas (*tiotepa, mitomicina c, doxorrubicina*) ou imunoterápicos (*BCG – bacilo Calmette-Guérin*). A indicação está na dependência do tamanho do tumor (maior que 5cm), multiplicidade, grau de diferenciação, presença de CIS e ressecção tumoral incompleta. A forma mais utilizada, e com melhores resultados em nosso meio, é a instilação de BCG, que geralmente é realizada através de indução com seis aplicações, de 80mg, uma vez por semana, podendo ser seguida por uma dose de manutenção. A periodicidade e a duração da fase de manutenção ainda são controversas e variam de acordo com o serviço. O aparecimento de febre após essas instilações, na ausência de infecção urinária, deve alertar para a possibilidade de disseminação do bacilo e a terapia com isoniazida está indicada.

O seguimento desses pacientes é um ponto importante, pois o índice de recidiva pode variar de 30 a 80%. A cistoscopia e a citologia urinária são os principais exames, devendo a cistoscopia ser realizada três meses após a cirurgia. O número de focos de tumor inicial e a recorrência na avaliação com três meses ditarão a periodicidade da cistoscopia. Se o tumor é único e não recorre aos três meses, a cistoscopia é feita anualmente. Se o tumor é múltiplo ou recorrente, a cistoscopia é trimestral. A duração do acompanhamento é controversa e a maioria dos autores recomenda 10 anos. Marcadores tumorais, dosados na urina, são uma perspectiva para melhorar a sensibilidade e o diagnóstico precoce das recidivas.

Tumores invasivos (estágios T2/T3)

O tratamento mais eficaz para os tumores invasivos da bexiga é a cistectomia radical, que compreende a linfadenectomia ilíaca e a retirada da bexiga, com o peritônio visceral. Nos homens incluímos a próstata e, às vezes, a uretra. Nas mulheres, o útero e os anexos e, eventualmente, a uretra e a vagina. Nessas condições, é necessário um tipo de derivação urinária, usando um segmento intestinal. Atualmente, alguns autores têm preconizado o tratamento conservador, como tentativa de preservação vesical, por meio de opções terapêuticas como RTU, cistectomia parcial, radioterapia (RT) e quimioterapia (QT). A RTU, para controle local, está indicada nos pacientes com elevado risco para a cirurgia radical. A cistectomia parcial pode ser realizada nos casos de tumor único, de pequeno tamanho e distante do colo vesical e dos meatos ureterais, sendo que o índice de recorrência tumoral, com esse procedimento, é em torno de 70%. Pode haver, também, risco de implante de células tumorais fora da bexiga (20%). Esses fatores limitam a indicação do procedimento como primeira alternativa de terapia.

Outra modalidade de tratamento é a radioterapia definitiva ou acompanhada por cistectomia de salvamento (cistectomia pós-radioterapia). As contra-indicações para RT são doença intestinal inflamatória, radiação pélvica prévia, cirurgia pélvica extensa e infecção pélvica crônica. Como complicações pode-se citar a retite actínica e a cistite actínica, esta última podendo levar a hematúrias incoercíveis.

A quimioterapia é uma alternativa para o tratamento do tumor invasivo, entretanto sua toxicidade é alta. Existem vários tipos de tratamento: QT definitiva, realizada como único tratamento; QT associada à RT; QT adjuvante, realizada após cirurgia para a remoção do tumor; e QT neoadjuvante, administrada antes do tratamento cirúrgico para controle local.

Tumores avançados (T4 ou M1)

As principais complicações da doença avançada são o sangramento incontrolável, a obstrução urinária e a dor. Em casos de hematúria incontrolável pode ser necessária a derivação urinária e a ligadura das artérias hipogástricas. A obstrução urinária também pode ser tratada com nefrostomia ou derivação urinária. A dor pode ser manipulada com RT, QT ou analgesia potente.

Na última década pouco se acrescentou para o tratamento dos tumores avançados da bexiga. Ainda hoje, esse tratamento é paliativo e visa apenas o controle das complicações locais metastáticas. Podemos utilizar RT, QT, cirurgia e combinação destas modalidades.

Leitura recomendada

Catalona WJ. Urotelial tumors of the tract. In: Wash PC, Retick AB, Stamey TA, Vaughan Jr DE (ed.). *Campbell's Urology*. Philadelphia, WB Saunders Company, 1992, p. 1094-1158.

Oesterling JE, Richie JJ. *Urologic Oncology*. Philadelphia, WB Saunders Company, 1997, p. 245-354.

Skinner DG, Liesdovsk G. *Geniourinary Cancer*. Philadelphia, WB Saunders Company, 1988, p. 264-322.

Srougi M, Simon S. *Câncer Urológico*. São Paulo, Marprint, 1996, p. 173-280.

Volgelzang NJ, Scardino PT, Shipley WV, Coppley DS. *Comprehensive Textbook of Genitourinary Oncology*. Baltimore, Williams & Wilkins, 1996, p. 295-556.

CAPÍTULO 4

Tumor da Próstata

NELSON RODRIGUES NETTO JR.

Epidemiologia e história natural

Em nosso organismo existe um equilíbrio entre a produção e a morte das células. Em determinado momento, por razões diversas, pode ocorrer um estímulo que irá causar desequilíbrio, representado pela maior produção celular. Dessa forma, origina-se um tumor, que pode ser benigno ou, após umas tantas mutações, passar a ser maligno. Na próstata, na grande maioria dos casos, esse tumor é representado pelo adenocarcinoma.

Nos países desenvolvidos, a prevalência do câncer da próstata (CAP) representa o segundo tumor no homem, superado somente pelo câncer do pulmão. Nos Estados Unidos, a cada 3 minutos é diagnosticado um novo caso de CAP e a cada 13 minutos morre um homem portador dessa enfermidade. Nos países em desenvolvimento a prevalência é menor.

No estado de São Paulo, no ano de 1996, o CAP foi responsável por 11% dos óbitos por neoplasia no sexo masculino, sendo a terceira *causa mortis* por neoplasia no sexo masculino (Fundação SEADE).

Atualmente, o risco de um homem ter câncer da próstata (CAP) ao longo da vida é da ordem de 15%. Felizmente em 1997 surgiram os primeiros dados relatando a diminuição da mortalidade pelo câncer da próstata.

Fatores causais

Apesar de todo esforço e tanta pesquisa, o CAP continua sendo um problema muito sério e difícil. Alguns exemplos servem para reforçar essa afirmativa.

Fatores climático, alimentar, tipo de trabalho e atividade sexual

O maior índice de mortalidade por câncer da próstata é observada em negros americanos (Atlanta), duas vezes maior que em brancos. Por outro lado, em Xanghai, China, essa taxa é 120 vezes menor que no negro americano. Entretanto, essa maior prevalência no negro americano não é observada no africano. A incidência na raça humana é, portanto, desigual. Os negros são os mais acometidos, seguidos dos brancos e estes dos amarelos.

Muito curioso é observar que japoneses e chineses, ao migrarem para os Estados Unidos, passam a ter muito mais câncer da próstata que os patrícios vivendo no Japão e na China. Ainda mais interessante é que, com a introdução dos hábitos ocidentais nos países orientais, estão aumentando as doenças prostáticas nessa região.

A observação de que os orientais têm uma incidência muito menor de tumor prostático que os ocidentais levou os pesquisadores a procurar um possível fator dietético para esse fato.

Estudos populacionais verificaram existir fatores dietéticos *causadores* e *protetores* de doenças prostáticas. A dieta ocidental é rica em gordura e relativamente pobre em fibras, ao contrário da dieta oriental, relativamente pobre em gordura e muito rica em fibras, essencialmente vegetais e frutas. Existe tendência em admitir a gordura como um fator causador de câncer da próstata, embora ainda não se tenha confirmação absoluta.

Muitos aspectos foram evocados para explicar esses fatos. Assim, destacou-se o fator climático, alimentar, tipo de trabalho e inclusive procurou-se relacioná-los com a atividade sexual, contestada porém por outros que atribuíam à redução da prática sexual. A bem da verdade, até o momento não existe certeza quanto à correlação entre o câncer da próstata e a atividade sexual.

Características do tumor maligno da próstata

O diagnóstico precoce aumentou muito nos últimos 10 anos graças às campanhas de esclarecimento, introdução de exames anuais de rotina e principalmente pela importante incorporação clínica do antígeno específico prostático (PSA – "prostatic specific antigen").

O tumor da próstata é de crescimento muito lento. A descoberta de um tumor, em fase precoce e em indivíduo jovem, possibilita alto grau de cura, variando de 75 a 87% em 10 anos.

Não há relação entre o álcool, cigarro e consumo de café com o CAP. A vasectomia, meio usado no controle da natalidade, não oferece risco de CAP. Até o momento não existem dados definitivos estabelecendo a relação entre a freqüência das relações sexuais e o estado civil com o CAP.

O CAP pode ser hereditário em 5 a 10% dos casos, bem como pode haver predisposição familiar em descendentes de famílias de portadores de câncer de mama e de próstata. Assim, quando da consulta, o médico deve investigar a existência de câncer de mama nas mulheres e câncer de próstata nos parentes desse indivíduo. Quando há antecedentes de CAP na família, o risco de o indivíduo vir a ser portador de câncer da próstata é de 8,22%, e 1,51% quando da presença de casos de câncer de mama nos familiares.

Diagnóstico

O tumor prostático localiza-se preferencialmente na zona periférica da glândula (Fig. XI-19). O sistema Gleason, o mais usado atualmente, classifica os tumores quanto ao aspecto histológico e orienta o comportamento clínico. De acordo com o grau de diferenciação têm-se 3 graus: bem diferenciados 2 a 4, moderadamente 5 a 6, e indiferenciados 7 a 10.

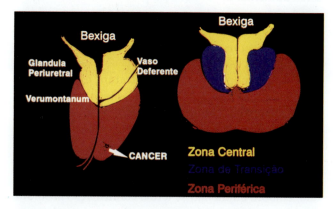

Figura XI-19 – Anatomia da próstata. O câncer de próstata apresenta localização predominante na zona periférica.

Três procedimentos diagnósticos são usados. O primeiro, representado pelo exame do doente, destaca o *toque retal*.

O toque retal deve ser realizado anualmente, a partir dos 45 ou 50 anos de idade. Nos indivíduos com antecedentes familiares de câncer da mama ou principalmente câncer da próstata, o exame deve ser iniciado aos 45 anos, e nos demais aos 50 anos de idade. As características anatômicas da glândula são analisadas, permitindo descobrir zonas suspeitas de anormalidade. Em entrevista realizada pela Associação Americana de Prevenção do Câncer, em 804 pacientes ouvidos, 96% tinham conhecimento da importância do toque retal, 70% haviam sido examinados anteriormente e 62% esperavam que durante um exame médico de rotina o toque retal fosse realizado nos homens com idade superior a 45 anos.

Entre nós, no entanto, a falta de informação e cultura faz com que exista um certo grau de relutância à realização do exame.

O toque retal torna-se ainda mais importante diante de um indivíduo, na faixa etária mencionada, que subitamente apresenta mudanças de seus hábitos miccionais, como, por exemplo, um homem de 50 anos, em boas condições gerais, que passa a urinar uma vez à noite, ou então maior número de micções diurnas acompanhadas de certo esforço ou retardo no esvaziamento da bexiga.

Comum é ouvir-se "Doutor, não sinto nenhuma dor e, portanto, acho que não é nada". Dor é um sintoma pouco verificado e, assim, esperar pelo seu surgimento, talvez represente evolução do caso e, inclusive, presença de disseminação a distância do tumor prostático.

O segundo método diagnóstico é laboratorial. A dosagem do PSA, atualmente está incorporada à clínica. Essa substância é uma glicoproteína encontrada no citoplasma das células, existindo, praticamente, só na próstata, tanto no adenoma (benigno) como no carcinoma (maligno), ou na infecção da próstata (prostatites). No carcinoma, em geral, os níveis do PSA no plasma sangüíneo são maiores. Verifica-se correlação entre os níveis do PSA com o volume prostático e, dessa forma, nos grandes adenomas os valores podem estar aumentados. O PSA também aumenta com a idade do homem. A maioria dos métodos de dosagem do PSA admite 4ng/ml como normal.

Mais recentemente, com o intuito de aumentar a sensibilidade e especificidade do método, passou-se a analisar o PSA fracionado. O PSA é determinado na sua totalidade (PSA total) e na sua forma livre. Sempre que o PSA estiver elevado, entre 4,0 e 10,0ng/ml, deve-se recorrer ao PSA fracionado. A relação entre o PSA livre/PSA total tem importância diagnóstica. Assim, quando a relação for superior a 20%, é sugestiva de pro-

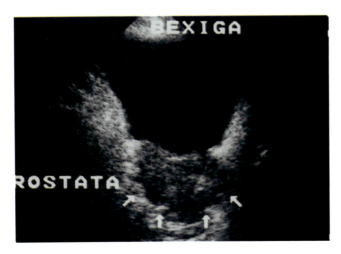

Figura XI-20 – Ultra-sonografia demonstrando áreas hipoecóicas na zona periférica sugestivas de neoplasia.

cesso benigno, e quando abaixo de 20% pode sugerir neoplasia prostática. Valores próximos a 10% são altamente sugestivos de neoplasia.

A *ultra-sonografia* prostática representa a terceira força auxiliar no diagnóstico. Esse exame, como método diagnóstico isolado, é inferior ao toque retal e ao PSA. No caso de suspeitas ao exame digital ou quando o PSA se encontra elevado, a ultra-sonografia prostática, realizada por via transretal, é de grande utilidade, principalmente na realização de biópsia da próstata para o reconhecimento de tumor (Fig. XI-20).

Tipo de tumor

Os tumores podem apresentar comportamento diferente, de acordo com a localização na próstata (estadiamento tumoral) (Quadro XI-10).

Tumor sem manifestação clínica – tumor somente diagnosticado pela elevação do PSA. O exame da próstata pelo toque retal e por imagem são normais. Nessas condições a biópsia transretal, guiada pela ultra-sonografia, estabelecerá o diagnóstico.

Câncer localizado – o tumor está localizado dentro da próstata. O diagnóstico é estabelecido pelo toque retal, que confirma alteração da próstata, e também pelo PSA, que está elevado.

Tumor localmente avançado – o tumor avança para fora da próstata, isto é, ultrapassa o limite denominado cápsula prostática e invade outras estruturas próximas.

O que significa margem cirúrgica positiva?

Quando o paciente é submetido à prostatectomia radical para a cura do CAP, uma vez extraída a próstata juntamente com as vesículas seminais, esse material é corado pela tinta nanquim. Dessa forma, toda a superfície fica com cor negra.

Quadro XI-10 – Classificação TNM para câncer da próstata.

Tumor primário (T)
TX – Tumor primário indeterminado
T0 – Sem evidência de tumor primário
T1 – Tumor sem manifestações clínicas, não é palpável nem visível por imagenologia
T1a – Achado histopatológico casual do tumor, em menos de 5% do tecido ressecado
T1b – Achado histopatológico casual do tumor, em mais de 5% do tecido ressecado
T1c – Tumor identificado por biópsia com agulha (por exemplo, com PSA elevado)
T2 – Tumor confinado ao interior da próstata
T2a – O tumor compromete a metade ou menos da metade de um lóbulo
T2b – O tumor compromete mais da metade de um lóbulo, mas não ambos os lóbulos
T2c – O tumor compromete ambos os lóbulos
T3 – O tumor invade as estruturas além dos limites da cápsula prostática
T4 – Tumor fixo ou que invade estruturas adjacentes, além das vesículas seminais
T4a – O tumor invade qualquer das seguintes estruturas: colo da bexiga, esfíncter externo ou reto
T4b – O tumor invade os músculos elevadores e/ou está fixado à parede pélvica

A margem cirúrgica é positiva quando é demonstrada a presença de células neoplásicas na superfície da próstata marcada com tinta nanquim. A margem é mais freqüentemente comprometida na região apical, ponto de secção da uretra (63% dos casos) (Fig. XI-21).

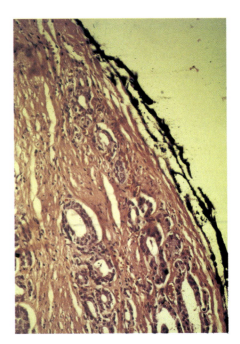

Figura XI-21 – Margem cirúrgica positiva. A neoplasia atinge a região corada pela tinta nanquim.

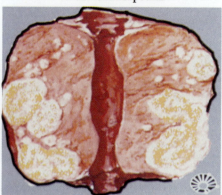
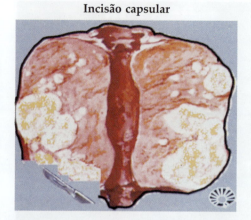

Figura XI-22– A) Margem cirúrgica positiva: tumor localmente invasivo, ultrapassando a cápsula da próstata. **B)** Margem cirúrgica "tecnicamente" positiva. O tumor é confinado à próstata, mas, na verdade, o ocorrido foi a lesão incisional da cápsula prostática durante a ressecção cirúrgica, falseando o diagnóstico.

Margem cirúrgica comprometida pode ocorrer ou porque o tumor se estende além dos limites da próstata (crescimento extracapsular – 70% dos casos) (Fig. XI-22A) ou porque durante a prostatectomia radical ocorre incisão inadvertida da cápsula prostática (30% dos casos) (Fig. XI-22B). O reconhecimento dessa diferença se faz necessária pelo fato de o prognóstico ser distinto em ambos os casos.

Tumor avançado ou metastático – é o tumor disseminado, apresentando metástases.

Esse tumor não é mais localizado, mas acomete outros órgãos e estruturas e representa uma forma invasiva e muito agressiva. O local mais freqüente das metástases são as estruturas ósseas da bacia, fêmur, coluna e costelas (Fig. XI-23). Em fases mais avançadas podem surgir metástases pulmonares, hepáticas etc. (Fig. XI-24).

Tratamento

O *tumor sem manifestação clínica* e o *tumor localizado* podem ser curados. Os métodos utilizados são:

Prostatectomia radical – nessa técnica são extraídas a próstata e as vesículas seminais (Figs. XI-25 e XI-26). Estas, aderidas à próstata, são responsáveis pela produção de grande parte do sêmen. A outra parte do sêmen é fornecida pela próstata, glândulas periuretrais e espermatozóides. Dessa maneira, compreende-se que estas estruturas têm participação na atividade reprodutora do homem. O paciente operado não terá mais ejaculação, embora possa continuar tendo atividade sexual, com libido e orgasmo normal. A aceitação da cirurgia tornou-se maior a partir da modificação da técnica introduzida pelo grupo da Universidade Johns Hopkins, em Baltimore. Esses médicos, em estudos anatômicos em cadáveres, individualizaram as fibras nervosas responsáveis pela ereção peniana. A partir desses estudos, a cirurgia passou a ser realizada com a preservação desses nervos.

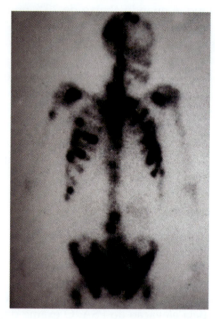

Figura XI-23 – Cintilografia óssea: tumor avançado com metástases generalizadas.

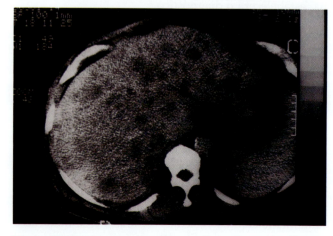

Figura XI-24 – Tomografia computadorizada revelando inúmeras metástases hepáticas.

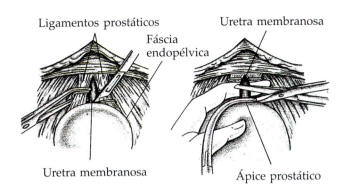

Figura XI-25 – Prostatectomia radical retropúbica – isolamento e secção distal da uretra junto ao ápice prostático.

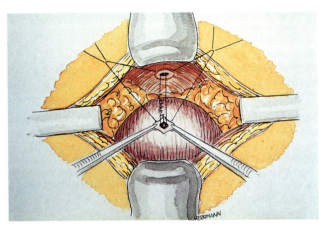

Figura XI-26 – Prostatectomia radical retropúbica – anastomose da uretra membranosa no colo vesical.

Nos pacientes com atividade sexual pré-operatória, e desde que seja possível a preservação dos nervos responsáveis pela ereção durante a operação, 50 a 65% continuarão com o mesmo desempenho sexual de antes da cirurgia. No caso de haver nódulo tumoral próximo à margem da próstata, essas estruturas anatômicas não serão mantidas nesse lado. Apesar da preservação unilateral, persiste certo grau da atividade sexual no pós-operatório.

A incontinência urinária é outra complicação que pode ocorrer. A incontinência urinária parcial perdura algum tempo após a cirurgia (1 ou 2 semanas) e a total é rara, da ordem de 3 a 4%. Com a experiência adquirida com a cirurgia, ao ser retirada a sonda da bexiga 2 ou 3 semanas após a operação, os indivíduos já permanecem continentes. A sobrevida dos doentes com tumor localizado é de 97% em 10 anos.

Radioterapia – a radiação externa é outra forma de cura do tumor prostático localizado. Atualmente, conseguiram-se melhores resultados associando a radioterapia com medicamentos que bloqueiam a produção do hormônio masculino. Assim, inicia-se a medicação geralmente 30 dias antes das aplicações, mantém-se durante todo o tempo de aplicação da radioterapia e estende-se por período variável de 30 a 60 dias após. Com essa associação temporária, 3 a 4 meses, conseguiu-se a melhoria dos resultados da radioterapia.

O controle pós-tratamento é feito pelo PSA, que deve ficar em níveis inferiores a 0,5ng/ml. O período necessário para alcançar esse valor é motivo de controvérsia, segundo alguns, 12 meses, outros, 18 meses, ou até mais tempo. A biópsia prostática pode ser positiva até 30 meses após o tratamento haver sido completado.

As complicações são menos freqüentes com o uso dos novos aparelhos que aplicam os raios tridimensionalmente (radioterapia conformacional). Mesmo assim, impotência e incontinência urinária podem ocorrer, porém em proporção discretamente menor que com a cirurgia radical.

Como mencionado, o tumor prostático tem evolução muito lenta e, assim, a possibilidade de sobrevida desses pacientes é longa. A cirurgia, dessa maneira, deve ser indicada para os pacientes cuja perspectiva de vida seja igual ou superior a 10 anos. Os resultados do tratamento cirúrgico e radioterápico são praticamente iguais durante os primeiros 10 anos. Nos pacientes com mais de 10 anos de tratamento, verificou-se que a cirurgia apresenta resultados persistentes e, portanto, vantagem sobre a radioterapia. Diante disso, pacientes com até 70 anos de idade serão candidatos à cirurgia.

Braquiterapia – o implante de sementes radioativas tem sido utilizado desde há muito no tratamento do câncer da próstata. Atualmente é empregada a radioterapia intersticial com iodo-125 e palladium-103. Essas sementes radioativas são aplicadas via perineal, sob anestesia peridural, e a duração do procedimento é de aproximadamente 45 minutos. O paciente recebe alta hospitalar em 3 horas, voltando a suas atividades normais no mesmo dia. Impotência sexual e incontinência urinária são descritas.

Apesar do entusiasmo inicial, o método é considerado experimental, pois não há seguimento suficientemente longo para permitir conclusões definitivas.

Existem algumas contra-indicações, como pacientes operados previamente da próstata ou glândulas muito pequenas. Alguns especialistas têm associado a radioterapia externa ou mesmo hormonioterapia, no sentido de melhorar os resultados. Nessa situação, quando o PSA atinge o valor de 0,2ng/ml (ocorre em 62% dos casos), a sobrevida de 10 anos é da ordem de 85%. Uma vez não alcançados esses níveis de PSA, a sobrevida é bem reduzida.

Observação vigiada

Recentemente, foram publicados nos países escandinavos resultados mostrando que pacientes assintomáticos, com idade superior a 70 anos, portanto com perspectiva de vida menor que 10 anos, e cujo tumor histologicamente era pouco agressivo, tiveram comportamento igual aos pacientes tratados com cirurgia radical ou radioterapia. Dessa forma, nesses casos especiais, o tratamento medicamentoso seria postergado até o surgimento de sintomas. Apesar de controversa, essa conduta tem adeptos, principalmente dependendo da cultura do povo.

Tumor localmente invasivo

Tumor localmente invasivo é aquele que ultrapassa a cápsula prostática e, portanto, não está mais restrito à próstata (Figs. XI-27 e XI-28).

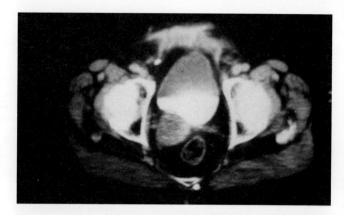

Figura XI-27 – Tomografia computadorizada demonstrando grande tumoração póstero-lateral direita, correspondente ao crescimento extracapsular da neoplasia.

Tanto o PSA inicial quanto a graduação histológica são fatores de predição muito importantes para o diagnóstico dos carcinomas prostáticos invasivos.

Tumores de alto grau (Gleason, cuja contagem final é igual ou superior a 7) têm risco significativamente maior de progressão em comparação a tumores de baixo grau. Os valores do PSA acima de 10ng/ml também podem predizer um caráter mais invasivo do tumor. Nesses tumores, o tratamento é paliativo, ou seja, não é possível a destruição completa das células tumorais. O tratamento de eleição é a *radioterapia* local, cujas características são exatamente as mesmas descritas para os tumores localizados.

A invasão das vesículas seminais representa progressão a distância e ocorre em 12-25% dos casos nos estágios T2a e T2b, e 34-55% dos casos no estágio T2c. O tratamento recomendado é a *hormonioterapia* e somente 20% dos pacientes estarão livres de neoplasia após 5 anos.

Quando o paciente é operado e resulta margens positivas, a sobrevida de 15 anos é de 35%.

Hormonioterapia neoadjuvante – com o intuito de diminuir a incidência de margens positivas, tem sido indicada a hormonioterapia pré-operatória (neoadjuvante). Estudos randomizados, com e sem terapia neoadjuvante, demonstraram a redução de 78% contra 47% de margens positivas, respectivamente. No entanto, até o momento não houve demonstração de diminuição da progressão tumoral, nem aumento da sobrevida dos doentes. A técnica ainda é considerada como clínico-experimental.

Tumor avançado ou metastático

Novamente, lembrando que a progressão do câncer da próstata é lenta, esses tumores podem ser controlados por muitos anos.

No CAP existem as células hormônio-dependentes (sensíveis ao efeito terapêutico hormonal) e hormônio-resistentes (não respondem ao tratamento hormonal).

Inicialmente esses pacientes são privados do hormônio masculino que estimula o crescimento tumoral.

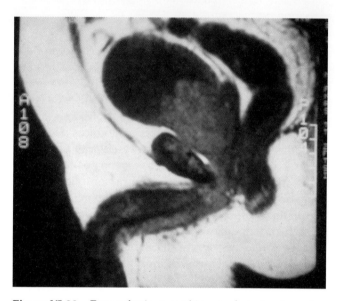

Figura XI-28 – Ressonância magnética revela tumor invasivo acometendo a próstata e invadindo o soalho vesical.

A principal fonte produtora de testosterona são os testículos, sendo que aproximadamente 5% da testosterona é proveniente das glândulas supra-renais. O bloqueio da produção da testosterona pode ser conseguido pela extração dos testículos (castração cirúrgica) ou usando medicamentos que bloqueiam a produção testicular (castração medicamentosa). A testosterona produzida nas supra-renais é bloqueada por medicamentos. Esse tratamento é conhecido como bloqueio androgênico completo.

Não havendo produção de testosterona, deixa de haver estímulo ao crescimento do tumor prostático. Esse tratamento pode ser efetivo durante vários anos; no entanto, em determinado momento deixa de agir, sendo denominado "escape". Na verdade, o que ocorreu foi que as células hormônio-dependentes foram exterminadas, restando somente as hormônio-resistentes e, portanto, não mais suscetíveis a esse tipo de tratamento.

No caso de metástases ósseas, acompanhadas de dores intensas, tem-se utilizado o estrôncio-88 ou de preferência o samário-153. O radioisótopo irá fixar-se nas zonas metastáticas, promovendo melhora temporária do quadro doloroso.

Quimioterapia – diversos esquemas quimioterápicos têm sido utilizados, porém os resultados não são animadores. Tanto um só medicamento quanto a associação de drogas vêm sendo propostos, porém até o momento não se pode concluir quanto a sua eficácia.

Talvez o esquema mais popular utilize a associação de vinblastina e estramustina.

Suporte nutricional e psicoterápico – todo portador de carcinoma da próstata deve ser acompanhado no sentido de receber suplemento nutricional, vitamínico e principalmente psicoterápico.

Nos países desenvolvidos, essa prática é comum, demonstrando resultados superiores, com respostas mais precoces e efetivas ao tratamento.

Os clubes de pacientes, promovendo o encontro de indivíduos com os mesmos problemas, estimulando o debate sobre dúvidas e angústias decorrentes da doença, exercem papel importante na recuperação do doente.

Leitura recomendada

Billis A. *Uropatologia Próstata. Guia Prático para o Diagnóstico Anatomopatológico*. Goiânia, Editora UFG, 1997.

Costa RP. *Manual de Tratamento do Câncer Urológico. Aspectos Clínicos e Cirúrgicos*. São Paulo, Robe Edit., 1994, p. 215-287.

Epstein JI. The prostate and seminal vesicles. In: Sternberg JS (ed.). *Diagnostic Surgical Pathology*. New York, Raven Press, 1994.

Epstein JI, Pizov G, Wash PC. Correlation of pathologic findings with progression after radical retropubic prostatectomy. *Cancer*, 71:3582-3585, 1993.

Oesterling JE, Brendler CB, Epstein JI, Kimball AW, Walsh PC. Correlation of clinical stage, serum prostatic acid phosphatase and preoperative Gleason grade with final phatologic stage in 275 patients with clinically localized adenocarcinoma of prostate. *J Urol* 138:92-98, 1987.

Paulson DF. Impact of radical prostatectomy in the management of clinically localized disease. *J Urol* 152:1826-1830, 1994.

Rodrigues Netto Jr N. *Urologia Prática*. São Paulo, Ed. Atheneu 4ª edição, 1998.

Srougi M. Câncer da próstata. In: Hering FLO, Srougi M. *Urologia: Diagnóstico e Tratamento*. São Paulo, Roca, 1998, p. 363-368.

Wieder JA, Soloway MS. Incidence, etiology, location, prevention and treatment of positive margins after radical prostatectomy for prostate cancer. *J Urol* 160:299-319, 1998.

CAPÍTULO 5

Tumor do Testículo

MIGUEL SROUGI

O câncer do testículo é responsável por 1% das neoplasias que acometem os homens e constitui o tumor mais freqüente em indivíduos com idade entre 15 e 34 anos. Graças à identificação dos marcadores séricos específicos e do desenvolvimento de estratégia multimodal de tratamento, o câncer do testículo transformou-se em doença consistentemente curável, com índices de remissão completa da neoplasia em cerca de 80% nos pacientes com tumor disseminado e próximos a 100% naqueles com doença localizada.

Cerca de 95% dos casos de câncer do testículo correspondem aos tumores germinativos, que constituem as lesões de maior interesse clínico.

Tumores Germinativos no Adulto

Classificação e epidemiologia

Sob o ponto de vista histológico, os tumores germinativos do testículo (TGT) são divididos em dois grupos, que diferem não apenas do ponto de vista estrutural, mas também por terem comportamento biológico peculiar: seminomas e não-seminomas (Fig. XI-29). Os seminomas, responsáveis por cerca de 45% dos casos, acometem indivíduos entre 25 e 40 anos e os tumores não-seminomatosos, que incluem o carcinoma embrionário, os teratocarcinomas, os teratomas e os coriocarcinomas,

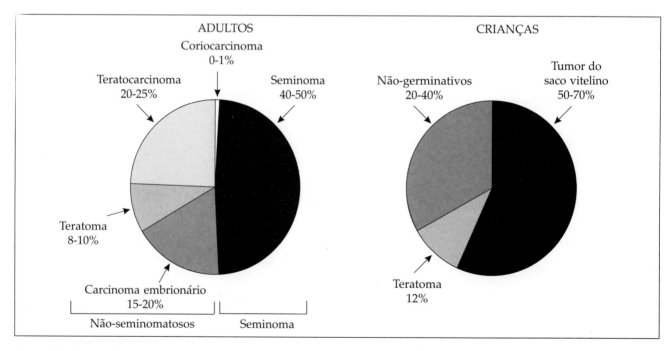

Figura XI-29 – Freqüência dos diversos tipos de tumores germinativos do testículo no adulto e na criança.

correspondem cerca de 55% dos casos e incidem em indivíduos entre 18 e 30 anos. Por motivos desconhecidos, os TGT são mais raros em negros, estimando-se que a proporção de casos brancos:negros seja de 5:1.

Tumores germinativos do testículo surgem em 1:50.000 homens e esta incidência aumenta para cerca de 1:1.000 a 1:10.000 em casos de criptorquidia ou atrofia testicular.

Etiologia

Os mecanismos implicados com o desenvolvimento dos TGT são desconhecidos, sabendo-se que a doença é muito mais comum em indivíduos com criptorquidia ou atrofia testicular e, talvez, naqueles com antecedentes maternos de ingestão de estrógeno no período gestacional. Alguns estudos têm sugerido que pacientes com AIDS apresentam maior incidência de tumores germinativos, mas esta relação não foi estabelecida plenamente até o presente.

A ocorrência de TGT em membros de uma mesma família estimulou a pesquisa de alterações genéticas implicadas com o desenvolvimento desses tumores. Dessa forma, verificou-se que todos os pacientes com TGT evidenciam um isocromossomo do braço curto do cromossomo 12-i (12p), com excesso de material genético localizado nesse segmento, o que sugere a presença de protoncogene local. A este defeito associam-se, freqüentemente, perdas de segmentos cromossômicos no braço longo do cromossomo 12 (12q), indicando a existência nessa região de genes supressores.

História natural

Na apresentação inicial, cerca de 85% dos TGT evidenciam doença localizada e 15% demonstram metástases a distância. Este último fenômeno é 3 vezes mais comum nos tumores não-seminomatosos, que tendem a ser mais agressivos que os seminomas (Tabela XI-1). O desenvolvimento de metástases nesses pacientes obedece a um padrão constante de comportamento e inicia-se por envolvimento linfático do cordão espermático, com aparecimento de depósitos tumorais nos linfonodos periaórticos localizados nos vasos renais. Desse ponto, a neoplasia progride cranialmente, em direção ao mediastino e ao pulmão, ou caudalmente, em direção aos vasos ilíacos. A disseminação hematogênica faz-se principalmente para o pulmão e ocorre preferencialmente nos casos de coriocarcinoma e, ocasionalmente, nos casos de carcinoma embrionário. Raramente são acometidos outros órgãos e, quando isso acontece, surgem lesões no fígado e no cérebro. As metástases, tanto linfáticas como hematogênicas, manifestam-se quase sempre antes de dois anos do diagnóstico inicial nos tumores não-seminomatosos e antes de cinco anos nos seminomatosos. Dessa forma, os pacientes podem ser considerados curados quando ultrapassam estes períodos sem recorrência da doença.

A análise do subtipo histológico, nos casos de tumor germinativo do testículo, tem várias implicações prognósticas e terapêuticas. Com certa freqüência, os tumores não-seminomatosos surgem associados a seminomas. Nestes casos, o tratamento deve ser orientado de acordo com as regras adotadas em tumores não-seminomatosos, que constituem o componente mais agressivo e que determinam a evolução do paciente. Essa mesma orientação deve ser instituída nos casos de seminomas com alfa-fetoproteína elevada. Como os seminomas puros nunca produzem esse marcador, níveis aumentados de alfa-fetoproteína indicam a presença de elementos não-seminomatosos no tumor, não identificados pelo patologista.

Os seminomas apresentam uma variante menos freqüente, chamada seminoma espermatocítico (4% do total), que incide em homens mais idosos (mediana de 60 anos) e que tem um comportamento biológico extremamente favorável, já que não produz metástases. Esses pacientes são curados com a orquiectomia, não havendo necessidade de se administrar nenhum tratamento complementar.

Os teratomas maduros, constituídos por elementos celulares diferenciados, podem-se acompanhar de metástases em 10 a 30% dos pacientes adultos, contrastando com a evolução totalmente benigna que evidenciam nas crianças. Devem, portanto, ser tratados, em adultos, como os demais tumores não-seminomatosos.

Os coriocarcinomas puros caracterizam um subtipo bastante agressivo, de crescimento extremamente rápido e que produz metástases hematogênicas difusas. Esses pacientes, em geral, necessitam de terapêutica sistêmica, mesmo quando a doença se apresenta inicialmente sob forma localizada

O prognóstico dos pacientes com TGT depende não apenas do tipo histológico da lesão, mas também da extensão inicial da doença, definida pelo estadiamento clínico (Fig. XI-30). Sob o ponto de vista prático, tem-se

Tabela XI-1 – Influência da histologia do tumor primário na sobrevida de pacientes com tumor germinativo do testículo (Srougi, 1995).

Histologia	Freqüência	Disseminação	Sobrevida de 10 anos
Seminoma	45-50%	Linfática	98%
Teratocarcinoma	20-25%	Linfática	90%
Teratoma	8-10%	Linfática	95%
Carcinoma embrionário	15-20%	Linfática e vascular	78%
Coriocarcinoma	0-1%	Vascular	67%

utilizado a classificação de Boden, definida no quadro XI-11. A sobrevida de 10 anos oscila entre 90 e 100% nos casos de TGT em estágio I, entre 85 e 90% nos pacientes com TGT em estágio II e entre 60 e 85% nos TGT em estágio III (Figs. XI-31 e XI-32).

Clínica e diagnóstico

Os TGT manifestam-se sob forma de aumento recente e indolor de volume do testículo. Em 4 a 21% dos casos existe história de traumatismo local, prevalecendo atualmente o consenso de que este não representa a causa do tumor, mas apenas chama a atenção do paciente para um processo já em desenvolvimento. Em alguns casos, o quadro inicia-se com dor aguda testicular, em decor-

Quadro XI-11 – Estadiamento dos tumores germinativos do testículo.

Estágio (Boden)	Definição
I	Tumor intra-escrotal
I_a	Lesão intratesticular
I_b	Invasão do cordão
II	Metástases em nodos retroperitoneais
II_a	Metástases microscópicas
II_b	Metástases < 2cm
II_c	Metástases > 2cm
III	Metástases supradiafragmáticas/viscerais
III_a	Metástases pulmonares
III_b	Metástases mediastinais ou viscerais

rência de infarto e hemorragia tumoral, levando ao diagnóstico incorreto de orquiepididimite aguda. Por isso, todo o paciente jovem, com manifestações escrotais que não melhoram após 10 dias de tratamento com antibióticos, deve ser reavaliado cuidadosamente e submetido a estudo ultra-sonográfioco para se descartar neoplasia local.

Sintomas iniciais devidos à presença de metástases abdominais ou torácicas são encontrados em 4 a 14% dos pacientes, incluindo-se aqui dor abdominal ou lombar intensas, desconforto respiratório ou massas cervicais.

Ao exame físico, os pacientes com TGT evidenciam massa testicular dura e pesada, que rebaixa o hemiescroto acometido e hidrocele, presente em 10 a 20% dos casos. Ginecomastia é encontrada em 2 a 10% dos pacientes e tende a desaparecer com a remissão da doença.

O diagnóstico dos TGT é feito, inicialmente, com a caracterização da lesão testicular primária, realizada por meio de exames ultra-sonográficos locais. Este método de imagem permite definir com bastante precisão a presença de tumores testiculares, que aparecem sob forma de lesões hipoecóicas homogêneas (seminomas) ou

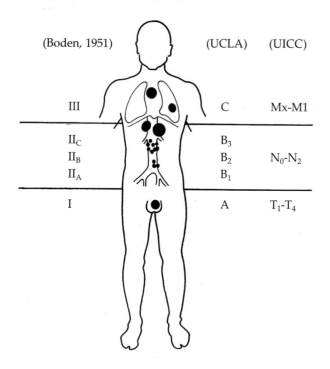

Figura XI-30 – Sistemas de estadiamento das neoplasias testiculares.

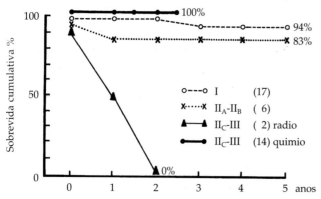

Figura XI-31 – Sobrevida dos pacientes com seminoma em função do estágio clínico e do tipo de tratamento instituído (Srougi, 1995).

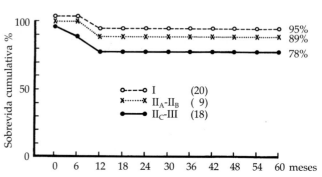

Figura XI-32 – Sobrevida dos pacientes com tumores não-seminomatosos em função do estágio clínico (Srougi, 1995).

heterogêneas (não-seminomas). Nódulos hiperecóicos no estudo ultra-sonográfico do testículo surgem nos pacientes com tumores das células de Leydig, das células de Sertoli e adenomatóide.

Os TGT têm a capacidade de sintetizar glicoproteínas atípicas que servem para caracterizar e definir a atividade de neoplasias locais. Cerca de 8% dos seminomas produzem pequenas quantidades de gonadotrofina coriônica fração β (β-HCG) e aproximadamente 85% dos tumores não-seminomatosos secretam grandes quantidades de β-HCG e/ou de alfa-fetoproteína (AFP) (Tabela XI-2). Em pacientes com tumor primário não-tratado, elevação acentuada da β-HCG e da AFP indica, com certeza, a presença de elementos não-seminomatosos na lesão. A persistência de altos níveis desses marcadores, depois do tratamento inicial, definem, de forma quase certa, a presença de doença metastática, mesmo quando isso não puder ser caracterizado pelos métodos de imagem. Raramente, resultados falso-positivos acompanham as medidas dos marcadores tumorais, incluindo-se aqui hepatite tóxica, tumores primários do fígado ou tumores digestivos (falso-positivos para AFP) e aumento dos níveis de LH hiposifário por hipogonadismo ou por consumo de marijuana (falso-positivos para β-HCG).

Tabela XI-2 – Freqüência de elevação de marcadores séricos em pacientes com tumores germinativos do testículo (Srougi, 1995).

Histologia	Nº de casos	Elevação sérica		
		AFP	β-HCG	Ambos
Seminomas	130	0%	8%	8%
Não-seminomas	226	65%	57%	84%

Os níveis séricos de deidrogenase láctica (DHL) elevam-se em 80% dos pacientes com TGT, incluindo os seminomas. Apesar de inespecífico, esse marcador acaba tendo grande valor prático, já que permite monitorizar pacientes com seminoma e, também, definir a extensão e o prognóstico da doença, uma vez que seus níveis séricos são proporcionais à massa tumoral. Quando os valores séricos de DHL são maiores que 10 vezes o nível normal, caracteriza-se situação de prognóstico extremamente desfavorável nos casos de câncer do testículo.

A dosagem de fosfatase alcalina placentária (FAP) também pode auxiliar no manuseio dos pacientes com câncer do testículo. Esta enzima é encontrada em células germinativas fetais e no sangue de crianças de até 1 ano de idade, elevando-se de forma significativa nos casos de seminoma. Entre 30 e 50% dos pacientes com esse tipo de tumor em estágio I apresentam níveis anormais de FAP e essas porcentagens elevam-se ainda mais nos casos de doença disseminada.

A avaliação da extensão da doença (estadiamento clínico) é feita por meio de tomografia computadorizada do abdome e tórax e de radiografias de tórax. Com estes métodos podem ser identificados depósitos tumorais nos linfonodos retroperitoneais e em pulmão ou no mediastino. Vale enfatizar que linfonodos com mais de 20mm em região dos vasos renais indicam a presença praticamente certa de metástases locais. Quando os linfonodos têm entre 10 e 20mm, a chance de existirem focos de doença metastática é de 50 a 70%. A linfografia bipodálica, bastante empregada no passado, deixou de ser utilizada em função do elevado número de resultados falso-negativos e do caráter invasivo do procedimento.

Tratamento

Tratamento do tumor primário

A lesão testicular primária deve ser removida por meio de orquiectomia realizada por via inguinal, com ressecção alta do cordão espermático. Quando a intervenção é executada por incisão escrotal, existe risco de derramamento de células neoplásicas, com recidiva local da neoplasia em 10 a 20% dos pacientes. Nos casos de violação dos envoltórios escrotais, impõe-se tratamento preventivo, que em seminomas é feito por meio de radioterapia aplicada sobre o hemiescroto e região inguinal homolateral, e em tumores não-seminomatosos compreende a ressecção cirúrgica do hemiescroto correspondente (Fig. XI-33). Em pacientes com doença metastática já presente de início, o tratamento quimioterápico elimina os riscos de recidiva local e, por isso, as medidas acima descritas tornam-se desnecessárias.

Tratamento dos seminomas

Metástases microscópicas em linfonodos retroperitoneais são encontradas em cerca de 10% dos pacientes com seminoma em estágio clínico I. Como os seminomas puros são bastante radiossensíveis, a radioterapia representa a principal forma de tratamento dos linfonodos retroperitoneais nos casos de doença local mínima, que incluem os estágios I e II$_A$ (Fig. XI-34). A dose de radioterapia aplicada sobre o retroperitônio não precisa ser muito alta, obtendo-se resultados plenos quando são fornecidos ao paciente 30cGy em três semanas. Nos pacientes em estágios II$_b$, II$_c$ e III, a radioterapia nem sempre elimina as lesões metastáticas, o que torna a quimioterapia citotóxica o método terapêutico de eleição para esses casos. O tratamento quimioterápico de 1ª linha mais utilizado no momento incorpora o cisplatinum, o ectoposide e a bleomicina (PEB) e seu emprego em casos de seminoma acompanha-se de respostas completas e duradouras em 95% dos pacientes.

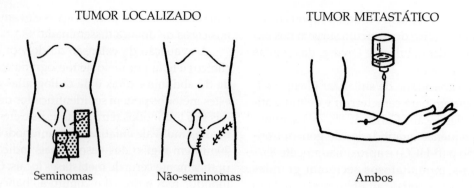

Figura XI-33 – Tratamento dos pacientes com violação escrotal na retirada do tumor primário.

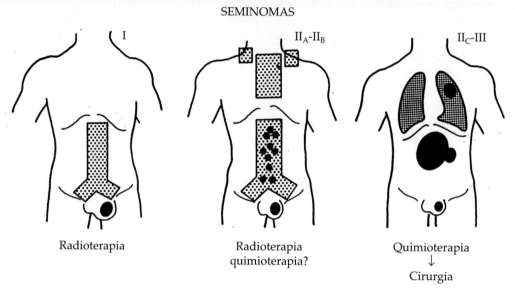

Figura XI-34 – Estratégia terapêutica em pacientes com seminoma do testículo (Srougi, 1995).

Recentemente foi preconizada a adoção de vigilância em pacientes com seminoma em estágio I, sem a aplicação de radioterapia retroperitoneal profilática. O argumento para justificar tal orientação é de que apenas 10% dos pacientes com seminoma em estágio I apresentam micrometástases inaparentes em linfonodos retroperitoneais, de modo que o emprego rotineiro de radioterapia trata desnecessariamente 90% dos pacientes. Os oponentes dessa orientação argumentam que a adoção de vigilância exige seguimento rigoroso e prolongado do paciente (5 anos), o que por vezes é difícil de ser realizado. Ademais, a ausência de marcadores séricos confiáveis nesse tipo de tumor também dificulta a monitorização desses casos, impedindo a detecção precoce de eventual recorrência. Enquanto essa polêmica não se define, parece mais razoável realizar radioterapia retroperitoneal profilática em todos os pacientes com seminoma em estágio I. A adoção de vigilância só deve ser realizada nos casos de baixo risco de metástases retroperitoneais, incluindo-se aqui os seminomas não-anaplásticos, os pacientes com mais de 34 anos de idade e os tumores com menos de 6cm de diâmetro, que não evidenciam invasão vascular microscópica.

Nos pacientes submetidos à quimioterapia sistêmica por doença metastática, pode ser necessária a exploração cirúrgica dos focos de doença, quando lesões residuais persistem após o tratamento. A possibilidade de câncer residual é real quando a lesão residual tem mais do que 3cm de diâmetro, de modo que a exploração cirúrgica é compulsória nesses casos. Por outro lado, as lesões residuais com menos de 3cm de diâmetro freqüentemente evidenciam necrose exclusiva e, por isso, a exploração cirúrgica pós-quimioterapia nesse grupo só deve ser indicada quando a lesão residual evidencia crescimento progressivo no acompanhamento.

Tratamento dos tumores não-seminomatosos

Os tumores não-seminomatosos são relativamente radiorresistentes, de modo que a radioterapia não está indicada nesses casos. Os pacientes com doença em estágio I podem ser mantidos sob vigilância clínica, sem tra-

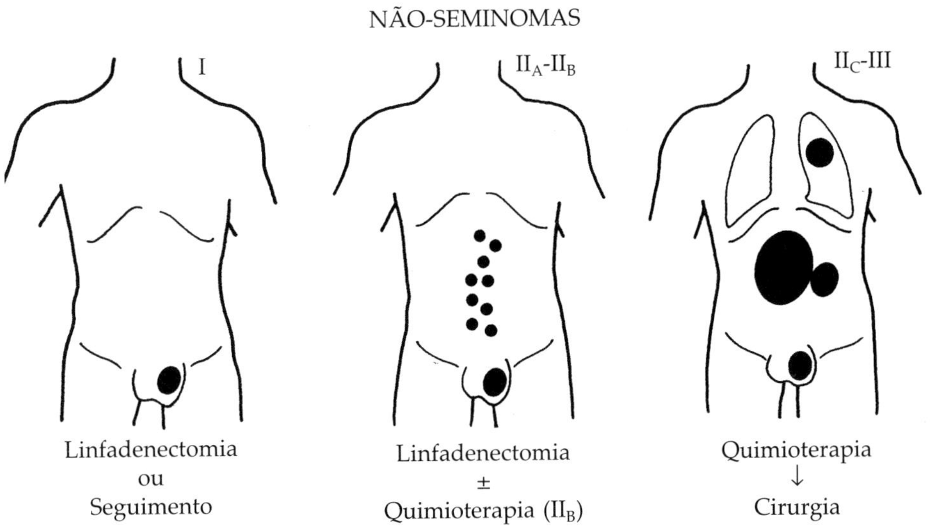

NÃO-SEMINOMAS

I	II$_A$-II$_B$	II$_C$-III
Linfadenectomia ou Seguimento	Linfadenectomia ± Quimioterapia (II$_B$)	Quimioterapia ↓ Cirurgia

Figura XI-35 – Estratégia terapêutica em pacientes com tumores não-seminomatosos do testículo (Srougi, 1995).

tamento adjuvante, indicando-se linfadenectomia retroperitoneal ou quimioterapia citotóxica se surgirem evidências de metástases retroperitoneais ou a distância (Fig. XI-35). Estudos da literatura demonstram que os riscos de recorrência abdominal do tumor nos pacientes com estágio I mantidos em vigilância, sem linfadenectomia, oscilam entre 25 e 30%. Estes mesmos estudos definiram fatores de risco que aumentam as chances de o paciente portar doença microscópica retroperitoneal, incluindo-se aqui os tumores primários com invasão do cordão, as neoplasias primárias acompanhadas de invasão vascular, os casos de carcinoma embrionário puro e os pacientes com marcadores séricos iniciais acima de 500. Nesses casos, deve-se realizar linfadenectomia retroperitoneal, que demonstra a presença de metástases microscópicas em 40 a 50% dos pacientes.

Neoplasias em estágios IIb, IIc e III podem ser eficientemente controladas com quimioterapia citotóxica, que promove a regressão completa das metástases em 60 a 95% dos casos. O esquema PEB (cisplatinum, ectoposide e bleomicina) é recomendado como tratamento de 1ª linha, podendo-se recorrer às associações de ectoposide, ifosfamida e cisplatinum (VIP), de taxol, ifosfamida e cisplatinum (TIP) ou de carboplatinum, ectoposide e ciclofosfamida em altas doses (com transplante de medula), nos pacientes com doença de alto risco (Quadro XI-12) ou com persistência/progressão da neoplasia após o emprego do esquema de 1ª linha (Fig. XI-36).

Massas residuais após a quimioterapia devem ser ressecadas cirurgicamente, já que cerca de 30% delas evidenciam elementos tumorais viáveis malignos ou benignos, cuja remoção contribui para curar um contingente significativo desses casos. Ao contrário dos seminomas, massas residuais de qualquer dimensão podem conter resíduos tumorais, de modo que a cirurgia exploradora deve ser indicada em todos os pacientes que evidenciam lesões radiológicas após a quimioterapia.

Quadro XI-12 – Critérios que definem o risco clínico em tumores germinativos do testículo (Universidade de Indiana).

Risco clínico	Marcadores	Doença abdominal	Doença torácica
Baixo risco	Elevados	Não-palpável e/ou somente abdominal	< 5 lesões/campo Lesões < 2cm Metástase única > 2cm
Alto risco	Normais	Massas palpáveis e doença torácica	> 10 lesões/campo Lesões > 3cm Metástases viscerais

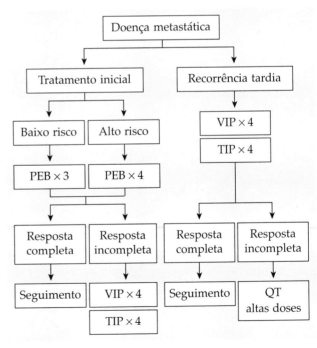

Figura XI-36 – Seleção dos esquemas de quimioterapia sistêmica em tumores germinativos metastáticos do testículo.

Essa orientação é particularmente importante nos pacientes que persistem com marcadores elevados, naqueles cujo tumor primário continha teratoma, nos casos submetidos à linfadenectomia primária incompleta ou quando a lesão metastática sofreu menos de 90% de redução de diâmetro. Nesses casos, as chances de persistência tumoral pós-quimioterapia são elevadas.

Tumores na Infância

As neoplasias testiculares representam cerca de 1% dos tumores pediátricos, surgindo em 1 de cada 100.000 crianças.

Neste grupo, estes tumores apresentam características biológicas que os diferenciam das neoplasias do adulto e, por isso, devem ser estudados a parte. Nesse sentido, cinco aspectos específicos merecem ser enfatizados:

1. Enquanto nos adultos os tumores de origem não-germinativa são raros, compreendendo entre 5 e 10% das neoplasias locais, na infância esses tumores são mais comuns, envolvendo entre 25 e 40% das crianças (Fig. XI-30).
2. Seminomas e coriocarcinomas não ocorrem na infância e, por isso, a freqüência relativa dos diversos tipos de tumores germinativos difere da observada nos adultos. Cerca de 70% das neoplasias da criança são representadas pelos tumores do saco vitelino, 16% pelos teratomas e 2% pelos teratocarcinomas (Tabela XI-3).
3. O tumor do saco vitelino é por vezes confundido com o carcinoma embrionário do adulto, mas tem melhor prognóstico por se apresentar freqüentemente sob forma de doença localizada.
4. Os teratomas da infância representam neoplasias benignas, tendo sido relatados raros casos que se acompanharam de metástases.
5. Cerca de 10% dos tumores de testículo da infância são identificados no período neonatal e, nesse grupo particular, aproximadamente $2/3$ dos casos são representados pelos tumores do estroma gonadal.

Tumor do saco vitelino

Estes tumores, também denominados "yolk sac", carcinoma embrionário juvenil, tumor do seio endodérmico, orquioblastoma ou tumor de Teilum, constituem neoplasias de células germinativas diferenciadas em linhagens extra-embrionárias.

História natural

Existe alguma controvérsia quanto à agressividade biológica dos tumores do saco vitelino. Até recentemente, prevaleceu a idéia de que estas neoplasias tinham um comportamento mais benigno e não produziam metástases em crianças com menos de 2 anos de idade. Nesse sentido, Pierce et al. analisaram a evolução de 13 crianças portadoras desse tipo de tumor e observaram sobrevida prolongada em 9/9 (100%) dos casos com menos de 2 anos de idade e em 0/4 (0%) dos pacientes com mais de 2 anos. Este fenômeno foi confirmado por estudo recente, no qual foram avaliadas 207 crianças, constatando-se o aparecimento de metástases em 14% e 25%, respectivamente, dos pacientes com menos de 2 anos e mais de 2 anos de idade. Ao que parece, portanto, a idade da criança relaciona-se com prognóstico da doença.

A maioria dos pacientes com tumor do saco vitelino apresenta-se inicialmente com neoplasia localizada. Em 175 casos avaliados pelo Prepubertal Testicular Tumor Registry, 90% evidenciaram lesão restrita ao escroto (estágio I) e apenas 10% demonstraram metástases retroperitoneais (estágio II) ou pulmonares (estágio III).

Nos pacientes com doença metastática, os sítios preferenciais de depósitos secundários são representados pelo pulmão (50%), retroperitônio (25%) e pulmão mais retroperitônio (25%). Esta distribuição sugere que a disseminação dos tumores do saco vitelino se faz tanto por via hematogênica como linfática. Este padrão de disseminação permite definir os seguintes estágios de evolução da doença (classificação de Boden e Kaplan):

Estágio I – tumor limitado ao escroto.

Estágio II A – envolvimento microscópico dos linfonodos retroperitoneais, descoberto após linfadenectomia.

Estágio II B – envolvimento macroscópico dos linfonodos retroperitoneais, demonstrado pelos métodos de imagem.

Estágio III – metástases viscerais ou torácicas (ver Fig. XI-30).

Tabela XI-3 – Classificação e freqüência dos tumores de testículo na infância em 327 pacientes coletados pelo Prepubertal Testicular Tumor Registry.

Tumores germinativos		253 (77%)
Saco vitelino ("Yolk Sac")	207 (63%)	
Teratoma	46 (14%)	
Seminoma	0 (–)	
Tumores do estroma gonadal		27 (9%)
Células de Leydig	4 (1%)	
Células de Sertoli	4 (1%)	
Células granulosas	4 (1%)	
Células indeterminadas	15 (5%)	
Gonadoblastoma		3 (1%)
Cisto epidermóide		6 (2%)
Outros (rabdômio, leucemia)		37 (11%)
Desconhecido		1 (–)

Os índices de cura dos tumores do saco vitelino aproximam-se, atualmente, de 90%. É importante que se ressalte que, no grupo de pacientes estudados por Kaplan et al., as metástases surgiram no máximo 14 meses após o diagnóstico inicial, de modo que os pacientes sem recorrência da neoplasia após 2 anos podem ser considerados curados.

Quadro clínico

A maioria dos casos de tumor do saco vitelino surge antes dos 2 anos, a média de idade situa-se em torno de 17 meses. Os tumores do saco vitelino caracterizam-se por crescimento testicular progressivo indolor, sem outras manifestações gerais (Tabela XI-4). Como neoplasias testiculares nessa faixa etária são raras, as manifestações escrotais são, em geral, confundidas com hidrocele ou hérnia, o que retarda o diagnóstico nesses casos. Algumas vezes, o quadro instala-se agudamente, sob forma de massa local e dor intensa, associados à torção do testículo, mais freqüentes em gônadas com tumor.

Ao exame físico essas crianças apresentam-se bem nutridas e, ao contrário dos adultos, raramente são palpadas massas abdominais ou supraclaviculares.

Tabela XI-4 – Manifestações clínicas iniciais em crianças com tumor do saco vitelino.

Manifestações iniciais	Freqüência Nº	%
Massa indolor	156/174	90
Escroto agudo	9/174	5
História de traumatismo	5/174	3
Hidrocele	2/174	1
Dor abdominal	2/174	1

Diagnóstico e estadiamento

A dosagem de marcadores séricos tumorais é extremamente relevante em crianças com tumor vitelino, uma vez que a alfa-fetoproteína (AFP) se encontra aumentada em 80% desses casos. Elevações desses marcadores também ocorrem em casos de hepatomas, tumores gastrintestinais ou hemopatias, de modo que, na ausência dessas afecções, medidas de AFP permitem monitorizar com precisão a evolução das crianças com neoplasia testicular. Convém enfatizar que a persistência de níveis elevados de AFP após a orquiectomia não indica necessariamente a existência de doença metástica residual, já que em algumas crianças normais esse marcador pode-se apresentar aumentando até os 2 anos de idade. Gonadotrofina coriônica-β (GCH-β) eleva-se em alguns pacientes adultos com tumores germinativos, mas não é detectada nas crianças com tumores do saco vitelino do testículo.

Dada a distribuição preferencial das metástases em linfonodos retroperitoneais e pulmão, o estadiamento das crianças com tumor do saco vitelino deve ser feito com tomografia computadorizada do abdome e pelve e com radiografia do tórax. Resultados falso-negativos no estudo tomográfico são raros, ocorrendo em cerca de 2% das crianças. Por outro lado, resultados falso-positivos ocorrem em 40% dos casos, o que torna necessário o emprego de outros métodos de imagem ou, até mesmo, cirurgia exploradora nos pacientes com adenomegalia retroperitoneal suspeita mas não inequívoca.

Tratamento

A lesão primária é sempre tratada através de abordagem inguinal, da mesma forma que em adultos. Quando existe violação escrotal, alguns autores preconizam a realização de hemiescrotectomia, uma vez que as chances de recidiva escrotal ou inguinal da lesão são elevadas e situam-se em torno de 30%.

Os pacientes com tumor do saco vitelino em estágio I (doença clinicamente restrita ao escroto) são tratados por meio de orquiectomia radical e, teoricamente, isso deveria curar todos esses casos. Contudo, cerca de 12% deles apresentam metástases retroperitoneais microscópicas inaparentes e, por isso, tem-se preconizado o emprego de medidas adjuvantes após a orquiectomia, de modo a melhorar a sobrevida global desses pacientes. Sendo a linfadenectomia uma intervenção de maior porte, portanto acompanhada de morbidade e, também, levando-se em conta que em mais de 80% dos casos a exploração dos linfonodos revela-se negativa para tumor, alguns autores têm questionado a indicação rotineira dessa intervenção em pacientes com doença em estágio I. Como nas crianças com tumor do saco vitelino, recorrências da doença podem ser precocemente detectadas por meio de dosagens de AFP; parece razoável realizar apenas a orquiectomia nesses casos e segui-los clinicamente, com exames repetidos desse marcador (Fig. XI-37). Quimioterapia sistêmica estaria indicada se a AFP continuasse elevada após a orquiectomia. Por outro lado, exploração cirúrgica retroperitoneal deve ser realizada se a AFP permanecer alterada após a orquiectomia e quimioterapia.

Em pacientes com doença metastática (estágios II e III), o tratamento deve ser feito por meio de orquiectomia seguida de quimioterapia sistêmica. Com os esquemas quimioterápicos atualmente disponíveis, cerca de 60% dos pacientes evidenciam remissão completa da doença, e nesses casos nenhum tratamento adicional é necessário. Nos pacientes com massas residuais após a quimioterapia, justifica-se a ressecção cirúrgica dessas lesões, seguida de quimioterapia adicional nos pacientes em que for comprovada neoplasia residual. Radiotera-

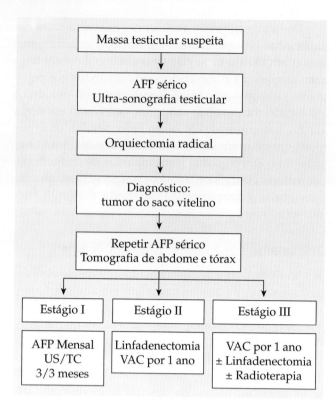

Figura XI-37 – Protocolo de tratamento dos tumores do saco vitelino (Connolly e Gearhart, *Urol Clin North Am* 20:7-14, 1993).

pia pode também ser utilizada em pacientes com massas residuais, observando-se desaparecimento das lesões em alguns casos. O inconveniente de se empregar rotineiramente radioterapia como tratamento de salvamento é que parte dessas massas não contém neoplasia ativa, mas apenas necrose e fibrose.

Convém ressaltar que alguns pacientes com doença em estágio clínico II devem ser submetidos à exploração retroperitoneal antes da quimioterapia. Aqui se enquadram os casos com AFP normal, que evidenciam na tomografia pequenos nódulos retroperitoneais. A possibilidade de ocorrerem resultados falso-positivos na tomografia abdominal justifica a exploração cirúrgica, já que, na ausência de neoplasia local, a criança é poupada da quimioterapia e de seus inconvenientes.

Diferentes esquemas de quimioterapia citotóxica são empregados em tumores do saco vitelino e, embora não exista um consenso quanto à melhor associação, parece que as mais eficientes são aquelas que incluem actinomicina D e vincristina. Em crianças com menos de 8 anos de idade, tem-se utilizado, mais comumente, o esquema VAC (vincristina, actinomicina D e ciclofosfamida), com respostas completas e persistentes em 60% dos casos. Nas crianças com mais de 8 anos são empregadas as associações ativas em tumores germinativos do adulto, ou seja, PVB (cisplatina, vimblastina e bleomicina) e PEB (cisplatina, ectoposide e bleomicina).

Prognóstico e seguimento

O prognóstico das crianças com tumor do saco vitelino costuma ser bastante favorável, com uma média de cura da doença, para todos os estágios, da ordem de 85%. A evolução desses casos relaciona-se intimamente com a idade da criança, observando-se índices de recorrência da doença duas vezes maiores em crianças cujo diagnóstico é feito após os 2 anos de idade.

Como a maioria dos tumores do saco vitelino secreta AFP, esses pacientes podem ser acompanhados de forma segura e prática. Medidas séricas de AFP, radiografias de tórax e ultra-sonografia abdominal devem ser realizadas a cada 2 meses por 2 anos, a fim de detectar precocemente eventuais recorrências da neoplasia e favorecer os índices de sucesso do tratamento desses pacientes. Recorrência da doença surge antes de 2 anos do tratamento inicial, de modo que, decorrido esse período, o paciente pode ser considerado curado.

Teratomas

História natural

Os teratomas constituem o segundo tumor testicular da infância, envolvendo crianças com idade mediana de 14 meses. Diferentemente dos adultos, os teratomas de testículo da infância são lesões benignas, estimando-se que apenas 0,5% deles apresentam-se inicialmente ou desenvolvem metástases posteriormente. Isto faz com que o prognóstico desses casos, após a orquiectomia, seja excelente.

Clínica e diagnóstico

As manifestações clínicas dos teratomas de testículo restringem-se à região escrotal e o diagnóstico desses casos é feito após a remoção cirúrgica da gônada. Esses tumores não secretam AFP ou β-HCG, de modo que as medidas de marcadores séricos não auxiliam no diagnóstico ou no seguimento dos casos de teratoma.

Tratamento

Os teratomas puros da infância são quase sempre neoplasias benignas. Por isso, essas crianças devem ser tratadas apenas com orquiectomia, sem nenhuma forma de terapêutica adjuvante posterior, se os estudos de imagem do tórax e retroperitônio forem normais.

Tumor de células de Leydig

Incidência

Os tumores de células de Leydig, também chamados de tumores de células intersticiais, compreendem 1% dos tumores do testículo da infância, envolvendo crianças entre 3 e 10 anos de idade. Esses tumores têm sempre comportamento benigno, embora histologicamente possam evidenciar graus diferentes de anaplasia celular.

Clínica

Essas neoplasias manifestam-se sob forma de crescimento testicular lento e isso as diferencia dos tumores germinativos, nos quais a evolução local da lesão é rápida. A produção de hormônios androgênicos que ocorre nesses casos é responsável pelo aparecimento de virilização precoce, caracterizada por pilificação pubiana, aumento do pênis, engrossamento da voz e acne facial.

O diagnóstico diferencial desses casos deve ser feito com neoplasias da adrenal, síndrome de Klinefelter e quadros de intersexo. Em todas essas situações, obviamente não existe crescimento testicular concomitante, mas isso pode também não ser notado nos casos iniciais de tumores de células de Leydig, nas quais a lesão freqüentemente não é palpável.

Diagnóstico

O diagnóstico clínico da lesão primária é usualmente feito por meio de exame ultra-sonográfico do testículo. A diferenciação com os outros tipos de neoplasias locais, especialmente os tumores germinativos, é realizada por meio de dosagens hormonais séricas. Pacientes com tumor de células de Leydig apresentam altos níveis séricos de testosterona e taxas normais dos hormônios adrenais. Em crianças com puberdade precoce de causa hipofisária existe elevação das gonadotrofinas (FSH e LH), enquanto nos casos de causa adrenal encontram-se aumentados os níveis séricos de diidroepiandrosterona e androstenediona.

Tratamento e evolução

Ao contrário dos tumores de células de Leydig do adulto, que em 10% dos casos são malignos, esses tumores na infância são sempre benignos, de modo que a orquiectomia cura todos os casos. Vale ressaltar que as manifestações de virilização não costumam regredir após a remoção do tumor se a doença for de longa duração. Por isso, a persistência dessas alterações não indica necessariamente a existência de metástases. Nos pacientes com tumores diagnosticados precocemente e com virilização menos pronunciada, o quadro clínico tende a se reverter quase completamente.

Tumor de células de Sertoli

Incidência e história natural

Os tumores de células de Sertoli da criança, também denominados androblastomas e tumores do estroma gonadal, são quase sempre benignos e, nesse grupo etário, 60% dos casos ocorrem no primeiro ano de vida. Raros casos de metástases retroperitoneais foram descritos em crianças portadoras dessa neoplasia, todos com evolução desfavorável e óbito mesmo após tratamento combinado radical.

Clínica

Os pacientes com tumores de células de Sertoli apresentam-se com aumento do volume testicular e com ginecomastia, que surge em 30 a 50% dos casos. Dessa forma, neoplasias dos testículos acompanhados de virilização associam-se a tumores de células de Leydig e, quando acompanhados de ginecomastia, relacionam-se com tumores de células de Sertoli.

Tratamento e evolução

O tratamento e a evolução desses casos assemelham-se aos dos tumores de células de Leydig. A orquiectomia radical cura quase todos os pacientes, não sendo indicado nenhum tratamento adicional. Nos casos de doença maligna, o crescimento lento do tumor justifica a ressecção dos depósitos metastáticos, quer se apresentem em linfonodos retroperitoneais, quer em pulmão, fígado e ossos.

Leitura recomendada

Ayala AG, Ro JY. Testicular tumors: clinically relevant histological findings. *Sem Urol Oncol* 16:72-81, 1998.

Bosl GJ, Motzer RJ. Testicular germ-cell cancer. *N Engl J Med* 337:242-247, 1997.

Dean RC, Moul JW. New tumor markers of testis cancer. *Urol Clin North Am* 25:365-374, 1998.

Dodd PM, Motzer RJ, Bajorin DF. Poor-risk germ cell tumors: recent developments. *Urol Clin North Am* 25:485-494, 1998.

Gatti JM, Stephenson RA. Staging of testis cancer: combining serum markers, histologic parameters and radiographic imaging. *Urol Clin North Am* 25:397-404, 1998.

Srougi M, Simon SD. Tumores germinativos do testículo. In: Srougi M, Simon SD (ed). *Câncer Urológico*. São Paulo, Platina, 1995, p. 369-424.

Srougi M. Tumores germinativos do testículo na infância. In: Srougi M, Simon SD (ed). *Câncer Urológico*. São Paulo, Platina, 1995, p. 431-438.

Sternberg C. The management of stage I testis cancer. *Urol Clin North Am* 25:435-450, 1998.

SEÇÃO XII

Derivações Urinárias

CAPÍTULO 1

Derivações dos Tratos Urinários Inferior, Médio e Superior

UBIRAJARA FERREIRA

Definição

Derivação urinária consiste no emprego de qualquer manobra que surta como efeito a passagem da urina por trajeto ou estrutura que não seja o habitual.

Várias são as derivações urinárias que utilizam cateteres (sondas) para se obter o "desvio" da urina. Por ser de fácil manuseio e fixação, comumente é empregado o cateter de demora do tipo Foley.

Classificação

Com finalidade didática, podem-se dividir as derivações urinárias em quatro grupos:

1. *Quanto à localização anatômica* – derivação do trato inferior, médio e superior.
2. *Quanto ao posicionamento da estrutura derivada* – a) derivação externa (quando a urina é exteriorizada através da pele); b) derivação interna (quando a urina *não* é exteriorizada através da pele).
3. *Quanto ao tipo de estomia utilizada* – derivação continente ou incontinente.
4. *Quanto ao tempo de utilização* – derivação definitiva ou temporária.

Em termos gerais, a derivação urinária é indicada para: a) preservar a função renal, desobstruindo a passagem da urina; b) tratar fístulas urinárias; c) reconstruir ou substituir partes do trato urinário.

Nenhuma técnica é perfeita, e a escolha da derivação a ser utilizada depende da etiologia da lesão, da integridade do trato urinário abaixo do ponto lesado, da presença de infecção, da função renal, do prognóstico da doença de base e do nível sociointelectual do paciente.

Derivações do Trato Urinário Inferior

As derivações do trato urinário inferior são representadas pela sondagem uretral e pela uretrostomia.

Sondagem uretral

É a derivação do trato urinário inferior mais utilizada e consiste na passagem de um cateter pela uretra até a bexiga. O cateterismo uretral pode ser de alívio, intermitente ou de demora. O emprego de um ou de outro tipo vai depender da causa da retenção urinária.

São várias as situações em que a sondagem uretral está indicada, sendo as mais importantes:

- Obstrução da uretra por doenças prostáticas, traumáticas ou inflamatórias.
- Disfunção vesical temporária ou permanente.
- Monitorização da diurese em pacientes anestesiados.

As complicações são devidas à presença de corpo estranho na uretra. As mais freqüentes são: espasmo vesical, dor perineal, infecção urinária, epididimite, abscesso perineal, fístula, cálculo vesical e estenose da uretra.

Para diminuir o risco de tais complicações deve-se atentar para as seguintes recomendações:

1. Encurtar ao máximo a permanência da sonda de demora. Se não for possível, trocá-la a cada 3 ou 4 semanas.
2. Aplicar, freqüentemente, no meato uretral, pomada lubrificante para evitar seu estreitamento, decorrente do atrito constante com a sonda.
3. Dar preferência aos cateteres siliconizados, por acarretarem menor reação tecidual que as sondas de látex.

4. Empregar antibioticoprofilaxia nos pacientes mais propensos à infecção urinária (diabéticos, transplantados etc.).
5. Fixar a sonda no abdome para que o seu trajeto no canal uretral seja circular, evitando uma possível escara de decúbito e conseqüente estenose da uretra bulbar (Fig. XII-1).

Uretrostomia

Representa o desvio da urina para a pele do períneo, escroto ou pênis. É uma derivação externa continente, pois a urina é desviada distalmente ao esfíncter uretral externo. Tal derivação pode ter caráter temporário ou permanente (Fig. XII-2).

As indicações mais usuais são: estenoses extensas da uretra anterior, correção de hipospádias e ressecções prostáticas em que há dificuldade para a passagem do aparelho pelo meato uretral.

Uretrostomias de caráter permanente são utilizadas nos casos de carcinoma do pênis, em que o tratamento indicado é a penectomia parcial ou total.

As complicações mais freqüentes são a estenose do estoma e as infecções urinárias.

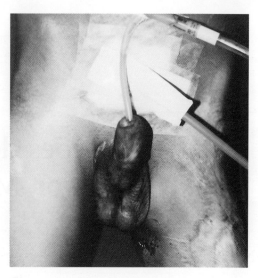

Figura XII-1 – Paciente vítima de atropelamento com traumatismo da uretra posterior. Foi submetido às sondagens de demora via uretral (fixada corretamente ao abdome) e de demora colocada na bexiga através do abdome (cistostomia).

Derivações do Trato Urinário Médio

As derivações do trato urinário médio são aquelas efetuadas na bexiga. Podem ser de dois tipos: a cistostomia e a vesicostomia.

Cistostomia

Consiste na colocação de um cateter na bexiga, exteriorizando-o na pele da região suprapúbica (ver Figura XII-1). A cistostomia é indicada nas seguintes ocasiões:

- Quando do insucesso da passagem da sonda pela uretra.
- Nos pacientes adultos, com obstrução prostática, sem condições cirúrgicas.
- No tratamento inicial dos casos de traumatismo da uretra membranosa e de alguns casos de fístula urinária.
- Nos casos de infecção perineal grave (síndrome de Fournier).
- Nas crianças muito pequenas, quando necessitam de derivação a médio prazo.

As complicações incluem infecção e formação de cálculos, pela presença de corpo estranho no interior da bexiga.

A cistostomia pode ser realizada de duas maneiras:

1. **Cistostomia por punção percutânea** – a cistostomia por punção com trocarte pode ser realizada com infiltração anestésica da pele até o plano músculo-aponevrótico, usando-se a lidocaína a 2%. O local de es-

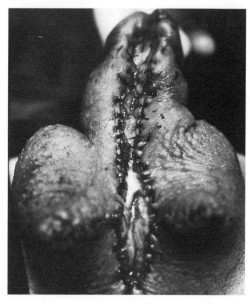

Figura XII-2 – Uretrostomia aberta, ampla, num caso de estenose uretral extensa. Paciente permaneceu com uretrostomia perineal por 6 meses.

colha é cerca de 3cm acima do púbis. Após certificar-se da presença de distensão vesical, realiza-se uma incisão transversal de 1cm. O trocarte é colocado na bexiga através dessa pequena incisão. O mandril é retirado, e o cateter é introduzido até alcançar a cavidade vesical.

2. **Cistostomia por incisão suprapúbica** – realiza-se incisão transversal ao redor de 5cm e dissecam-se os tecidos subcutâneos e musculares até alcançar a bexiga. Abre-se, então, sua parede e, através de visão direta, introduz-se o cateter.

As situações em que se dá preferência à cirurgia aberta para a realização da cistostomia são traumatismo da uretra posterior, cirurgias pélvicas anteriores e pacientes muito obesos.

Vesicostomia

É uma derivação que consiste na exteriorização da bexiga na pele, não necessitando do auxílio de sondas. É utilizada em crianças que requerem a derivação por períodos mais longos. As complicações mais freqüentes são prolapso da mucosa vesical, estenose do óstio e dermatite ao redor do óstio.

Derivações do Trato Urinário Superior

Essas derivações podem ser renais ou ureterais.

Derivações renais

Tais derivações são indicadas nas obstruções ureterais, da junção ureteropiélica, da junção ureterovesical, nas lesões extensas do ureter superior e após algumas cirurgias renais e ureterais. Atualmente, essa modalidade de derivação está representada apenas pela nefrostomia. No passado, utilizou-se muito a pielostomia, porém, como os danos da porção ureteral exteriorizada podiam tornar-se irreparáveis, e a técnica foi praticamente abandonada.

Nefrostomia

É uma derivação urinária externa em que se coloca um tubo no rim, quer por via percutânea, quer através de cirurgia aberta. A sonda de demora é introduzida através do parênquima renal, alojando-se no grupo calicinal inferior. Geralmente, esse tipo de derivação é para uso temporário (Fig. XII-3).

Nefrostomia clássica – é realizada através de cirurgia aberta, exigindo anestesia geral. Após a lombotomia, disseca-se parcialmente o rim, abre-se a pelve e passa-se a sonda de demora através do cálice inferior. Após locar a sonda no rim, insufla-se o balão na pelve renal.

Nefrostomia percutânea – o paciente é colocado em decúbito ventral na mesa operatória e, sob controle radiológico, punciona-se o pólo inferior do rim com agulha especial recoberta por uma camisa de teflon. Pela camisa introduz-se um fio-guia metálico. Uma vez o fio-guia estando posicionado no interior do rim, inicia-se a dilatação do trajeto cutaneorrenal. Alcançado o calibre adequado, introduz-se, então, uma sonda Foley, cujo balão é inflado no cálice inferior ou na pelve renal. Essa técnica tem sido preferida por ser de fácil emprego, causar pequeno traumatismo renal, baixa morbidade e por possibilitar sua execução sob anestesia local.

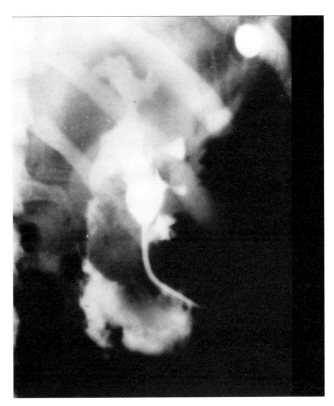

Figura XII-3 – Nefrostomia por punção em paciente com traumatismo do ureter lombar. Observe extravasamento do contraste à pielografia anterógrada.

Derivações ureterais

A derivação ureteral é empregada em alguns casos de obstrução e na substituição ou reconstrução do trato urinário médio ou inferior. Essas derivações podem ser internas ou externas.

Derivações ureterais internas

Ureterostomia intubada (cateterismo ureteral) – consiste na colocação de um cateter no ureter. Geralmente, é uma derivação temporária, utilizada em algumas situações de obstrução aguda, no pós-operatório de cirurgias ureterais e no tratamento de fístulas ureterais.

Pela baixa morbidade e facilidade de execução, a via endoscópica, para colocação da sonda, é a preferida. O cateter pode ser inserido de maneira retrógrada (mais utilizada) ou anterógrada, quando existe dificuldade de cateterismo do meato ureteral. O cateter mais utilizado é o duplo J. A curvatura nas duas extremidades o mantém fixo no ureter (Fig. XII-4).

Transureteroureterostomia – nada mais é que a anastomose término-lateral de um ureter no outro. É indicada em alguns casos de perdas extensas de um dos ureteres. Algumas condições básicas são importantes, como: ureter receptor normal e não-irradiado, ausência de doenças anteriores como urolitíase, tuberculose, pielonefrite, fibrose retroperitoneal e tumor de urotélio (Fig. XII-5).

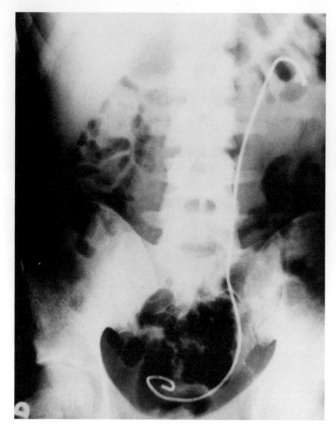

Figura XII-4 – Cateter duplo "J" colocado após realização de endopielotomia por estenose de junção pieloureteral.

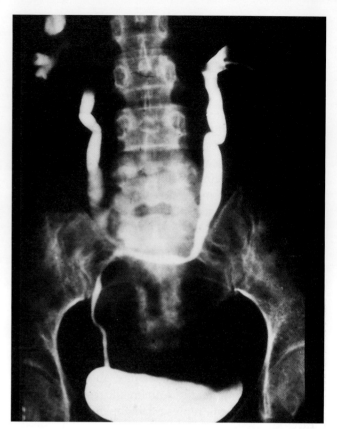

Figura XII-5 – Transureteroureterostomia. O ureter esquerdo foi anastomosado de maneira término-lateral ao direito.

Ureterossigmoidostomia – nesta derivação, os ureteres são anastomosados ao sigmóide. Após cistectomia por câncer vesical, pode-se desviar o fluxo urinário para o trânsito intestinal.

Sua utilização pode ser imperativa quando o paciente se nega a ser submetido a uma derivação externa incontinente e, por algum motivo, não ser candidato à substituição vesical, nem a uma derivação externa continente.

As contra-indicações da ureterossigmoidostomia são: pelve irradiada, ureteres dilatados, pielonefrite crônica, função renal deteriorada e dificiência do esfíncter anal.

Leadbetter, a partir de 1950, passou a realizar cirurgia com técnica anti-refluxo. Os ureteres eram reimplantados com túnel submucoso, diminuindo muito a incidência de pielonefrite. As complicações imediatas são o edema e a deiscência das anastomoses ureterointestinais, causando anúria, peritonite urinosa e abscesso. Nos casos de edema, o tratamento pode ser expectante. Quando ocorre extravasamento de urina ou abscesso, há necessidade de tratamento cirúrgico.

A absorção intestinal da urina é bastante importante, causando distúrbios metabólicos, algumas vezes graves. Esses distúrbios caracterizam-se por hipocalemia, hipercloremia, acidose e absorção de amônia. Clinicamente, caracteriza-se por fadiga, anorexia, náuseas, vômitos, sede, gosto salgado na boca, perda de peso e evacuações líquidas e freqüentes. O tratamento consiste na baixa ingestão de sal, evacuações mais freqüentes e suplementação com citrato de potássio. Em casos mais graves, devem-se instituir as seguintes medidas: monitorização hidreletrolítica do paciente, colocação de sonda retal e administração de pequenos enemas para esvaziar melhor o intestino.

A complicação tardia mais freqüente é a obstrução da anastomose ureterocolônica, ocorrendo entre 30 e 60% dos pacientes. O risco de tumor do cólon, nesses pacientes, é 50 vezes maior que na população normal.

Derivações ureterais internas raras

Substituição ureteral utilizando alça intestinal exclusa do trânsito – esta técnica é utilizada nos casos de traumatismo extenso do ureter. O segmento ureteral afetado é substituído por segmento intestinal. A alça intestinal isolada é anastomosada à pelve renal e a outra extremidade na bexiga.

Ureteropielostomia – é utilizada em casos de duplicidade ureteral completa, em que o ureter da unidade superior pode apresentar estenose na altura da junção vesical ou implantar-se ectopicamente no trato urinário inferior, inclusive numa posição em que poderá causar incontinência urinária (implantação anômala na uretra, por exemplo). Dessa forma, a anastomose do ureter da unidade superior na pelve da unidade inferior, abandonando-se a porção distal deste ureter, pode resolver o problema.

Ureterocalicostomia – consiste na anastomose do ureter no cálice renal inferior. Essa técnica é realizada nos casos de reoperação de estenose da junção ureteropiélica, em que o bacinete, além do intenso processo cicatricial, é muito pequeno e intra-hilar, não permitindo boa anastomose ou drenagem adequada do rim.

Derivações ureterais externas

Juntamente com as neobexigas ortotópicas, essas modalidades de derivação foram as que mais evoluíram nas últimas décadas, surgindo uma enorme variedade de alternativas técnicas.

Podemos dividi-las, didaticamente, em dois grandes grupos: derivações externas incontinentes e derivações externas continentes.

Derivação ureteral externa incontinente

Ureterostomia cutânea – é a única técnica de derivação ureteral externa em que não se utiliza segmento do trato gastrintestinal. Nela, o ureter é diretamente exteriorizado na pele. Pelo alto índice de estenose do estoma no pós-operatório, essa técnica tem, atualmente, indicações muito restritas. Algumas doenças com prognóstico reservado, como neoplasias avançadas da bexiga e da próstata, ainda apresentam indicação de ureterostomia cutânea definitiva (Fig. XII-6).

A interposição cutânea de um segmento tubular de intestino (mais comum) ou de estômago tem a vantagem, sobre a ureterostomia cutânea, de um menor índice de estenose do estoma.

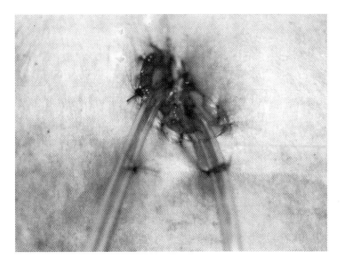

Figura XII-6 – Ureterostomia cutânea bilateral realizada após cistectomia radical. Note os cateteres saindo pelos orifícios ureterais anastomosados à pele do abdome.

Ileostomia cutânea (conduto ileal) – este tipo de derivação tem, basicamente, as mesmas indicações que a ureterostomia cutânea. Atualmente é empregada em casos cujo prognóstico é reservado, por exemplo, quando o paciente apresenta condições clínicas satisfatórias que permitam que o tempo cirúrgico da cistoprostatectomia possa ser prolongado por tempo relativamente restrito, porém o caso não permite a confecção de uma técnica de derivação mais elaborada, como neobexiga ou reservatório urinário, derivações estas continentes e que demandam tempo mais prolongado.

O segmento mais utilizado na construção de um conduto urinário é o íleo (cirurgia de Bricker, descrita em 1950). A ureteroileostomia cutânea pode ser empregada nos casos de neoplasias avançadas da bexiga, extrofia vesical (como derivação temporária) e em casos extremos de fístulas urinárias intratáveis.

Isolam-se 15cm de íleo terminal, distante 10cm da válvula ileocecal. O trânsito intestinal é restabelecido pela êntero-enteroanastomose término-terminal. Os ureteres são anastomosados término-lateralmente no segmento intestinal isolado. Uma das extremidades da alça isolada é exteriorizada para a pele na forma de ileostomia terminal, e a outra extremidade é fechada.

As complicações imediatas são infecção, deiscência da anastomose, fístula urinária, obstrução intestinal e peritonite. As complicações tardias são estenose da estomia, prolapso, retração, sangramento, dermatite, estenose da anastomose ureterointestinal, acidose hiperclorêmica, perda progressiva da função renal, diarréia e refluxo vesicoureteral.

Ureterossigmoidostomia cutânea (conduto colônico) – Mogg desenvolveu, em 1967, a derivação externa utilizando um segmento isolado de sigmóide. O objetivo no desenvolvimento dessa técnica foi diminuir a incidência de complicações relativas ao estoma e ao refluxo vesicoureteral observados com a ureteroileostomia cutânea, uma vez que o diâmetro do sigmóide é maior e permite o reimplante ureteral utilizando técnica anti-refluxo. Porém, com o tempo, tais vantagens não foram constatadas. Os índices de prolapso do estoma (Fig. XII-7), refluxo ureteral, estenose ureterocolônica e deterioração do trato urinário superior foram mostrando-se significativos.

Comparando-se os resultados, o conduto colônico não mostrou vantagens sobre o conduto ileal e, atualmente, tem indicação apenas nas situações em que houve falha no emprego do íleo.

Ureterotransversostomia cutânea – o segmento intestinal utilizado é o cólon transverso. Esta técnica deve ser empregada nos casos de irradiação pélvica maciça prévia, situação em que as cirurgias de Bricker e Mogg estão contra-indicadas. As alças intestinais não oferecem garantia para nenhum tipo de sutura. O cólon trans-

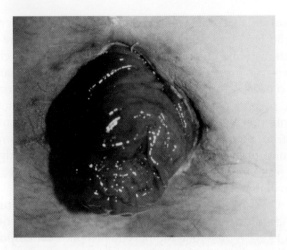

Figura XII-7 – Prolapso da alça de cólon em paciente com ureterossigmoidostomia cutânea.

verso não é atingido pela radioterapia pélvica, indicada em alguns casos de câncer, como o do cólon uterino e da bexiga. Seu emprego evita a ocorrência de fistulizações, uma vez que a endoarterite obliterante secundária à irradiação pode ocasionar distúrbios de cicatrização. Junto com as fístulas entéricas e urinárias, a estenose do estoma é outro dos inconvenientes quando do emprego de segmentos intestinais irradiados.

Ureterogastrostomia cutânea – o estômago tem sido utilizado na realização de condutos urinários, ampliações vesicais e substituição de porções de ureter. Apresenta a vantagem de ser menos permeável a solutos, produzir menor quantidade de muco e ocasionar menor índice de distúrbios eletrolíticos. Porém, a experiência com esse segmento na confecção de condutos urinários é muito inicial, sendo difícil apontar as vantagens e desvantagens de sua utilização.

Derivação ureteral externa continente

As derivações ureterais externas continentes são aquelas em que se constroem reservatórios urinários, à custa de segmentos do trato gastrintestinal, nos quais os ureteres são anastomosados com técnica anti-refluxo e o segmento eferente é confeccionado de tal forma a possibilitar a continência urinária e o cateterismo intermitente.

A escolha do segmento do trato gastrintestinal e o modelo de reconfiguração são os pontos-chave quando se deseja confeccionar um reservatório urinário.

A seleção dos pacientes para esse tipo de cirurgia deve ser criteriosa. A seguir, enumeramos os itens considerados importantes, quando da indicação de uma derivação externa continente.

1. Função renal adequada (creatinina $\leq$ 2mg/ml).
2. Expectativa de vida superior a um ano.
3. Condições físicas e intelectuais para efetuar o autocateterismo.

A necessidade de destubularização e reconfiguração do segmento intestinal, para se conseguir um receptáculo com boa capacidade e baixa pressão, foi comprovada com bases matemáticas e é, hoje, aceita universalmente. A capacidade do segmento intestinal reconfigurado depende do seu formato.

A pressão intraluminal vai progressivamente diminuindo à medida que o reservatório se torna mais próximo do formato esférico. Assim, um segmento tubular de íleo de 40cm (comprimento considerado adequado para se conseguir um reservatório de boa capacidade) apresenta uma pressão entre 55 e 75cmH$_2$O, ao passo que um reservatório esférico construído com o mesmo segmento apresentará pressão entre 30 e 40cmH$_2$O e capacidade entre 500 e 700ml, características estas consideradas ótimas.

O sucesso ou a falha da construção da derivação externa continente depende da técnica empregada para a confecção do estoma (tubo construído para passagem de uma sonda que esvaziará o reservatório periodicamente). A estrutura escolhida, seja o segmento de íleo, cólon, estômago, seja o apêndice, deve impedir a saída da urina durante pelo menos 3 a 4 horas e permitir a fácil cateterização.

Nas últimas décadas, várias foram as técnicas de derivação externa continente descritas. Tal fato denota a inexistência de um reservatório ideal. A escolha do segmento de alça, da reconfiguração, da maneira do reimplante ureteral e da estomia a ser empregada está, muitas vezes, mais embasada em razões pessoais do que técnicas.

Nos pacientes não irradiados previamente, damos preferência à técnica de reconfiguração em "W" descrita por Hautmann, por ser de fácil confecção e por proporcionar um reservatório mais próximo ao esférico (Figs. XII-8 e XII-9).

Para maiores detalhes técnicos, consultar a técnica original descrita por Hautmann.

Derivação externa continente em pacientes irradiados

Após a radioterapia torna-se imperativo o uso do cólon transverso nas derivações continentes supravesicais. Isso se deve ao fato de que o íleo, o cólon ascendente e o descendente são, normalmente, afetados pela irradiação, podendo, caso utilizados, acarretar complicações graves como fístulas de difícil resolução.

Em certos pacientes, o prognóstico e o nível sociointelectual permitem a confecção de um reservatório continente, ao invés de um simples conduto urinário. Na Unicamp, elaboramos uma técnica de derivação externa continente a partir do cólon transverso (Fig. XII-10).

Para maiores detalhes técnicos, consultar a técnica original descrita em publicação anterior (consultar referência).

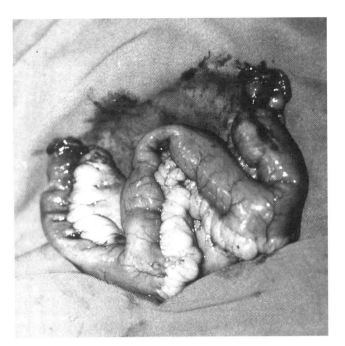 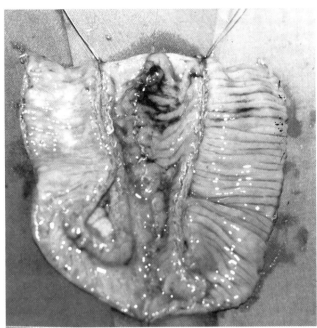

Figura XII-8 – Reconfiguração em "W" e destubularização do segmento intestinal (técnica de Hautmann).

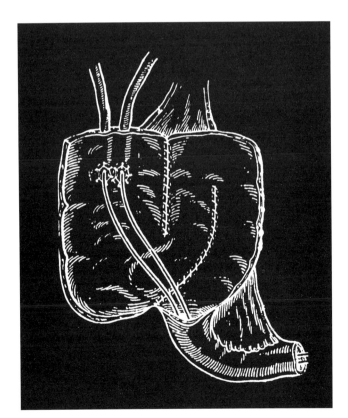 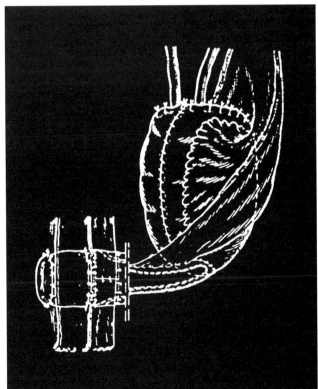

Figura XII-9 – Anastomose dos ureteres e exteriorização do reservatório através de um segmento intacto de íleo (segmento confeccionado para o autocateterismo).

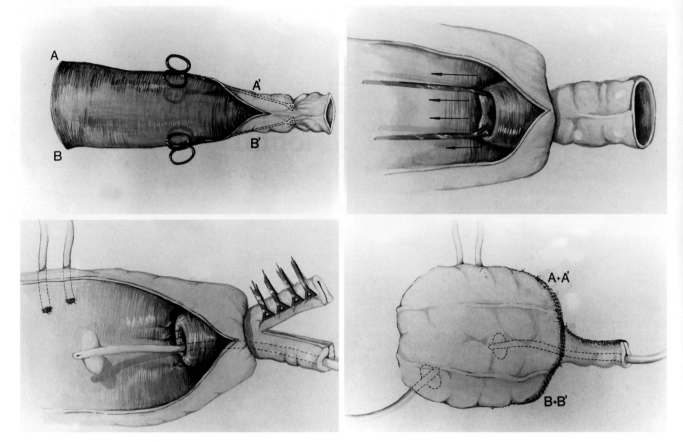

Figura XII-10 – Representação esquemática da técnica de derivação externa continente com cólon transverso desenvolvida pela Unicamp, para pacientes previamente irradiados.

Substituição vesical (neobexiga ortotópica)

A situação mais indicada para se confeccionar uma neobexiga é após a cistectomia, geralmente por câncer. Outras indicações, mais raras, de substituição da bexiga incluem epispadias incontinentes e a extrofia vesical.

A radicalidade da cirurgia não deve ser comprometida pela anastomose do segmento de alça reconfigurado no coto uretral remanescente. Pode-se considerar que a uretra é sítio de invasão ou de recidiva tumoral em índices que variam de 4 a 18% das vezes. Portanto, os candidatos à substituição vesical devem ser submetidos à biópsia pré-operatória da uretra prostática e, durante o ato operatório, deve ser realizada a análise histopatológica do coto uretral remanescente para se certificar de que está livre de tumor.

Atualmente, alguns trabalhos têm sido publicados mostrando bons resultados com relação à continência pós-operatória, quando da utilização de neobexiga após cistectomia radical em mulheres. As séries estudadas são muito pequenas para conclusões definitivas.

A técnica utilizada é semelhante à descrita anteriormente para as derivações ureterais externas continentes. A única modificação é que a alça em "W" é anastomosada diretamente na uretra e não exteriorizada na pele.

Ampliação vesical

Essa técnica está indicada em alguns casos de bexiga neurogênica e nas bexigas contraídas secundariamente à tuberculose ou à cistite intersticial.

Nos casos de distúrbio vesical neurogênico, a cirurgia de ampliação da bexiga está indicada quando perde a capacidade de reservatório e não responde a tratamento clínico. As causas mais comuns são a hiper-reflexia do detrusor e a baixa complacência.

O melhor segmento para ser utilizado é o próprio trato urinário. Em casos selecionados, em que ocorre perda da função de um rim acompanhada de grande ureterohidronefrose, pode-se realizar a nefrectomia, preservando-se o bacinete e o ureter que serão reconfigurados e anastomosados na bexiga, aumentando sua capacidade. As vantagens do emprego do trato urinário são a ausência de distúrbios hidreletrolíticos e formação de muco.

Nos casos em que não se dispõe do trato urinário, emprega-se segmento do trato gastrintestinal. O segmento de estômago interposto no trato urinário tem a propriedade de eliminar íons de cloreto e hidrogênio na urina, fato que se mostrou útil quando de seu emprego nos pacientes com insuficiência renal. Porém, as complicações pós-operatórias caracterizadas pela síndrome hematúria-disúria restringiram muito sua indicação. O risco é sua utilização nos pacientes oligúricos ou anúricos, devido a não haver boa eliminação dos ácidos produzidos.

Nos pacientes portadores de mielomeningocele, o emprego da válvula ileocecal, junto ao segmento que ampliará a bexiga, está contra-indicado pelo risco de diarréias incontroláveis, uma vez que esses pacientes já apresentam graus variados de incontinência fecal.

Damos preferência, mais uma vez, à técnica de reconfiguração em "W" de um segmento de íleo de 40cm. O segmento isolado é anastomosado à parede vesical após sua ampla abertura no sentido coronal.

A cistectomia subtotal, antes da ampliação vesical, pode ser indicada, principalmente nos casos de bexiga contraída por tuberculose e em alguns casos de cistite intersticial, cuja parede vesical esteja muito alterada.

Leitura recomendada

Ferreira U, Rodrigues Netto N Jr, Lima ML, Scafi C, Palma PCR. Reservatório urinário com cólon transverso. Técnica da Unicamp. *J Bras Urol* 19:256-259, 1993.

Hautmann RE, Egghart G, Frohneberg D, Miller K. The ileal neobladder. *J Urol* 139:39-42, 1988.

Lemos GC. Derivações urinárias. In: Rodrigues Netto N Jr, *Urologia Prática*. São Paulo, Pancast Editora, 1989, p. 253-263.

SEÇÃO XIII

Uroginecologia

1. Incontinência Urinária
2. Fístulas Uroginecológicas
3. Cistite Intersticial

CAPÍTULO 1

Incontinência Urinária

VIVIANE HERRMANN
PAULO CÉSAR RODRIGUES PALMA

Introdução

A incontinência urinária é definida pela Sociedade Internacional de Continência (ICS) como "perda involuntária de urina que representa um problema social ou higiênico, devendo ser objetivamente demonstrável".

Considerado um problema de saúde pública, a incontinência urinária afeta 15 milhões de pessoas nos EUA e representa um custo anual superior a 10 bilhões de dólares.

Na grande maioria dos casos, as mulheres tornam-se incontinentes após partos vaginais mal conduzidos, porém cirurgias pélvicas extensas ou outros traumatismos na região da bacia pélvica podem estar também associados ao desencadeamento do sintoma. O hipoestrogenismo tem sido reconhecido como fator importante de agravamento dos sintomas urinários na mulher climatérica, sendo que a incidência de 26% observada no menacme se eleva para 30 a 42% nesse período da vida da mulher. Além disso, reflexos importantes são observados na qualidade de vida dessas pacientes, havendo relatos do aumento da incidência de depressão, neuroses e disfunção sexual.

Fisiopatologia da incontinência urinária

Existem situações transitórias e definitivas que levam à incontinência. Dentre as situações transitórias, que são responsáveis por cerca de 50% dos casos de incontinência urinária nas mulheres, podemos citar:

- Drogas: o uso de drogas anti-hipertensivas, por exemplo, é capaz de interferir tanto na função vesical como na uretral.

- Problemas mentais: alterações mentais graves, nas quais há perda do senso de orientação, também podem levar à perda da consciência da plenitude vesical.
- Infecção urinária: a infecção do trato urinário inferior, comum particularmente em gestantes e idosas, pode determinar sintomas de urgência e urge-incontinência.
- Deficiência hormonal: o trato urinário inferior apresenta receptores estrogênicos, sofrendo, assim como o trato genital, as conseqüências da privação estrogênica após a menopausa. Sintomas irritativos são freqüentes neste período, com melhora significativa quando realizada a terapia de reposição hormonal.
- Imobilidade no leito: acidente vascular cerebral, fratura do fêmur e doenças cardíacas confinam o paciente ao leito, perturbando o hábito miccional.

Dentre as situações definitivas que levam à incontinência podemos citar:

- Gravidez e parto vaginal traumático: a embebição hormonal dos elementos de sustentação pélvica e a elevação da pressão intra-abdominal durante a gestação são fatores envolvidos no desencadeamento de incontinência urinária neste período. O estiramento exagerado da musculatura perineal em casos de desproporção cefalopélvica ou uso inadequado de fórcipe são exemplos de situações que poderão comprometer os elementos de sustentação do colo vesical e uretra.
- Cirurgias abdominais ou pélvicas: destacam-se a histerectomia, as cirurgias prévias para correção de incontinência e em especial as cirurgias oncológicas.

- Acidente vascular cerebral, traumatismos e tumores medulares: são situações nas quais pode haver comprometimento do controle neurológico da micção.
- Doença de Parkinson, Alzheimer, esclerose múltipla e diabetes: estas enfermidades podem lesar as fibras nervosas comprometendo a função uretrovesical, além da possível alteração de consciência do desejo miccional.
- Obesidade: pacientes obesas apresentam um acúmulo de gordura responsável pelo aumento da pressão intra-abdominal.
- Defeitos congênitos: a espinha bífida e a mielomeningocele podem levar à alteração da função vesical e à incontinência urinária.

Incontinência urinária de esforço

A incontinência urinária de esforço (IUE) ocorre em duas situações diferentes. Na primeira situação, que corresponde à grande maioria dos casos, a uretra conserva a sua função esfincteriana intrínseca e, em repouso, a pressão uretral é maior que a pressão intravesical. Porém, devido à hipermobilidade do colo vesical, o aumento da pressão intra-abdominal durante realização de esforço não é transmitido igualmente à bexiga e à uretra, permitindo que a pressão intravesical supere a pressão uretral, determinado assim a perda urinária (Figs. XIII-1 e XIII-2). Esta situação é conhecida por incontinência urinária de esforço anatômica.

Na segunda condição, ocorre lesão do mecanismo esfincteriano uretral, determinando diminuição da capacidade uretral em resistir às mínimas elevações da pressão intravesical. A hipermobilidade do colo vesical pode estar ou não associada ao comprometimento esfincteriano, porém, geralmente, a uretra encontra-se fixa e fibrosada. A lesão do mecanismo intrínseco da uretra pode ser decorrente de cirurgias prévias, traumatismos, mielodisplasia e hipoestrogenismo, dentre outras causas. Esta situação é conhecida por IUE esfincteriana. Nestes casos, a correção por técnicas que utilizam a suspensão do colo vesical (uretrocistopexias) tem um alto índice de falhas, estando indicados os "slings" e as injeções periuretrais, com o objetivo de aumentar a resistência uretral.

Propedêutica

O diagnóstico da IUE é fundamentalmente clínico e além da anamnese detalhada, que inclui um diário miccional (registro da hora, volume urinado e episódios de perda), procura-se demonstrar objetivamente a perda urinária pela prova de esforço.

O teste do cotonete, ou "Q-tip test", consiste na introdução de um cotonete através do meato uretral, sendo o deslocamento deste durante realização de esforço, demonstração de hipermobilidade do colo vesical. O teste é considerado positivo quando apresenta um deslocamento superior a 30° (Fig. XIII-3). Embora simples e atrativo, este teste apresenta altos índices de falso-positivos, especialmente em pacientes continentes que apresentam cistocele acentuada.

O teste de Bonney consiste na elevação do colo vesical pelo examinador, com o intuito de impedir seu descenso durante realização de esforço. O teste é considerado positivo quando impede a perda urinária percebida anteriormente (Fig. XIII-4).

Nos casos em que os sintomas não são típicos ou naqueles em que houver recidiva após terapêutica cirúrgica prévia, recomenda-se a utilização de métodos auxiliares.

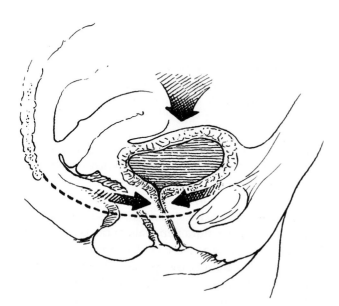

Figura XIII-1 – Paciente anatomicamente normal (continente). Elevação pressórica transmitida à bexiga e à uretra.

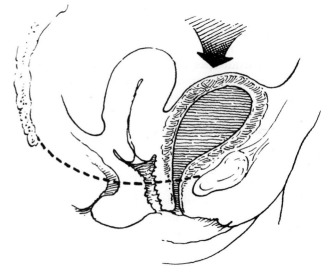

Figura XIII-2 – Hipermobilidade do colo vesical. Elevação pressórica transmitida apenas para a bexiga.

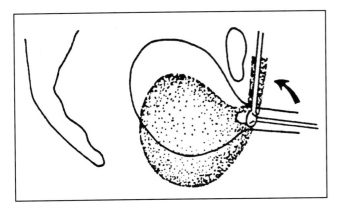

Figura XIII-3 – Teste do cotonete (Q-tip test).

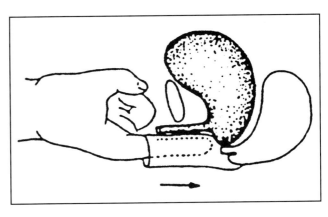

Figura XIII-4 – Teste de Bonney.

Avaliação por imagem

A utilização de métodos imagenológicos na propedêutica de mulheres portadoras de IUE iniciou-se com a uretrocistografia miccional. Por meio de estudo radiológico realizado em repouso e sob esforço, foi possível correlacionar a IUE a alterações do ângulo uretrovesical posterior e ângulo de inclinação uretral segundo Green. Por essa razão, durante quase três décadas, ginecologistas e urologistas basearam-se, entre outros métodos, no estudo radiológico do trato inferior para definir não apenas o diagnóstico da IUE, mas também a via de acesso cirúrgico. Posteriormente, evidenciou-se ser este método pouco efetivo na distinção de mulheres continentes e incontinentes.

A partir do reconhecimento de que o descenso acentuado da junção uretrovesical durante a realização de esforço físico é o fator determinante do desencadeamento de IUE, na grande maioria dos casos, substituiu-se o estudo dos ângulos de Green pela mensuração do grau de mobilidade da junção ureterovesical (JUV).

O estudo da mobilidade da JUV por meio da uretrocistografia apresenta, como desvantagens, a exposição da gônada feminina à radiação, o tempo despendido para sua realização, além do relativo desconforto à paciente. Por essa razão, a partir da década de 80, surgem na literatura estudos que investigam a possibilidade da utilização do ultra-som em substituição ao método radiológico tradicional.

Utilizando-se as vias transretal, transvaginal ou transperineal considera-se que o deslocamento da JUV maior ou igual a 10mm durante a realização do esforço físico é compatível com suporte inadequado das estruturas de sustentação pélvica e, portanto, suscetível à correção cirúrgica por técnicas que visem a uretrocistopexia (Fig. XIII-5).

A ultra-sonografia, além das vantagens acima descritas, é facilmente disponível à maioria dos ginecologistas e urologistas e a técnica é de realização simples e precisa.

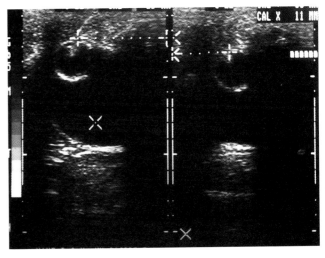

Figura XIII-5 – Avaliação ultra-sonográfica da mobilidade do colo vesical.

Avaliação urodinâmica

A aplicação da avaliação urodinâmica no diagnóstico etiológico da IUE tem adquirido importância crescente. Por meio desse exame é possível analisar o comportamento da bexiga e do complexo esfincteriano vesicouretral. A avaliação é composta de etapas, cuja análise conjunta visa a interpretação do mecanismo fisiopatológico da incontinência. De maneira resumida, apresentaremos os principais parâmetros da avaliação urodinâmica.

Perfil uretral – realiza-se a medida da pressão vesical e da pressão intraluminal ao longo do comprimento da uretra, em repouso e durante a solicitação de esforço abdominal. Tem por objetivo verificar a integridade do mecanismo esfincteriano e a influência da hipermobilidade do colo vesical sobre a continência. Embora o perfil uretral não deva ser considerado isoladamente, pressões abaixo de 30cmH$_2$O sugerem lesão intrínseca do esfíncter.

Medida da pressão de perda sob esforço – este conceito, introduzido recentemente, veio corrigir as imperfeições encontradas no perfil uretral. Observou-se que não há relação direta entre a pressão uretral e a continência urinária, ou seja, pacientes com perfil uretral normal perdem urina aos esforços e, por outro lado, pacientes com baixo perfil uretral podem ser continentes. Isto evidencia que a resistência uretral (esfíncter) é diferente da pressão uretral. A pressão de perda sob esforço corresponde à medida da pressão vesical mínima necessária para a perda urinária durante a manobra de Valsalva, estando a paciente com a bexiga cheia até a capacidade vesical funcional. A medida faz-se por meio de um cateter vesical, com a paciente em pé e orientada no sentido de evitar contração voluntária do assoalho pélvico.

Dessa maneira, as pacientes portadoras de insuficiência esfincteriana intrínseca normalmente apresentarão perda com pressão inferior a 60cmH_2O, enquanto perdas com pressões acima de 90cmH_2O indicam o diagnóstico de hipermobilidade do colo vesical, com integridade do aparelho esfincteriano. Valores intermediários devem ser interpretados com auxílio de informações clínicas relativas à anamnese e ao exame ginecológico, bem como do restante da avaliação urodinâmica.

Cistometria – neste exame, estudam-se as variações pressóricas durante o enchimento vesical e micção. Na primeira fase do exame, estuda-se a acomodação durante o enchimento vesical, denominada complacência. A ocorrência de contrações involuntárias do detrusor caracteriza a instabilidade (na ausência de doença neurológica) ou a hiper-reflexia do detrusor (na sua existência). A capacidade vesical funcional também é estudada nesta etapa.

Do ponto de vista prático, a principal informação da cistometria refere-se à existência de contrações involuntárias, presentes em até 40% dos casos de IUE, manifestando-se clinicamente pela enurese noturna e eventualmente pela urge-incontinência.

Associação com métodos de imagem – a observação da abertura e da mobilidade do colo vesical utilizando a fluoroscopia ou a ultra-sonografia, durante as medidas pressóricas, constitui o estudo videourodinâmico. Este permite a obtenção de informações adicionais, sendo de importância nos casos complexos, principalmente em serviços universitários de referência. Uma das grandes vantagens desse método é a localização precisa do local da obstrução uretral em casos de retenção urinária no pós-operatório de cirurgias para tratar a incontinência urinária.

Tratamento da incontinência urinária de esforço

O tratamento da IUE é eminentemente cirúrgico na maioria dos casos, sendo a uretrocistopexia o tratamento realizado com maior freqüência. Porém, recentemente, métodos conservadores de tratamento vêm sendo propostos como alternativas interessantes, especialmente em casos nos quais a paciente não deseja ou não deva ser submetida a procedimento cirúrgico.

Tratamento conservador da incontinência urinária

Reeducação vesical

A reeducação vesical é especialmente recomendada como coadjuvante no tratamento de pacientes portadoras de instabilidade vesical ou cistite intersticial, as quais apresentam como sintomas predominantes a urgência e a urge-incontinência.

Inicialmente, recomenda-se que a paciente urine a cada 30min, elevando-se os intervalos em 15min, a cada semana. Idealmente, em algumas semanas, a paciente deverá atingir intervalos miccionais de 2 a 3 horas.

Exercícios da musculatura pélvica

Descritos originalmente por Kegel, em 1948, os exercícios perineais são úteis tanto para o tratamento da IUE, quanto para a urge-incontinência. Estes exercícios foram desenvolvidos para fortalecer a musculatura pélvica, que representa o suporte da bexiga e da uretra. Pelo fato de ser uma opção simples e barata, são muito atraentes, porém é preciso salientar que é necessário realizá-los constantemente e por toda a vida, sendo que algumas pacientes requerem orientação e apoio constantes para conseguir resultados satisfatórios.

Para que a paciente identifique corretamente a musculatura a ser exercitada, sugere-se a interrupção da micção espontânea ou a introdução na vagina dos dedos indicador e médio procurando, a seguir, aproximá-los o máximo possível por meio de contração da musculatura vaginal.

A freqüência e a duração dos exercícios são bastante variáveis segundo a literatura. Uma vez que a musculatura perineal apresenta fibras de rápida e lenta contração, ambas devem ser exercitadas. Recomenda-se que sejam realizadas contrações com duração de 1s alternadamente com contrações de 3 a 4s. A fadiga muscular é o limite do número de contrações. Inicialmente, recomenda-se a realização de 10 sessões diárias.

Os exercícios deverão ser realizados por aproximadamente 12 semanas, devendo a paciente ser acompanhada por seu médico ou fisioterapeuta familiarizado com essa técnica para que sejam corrigidos erros e estimulada sua realização correta.

Cones vaginais

Os cones vaginais foram introduzidos por Plevnik em 1985. Demonstrou-se que é possível treinar os músculos do assoalho pélvico, com o objetivo de conter na vagina cones de peso progressivamente maior.

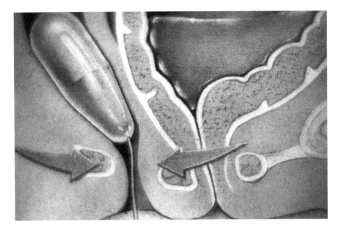

Figura XIII-6 – Cone vaginal.

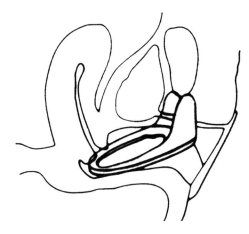

Figura XIII-7 – Pressário vaginal.

O cone é introduzido na vagina e a paciente contrai a musculatura do assoalho pélvico a fim de contê-lo (Fig. XIII-6). Primeiramente, identifica-se o peso que a paciente é capaz de reter ao início do tratamento, sem que seja necessária a contração da musculatura (peso passivo). Iniciando-se com esse cone, a paciente deverá mantê-lo na vagina por 15min, duas vezes ao dia. Uma vez que obtenha sucesso duas vezes consecutivas, a paciente é orientada a substituí-lo por cone de peso imediatamente superior. A duração do tratamento é de 4 a 6 semanas.

Pessário vaginal

Pessários são anéis vaginais especialmente recomendados para a contenção de grandes prolapsos genitais, quando a cirurgia está contra-indicada. Capazes de elevar o colo vesical e uretra proximal, os pessários são também indicados em pacientes com IUE de etiologia anatômica (Fig. XIII-7).

A paciente deverá ser orientada sobre a colocação e a remoção do pessário, o qual pode permanecer na vagina por 3 a 4 meses, sem provocar risco ou desconforto. A utilização concomitante de creme vaginal contendo estrógenos diminui o risco de traumatismo local e melhora os resultados do tratamento.

Biofeedback

Este método pode ser utilizado para tratar tanto a incontinência de esforço como a urgência micional. A maioria dos equipamentos existentes possui um sensor eletrônico que é introduzido na vagina para registrar a atividade dos músculos pélvicos e os eletrodos são fixados na parede abdominal para monitorizar sua atividade e informar se esta musculatura está relaxada.

Assim, quando a paciente contrai corretamente a musculatura perineal, haverá representação auditiva ou visual informando se os músculos corretos estão se contraindo e também a intensidade das contrações. Os resultados são observados em 5 semanas, sendo os exercícios realizados 1 a 2 vezes por semana.

Obturadores uretrais

Estes dispositivos têm por objetivo ocluir mecanicamente a uretra, sendo indicados em casos graves de incontinência urinária, como alternativa ao uso de fraldas ou forros em pacientes que não desejam ou não podem ser submetidas ao tratamento cirúrgico.

Embora a idéia seja muito simples, é necessário um aprendizado inicial que exige a participação do médico. Após identificação do meato uretral, a paciente deve fazer a higiene genital, lavar as mãos e manusear o obturador pela extremidade que possui uma aba, sem tocar nas porções onde existem as esferas que serão introduzidas na uretra, evitando assim contaminá-las (Fig. XIII-8). A seguir, a paciente separa os pequenos lábios e introduz o dispositivo na uretra, ocluindo o canal e impedindo a perda urinária. Com o dispositivo colocado a paciente está liberada para exercer suas atividades habituais. Quando a bexiga estiver cheia e a paciente desejar urinar, basta remover o obturador pela extremidade externa.

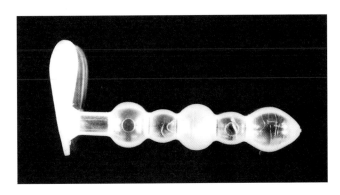

Figura XIII-8 – Obturador uretral.

O dispositivo é descartável e não deve ser reutilizado, implicando a troca por um novo obturador a cada micção.

Eletroestimulação

Esta modalidade terapêutica é realizada introduzindo-se um eletrodo que se assemelha a um absorvente interno na vagina. O eletrodo é ligado a uma fonte que gera impulsos elétricos, os quais promovem a contração da musculatura perineal.

O programa básico consiste de 6 semanas com sessões diárias de 20 a 30min, sendo o nível máximo tolerado duas vezes superior ao limiar de percepção da corrente elétrica. O tratamento é repetido diariamente ou, no mínimo, 3 vezes por semana, com duração total de 3 a 4 semanas.

A eletroestimulação está indicada em casos de distúrbio funcional da micção (instabilidade vesical), em que predominam os sintomas de urgência e urge-incontinência. Entretanto, também atua como um exercício muscular "artificial", por meio da ativação de fibras musculares eferentes, melhorando assim o sintoma de perda urinária relacionado à realização de esforço físico.

Tratamento medicamentoso

O trato urinário inferior apresenta como funções básicas o armazenamento e o esvaziamento de urina. Considerando-se que a perda urinária ocorre sempre que a pressão intravesical ultrapassa a pressão intra-uretral, o mecanismo básico de ação das drogas que atuam na incontinência urinária está relacionado ou à diminuição da contratilidade vesical ou ao aumento da resistência uretral. A seguir, apresentaremos uma breve revisão das drogas mais freqüentemente utilizadas e seus respectivos mecanismos de ação.

Diminuição da contratilidade vesical

Esse grupo de drogas é útil no tratamento da urge-incontinência e incontinência reflexa por instabilidade vesical, sendo capaz de relaxar a bexiga inibindo as contrações involuntárias do músculo detrusor.

• Anticolinérgicos

Provocando importante efeito antimuscarínico sobre o trato urinário inferior, o brometo de propantelina na dose de 15 a 30mg em 4 tomadas diárias é uma droga utilizada com freqüência. Os efeitos colaterais mais comuns são secura da boca pela diminuição da secreção salivar, aumento da freqüência cardíaca por bloqueio vagal e turvação visual com aumento da pressão intra-ocular. São contra-indicações ao seu uso a presença de arritmias cardíacas e glaucoma.

O cloridrato de oxibutinina é atualmente a droga de escolha para o tratamento da instabilidade vesical, possuindo intensa atividade relaxante muscular associada a efeito anticolinérgico. Recomendado na dose de 5mg em 3 tomadas diárias, apresenta efeitos colaterais semelhantes aos da oxibutinina.

A tolterodina na dose de 2mg, 2 vezes ao dia, é tão eficiente quanto à oxibutinina, com a vantagem de apresentar menos efeitos colaterais.

• Antidepressivos tricíclicos

Representados pela imipramina, estas drogas têm demonstrado ser excelentes coadjuvantes à ação das drogas anticolinérgicas. Clinicamente, a imipramina parece ser efetiva por determinar diminuição da contratilidade vesical associada a aumento da resistência uretral.

A dose recomendada de 25mg deve ser administrada inicialmente à noite, devendo-se aumentar 25mg a cada 3 dias. Uma vez que a imipramina apresenta níveis plasmáticos por longo tempo, geralmente duas doses diárias (50mg) são suficientes, especialmente em mulheres mais idosas, nas quais a associação do efeito antidepressivo é extremamente benéfica.

Aumento da resistência uretral

• Agonistas alfa-adrenérgicos

O colo vesical e a uretra proximal apresentam preponderância de receptores alfa-adrenérgicos, os quais, quando estimulados, determinam contração da musculatura lisa traduzida por aumento da pressão de fechamento da uretra.

A droga recomendada é a fenilpropanolamina, manipulada na dose de 50mg e administrada 3 vezes ao dia, sendo os efeitos colaterais mais freqüentes a taquicardia, a hipertensão arterial e a cefaléia, que por vezes impedem a continuação do tratamento.

• Estrógenos

A uretra e o trígono vesical são estruturas dependentes da ação estrogênica, apresentando receptores hormonais de forma semelhante ao que ocorre no trato genital. Por essa razão, a diminuição dos níveis hormonais observada após a menopausa pode determinar atrofia do trato urinário inferior, especialmente a uretra, desencadeando sintomas irritativos como urgência miccional, disúria, polaciúria ou ainda agravar os sintomas de incontinência urinária de esforço.

Estudos demonstraram melhora significativa dos sintomas irritativos urinários relacionados ao climatério com a utilização de terapia de reposição hormonal (TRH). Entretanto, a TRH isoladamente produz resultados menos animadores com relação à incontinência de esforço. Tais resultados podem ser melhorados com a associação de fenilpropanolamina, obtida isoladamente em farmácias de manipulação.

A via de administração recomendada é a vaginal, quando predominam sintomas locais de atrofia, sendo as vias oral e transdérmica indicadas em pacientes com sintomas de climatério descompensado (ondas de calor, alterações do humor, insônia). A associação concomitante com progesterona está indicada sempre que a paciente não houver sido previamente histerectomizada, considerando-se o risco de desenvolver carcinoma de endométrio.

As contra-indicações à reposição hormonal são hepatopatia, acidente vascular cerebral, trombose vascular e presença de carcinoma hormônio-dependente. A mamografia, a fim de se excluir lesão mamária maligna, e a citologia oncótica (Papanicolaou) são mandatórias antes do início da terapia de reposição hormonal.

Tratamento cirúrgico

O tratamento cirúrgico da IUE baseia-se na correção da hipermobilidade do colo vesical, quando houver alteração anatômica do assoalho pélvico, ou no aumento da resistência uretral quando houver lesão esfincteriana intrínseca. A associação de ambas as etiologias é possível, utilizando-se nesses casos técnicas especiais para simultânea das duas situações.

Correção da hipermobilidade do colo vesical

O objetivo das diferentes técnicas genericamente denominadas uretrocistopexia é reposicionar o colo vesical em sua posição intra-abdominal, permitindo a transmissão passiva de pressão durante situações de esforço físico. Com essa finalidade, podemos distinguir três abordagens diferentes:

Via vaginal – a correção de distopias através da via vaginal pela cirurgia de Kelly-Kennedy é largamente difundida, baseando-se na plicatura do tecido parauretral (Fig. XIII-9). Os índices de sucesso são progressivamente menores durante o seguimento, admitindo-se que o suporte do assoalho pélvico torna-se novamente inadequado a médio prazo, havendo portanto recidiva dos sintomas.

Via suprapúbica – representada pela técnica de Marshall-Marchetti-Krantz, na qual se realiza a sutura do tecido parauretral e da bexiga ao periósteo da sínfise púbica (Fig. XIII-10). A cura ocorre em 85% dos casos, admitindo-se como principais inconvenientes a possibilidade de osteíte púbica, retenção urinária pós-operatória e comprometimento do mecanismo esfincteriano pelas suturas periuretrais.

A técnica de Burch é preferida por muitos, baseando-se na realização de suturas do tecido parauretral, as quais são ancoradas no ligamento de Cooper (Fig. XIII-11). Dessa forma, as complicações potencialmente descritas com a técnica anterior seriam evitadas. De maneira geral, os índices de sucesso obtidos são semelhantes.

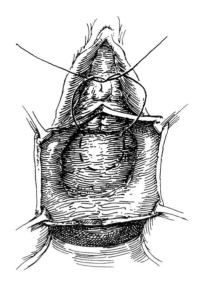

Figura XIII-9 – Técnica de Kelly-Kennedy (uretropexia vaginal).

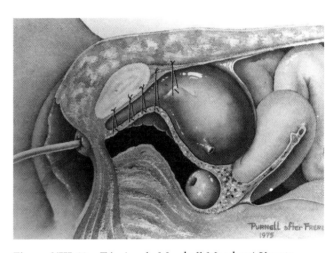

Figura XIII-10 – Técnica de Marshall-Marchetti-Krantz.

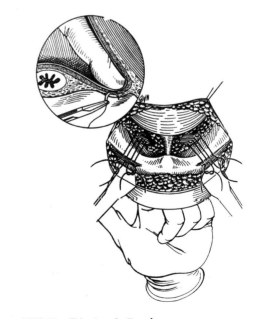

Figura XIII-11 – Técnica de Burch.

Via combinada sob controle endoscópico – baseia-se na realização de suturas de apoio envolvendo a parede vaginal ou os tecidos parauretrais, seguidas de ancoragem na aponeurose do músculo retoabdominal, utilizando-se agulhas especiais para a tração dos fios. Assim, obtêm-se o alongamento da uretra e a suspensão do colo vesical, que é mantido fixo durante o esforço abdominal. O controle endoscópico permite a identificação de perfurações vesicais inadvertidas, além da avaliação da tração ideal sobre o colo vesical.

As representantes dessa modalidade de correção são as técnicas de Pereyra-Stamey e Gittes. Todas estas têm em comum a ancoragem da suspensão na parede vaginal, sujeita a lacerações na dependência de alterações tróficas hormônio-dependentes ou secundárias a cirurgias anteriores. Seguindo os mesmos princípios, foi proposta por Raz a suspensão do colo vesical com ancoragem das suturas no ligamento uretropélvico, com sucesso em torno de 93% no seguimento a longo prazo, correspondendo atualmente à técnica de escolha dentre as suspensões com agulha (Fig. XIII-12).

Correção da insuficiência esfincteriana

O objetivo a ser obtido com estas técnicas é aumentar a resistência uretral, melhorando sua coaptação (Figs. XIII-13 e XIII-14). Isso pode ser obtido de duas maneiras.

A primeira corresponde à realização de injeções periuretrais (Fig. XIII-15), sendo esta técnica descrita com a utilização de vários materiais (teflon, colágeno purificado, gordura autóloga, silicone vulcanizado e

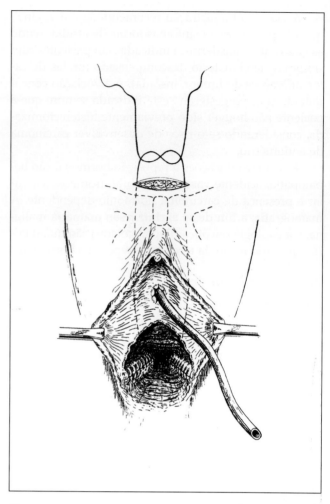

Figura XIII-12 – Suspensão do colo vesical pela técnica de Raz.

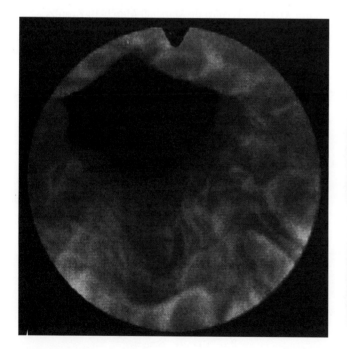

Figura XIII-13 – Insuficiência uretral esfincteriana evidenciando coaptação inadequada.

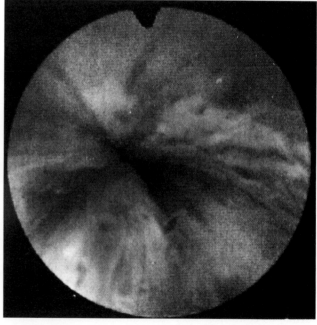

Figura XIII-14 – Correção da insuficiência esfincteriana e melhora da coaptação uretral.

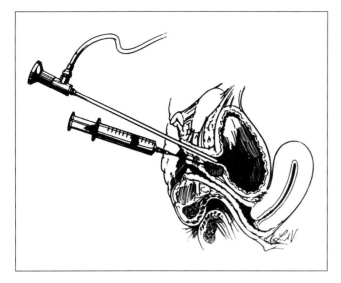

Figura XIII-15 – Injeção periuretral.

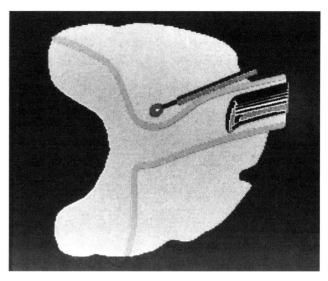

Figura XIII-16 – Injeção periuretral de microbalão de silicone.

microbalões de silicone). Em nossa experiência, a utilização de microbalões infláveis de silicone produziu 78% de bons resultados (Figs. XIII-16 e XIII-17), enquanto a lipoinjeção periuretral obteve índice de cura de 72% em um grupo de 11 pacientes, com seguimento médio de 12 meses até o momento.

A segunda corresponde aos "slings" pubovaginais, os quais foram descritos há muito tempo como alternativa para o aumento da resistência uretral em casos de incontinência urinária esfincteriana associada ou não à mobilidade do colo vesical. Inicialmente, sua utilização não foi difundida em virtude da necessidade de abordagem por via abdominal, quando era utilizada a aponeurose anterior do músculo reto, associada freqüentemente a problemas relacionados à isquemia tecidual e tensão exagerada sob a junção uretrovesical, levando à retenção urinária pós-operatória. A técnica consiste na colocação de uma faixa de aponeurose autóloga ou outros materiais, adquirindo a forma de um "U", de maneira a melhorar o apoio posterior e a coaptação do colo vesical e uretra proximal, sendo suas extremidades fixadas à parede abdominal (Fig. XIII-18). Recentemente, a utilização de materiais sintéticos permitiu a abordagem exclusivamente por via vaginal, com menor tensão sobre a junção uretrovesical e com melhores resultados.

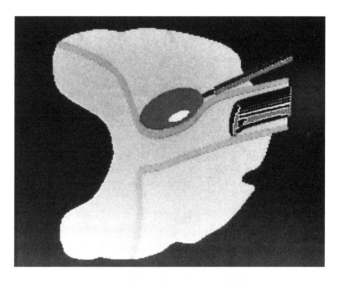

Figura XIII-17 – Microbalão de silicone inflado.

Leitura recomendada

Blaivas J. Treatment of female incontinence secondary to urethral damage or loss. *Urol Clin North Am* 18:355-363, 1991.

Blaivas JG, Olsson CA. Stress incontinence: classification and surgical approach. *J Urol* 139:727-730, 1988.

Crystle CD, Charme LS, Lopeland WE. Q-Tip Test in stress urinary incontinence. *Obstet Gynecol* 38:313-315, 1971.

Elliot JM. Urinary incontinencein adults – Concensus Conference. *JAMA* 38:313-315, 1989.

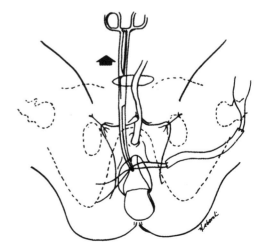

Figura XIII-18 – "Sling" pubovaginal.

Herrmann V, Bedone A, Palma PCR. Ultra-sonografia transperineal versus uretrocistografia na investigação da incontinência urinária de esforço. *RBM-Ginecologia e Obstetrícia*. VI(5):296-301, 1995.

Herrmann V, Palma PCR. Tratamento conservador da incontinência urinária na mulher. *Gynaecia* 4:16-28, 1998.

McGuire EJ, Fitzpatrick CC, Wan J, Bloom D, Sanvordenker J, Rithey M, Gormely A. Clinical assessment of urethral sphincter function. *J Urol* 150:1452-1454, 1993.

Palma PCR, Herrmann V, Riccetto CLZ. Diagnóstico e tratamento da incontinência urinária de esforço na mulher. *Gynaecia* 3:14-27, 1997.

Palma PCR, Ikari O, Netto NR Jr. Injeção peri-uretral de teflon no tratamento da incontinência urinária de esforço. *J Bras Ginecol* 102:99-101, 1992.

Palma PCR, Netto NR Jr. Injeção periuretral de tecido adiposo autólogo no tratamento da incontinência urinária de esforço. *J Bras Urol* 16:49-50, 1990.

Raz S. The Raz bladder neck suspension: results in 206 patients. *J Urol* 148:845-849, 1992.

Stanton Sl, Cardozo LD. Results of the colposuspension operation for incontinence and prolapse. *Br J Obstet Gynecol* 86:693-697, 1979.

CAPÍTULO 2

Fístulas Uroginecológicas

CÁSSIO LUÍS ZANETTINI RICCETTO
PAULO CÉSAR RODRIGUES PALMA

Introdução

As fístulas uroginecológicas representam comunicações anormais entre o aparelho urinário e o aparelho reprodutor feminino. Independente dos órgãos envolvidos, a incontinência urinária resultante determina grande prejuízo ao convívio social da paciente, tornando as fístulas um problema de saúde pública em todo o mundo.

Na grande maioria dos casos, o tratamento é cirúrgico e varia de acordo com a etiologia, dimensão e localização da fístula, razão pela qual cada tipo específico será abordado separadamente.

Fístulas Vesicovaginais

Etiologia e fisiopatologia

A origem das fístulas vesicovaginais relaciona-se à isquemia tecidual ou à lesão direta da bexiga, caso a origem seja traumática. Raramente as fístulas podem originar-se da extensão direta de neoplasias localmente avançadas na pelve, primariamente vaginais, do colo uterino, endometriais ou vesicais, bem como da presença de corpos estranhos vaginais, particularmente relacionadas ao mau uso de pessários para o tratamento da incontinência urinária.

As fístulas vesicovaginais são encontradas em todo o mundo, com diferentes etiologias, de acordo com o nível socioeconômico da população estudada. As fístulas vesicovaginais puerperais, ou obstétricas, originam-se da isquemia tecidual resultante da compressão da parede vaginal e vesical durante um parto mal assistido, ou no qual o período expulsivo estendeu-se demasiadamente. Uma estimativa recente da Organização Mundial de Saúde revelou que as complicações do parto representam, ainda hoje, causa importante de morbidade materno-fetal, assegurando às fístulas puerperais uma posição de destaque entre as fístulas uroginecológicas nos países em desenvolvimento.

Nos países desenvolvidos, 90% das fístulas decorrem de procedimentos cirúrgicos, em particular da histerectomia abdominal, particularmente para o tratamento do carcinoma do colo uterino. Mais recentemente, foram apresentados relatos do surgimento de fístulas vesicovaginais secundárias à lesão vesical durante procedimentos laparoscópicos. Observa-se, também, aumento progressivo da importância das fístulas pós-radioterapia. Geralmente, estas fístulas comprometem o trígono vesical, que corresponde à região menos móvel da bexiga e, portanto, mais suscetível à irradiação. As fístulas oriundas da radioterapia caracterizam-se por isquemia tecidual intensa, resultante da endoarterite obliterante causada pela irradiação, exigindo, por esse motivo, cuidados específicos para o sucesso terapêutico. A ocorrência de fístula vesicovaginal é descrita em até 5% das pacientes submetidas à radioterapia para tratamento do carcinoma do colo uterino ou do endométrio.

Quadro clínico

As fístulas obstétricas podem surgir meses após o parto, ao contrário das fístulas pós-operatórias, que surgem geralmente até 10 dias após o procedimento, enquanto as relacionadas à radioterapia pélvica podem manifestar-se anos após o tratamento inicial.

O achado clínico característico é a incontinência urinária, que se manifesta pela perda urinária constante através da vagina. A intensidade da perda relaciona-se diretamente ao tamanho e à localização da fístula. Nas formas típicas, não ocorre repleção vesical suficiente para desencadear a micção, que é ausente. No entanto, fístulas diminutas podem apresentar pequeno débito, referido pela paciente como uma descarga vaginal matinal fluida, ou que ocorre em determinadas posições, com micção presente, em menor volume. As pacientes com cuidados higiênicos mais precários podem referir prurido e dispareunia, resultantes da dermatite amoniacal que acompanha a perda urinária. Nas fístulas pósradioterapia, a perda urinária geralmente é precedida de sintomas irritativos urinários intensos, destacando-se polaciúria, urgência miccional, disúria e hematúria.

O exame físico pode evidenciar drenagem contínua de urina pela vagina, dermatite amoniacal, além de incrustações calcárias nos pêlos pubianos. O orifício vaginal nem sempre é de fácil identificação ao exame especular, sobretudo se este é realizado no puerpério precoce, quando o diagnóstico diferencial com a loquiação flava e incontinência urinária de esforço é necessário. Este exame deve ser realizado com as valvas especulares voltadas para as paredes vaginais laterais, deixando-se livre a parede anterior da vagina, onde as fístulas são mais comuns. O toque vaginal é obrigatório. Além da possibilidade da identificação do orifício fistuloso na parede vaginal anterior, neste momento deve ser verificado o trofismo local e as opções de retalhos da parede vaginal, visando o planejamento terapêutico.

Nos casos duvidosos, realiza-se imediatamente o teste com corante intravesical. Neste, utiliza-se o azul de metileno diluído em solução fisiológica, que é infundido através de um cateter Foley uretral até a repleção vesical, enquanto procura-se observar a drenagem ao exame especular. Quando as fístulas são puntiformes, pode não haver drenagem imediata da solução azulada para a vagina. Procede-se então o tamponamento vaginal com compressas de gaze, solicitando que a paciente caminhe por alguns minutos, sendo a seguir retiradas e observadas. O teste com corantes e tampões vaginais, além da elevada sensibilidade diagnóstica, permite estimar o débito aproximado da lesão e distinguir as fístulas vesicovaginais das ureterovaginais, uma vez que estas últimas não coram os tampões. Quando há suspeita de perda urinária através da uretra, deve ser mantido um cateter Foley uretral com o balão pouco insuflado e tracionado contra o colo vesical durante o procedimento.

Exames complementares

Exames radiológicos – a *urografia excretora* é obrigatória na avaliação das portadoras de fístulas vesicovaginais, com o objetivo de avaliar o trato urinário superior, de importância para o planejamento cirúrgico. Nas fístulas obstétricas, a possibilidade de envolvimento ureteral é elevado, em virtude do risco de isquemia do trígono. Já nas fístulas vesicovaginais pós-operatórias, verifica-se a concomitância de lesão ureteral (fístula e/ou estenose) em cerca de 10% das pacientes. A *cistografia* e o *vaginograma* podem ser úteis no diagnóstico das fístulas de pequeno calibre, em casos selecionados, demonstrando o trajeto fistuloso, particularmente nas radiografias oblíquas ou em perfil. No *vaginograma*, um cateter Foley é introduzido na vagina e o balão é inflado com 30ml de líquido. A seguir, injeta-se contraste iodado pelo cateter, sendo realizadas radiografias em posição oblíqua e em perfil, a fim de demonstrar o trajeto fistuloso.

Cistoscopia – a avaliação complementar através da cistoscopia tem o objetivo de localizar o orifício fistuloso em relação aos meatos ureterais, permitindo a classificação das fístulas em supra ou infratrigonais, fato de importância para o planejamento cirúrgico (Fig. XIII-19). Além disso, permite a pesquisa de orifícios fistulosos múltiplos, a presença de corpos estranhos (fios de sutura) e verifica as condições da mucosa vesical. A cistoscopia poderá ser útil também no intra-operatório, permitindo a cateterização de segurança dos ureteres quando a correção for executada por via vaginal.

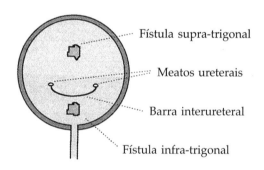

Figura XIII-19 – Classificação das fístulas vesicovaginais segundo sua localização.

Biópsia – a biópsia da margem da fístula está indicada na suspeita de processo neoplásico em atividade. Nesta situação, a correção deverá aguardar sua resolução ou, caso não haja possibilidade terapêutica, decidirá a favor de uma derivação urinária definitiva. O grau de endoarterite obliterante verificado em biópsias de fístulas actínicas permitirá inferir seu prognóstico.

Princípios do tratamento

Antes da discussão sobre o tratamento das fístulas, algumas considerações sobre a prevenção do seu surgimento são oportunas. Nas histerectomias e nas cesáreas, a bexiga é mais freqüentemente lesada ao nível do fundo de saco vaginal anterior. Dessa forma, a dissecção cuidadosa dessa região, utilizando, se necessário, um cateter Foley vesical para orientação, além do enchimento da bexiga com solução fisiológica, pode ser útil em determinadas circunstâncias. Corantes urinários como o índigo carmim ou o azul de metileno podem ser administrados por via endovenosa durante o procedimento em casos duvidosos. Caso uma lesão vesical seja identificada, a pronta correção, associada à drenagem vesical prolongada (7 a 10 dias) no pós-operatório, prevenirá, na maioria das vezes, o desenvolvimento de uma fístula. Além disso, até 10% das fístulas originadas após procedimentos cirúrgicos podem evoluir com resolução espontânea, quando o diagnóstico é realizado no período pós-operatório imediato, mediante a manutenção de drenagem vesical adequada através de cateter Foley. No entanto, o índice de resolução espontânea tende a diminuir com o tempo, tornando-se improvável após 3 semanas.

Momento adequado para a intervenção – é atualmente motivo de intenso debate, com defensores da abordagem precoce (3 a 4 semanas após o início da perda urinária) e tardia (3 a 6 meses após o início da perda). De forma geral, considera-se que a correção deve ser indicada assim que as alterações inflamatórias locais estejam controladas, tomando por referência o exame ginecológico e a cistoscopia. A maioria das pacientes avaliadas dessa forma podem ser operadas com segurança dois meses após o início dos sintomas, sem prejuízos em relação à abordagem mais tardia, permitindo retorno relativamente precoce às atividades rotineiras. Nas fístulas pós-radioterapia, a correção deverá aguardar a resolução completa dos efeitos da irradiação sobre os tecidos, que pode demorar até 1 ano após o aparecimento da lesão.

Cuidados pré-operatórios – emprega-se rotineiramente antibiótico profilático de largo espectro, que deve ser iniciado 24 horas antes do procedimento e ser mantido até a retirada do cateter uretral. Cuidado especial deve ser tomado com a antissepsia vaginal, uma vez que a drenagem prolongada da urina favorece a colonização bacteriana da vagina, que pode comprometer a cicatrização local, predispondo às recidivas. Caso haja possibilidade da realização de procedimentos associados à correção da fístula, tais como a ampliação vesical, deve ser instituído o preparo intestinal pré-operatório. O emprego de creme de estrógeno vaginal e eventualmente por via oral poderá ser necessário nos casos com hipoestrogenismo evidente.

Aspectos relacionados à atividade sexual – a paciente deverá ser consultada quanto às expectativas de atividade sexual futura, em virtude da necessidade de preservação da vagina. Os casos de estenose, particularmente após radioterapia, poderão necessitar de retalhos para ampliação vaginal. Por outro lado, nas pacientes sexualmente inativas, o fechamento cirúrgico da vagina, mesmo que parcial, poderá aumentar as possibilidades de cura da fístula com menor morbidade.

Via de abordagem cirúrgica – está condicionada ao treinamento e à experiência do cirurgião (Quadro XIII-1). Independente da escolha, qualquer técnica implica quatro etapas fundamentais: a) exposição do orifício fistuloso; b) dissecção do trajeto fistuloso; c) identificação e desmembramento das paredes vaginal e vesical; e d) sutura de ambas de forma não sobreposta, sem tensão, utilizando fios absorvíveis.

Quadro XIII-1 – Fístulas vesicovaginais – critérios para a abordagem cirúrgica.

Via vaginal	Via abdominal
Orifício abaixo da barra interureteral	Orifício acima da barra interureteral
Fístulas simples (orifício único)	Fístulas complexas ou recidivadas
Trato urinário superior normal	Estenose ou fístula ureteral associada
Boa distensibilidade vaginal e vesical	Radioterapia pélvica
Correção de distopias associadas	Necessidade de cirurgia abdominal concomitante (por ex.: enterocistoplastia)

Necessidade de interposição de enxertos ou retalhos – a interposição de tecidos, de forma geral, é indicada com mais freqüência nas fístulas recidivadas, de grandes dimensões e, obrigatoriamente, naquelas relacionadas à irradiação pélvica. O domínio do emprego de retalhos (peritônio, grande omento, músculo bulbocavernoso, parede vaginal, mucosa vesical) por parte do cirurgião é obrigatório, uma vez que a avaliação pré-operatória nem sempre permitirá predizer em quais situações estes serão necessários.

Forma e período de drenagem vesical pós-operatória – corresponde ao cuidado pós-operatório mais importante, cujo planejamento deverá ser de responsabilidade do cirurgião principal, e nunca delegado aos auxiliares. Sua finalidade é evitar a distensão da parede vesical. Geralmente é suficiente um cateter Foley via uretral ou, eventualmente, por via suprapúbica. Em casos selecionados, pode ser necessária a manutenção temporária de cateteres ureterais, exteriorizados através da uretra, ou por contra-abertura no abdome. A finalidade do cateterismo ureteral é diminuir o contato precoce da urina com a sutura vesical.

Presença de tecido irradiado – nesta situação, o simples desmembramento das paredes vaginal e vesical não é suficiente, pois todo o tecido circunjacente à fístula encontra-se comprometido pela endoarterite obliterante e, portanto, inelástico, fibrótico e hipovascularizado. Neste tipo de fístula, a interposição de retalho tecidual ricamente vascularizado entre as suturas vaginal e vesical é obrigatória. Nos casos com grande comprometimento da capacidade vesical poderá ser necessária a ampliação vesical associada. Eventualmente, em fístulas de grandes dimensões, a realização de derivação urinária definitiva pode representar a conduta de menor morbidade para a paciente.

Técnicas cirúrgicas

Existem inúmeras alternativas para o tratamento das fístulas vesicovaginais (Quadro XIII-2). Em várias situações, a combinação de procedimentos funcionalmente complementares poderá oferecer maiores possibilidades de cura à paciente. Desta forma, o cirurgião deverá, obrigatoriamente, dominar técnicas diversas e, baseado na sua experiência e no achado intra-operatório, decidir qual a melhor forma de correção do defeito, respeitando os princípios de tratamento das fístulas anteriormente apresentados. Por outro lado, alternativas de tratamento ainda experimentais, como a fulguração endoscópica do trajeto fistuloso e a correção por via laparoscópica, poderão assumir papel de destaque no futuro.

Quadro XIII-2 – Fístulas vesicovaginais – opções terapêuticas.

Tratamento clínico
Drenagem vesical prolongada
Acesso vaginal
Técnica de desmembramento por via vaginal
Técnica de Martius
Retalho cutâneo glúteo
Retalho miocutâneo do músculo grácil
Acesso abdominal
Técnica de desmembramento por via abdominal
Retalho em Y-V
Retalho peritoneal
Retalhos intestinais
Interposição do grande omento
Enxerto de mucosa vesical
Enxerto de peritônio
Correção laparoscópica
Derivações urinárias
Acesso endoscópico
Fulguração do trajeto fistuloso
Coaptação do trajeto fistuloso (teflon/colágeno)

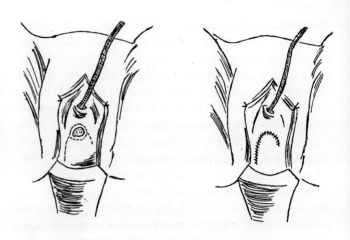

Figura XIII-20 – Ilustração da técnica de desmembramento para correção das fístulas vesicovaginais por via vaginal. O retalho em J invertido evita a sobreposição das suturas das paredes vaginal e vesical.

Técnica de desmembramento por via vaginal – realiza-se uma incisão longitudinal da parede vaginal anterior, circundando o orifício fistuloso. A sutura vesical é disposta em sentido perpendicular à sutura da vagina, sendo ambas realizadas com fios absorvíveis. De forma alternativa, a incisão na parede vaginal poderá ser realizada na forma de um J invertido, que poderá evitar a sobreposição de suturas com maior facilidade (Fig. XIII-20).

Técnica de desmembramento por via abdominal – realiza-se a ressecção do trajeto fistuloso por via transvesical ou extravesical, com sutura das paredes vaginal e vesical de forma perpendicular, com fios absorvíveis. Apesar de eficaz em casos simples, a confecção de um retalho de parede vesical (correção em Y-V) contribui para evitar a sobreposição de suturas, sem aumento significativo do tempo cirúrgico ou da morbidade operatória (Fig. XIII-21).

Técnica de interposição do grande omento – o retalho omental é interposto entre as suturas das paredes vesical e vaginal (Fig. XIII-22). Baseia-se na grande vascularização e abundante drenagem linfática do omento, que conferem ao omento a propriedade de combater os processos inflamatórios intra-abdominais. Corresponde a uma excelente opção para a correção de fístulas de grandes dimensões, recidivadas ou após radioterapia.

Emprego de retalhos e enxertos – tem sua indicação em fístulas complexas, recidivadas, de grandes dimensões ou após radioterapia, em que exista grande comprometimento da vitalidade da parede vaginal. Destaca-se o retalho do músculo bulbocavernoso de Martius (Fig. XIII-23). Além deste, são descritos o retalho cutâneo glúteo e o retalho miocutâneo do músculo grácil, que constituem alternativas para reconstrução do canal

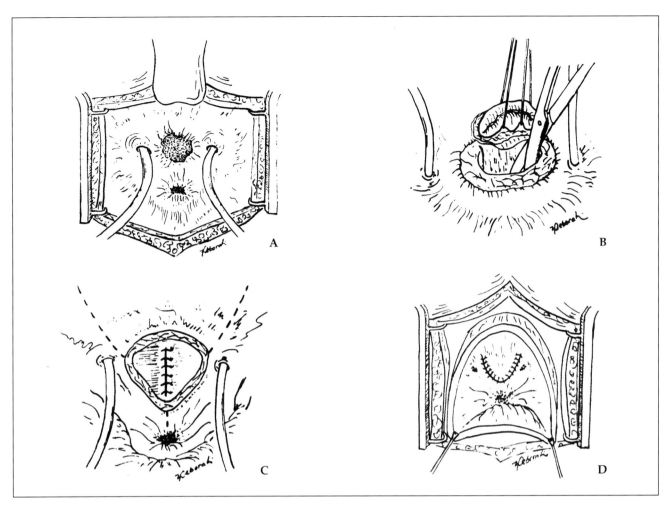

Figura XIII-21 – Correção das fístulas vesicovaginais com retalho em Y-V. **A**) Cateterismo profilático dos meatos ureterais. **B**) Dissecção do trajeto fistuloso. **C**) Sutura longitudinal da parede vaginal e confecção de um retalho da parede vesical em "Y". **D**) Aspecto final, após avanço do retalho vesical sobre a parede vaginal, sem sobreposição das linhas de sutura.

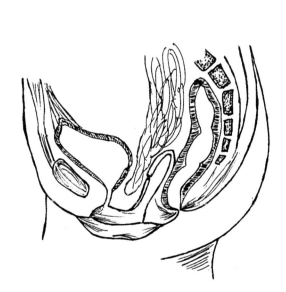

Figura XIII-22 – Ilustração demonstrando a interposição do grande omento entre as suturas vaginal e vesical.

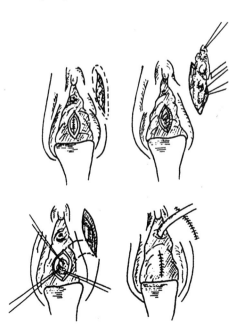

Figura XIII-23 – Técnica de Martius. O retalho do músculo bulbocavernoso, dissecado do grande lábio vaginal, é interposto entre as suturas vesical e vaginal.

vaginal, em casos selecionados. Entre os enxertos destacam-se a mucosa vesical e o peritônio. Como não apresentam pedículos vasculares próprios, funcionam como um anteparo, não permitindo a cicatrização cruzada das suturas vesical e vaginal. Apesar da simplicidade técnica, são ainda pouco empregados na prática clínica.

Correção endoscópica – o tratamento por via endoscópica inclui a fulguração elétrica do trajeto fistuloso, a qual poderá ser associada com a injeção endoscópica de substâncias com a finalidade de ocluir o trajeto entre a bexiga e a vagina. Nesse sentido, já foram empregados o teflon e o colágeno bovino purificado. Apesar das vantagens óbvias para a paciente, somente fístulas com orifício de diâmetro igual ou inferior a 3mm podem ser tratadas dessa maneira.

Fístulas Ureterovaginais

Etiologia e fisiopatologia

A incidência das lesões ureterais iatrogênicas varia de 0,5 a 2,5% nas cirurgias pélvicas mais comuns, podendo alcançar 30% nas cirurgias radicais por neoplasias. Cerca de dois terços das lesões decorrem de cirurgias ginecológicas, mais freqüentemente durante as histerectomias e cirurgias anexiais, com incidências mais altas após histerectomia radical à Wertheim-Meigs. Mais raramente, as fístulas podem ocorrer após cesáreas ou cirurgias para tratamento da incontinência urinária de esforço.

Os fatores de risco relacionados à lesão ureteral iatrogênica incluem radioterapia, cirurgias pélvicas prévias, grandes tumorações pélvicas e alterações inflamatórias locais, como a doença inflamatória e a endometriose pélvica. Todas estas situações determinam alterações das relações anatômicas naturais, predispondo à lesão ureteral.

A lesão ureteral, quase invariavelmente, decorre dos procedimentos para a hemostasia junto à parede pélvica, onde se localizam os vasos uterinos, momento em que o ureter pode ser ligado ou seccionado. Embora menos freqüente, a desvascularização resultante de dissecção excessiva pode determinar necrose ureteral isquêmica, que se manifestará mais tardiamente no pós-operatório.

Prevenção

Mais grave que a lesão ureteral é a falta de diagnóstico imediato e a correção cirúrgica no mesmo ato operatório, que corresponde à melhor forma de evitar o surgimento de uma fístula. O fator mais importante na prevenção das lesões é o perfeito conhecimento da anatomia ureteral, além do cuidado especial na sua dissecção, quando da abordagem das estruturas próximas, além da avaliação pré-operatória criteriosa, nos casos em que há risco de envolvimento deste órgão. Manobras como cateterismo ureteral profilático nas situações de risco, sugerida no passado, mostraram-se ineficientes na profilaxia das lesões.

Quadro clínico

A expressão clínica característica das fístulas ureterovaginais é a perda constante de urina pela vagina, com persistência de micções normais a intervalos mais prolongados. Isso acontece porque a lesão ureteral é geralmente unilateral. Embora esse achado seja típico das fístulas ureterovaginais, não é patognomônico, pois fístulas vesicovaginais diminutas localizadas no fundo vesical podem produzir um quadro semelhante. A interrupção da perda urinária decorrente de uma fístula ureterovaginal deve ser interpretada como secundária à estenose ureteral completa, ou eventualmente conseqüente à exclusão renal funcional, pois a possibilidade de fechamento espontâneo do trajeto fistuloso é remota. Quando há pielonefrite associada, poderá ocorrer drenagem de urina purulenta para a vagina, dificultando o diagnóstico da fístula.

O exame físico revela a perda urinária pela vagina e apenas raramente identifica-se o orifício fistuloso ao exame especular. Dependendo das condições higiênicas da paciente, poderá haver dermatite amoniacal. De forma semelhante à descrita para as fístulas vesicovaginais, o teste com corantes e tampões vaginais poderá esclarecer a origem ureteral da perda urinária, através da saída de urina não corada nos tampões dispostos profundamente na vagina.

Exames complementares

Avaliação da função renal – é de grande importância no planejamento terapêutico, particularmente nas fístulas diagnosticadas tardiamente e associadas à uretero-hidronefrose acentuada, nas quais a possibilidade de nefrectomia *versus* reconstrução do trato urinário se contrapõem. Nesse sentido, a cintilografia estática com DMSA é o exame de escolha para a quantificação da função tubular relativa, permite inferir o prognóstico funcional.

Exames radiológicos – a *urografia excretora* constitui exame obrigatório na suspeita de fístula ureterovaginal, revelando uretero-hidronefrose do lado comprometido (Fig. XIII-24). A *ureteropielografia retrógrada* poderá ser empregada eventualmente nos casos em que a urografia não permitiu boa visibilização ureteral, apresentando elevada sensibilidade e especificidade nessa situação. Nesse procedimento, um cateter é introduzido através do meato ureteral, seguindo-se da injeção de contraste radiopaco, com radiografias simultâneas. A *ureteropielografia anterógrada* corresponde a um procedimen-

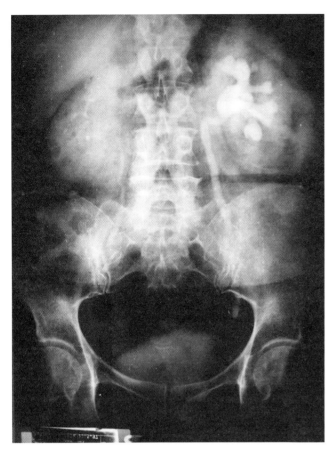

Figura XIII-24 – Urografia excretora demonstrando uretero-hidronefrose em paciente portadora de fístula ureterovaginal.

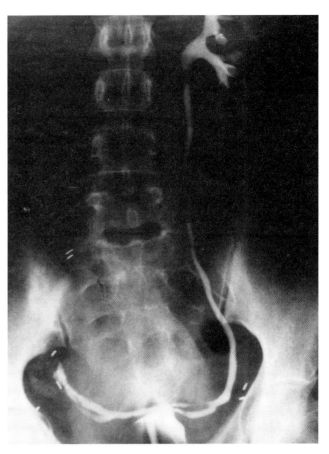

Figura XIII-25 – Vaginograma mostrando refluxo do contraste para o ureter em portadora de fístula ureterovaginal.

to mais elaborado, no qual se realiza punção renal percutânea, orientada através de fluoroscopia, com injeção de contraste, a fim de visibilizar o extravasamento ureteral. Atualmente, é indicada apenas nos casos em que os outros métodos não permitiram o diagnóstico. Embora pouco empregado, o *vaginograma* também poderá demonstrar refluxo de contraste para o ureter nesses casos (Fig. XIII-25).

Cistoscopia – é indicada na avaliação pré-operatória das fístulas ureterovaginais, em virtude do risco de lesões vesicais simultâneas, visando o planejamento terapêutico.

Tratamento

Atualmente, considera-se que a intervenção sobre as fístulas ureterovaginais deve ser a mais precoce possível. O planejamento terapêutico deve incluir informações sobre o estado funcional do rim contralateral, extensão e localização da lesão ureteral, possibilidade do emprego da bexiga na correção cirúrgica, risco da presença de infecção local, e possibilidade da exposição ureteral prévia à irradiação.

Tratamento endourológico – a abordagem endourológica das fístulas ureterovaginais, embora atraente, produz resultados satisfatórios em percentual reduzido de pacientes, com maiores possibilidades de sucesso nas lesões ureterais incompletas e diagnosticadas precocemente. A tentativa de *cateterização ureteral retrógrada com um cateter duplo J* vem sendo defendida como a terapêutica inicial das fístulas ureterovaginais e ureterocutâneas devido à sua baixa morbidade. Este procedimento visa promover a drenagem urinária orientada através do cateter, permitindo a cicatrização da fístula. No entanto, o cateterismo ureteral retrógrado somente é possível em cerca de 25% dos casos e, nestes, a cicatrização da lesão sem seqüelas somente ocorre em até 50% dos casos, variando com o grau de estenose e com o tempo decorrido da lesão.

A *via percutânea* representa a outra opção de tratamento endourológico. Da mesma forma que na abordagem retrógrada, o procedimento tem por objetivo introduzir um cateter ureteral de longa permanência (duplo J), de forma anterógrada, por meio de uma punção renal, orientada por meio da fluoroscopia.

Reimplante ureterovesical – este procedimento, bem como as outras técnicas cirúrgicas convencionais estão indicados na impossibilidade ou na falha do tratamento endourológico. Como a maioria das fístulas comprometem o ureter distal, na região da cúpula vaginal o reimplante ureterovesical com técnica anti-refluxo é facilmente exeqüível (em geral, utiliza-se a técnica de Politano-Leadbetter ou de LeDuc). O cirurgião deverá assegurar-se da vitalidade do segmento ureteral a ser reimplantado. Caso existam sinais de isquemia, estará indicada a ressecção ureteral e reimplante através da técnica de bexiga psóica.

Bexiga psóica – o reimplante ureterovesical com a técnica da bexiga psóica corresponde ao método mais seguro para a reconstrução do trato urinário inferior, atingindo índices de sucesso que variam em torno de 94%. É indicada quando há comprometimento ureteral que não permite o reimplante ureterovesical sem tensão. A parede vesical anterior é aberta transversalmente e o ureter é reimplantado com técnica anti-refluxo (Fig. XIII-26).

Técnica de Boari-Ockerblad – nesta técnica utiliza-se um retalho da parede vesical posterior, irrigado pela artéria vesical inferior, que é tubularizado. O ureter é anastomosado de forma término-teminal ao retalho (Fig. XIII-27). No entanto, o índice de refluxo vesicoureteral e disfunções vesicais são superiores aos observados na técnica da bexiga psóica, o que torna este procedimento restrito aos casos que não permitam a correção por meio dela, que ocorre apenas raramente.

Transureteroureterostomia – de maneira alternativa, nos casos com comprometimento ureteral mais extenso, atingindo o terço ureteral médio, pode-se utilizar a transureteroureterostomia. Consiste na anastomose término-lateral do ureter lesado ao ureter normal, contralateral, em forma de "Y" (Figs. XIII-28 e XIII-29). Apesar de tecnicamente simples, a transureteroureterostomia deve ser reservada para casos selecionados, pelo risco potencial de comprometimento do ureter contralateral.

Interposição intestinal – utilizando geralmente o íleo terminal, é a alternativa para a reconstrução do trato urinário nos casos com grave comprometimento da vitalidade ureteral que, entretanto, não ocorre nas fístulas ureterovaginais. Complicações metabólicas como a acidose hiperclorêmica e o risco de estenose da anastomose ureterointestinal fazem deste procedimento uma conduta de exceção.

Nefrectomia – o elevado índice de sucesso dos procedimentos apresentados tornou a nefrectomia uma conduta reservada aos casos com grande destruição do parênquima renal.

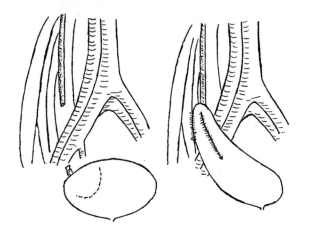

Figura XIII-26 – Ilustração da técnica da bexiga psóica. A bexiga é suturada no músculo ileopsoas acima dos vasos ilíacos, permitindo o reimplante ureteral sem tensão.

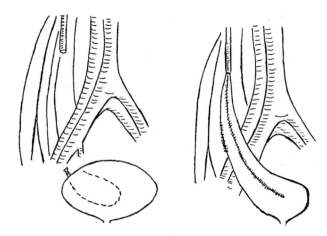

Figura XIII-27 – Técnica de Boari-Ockerblad. O retalho vesical tubularizado substitui o segmento ureteral lesado.

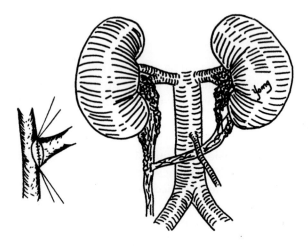

Figura XIII-28 – Ilustração da técnica de transureteroureterostomia.

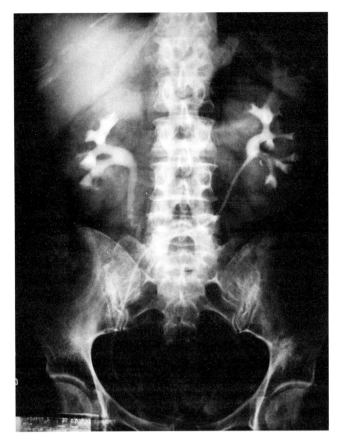

Figura XIII-29 – Urografia excretora pós-transureteroureterostomia. A manutenção temporária de um cateter transanastomótico é útil na presença de radioterapia prévia.

Fístulas Uretrovaginais

Etiologia

As fístulas uretrovaginais originam-se, geralmente, da necrose isquêmica secundária à compressão da parede vaginal e da uretra contra o púbis durante um parto mal assistido, ou no qual o período expulsivo estendeu-se demasiadamente. Mais raramente, podem originar-se após cirurgias para suspensão do colo vesical, cateterismo uretral prolongado, traumatismos perineais ou após a cirurgia para exérese de divertículos uretrais.

Quadro clínico

A paciente pode apresentar perda urinária constante ou apenas às micções, com sua intensidade variando de acordo com o grau de comprometimento do aparelho esfincteriano uretral. Embora o aparelho esfincteriano da uretra feminina se estenda por toda a uretra proximal e média, atualmente, considera-se que o terço uretral médio corresponde à região de maior resistência uretral. Dessa forma, as fístulas localizadas na porção proximal à região de maior resistência uretral manifestam-se, geralmente, por perda urinária contínua pela vagina, comportando-se de forma semelhante às fístulas vesicovaginais. De forma contrária, as fístulas localizadas distalmente a essa região somente apresentarão perda urinária através da vagina durante a micção. A manifestação clínica das fístulas localizadas entre os extremos apresentados dependerá principalmente do tamanho da fístula.

Diagnóstico

Os procedimentos diagnósticos correspondem aos mesmos apresentados para as fístulas vesicovaginais. Do ponto de vista prático, recomenda-se, no entanto, a realização da uretroscopia, utilizando-se a bainha do uretrótomo, que permitirá maior distensão da parede uretral, facilitando a identificação do orifício fistuloso.

Tratamento

Os objetivos do tratamento incluem a criação de um conduto continente, que permita o fluxo urinário sem obstruções e que seja suficientemente longo para minimizar o risco de micção para o interior da vagina. Para tanto, o cirurgião deverá obedecer os seguintes princípios básicos no tratamento: exposição adequada do campo operatório; correção com múltiplos planos de sutura; utilização de tecidos bem vascularizados (seja a uretra nativa, seja retalhos); prevenção de infecções locais e drenagem vesical pós-operatória adequada.

O tratamento varia de acordo com a localização da fístula. Nas fístulas que se manifestam apenas por perda urinária vaginal durante as micções, a conduta poderá ser conservadora, orientando a paciente a permanecer sentada no vaso sanitário por mais algum tempo após o término da micção, evitando o gotejamento de urina ao levantar-se. Caso contrário, a opção cirúrgica mais simples nessa situação é a *marsupialização da fístula*, através da incisão do orifício fistuloso até o meato uretral, que se tornará mais amplo (Fig. XIII-30). As fís-

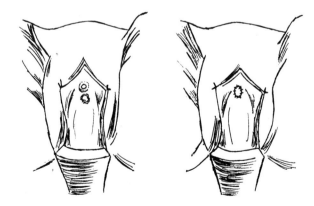

Figura XIII-30 – Ilustração da técnica de marsupialização para o tratamento das fístulas uretrovaginais distais. Após a secção do orifício fistuloso até o meato uretral, procede-se a sutura das margens da incisão com pontos separados de fio inabsorvível.

tulas mais proximais, que se manifestam por perda urinária contínua, poderão ser corrigidas por meio da *técnica de desmembramento*, já apresentada para o tratamento das fístulas vesicovaginais. Nos casos com destruição parcial ou total da uretra, a correção cirúrgica inclui a confecção de uma neouretra utilizando *retalhos uretrais, vaginais* ou *vesicais*. Como há destruição completa do aparelho esfincteriano, técnicas para reconstrução ou alongamento do colo vesical, ou a confecção de um "sling" pubovaginal para sustentação da neouretra devem ser consideradas, de forma associada à reconstrução uretral.

Fístulas Vesicouterinas

Etiologia

As fístulas vesicouterinas representam complicações raras relacionadas às cirurgias ginecológicas, particularmente às cesáreas. Sua ocorrência diminuiu muito atualmente, acompanhando a melhora da assistência obstétrica em nosso meio. Mais raramente, as fístulas vesicouterinas podem surgir na evolução do carcinoma do colo uterino e do endométrio, ou após o tratamento radioterápico dessas neoplasias.

Quadro clínico

A tríade descrita por Youssef caracterizou as fístulas vesicouterinas devido à presença de *menúria* (hematúria durante a menstruação) e de *amenorréia sem queixa de incontinência urinária* associada. Isso é verdadeiro para as fístulas que mantêm comunicação com o corpo uterino, pois as fístulas vesicocervicais podem apresentar perda urinária contínua, exigindo o diagnóstico diferencial com as fístulas vesicovaginais. Como geralmente não ocorre perda urinária, em virtude da competência do canal cervical, o exame especular poderá ser normal.

Exames complementares

Exames radiológicos – a demonstração radiológica da fístulas vesicouterinas poderá ser obtida por meio da *uretrocistografia* (Fig. XIII-31) ou da *histerografia*. No entanto, nas fístulas de pequeno diâmetro, a proliferação endometrial, que ocorre na primeira metade do ciclo menstrual, poderá ocluir o trajeto fistuloso temporariamente, levando a resultado falso-negativo. A realização de urografia excretora é obrigatória no planejamento terapêutico, a fim de avaliar o trato urinário superior.

Cistoscopia – além de permitir o diagnóstico da fístula, a avaliação do diâmetro do orifício fistuloso por meio da cistoscopia determinará qual a melhor alternativa terapêutica.

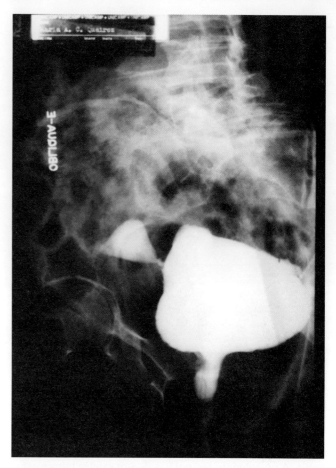

Figura XIII-31 – Cistografia mostrando o preenchimento da cavidade uterina pelo contraste em uma paciente portadora de fístula vesicouterina.

Tratamento

Os relatos sobre o tratamento das fístulas vesicouterinas apresentados na literatura são raros, devido à baixa incidência dessa condição. Classicamente, o tratamento é cirúrgico, baseado na exérese do trajeto fistuloso com sutura uterina e vesical por planos, seguida da interposição de tecido viável, sendo comumente utilizado o grande omento. Raramente, quando houver indicação do ponto de vista ginecológico, o tratamento pode ser a histerectomia abdominal.

A exemplo das fístulas vesicovaginais puntiformes, a eletrocauterização do trajeto fistuloso seguida de cateterismo vesical prolongado representa uma alternativa para o tratamento das fístulas com diâmetros inferiores a 3mm. A cauterização tem por finalidade expor a camada submucosa, a fim de permitir a cicatrização e a obstrução do trajeto fistuloso. O teflon ou o colágeno bovino purificado podem ser utilizados de maneira associada à eletrocauterização. A reação inflamatória e o edema que seguem a aplicação dessas substâncias podem colaborar para a coaptação do trajeto fistuloso, acelerando o processo de cicatrização.

Leitura recomendada

Arrowsmith SD. Genitourinary reconstruction in obstetric fistulas. *J Urol* 152(2 Pt 1):403-406, 1994.

Elkins TE, Drescher C, Martey JO et al. Vesicovaginal fistula revisited. *Obstet Gynecol* 72(3):307-312, 1988.

Goodwin WE, Scardino PT. Vesicovaginal and ureterovaginal fistulas: a summary of 25 years of experience. *J Urol* 22:370-374, 1980.

Stothres L, Chopra A, Raz S. Vesicovaginal fistula. In: Raz S. *Female Urology*. 2nd ed., Philadelphia, WB Saunders Company, 1996, p. 490-506.

Hodges CV, Barry JM, Fuchs EF. Transureteroureterostomy: 25-year experience with 100 patients. *J Urol* 123:834-838, 1980.

Palma PCR. Fístulas uroginecológicas. In: Netto Jr NR. *Urologia*. 1ª ed., São Paulo, Roca, 1986.

Palma PCR, Riccetto CLZ, Dias ACFº, Netto Jr NR. Lesões ureterais em cirurgia ginecológica. *Jornal Brasileiro de Ginecologia*, 104(5):129-132, 1994.

Payne CK. Ureteral injuries in the female: fistulas and obstruction. In: Raz S. *Female Urology*. 2nd ed., Philadelphia, WB Saunders Company, 1996, p. 507-520.

Robertson JR. Vesicovaginal fistula: vaginal Repair. In: Ostergard DR, Bent AE. *Urogynecology and Urodynamics. Theory and Practice*. 4th ed., Baltimore, Williams & Wilkins, 1996, p. 371-386.

Raz S. Vesicovaginal fistulas. In: Raz S: *Atlas of Transvaginal Surgery*. 1st ed., Philadelphia, WB Saunders Company, 1992, p. 141-165.

CAPÍTULO 3

Cistite Intersticial

PAULO CÉSAR RODRIGUES PALMA
CÁSSIO LUÍS ZANETTINI RICCETTO

Introdução

O conceito de cistite intersticial (CI) refere-se a um quadro clínico complexo, caracterizado principalmente por *urgência, polaciúria* e *dor pélvica ou perineal*. Atualmente, acredita-se que esta tríade clássica represente apenas 5 a 10% dos casos mais avançados da síndrome da urgência e polaciúria.

Trata-se de uma condição de início insidioso e de caráter progressivo. Na fase inicial é, geralmente, confundida com cistite bacteriana nas mulheres e com prostatite nos homens. O denominador comum desses casos é a urgência miccional, polaciúria e, eventualmente, dor pélvica ou perineal, na ausência de infecção do trato urinário (ITU).

Definição

Cistite intersticial é uma doença crônica da bexiga, de etiologia desconhecida e, possivelmente, de natureza inflamatória. A condição *sine qua non* para o diagnóstico da cistite intersticial é a presença de urgência, polaciúria e/ou cistalgia.

A avaliação clínica desses pacientes deve excluir ITU, carcinoma vesical *in situ*, cistite actínica e cistite medicamentosa. É provável que essa síndrome seja multifatorial na sua etiologia, porém a via final comum é a presença de urgência e polaciúria. A remissão espontânea e transitória (8 meses em média) ocorre em cerca de 50% dos casos.

Epidemiologia

Estima-se que haja, nos Estados Unidos da América, 500.000 a 1 milhão de casos de CI, dos quais 90% são mulheres. A incidência anual é de 1,2 caso por 100.000 habitantes por ano e a prevalência é de 10 a 11 casos por 100.000 habitantes. Deste total, 10% apresentarão progressão da doença e 5% poderão necessitar de tratamento cirúrgico durante sua evolução.

Patogênese

Desde a descrição da úlcera (vesical) de Hunner, houve pouco progresso na elucidação da etiologia da CI. Atualmente, acredita-se que vários fatores participam da sua etiologia, sendo mais aceita a teoria da disfunção epitelial. Esta teoria sugere que uma lesão epitelial da bexiga alteraria a barreira "hematourinária", permitindo que pequenas moléculas e íons contidos na urina se difundissem para o interstício da parede vesical. Os íons difundidos induziriam a despolarização dos nervos sensitivos da bexiga, produzindo o quadro de urgência, polaciúria e cistalgia. Entre estes, a difusão do potássio, em particular, seria a principal responsável pelo estímulo da inervação sensitiva da bexiga.

Outras teorias incluem a inflamatória, vasculogênica e deficiência da camada de glicoaminoglicanas que reveste o urotélio.

Diagnóstico

O diagnóstico da CI é eminentemente clínico e de exclusão, como visto anteriormente, podendo ser úteis, nesse processo, exames complementares como o teste do potássio, a avaliação urodinâmica e a cistoscopia.

Quadro clínico

Para fins de pesquisa, o Instituto Nacional de Saúde Norte-americano (National Institute of Health) propôs os seguintes critérios:

1. **Inclusão automática** – presença de úlcera de Hunner.
2. **Fatores positivos** – dor à repleção vesical, aliviada pela micção; dor suprapúbica ou pélvica; presença de glomerulações epiteliais após hidrodistensão (visibilizadas durante a cistoscopia).
3. **Fatores de exclusão** – capacidade vesical maior que 350ml; ausência da urgência sensitiva na cistometria (após a infusão de 100 a 150ml de solução fisiológica); presença de contrações involuntárias do detrusor; duração dos sintomas inferior a 9 meses; ausência de noctúria; freqüência miccional menor que 8 vezes ao dia.

Embora bastante útil para fins protocolares e de pesquisa, apenas 30% dos pacientes com suspeita de CI preenchem esses quesitos.

Teste do potássio

A concentração média de potássio na urina é de 75mEq/l. Esta concentração não apenas é letal para as células dos mamíferos, mas também é suficiente para despolarizar as terminações nervosas sensitivas da bexiga, produzindo urgência e dor. Quando a difusão do potássio for excessiva, poderá causar destruição crônica dos vasos sangüíneos e linfáticos, caracterizando a forma evolutiva da doença, que resulta em bexiga fibrótica e de baixa capacidade. O teste do potássio é um método simples de confirmação diagnóstica. É realizado no consultório em duas fases:

1. Instila-se 45ml de água destilada na bexiga, aguardando-se a seguir por 3 a 5min. O pequeno volume evita o aparecimento de sintomas pela distensão vesical. A instilação de água não deve ser dolorosa.
2. Na segunda fase, após o esvaziamento vesical, instila-se 20mEq de cloreto de potássio (KCl) diluído em 10ml de água destilada. Caso a paciente refira sintomas semelhantes aos habituais, o teste é considerado positivo.

Exame físico

O achado de exame físico mais sugestivo de CI é a palpação dolorosa da região do trígono (parede anterior da vagina) durante o toque vaginal.

Avaliação urodinâmica

A cistometria é um exame muito útil, pois, caso seja normal, praticamente exclui CI. O achado característico é a urgência sensitiva, que em geral ocorre com menos de 150ml de água. Além disso, a capacidade cistométrica máxima encontra-se reduzida, geralmente menor que 350ml de água (normalmente é de cerca de 500ml), caracterizando quadro de hipersensibilidade vesical.

Cistoscopia

A avaliação cistoscópica deve ser feita sob anestesia, pois a distensão vesical é muito dolorosa, sendo primariamente uma manobra terapêutica. Embora não seja obrigatória para o diagnóstico, o achado da úlcera de Hunner é patognomônico e as glomerulações, isto é, hemorragia petequial difusa da mucosa vesical, são um achado muito sugestivo de CI (Fig. XII-32).

A hidrodistensão deve ser feita com uma coluna de 80cmH$_2$O e a capacidade vesical medida ao final do procedimento. A capacidade vesical média sob anestesia é de 1.150ml nas mulheres normais e de 575ml nas portadoras de CI. A biópsia vesical após a hidrodistensão é útil para descartar carcinoma *in situ* vesical. A presença de mastócitos no material da biópsia é sugestiva de CI, porém sua ausência não exclui CI.

Tratamento

Como toda afecção de etiologia desconhecida, o tratamento é empírico, havendo três tipos de abordagem terapêutica: tratamento medicamentoso, tratamento funcional (comportamental) e tratamento cirúrgico. A conduta deverá ser individualizada para cada caso em particular.

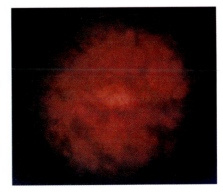

Figura XIII-32 – Citoscopia evidenciando as glomerulações na superfície vesical características da cistite intersticial.

Tratamento medicamentoso

O tratamento medicamentoso da CI pode ser dividido genericamente em três categorias: drogas neurotrópicas, técnicas citodestrutivas e técnicas citoprotetoras.

• Drogas neurotrópicas

Incluem antidepressivos, anti-histamínicos, anticolinérgicos e l-arginina.

Antidepressivos – baseiam-se no fato de a dor crônica e o conseqüente distúrbio do sono determinarem um quadro de depressão reativa. Embora fatores emocionais possam agravar o quadro da CI, a psicoterapia não cura os sintomas, o que comprova que a depressão é secundária. Recomenda-se a amitriptilina (Tryptanol®) como droga de primeira linha, um antidepressivo tricíclico, de ação eclética, muito útil no tratamento da CI. Esta droga possui ação bloqueadora dos receptores histaminérgicos H1, estabilizando a membrana dos mastócitos. Apresenta, também, atividade alfa-agonista, atuando nos receptores beta-adrenérgicos vesicais, causando o relaxamento da musculatura do detrusor, facilitando, portanto, a função de reservatório da bexiga. Recomenda-se a dose inicial de 25mg (1 comprimido) por dia, ao deitar, na primeira semana. É importante avisar as pacientes que elas se sentirão cansadas por cerca de 10 horas e com um pouco de tontura. Estes efeitos colaterais desaparecem no decorrer do tratamento. A dose é aumentada semanalmente até 75mg ao dia na terceira semana. Nesta dosagem, os efeitos analgésico e sedativo são obtidos na sua plenitude. O resultado terapêutico é observado em 1 mês, sendo satisfatórios em mais de 50% dos casos.

A imipramina (Tofranil®) é outra droga igualmente útil, pois, além da ação alfa-agonista, melhora o humor das pacientes, fazendo com que se sintam melhores, ainda que a polaciúria melhore apenas discretamente. Da mesma forma, a fluoxetina (Prozac®) pode ser usada na dose inicial de 20mg ao dia, elevando-se para 40mg ao dia se necessário. Outra opção é a sertalina (Zoloft®), uma droga bem tolerada, iniciando-se o tratamento com 50mg ao dia e aumentando a dose para 100mg ao dia se necessário.

Em resumo, os antidepressivos são drogas extremamente úteis no tratamento da CI, quer como monoterapia, quer como tratamento adjuvante, e o médico deve ser muito claro e assertivo ao prescrever tais drogas, desfazendo preconceitos que estigmatizam essas pacientes.

Anti-histamínicos – entre os quais destacam-se a hidroxizina, um anti-histamínico bloqueador dos receptores histaminérgicos H1 que, além de estabilizar as membranas dos mastócitos, possui também propriedades sedativas e anestésicas. Esta droga é facilmente manipulada em nosso meio, recomendando-se dose inicial de 25mg ao deitar, que é aumentada progressivamente até 75mg ao dia (25mg a cada 8 horas). Como trata-se de um anti-histamínico clássico, produz sonolência e aumento do apetite, que desaparecem no decorrer do tratamento, em virtude da taquifilaxia.

Anticolinérgicos – destacam-se os de ação antimuscarínica, que agem na sinapse pós-ganglionar, relaxando a musculatura do detrusor e aumentando a capacidade funcional da bexiga. São drogas especialmente úteis nos casos leves, nos quais a urgência e a polaciúria são as manifestações principais. Recomenda-se a oxibutinina (Retemic®) na dose de 5mg, 3 vezes ao dia, ou, mais recentemente, a tolterodina (Detrusitol®), 2mg, 2 vezes ao dia, esta última com menos efeitos colaterais, principalmente secura na boca.

l-arginina – foi recentemente introduzida no arsenal terapêutico e ainda se encontra em fase experimental. Este aminoácido é o substrato da enzima óxido-nítrico sintetase (NOS). O aumento induzido de óxido-nítrico relaxaria a musculatura vesical, aliviando os sintomas da CI. A dose recomendada é de 500 a 1.000mg, 3 vezes ao dia. Por ser um tratamento atóxico deve ser tentado principalmente nos casos leves.

• Técnicas citodestrutivas

São métodos que destroem o epitélio de transição da bexiga, levando à regeneração de toda a superfície vesical e, portanto, a um período de remissão dos sintomas. Entretanto, muitas pacientes apresentam piora logo após o procedimento, que desaparece após a regeneração epitelial. Dentre estas técnicas podemos citar as instilações vesicais de *DMSO* (dimetilsulfóxido), oxoclorosene de sódio (Clorpactin®), nitrato de prata, além do *BCG*, proposto mais recentemente. Além destas drogas, a própria hidrodistensão com solução fisiológica de NaCl a 0,9%, já descrita, pode determinar a destruição do urotélio. Esta corresponde ao tratamento mais utilizado nesta categoria, seguida da instilação de *DMSO*. Neste caso, utilizam-se 50ml de *DMSO* a 50% em instilações vesicais 3 vezes por semana por 4 semanas, podendo ser repetido um novo ciclo quando os sintomas reaparecerem.

• Técnicas citoprotetoras

Os medicamentos desta categoria são representados basicamente pelos polissacarídeos, que recobrem o epitélio vesical, restabelecendo a camada de muco que recobre o epitélio de transição da bexiga. Neste grupo encontra-se a heparina, o polipentoxipolissulfato ou PPS (Elmiron®) e, experimentalmente, o ácido hialurônico e os agentes alcalinizantes urinários.

A heparina é utilizada em instilações vesicais na dose de 10.000UI (2ml), diluída em 20ml de soro fisiológico, diariamente por 3 meses nos casos mais graves, passando a instilações 3 vezes por semana após a melhora dos sintomas. Nos casos de remissão dos sintomas, este tratamento pode ser realizado indefinidamente, em domicílio, como auto-instilação. A via subcutânea, habitualmente empregada para a anticoagulação temporária, é contra-indicada, pois leva à osteoporose em 100% dos casos após 26 semanas.

O *PPS* (Elmiron®) é utilizado na dose de 100mg por via oral, 3 vezes ao dia, tendo a vantagem de poder ser empregado por via oral, embora implicando custo maior. Embora apenas uma pequena parte da dose seja absorvida, sua excreção urinária reforça a camada de muco que recobre a superfície da bexiga, protegendo-a das substâncias que agridem o epitélio vesical, principalmente os compostos quaternários de amônio. Este tratamento foi eficaz em 42% dos pacientes tratados, sendo necessários 3 a 12 meses para se obter o efeito terapêutico desejado.

Os alcalinizantes urinários, representados pelo policitrato de potássio (Litocit®), não apenas alcalinizam a urina, diminuindo os sintomas irritativos, mas também promovem a quelação do potássio urinário, que, como vimos, desempenha um importante papel na fisiopatologia da CI. A pequena quantidade de potássio presente neste sal não é um problema, pois a dissociação iônica é baixa e não interfere no processo de quelação. Recomenda-se 2 comprimidos ao dia por 3 a 6 meses.

Tratamento comportamental

Nas formas crônicas de CI, independente da melhora da sintomatologia dolorosa que o tratamento medicamentoso possa oferecer, estes pacientes terão bexiga de pequena capacidade em função da urgência sensitiva.

Estudos prospectivos e controlados demonstraram que, mesmo com a resolução da sintomatologia dolorosa e da urgência miccional, a polaciúria persiste na maioria dos casos. A polaciúria, nesses casos, pode ser controlada utilizando-se tratamento funcional, como o treinamento vesical e a eletroestimulação endovaginal.

O *treinamento vesical* pode ser feito facilmente no consultório, sendo desejável a participação dos fisioterapeutas. A paciente é orientada para conter o desejo miccional e segurar a urina a fim de aumentar a capacidade funcional da bexiga. Deve-se inicialmente obter um diário miccional de 3 dias, no qual deve constar o volume de cada micção além do intervalo miccional. Assim, se a paciente urina a cada 60min, será orientada a urinar a cada 75min por 1 mês. Após este período, o intervalo é aumentado em mais 15min e assim sucessivamente. Ao final de 4 meses, a capacidade vesical é duplicada, diminuindo portanto a polaciúria.

A *eletroestimulação endovaginal* e técnicas de *biofeedback* podem complementar o treinamento vesical e evitar o tratamento cirúrgico em muitos casos.

Tratamento cirúrgico

O tratamento cirúrgico deve ser utilizado apenas como último recurso, quando todas as alternativas descritas anteriormente falharam, visto que a CI não é uma entidade que coloca em risco a vida das pacientes. Os procedimentos cirúrgicos nesses casos podem ser a *cistoplastia supratrigonal* e as *derivações urinárias*.

A *cistoplastia supratrigonal*, isto é, aquela realizada com cistectomia supratrigonal e ampliação vesical com segmento intestinal destubularizado, está indicada nos casos de bexiga contraída, nos quais a bexiga perdeu sua função de reservatório, em função da fibrose da parede vesical, o que leva à perda da complacência vesical. Os resultados a curto prazo são bons, porém a longo prazo são desapontadores.

Dentre as *derivações urinárias*, o conduto ileal deve ser a técnica de escolha, tendo em vista a possibilidade de se desenvolver sintomatologia dolorosa nas derivações continentes.

Conclusão

É de fundamental importância discutir com os pacientes as possibilidades terapêuticas disponíveis e deixar claro que, se os sintomas existem há mais de 1 ano, nenhum tratamento vai ser curativo. Devemos deixar bem claro que o caso em questão é de doença crônica e que, portanto, requer tratamento também crônico. Mesmo quando ocorre a remissão dos sintomas, existe sempre a possibilidade de recorrência.

Dessa maneira, a relação médico-paciente é fortalecida, evitando a constante troca de médico e o eterno recomeçar do tratamento.

Franqueza, atenção e orientação realista são fundamentais não apenas para a aderência ao tratamento, mas também para a credibilidade necessária que devemos ter para conduzir estes pacientes fragilizados e emocionalmente instáveis.

Leitura recomendada

Hanno P, Levin RM, Monson FC, Teucher C, Zhou ZZ, Ruggieri M, Whitmore K, Wein AJ. Diagnosis of interstitial cystitis. *J Urol* 143:278-281, 1990.

Hanno P, Pontari M. The intertitial cystitis syndrome. *Urol Int* 2:7-9, 1995.

Koziol JA. Epidemiology of interstitial cystitis. *Urol Clin North Am* 31:7-20, 1994.

Parsons CL. Interstitial cystitis: new concepts in pathogenesis, diagnosis, and management. *AUA Handout* 9897:1-24, 1988.

Parsons CL, Lilly JD, Stein P. Epithelial dysfunction in non-bacterial cystitis (interstitial cystitis). *J Urol* 145:732-735, 1991.

Parsons CL, Koprowski P. Interstitial cystitis: successful management by a pattern of increasing urinary voiding interval. *Urology* 37:207-212, 1991.

Theodorides T. Hydroxyzine in the treatment of interstitial cystitis. *Urol Clin North Am* 21:113-119, 1994.

SEÇÃO XIV

Uropediatria

1. Refluxo Vesicoureteral
2. Enurese
3. Fimose, Parafimose e Hipospadia
4. Hidronefrose Antenatal
5. Criptorquidia

CAPÍTULO 1

Refluxo Vesicoureteral

OSAMU IKARI

Considerações gerais

O refluxo vesicoureteral é uma condição patológica caracterizada pelo fluxo retrógrado de urina, da bexiga para o trato urinário superior. Por meio desse mecanismo, as bactérias facilmente atingem o rim, ocasionando uma reação inflamatória e/ou imunológica, que pode evoluir para formação de escaras renais.

Conforme a extensão, essas escaras renais ou lesões renais podem manifestar-se com quadro de hipertensão arterial renina-dependente, proteinúria e insuficiência renal por doença renal terminal. É a causa mais comum de hipertensão arterial em crianças.

A associação de refluxo vesicoureteral, infecção do trato urinário e lesão renal é bem definida, portanto, a infecção urinária tem um papel importante como mediador dessas escaras renais, haja vista que ainda existem controvérsias quanto ao refluxo estéril causar lesão renal.

Aproximadamente 65 a 85% das crianças com manifestação clínica de febre e infecção do trato urinário têm o diagnóstico de pielonefrite sem refluxo, demonstrando que as escaras renais podem ocorrer na ausência de refluxo intra-renal, inicialmente denominada por Bailey, em 1973, de nefropatia do refluxo.

A nefropatia do refluxo é responsável por uma porcentagem significativa de pacientes com doença renal terminal, variando de 3 a 25% em crianças e de 5 a 15% em adultos.

Incidência

A incidência do refluxo vesicoureteral em crianças é de aproximadamente 1%, e são mais comuns em meninas na idade de 2 a 3 anos. Em recém-nascidos, há predomínio em meninos, e entre os gêmeos, a incidência é maior, variando de 16 a 45%.

O refluxo vesicoureteral também pode ser responsável, em até 18% dos casos detectados de hidronefrose fetal, sendo necessária a investigação por meio de uretrocistografia miccional logo após o nascimento.

A prevalência é inversamente proporcional à idade.

Fisiopatologia do refluxo vesicoureteral

A junção ureterovesical tem papel importante na fisiopatologia. Existem dois mecanismos que agem na prevenção do refluxo vesicoureteral: ação valvular passiva e contração muscular ativa.

Ação valvular passiva – é um dos fatores mais importantes na manutenção do mecanismo anti-refluxo, principalmente nos períodos intramiccionais. O aumento progressivo do volume urinário intravesical acompanha-se da elevação da pressão intravesical, causando maior compressão do túnel submucoso contra a parede do músculo detrusor, colabando o ureter. Portanto, verifica-se a importância da mobilidade do meato ureteral, que mantém o comprimento do ureter submucoso, bem como o suporte ureteral adequado constituído pelo detrusor. Dessa maneira, é necessário que o ureter submucoso tenha comprimento adequado (4 a 5 vezes maior que o diâmetro do ureter) e que o trajeto intramural seja oblíquo.

Contração muscular ativa – esse mecanismo decorre das contrações das fibras longitudinais que se entrecruzam no teto ureteral. Essas contrações promovem a invaginação intravesical do ureter, mantêm o comprimento do trajeto submucoso, bem como comprimem e colabam as paredes ureterais, determinando seu fechamento e impedindo o refluxo vesicoureteral. A contração muscular ativa tem papel importante na prevenção do refluxo vesicoureteral durante as micções, mantendo o comprimento adequado do ureter intravesical e o fechamento da luz ureteral.

Etiologia do refluxo vesicoureteral

O refluxo vesicoureteral pode ser primário ou secundário.

O refluxo vesicoureteral primário é a causa congênita mais comum em crianças. Aproximadamente 30 a 50% das crianças com infecção urinária têm como diagnóstico o refluxo vesicoureteral. A incompetência da junção ureterovesical favorece o aparecimento do refluxo por deficiência da musculatura longitudinal do ureter, resultando no mecanismo valvular inadequado para o fechamento do meato ureteral (Fig. XIV-1).

Alterações ureterais, como a duplicidade ureteral completa, a ectopia ureteral e a presença de divertículo paraureteral podem evoluir com refluxo vesicoureteral.

O refluxo vesicoureteral secundário pode ser conseqüente ao aumento da pressão intravesical, decorrente de obstruções infravesicais de origem anatômica (válvula de uretra posterior ou doença prostática) ou funcional, como na disfunção vesical de origem neurogênica ou não-neurogênica.

A presença do infiltrado inflamatório, bem como das toxinas bacterianas, podem alterar o mecanismo valvular, causando o refluxo. As bexigas contraídas decorrentes da tuberculose, cistite intersticial e radioterapia podem evoluir com refluxo.

Diagnóstico e classificação

Na primeira infecção urinária comprovada laboratorialmente, as crianças, independente do sexo, devem ser avaliadas por meio de estudo por imagem: uretrocistografia miccional e ultra-sonografia do trato urinário.

A uretrocistografia miccional é o método mais utilizado no diagnóstico do refluxo vesicoureteral e permite graduar o refluxo em cinco graus, de acordo com o Comitê Internacional para o Estudo do Refluxo (Fig. XIV-2).

Grau I – Refluxo para o ureter pélvico, sem dilatação
Grau II – Refluxo para todo o sistema coletor, sem dilatação
Grau III – Refluxo para todo o sistema coletor, com dilatação, sem sinais de pielonefrite
Grau IV – Refluxo para todo o sistema coletor, com dilatação e sinais de pielonefrite
Grau V – Refluxo para todo o sistema coletor, com dilatação acentuada e tortuosidade do ureter, denominado megadolicoureter.

A cistocintilografia direta ou a cistografia com radiofármacos pode ser empregada na detecção do refluxo; embora mais sensível, é menos específica, pois não permite graduar o refluxo como na uretrocistografia miccional. Esse exame é útil no seguimento das crianças com refluxo (Fig. XIV-3).

O Tc^{99} DMSA, radiofármaco de marcador cortical, fornece informações anatômicas e funcionais, sendo considerado o método mais adequado na detecção de escaras renais (Fig. XIV-4). A proteinúria de 24 h quando acima de 2g é altamente sugestiva de nefropatia do refluxo.

A avaliação urodinâmica está indicada em crianças que apresentam distúrbios miccionais associados como urgência e/ou urge-incontinência e nos casos de enurese noturna.

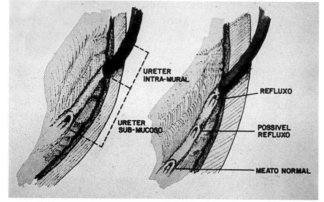

Figura XIV-1 – Anatomia da junção ureterovesical.

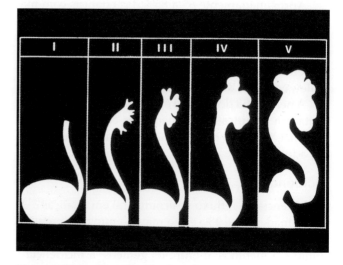

Figura XIV-2 – Classificação do refluxo.

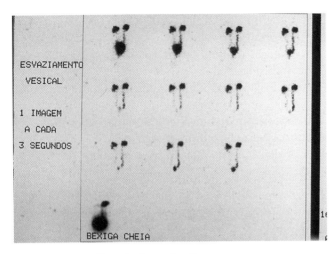
Figura XIV-3 – Cistocintilografia direta.

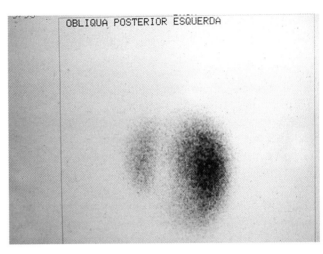
Figura XIV-4 – Cistocintilografia renal com DMSA.

Tratamento

O objetivo do tratamento das crianças com refluxo vesicoureteral é combater surtos de pielonefrite, prevenindo a formação de escaras renais. O tratamento pode ser clínico ou cirúrgico.

Tratamento clínico

O tratamento clínico tem por objetivo a erradicação da infecção urinária, utilizando antimicrobianos específicos para evitar a formação de novas escaras renais.

Quando o ureter não está dilatado (refluxos graus I e II), a chance de cura espontânea é alta. Esse fato é evidente em crianças menores e relaciona-se ao processo de maturação da junção ureterovesical. À medida que a criança cresce, o trígono desenvolve-se e o refluxo pode cessar espontaneamente.

O tratamento clínico está indicado nos casos de refluxo graus I, II e III. A quimioprofilaxia, em doses subclínicas por tempo prolongado, é mandatória até o desaparecimento do refluxo. Geralmente, utiliza-se $1/4$ a $1/3$ da dose total. Durante o tratamento, é fundamental o controle da infecção urinária, realizando-se exame de urina I e urocultura a cada 2 meses.

Além disso, deve-se orientar os familiares quanto à modificação do hábito urinário dessas crianças, estimulando-as a urinar mais vezes para manter a bexiga com menor volume urinário, e também quanto à mudança de hábitos alimentares para melhorar o quadro de constipação intestinal.

A avaliação por imagem (uretrocistografia miccional ou cistocintilografia) para controle deverá ser realizada a cada ano, até o desaparecimento do refluxo.

O tratamento clínico tem indicação preferencial em crianças com menos de 1 ano de idade, independente do grau de refluxo. Nos primeiros 2 meses de vida, recomenda-se o emprego de *amoxilina* ou *cefalosporina* em doses baixas, pois a *sulfonamida* e a *nitrofurantoína* podem ocasionar, respectivamente, icterícia e anemia hemolítica.

Em meninos recomenda-se a circuncisão, principalmente em recém-nascidos, pois a aderência balanoprepucial sendo mais freqüente, favorece a infecção urinária.

Considera-se critério de escape no tratamento clínico quando, no seguimento, a criança manifestar dois episódios de pielonefrite ou dois episódios de bacteriúria assintomática durante um ano, ou diminuição da função renal. Nessas condições, está indicado o tratamento cirúrgico.

Tratamento cirúrgico

O tratamento cirúrgico está indicado nos refluxos grau III, quando não resolvidos com o tratamento clínico, e principalmente nos graus IV e V. O refluxo persistente em meninas, após a puberdade, tem indicação cirúrgica porque o risco de pielonefrite na gestação seguramente será maior.

Os refluxos associados a anomalias ureterovesicais, como duplicidade ureteral completa, ectopia ureteral e sácula paraureteral devem ser tratados cirurgicamente.

O tratamento cirúrgico tem por objetivo corrigir o refluxo, aumentando o comprimento do túnel submucoso por meio de técnicas intra ou extravesicais. O sucesso com a cirurgia atinge 98%, independente da técnica utilizada. A preferência depende da experiência do urologista com determinada técnica.

Após a cirurgia, a quimioprofilaxia deve ser mantida por 3 a 6 meses e a ultra-sonografia pós-operatória é realizada após 3 meses. A realização de uretrocistografia miccional ou de cistocintilografia direta torna-se opcional, devendo ser indicada nos casos em que a evolução não está satisfatória, como na infecção urinária recidivante.

A infecção urinária após o tratamento cirúrgico pode ocorrer, mesmo com a cura do refluxo vesicoureteral, porém, deve ser avaliada para excluir a possibilidade de refluxo contralateral, que pode estar presente em até 18% dos casos. Geralmente, o refluxo contralateral desaparece com o tratamento clínico.

A utilização de substâncias como teflon e colágeno, injetados por via endoscópica ao redor do meato ureteral, tem a finalidade de promover um reforço posterior. O tratamento endoscópico do refluxo vem sendo amplamente difundido na Europa. Essa opção terapêutica é bastante atraente por ser um procedimento minimamente invasivo, realizado ambulatorialmente.

Nos Estados Unidos, o teflon ainda não foi aprovado pelo FDA, pois estudos experimentais têm demonstrado a migração dessas partículas para outros órgãos, como pulmão, cérebro e gânglios.

Ainda não se conhece, a longo prazo, o efeito da formação de granulomas, tanto local quanto a distância. Portanto, o tratamento endoscópico, apesar de ser um método simples e rápido, ainda continua na fase de investigação.

O estudo multicêntrico (International Reflux Study Center) demonstrou que o tratamento clínico é igualmente eficaz ao tratamento cirúrgico, com relação aos surtos de pielonefrite, ao longo de 5 anos. Esse mesmo estudo mostrou que o refluxo unilateral tem prognóstico melhor que o bilateral. Nos refluxos grau IV, a resolução espontânea é baixa, com cura de 8% ao ano, sendo que a estimativa de cura espontânea chega a 50% ao longo de 9 anos. Baseando-se nesse estudo, existe um consenso para o tratamento cirúrgico em refluxos com graus avançados (IV e V).

As recomendações, segundo a Associação Americana de Urologia, incluem:

1. A cistoscopia na avaliação do meato ureteral não tem valor preditivo.
2. A dilatação ureteral e a uretrotomia interna estão contra-indicadas.
3. A avaliação urodinâmica é desnecessária em crianças com micção normal.
4. Crianças com disfunção miccional beneficiam-se com anticolinérgicos e treinamento vesical.
5. A avaliação radiológica deve ser anual.

O tratamento do refluxo vesicoureteral continua controverso. A decisão quanto às opções de tratamento deverá ser compartilhada com os pais e até mesmo com a criança.

Leitura recomendada

Atala A, Keating MA. Vesicoureteral reflux and megaureter. In: Walsh PC, Retik AB, Vaughan ED, Wein AJ. *Campbell's Urology*. Philadelphia, WB Saunders, vol 2, 1997, p. 1859-1916.

Avner ED, Chavers B, Sullivan K, Tejani A. Renal transplantation and chronic dialysis in children and adolescents: The 1993 Annual Report of the North American Pediatric Renal Transplant Cooperative Study. *Pediatr Nephrol* 9:61-73, 1995.

Bailey RR. Commentary: the management of grades I and II (Non-dilating) vesicoureteral reflux. *J Urol* 148:1693-1695, 1992.

Elder JS. Management of vesicoureteral reflux: AUA treatment guidelines. AUA News: vol 3 – nº 2, March/April, 1998.

Elder JS, Peters CA, Arant BS et al. Pediatric vesicoureteral reflux guidelines panel. Summary report on the management of primary vesicoureteral reflux in children. *J Urol* 157:1846-1851, 1997.

Puri P, Cascio S, Lakshmandass G, Colhoun E. Urinary tract infection and renal damage in sibling vesicoureteral reflux. *J Urol* 160:1028-1030, 1998.

Weiss R, Duckett J, Spitzer A. Results of a randomized clinical trial of medical versus surgical management of infants and children with grades III and IV primary vesicoureteral reflux. *J Urol* 148:1667-1673, 1992.

CAPÍTULO 2

Enurese

OSAMU IKARI

A enurese constitui um quadro clínico bastante desagradável por causar graves desajustes sociais, tanto para a criança como para os pais, sendo necessário um bom conhecimento da etiopatogenia dessa enfermidade, a fim de oferecer um tratamento apropriado.

É definida como perda involuntária de urina em crianças com mais de 5 anos de idade, podendo manifestar-se durante o dia ou à noite. Erroneamente, o termo é utilizado para caracterizar a perda involuntária durante o sono.

A enurese pode ser denominada primária, quando a incontinência urinária ocorre desde o nascimento, ou secundária, quando a incontinência se manifesta após a criança ter adquirido o controle da micção pelo menos por 6 meses.

Pode ser classificada em enurese noturna, diurna ou mista. A enurese noturna pode ser denominada monossintomática quando não tem sintoma associado, e polissintomática quando associada a distúrbios miccionais, como urgência ou urge-incontinência.

A prevalência de enurese varia de 15 a 20% em crianças a partir dos 5 anos de idade, diminui para 2 a 3% na adolescência e mantém-se ao redor de 1% no adulto. Nota-se, portanto, uma estreita associação com o processo de desenvolvimento da criança, sendo que aos 5 anos, 85% já adquiriram a continência, e o restante 15% tornam-se continentes, em média 15% ao ano. A enfermidade é mais comum em meninos que em meninas.

Etiologia

Os avanços na investigação mostram que a enurese é uma condição de origem multifatorial. Diferentes mecanismos patogênicos podem estar relacionados, tais como alteração no desenvolvimento, fatores genéticos, psicológicos, orgânicos ou distúrbios do sono.

Alteração no desenvolvimento

Em recém-nascidos, a micção é puramente reflexa. Com o desenvolvimento da maturação neural, a freqüência de micção diminui, adquirindo a capacidade vesical própria para a idade e o controle voluntário sobre o esfíncter externo, bem como o mecanismo de iniciar e inibir contrações do detrusor.

Com 3 a 4 anos de idade, a maioria das crianças adquire a maturação neurológica completa, tornando-se continente. O retardo no desenvolvimento neural pode ser responsável pelo quadro de enurese, bastante evidente e relacionado à idade.

Fatores genéticos

A predisposição genética pode contribuir na etiologia da enurese.

Os pais sendo enuréticos, a chance de o filho apresentar esse sintoma atinge 70% e, quando apenas um deles tem o antecedente, a chance de o filho apresentar enurese pode chegar a 40%. Recentes avanços no estudo da engenharia molecular permitiram identificar, no DNA, o gene ligado ao cromossomo 13, como responsável em 50% dos casos de enurese noturna familiar.

Distúrbios do sono

Durante muitos anos acreditava-se que a enurese noturna estava associada à natureza do sono, equivalente à fase de sonhos ou pesadelos. Entretanto, nos últimos 10 anos têm-se demonstrado que a enurese pode ocorrer tanto na fase de sono leve como na de sono profundo, e as crianças enuréticas não apresentaram padrões diferentes de sono, em comparação com as crianças normais. A produção insuficiente de hormônio antidiurético durante o sono pode explicar o quadro de enurese.

Fatores psicológicos

O fator psicológico foi freqüentemente relacionado com a enurese. Na enurese noturna primária, no entanto, a incidência de alterações psicopatológicas foi semelhante à da população normal.

Nos casos de enurese secundária, fatores de desajuste comportamental, como separação dos pais, nascimento do irmão ou mudanças ambientais podem, temporariamente, causar perda involuntária de urina.

A relação entre a capacidade vesical e a polaciúria noturna parece ser o fator determinante no mecanismo fisiológico da enurese. Norgaard et al. demonstraram que, durante a noite, a produção de urina excede a capacidade vesical pela falta de vasopressina circulante.

A enurese abrange um mecanismo multifatorial, e na maioria dos casos pode evoluir para cura espontânea, portanto, essas crianças devem ser tratadas precocemente, evitando seqüelas de comportamento prejudiciais ao ajuste social com os familiares e amigos.

Avaliação

História bem detalhada, exame físico cuidadoso e exame de urina são fundamentais na avaliação de uma criança enurética. Na história, é importante caracterizar o número de episódios por semana, diferenciar enurese primária da secundária, bem como caracterizar a enurese em monossintomática ou polissintomática. É importante pesquisar antecedentes na família e o esquema de tratamento proposto previamente. No exame físico, deve-se avaliar a região abdominal, os genitais externos, além da região lombossacral e extremidades inferiores para afastar alterações neurológicas.

Em crianças com enurese noturna e bacteriúria associada, recomenda-se a investigação com cistografia miccional, pois a associação com o refluxo vesicoureteral pode ocorrer em 18% dos casos.

A avaliação urodinâmica está indicada em crianças com enurese associada a alterações neurológicas, ou quando apresentam infecção urinária, como também nos casos de enurese mista, em que a presença de contrações não inibidas foi observada em 97% dos casos. A enurese foi constatada em apenas 15% das crianças com enurese monossintomática.

A presença de contrações involuntárias pode estar associada ao quadro de enurese, podendo, no entanto, não haver relação entre causa e efeito. Portanto, o tratamento com anticolinérgicos nem sempre é eficaz, já que a cura depende da conversão dessas contrações em micção voluntária.

Tratamento

As crianças com enurese devem ser tratadas a partir dos 5 anos de idade, mesmo sabendo que aproximadamente 15% por ano dos enuréticos têm resolução espontânea. Portanto, o tratamento deve ser instituído precocemente para minimizar esse distúrbio indesejável. O tratamento deve ser individualizado, porém algumas regras comuns devem ser recomendadas, como modificar o hábito urinário, evitar ingestão hídrica uma hora antes de dormir e urinar sempre antes de se deitar.

Várias opções terapêuticas foram propostas anteriormente, tais como acupuntura, psicoterapia, homeopatia, hipnoseterapia, porém, como os benefícios não foram devidamente comprovados, esses tratamentos foram praticamente abandonados. Os melhores resultados têm sido obtidos com tratamento farmacológico, associado a mudanças no comportamento.

A imipramina foi uma droga bastante utilizada por considerar a enurese noturna como um distúrbio psicológico, associado ao distúrbio do sono. É um antidepressivo tricíclico com ação anticolinérgica no músculo vesical, que aumenta a capacidade funcional da bexiga. Também induz a um sono leve pela madrugada, o que possibilita o despertar mais fácil com a bexiga cheia. A dose recomendada é de 1mg/kg/dia, podendo-se aumentar para 2,5mg/kg/dia para a obtenção da resposta desejada.

Vários efeitos colaterais foram observados, como distúrbios gastrintestinais, mudança na personalidade, ansiedade, alopecia, arritmia cardíaca, devido ao efeito parassimpaticolítico e alfa-estimulante dessa droga. Há relatos de mortes por superdosagens acidentais, de modo que deve-se ter muito cuidado na prescrição dessa droga.

As drogas anticolinérgicas, como o hidrocloreto de oxibutinina, são utilizadas com a finalidade de coibir as contrações vesicais não inibidas. A droga tem efeito relaxante e anestésico na parede vesical, aumentando a capacidade funcional da bexiga. Apesar do conhecimento da ação farmacológica, a droga não demonstrou vantagens significativas no tratamento da enurese noturna, quando comparada com placebo, ficando a indicação restrita aos casos de enurese mista.

O acetato de desmopressina (DDAVP), análogo da vasopressina (ADH arginina), foi introduzido após a descoberta na alteração do ritmo circadiano do hormônio antidiurético em enuréticos. Esse medicamento tem efeito antidiurético por aumentar a reabsorção hídrica nos rins e reduzir o volume urinário. Apresenta menor efeito colateral em relação à imipramina e, apesar de o sucesso variar de 10 a 86%, seu uso vem sendo bastante difundido.

A administração pode ser por via nasal, sob forma de "spray". A dose recomendada é de 20mcg por dia, evitando-se ultrapassar a dose máxima de 40mcg por dia.

Para crianças com rinite alérgica, ou que apresentam congestão nasal, recomenda-se a via oral, em forma de comprimidos de 200mcg, equivalente a 20mcg/nasal. O sucesso deve ser avaliado após 3 meses de tratamento.

A utilização de alarmes em enuréticos tem seus seguidores, devido ao baixo custo e por não apresentar os efeitos colaterais da terapia medicamentosa. O sucesso pode atingir 70%, mas 30% dos pacientes abandonam o tratamento por ser bastante longo e necessitar de mudança drástica de comportamento.

O tratamento com androgênicos, inibidores de prostaglandina e mesmo tratamentos alternativos com dieta não mostraram eficácia comprovada no manuseio dos enuréticos.

O tratamento da enurese em crianças é bastante complexo e deve ser individualizado, propondo medidas adequadas, motivando a criança e os familiares.

Leitura recomendada

Husmann DA. Enuresis. *Urology* 48:184-193, 1996.

Lovering JS, Tallet SE & McKendry JBJ. Oxybutynin efficacy in the treatment of primary enuresis. *Pediatrics* 82:104-106, 1988.

Mikkelsen EJ, Rapoport JL. Enuresis: psychopatology, sleep stage and drug response. *Urol Clin North Am* 7:361-377, 1980.

Monda JM, Husmann DA. Primary nocturnal enuresis: a comparison among observation, imipramine, desmopressin acetate and bed wetting alarms systems. *J Urol* 154:754-748, 1995.

Norgaard JP, Jonler M, Ritting S, Djurhuus JC. A pharmacodynamic study of desmopressin in patients with nocturnal enuresis. *J Urol* 153:1984-1986, 1995.

Skoog SJ, Stokes A, Turner KL. Oral desmopressin: a randomized double-blind placebo controlled study of effectiveness in children with primary nocturnal enuresis. *J Urol* 158(3) pt 2 of 2: 1035-1040, 1997.

Sujka SK, Piedmonte MR, Grrenfield SP. Enuresis and the voiding cystourethrogram: a re-evaluation. *Urology* 38:139-142, 1991.

Whiteside CG, Arnold EP. Persistent primary enuresis: a urodynamic assessment. *Br Med J* 1:364-367, 1975.

CAPÍTULO 3

Fimose, Parafimose e Hipospadia

AGUINALDO CESAR NARDI

Fimose

Fimose é definida como incapacidade de exteriorização da glande, devido à presença de um anel fibroso no prepúcio. Embriologicamente, o prepúcio é formado a partir de um processo de vacuolização na superfície externa da glande, que vai originar uma lâmina que a recobrirá totalmente, cuja característica é apresentar mucosa na face interna e pele na face externa.

O processo embriológico explica porque a maioria dos meninos nasce com a pele prepucial aderida à glande. Essa aderência balanoprepucial (Fig. XIV-5) é fisiológica e vai-se desfazendo espontaneamente. Ao redor dos 3 anos de idade, somente 10 a 20% dos meninos ainda não conseguem exteriorizar a glande (Fig. XIV-6). Dessa maneira, as manobras de retração prepucial devem ser evitadas na criança, pois podem produzir microtraumatismos com conseqüente fibrose no prepúcio.

Caso esta lâmina cutaneomucosa persista após o rompimento das aderências balanoprepuciais e não impeça a exteriorização da glande, é denominada prepúcio redundante e normalmente não causa transtornos para o homem.

Existem controvérsias em relação à associação de fimose com inúmeras doenças, entre elas, as sexualmente transmissíveis, o câncer do pênis, do colo de útero e a infecção do trato urinário, o que justificaria a realização de postectomia no período neonatal.

Apesar de a maioria dos pacientes portadores de câncer do pênis apresentarem fimose, não está claro que este seja o principal fator etiológico, já que nos países nórdicos, onde a postectomia não é realizada de rotina e a higiene pessoal é adequada, a incidência de câncer peniano é muito baixa.

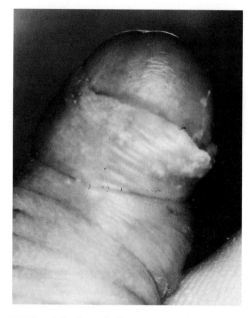

Figura XIV-5 – Aderência balanoprepucial.

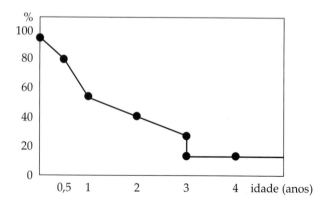

Figura XIV-6 – Porcentagem de aderência balanoprepucial de acordo com a idade.

O câncer do colo uterino apresenta baixa incidência em mulheres judias, porém, tal fato deve ser decorrente de fatores genéticos e não à ausência de pele prepucial nos homens judeus. Atualmente, têm-se associado esse tipo de neoplasia com as infecções pelo papilomavírus humano tipos 16 e 18.

A possibilidade de adquirir gonorréia e herpes é duas vezes maior em pacientes que não foram submetidos à retirada do prepúcio, assim como a sífilis é cinco vezes mais freqüente. Também têm sido relatada maior freqüência de infecção por papilomavírus e vírus da AIDS em pacientes não operados. A explicação para tal fato é a ruptura epitelial que pode ocorrer no prepúcio.

Inúmeros estudos demonstraram que existe maior colonização bacteriana na região periuretral em meninos não-operados, e que também as bactérias aderem com maior facilidade à mucosa do que ao epitélio, o que facilitaria a presença de infecção do trato urinário em pacientes com fimose. O principal estudo foi o de Wissel, que analisou 2.500 crianças e concluiu que a infecção é 20 vezes mais freqüente em meninos não-operados.

As complicações da fimose são balanopostite de repetição, parafimose, infecção do trato urinário e transtornos do relacionamento sexual.

As indicações para a realização de postectomia são secundárias à presença de complicações da fimose, como as relatadas anteriormente, ou quando não se consegue expor a glande após os 3 anos de idade.

A postectomia é talvez a cirurgia mais antiga que temos conhecimento. Nos hieróglifos egípcios, pode-se observar a descrição da técnica cirúrgica em altos relevos. A principal referência é encontrada no Antigo Testamento, Gênesis, cap. 17: "Todos os machos dentre vós serão circuncidados. E vós circundareis a carne de vosso prepúcio, para que esta circuncisão seja o sinal do concerto, que há entre mim e vós". O ritual da circuncisão também é realizado por muçulmanos, negros africanos e australianos aborígenes. Existe muita controvérsia em relação à realização deste procedimento por leigos, quanto ao aspecto da dor, além de complicações, tais como sangramento, tendo sido descrito casos de pneumotórax. Em Dakar, a incidência anual de tétano em procedimentos paramédicos é de 15,6 casos, o que representa 3,6% do total, sendo que a postectomia é responsável por 59,4%.

As complicações da postectomia variam de 1,5 a 5% e incluem sangramento, remoção incompleta ou excessiva de pele, infecção, estenose do meato, fístula uretrocutânea, linfedema, necrose da glande, septicemia.

Em resumo, respeitando os preceitos religiosos, a indicação da postectomia deve estar baseada em rigorosos critérios clínicos, cabendo ao médico a análise da relação custo/benefício juntamente com os pais.

Parafimose

Parafimose ocorre quando da retração do prepúcio por trás da glande, ocasionando edema importante, podendo evoluir para processo isquêmico que leva à necrose glandar. Portanto, traduz uma urgência urológica e deve ser corrigida imediatamente, comprimindo a glande e tracionando o prepúcio ao mesmo tempo. Quando a redução não é possível, devemos realizar abertura cirúrgica do anel e posterior correção da fimose.

Hipospadia

É uma condição na qual o meato, ou a abertura da uretra, ocorre na face ventral do pênis, geralmente acompanhada de curvatura peniana devido à presença de fibrose parauretral (chordée) e excesso de pele prepucial na região dorsal (capuchão).

A classificação é baseada na localização do meato uretral (Fig. XIV-7). A incidência é ao redor de 1 para 300 meninos, sendo que aproximadamente 70% são representados pelas hipospadias distais, que são as formas mais leves da doença.

A associação de hipospadia com outras anomalias congênitas ocorre predominantemente nos casos mais graves, sendo que a criptorquidia é a mais freqüente (32%), seguida pela hérnia inguinal (17%) e persistên-

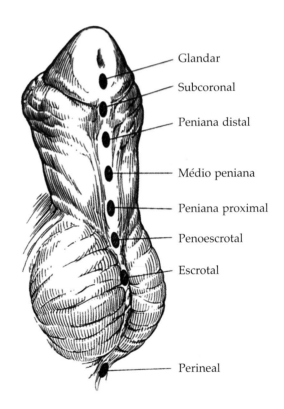

Figura XIV-7 – Classificação da hipospadia.

cia de utrículo prostático (15%). A incidência de anomalias do trato urinário superior é igual à da população normal, não sendo necessário avaliação rotineira com exames complementares nesses pacientes.

O tratamento é cirúrgico e a idade ideal para a correção é entre os 6 e os 15 meses de vida, já que nesse período os distúrbios de ordem psicológica são menores. Vale salientar que existem mais de 300 técnicas diferentes de tratamento e as complicações (fístulas e estenoses) são mais freqüentes nos casos mais graves.

Leitura recomendada

Craig JC, Knight P, Sureshkumar E, Mantz L, Roy P. Effect of circumcision on incidence of urinary tract infections in preschool boys. *J Pediatr* 128:23-27, 1996.

Schoen EJ, Drenth E, Hurwitz RS, Kunin S, Kaplan G. Circumcision in newborns: Not Why, But How. Dialogues in Pediatric. *Urology* 17:1-8, 1994.

Elder JS. Congenital anomalies of the genitalia. In: *Campbell's Urology*. Philadelphia, WB Saunders, 1997, p. 2120-2132.

Wiswell TE, Roscelli JD. Corroborative evidence for the decreased incidence of urinary tract infections in circumcised male infants. *Pediatrics* 78:96-99, 1986.

CAPÍTULO 4

Hidronefrose Antenatal

ANTONIO MACEDO JR.

Introdução

A popularização do exame ultra-sonográfico durante o acompanhamento pré-natal permitiu avanço importante no diagnóstico e planejamento terapêutico das deformidades congênitas em geral. O trato urinário, sítio mais prevalente de todas as anomalias fetais, tem na hidronefrose a condição congênita mais detectada pelo exame ultra-sonográfico. Denomina-se hidronefrose toda dilatação da via excretora, indo desde leve ectasia até dilatação severa.

Estima-se que a detecção de hidronefrose intra-uterina seja feita em 1,4 para cada 100 gestações e que em metade desses casos a hidronefrose é confirmada ao nascimento (0,6%). Uma parcela desses casos com hidronefrose persistente ao nascimento tende à remissão espontânea até um ano de idade, e assim muitas dessas hidronefroses são classificadas como "hidronefroses fisiológicas". Dentre as condições patológicas que levam à dilatação do trato urinário e que fazem parte do diagnóstico diferencial das hidronefroses antenatais citamos: estenose da junção ureteropiélica (JUP) (Fig. XIV-8), megaureter obstrutivo (Fig. XIV-9) e causado por refluxo, rim multicístico, ureter ectópico, ureterocele (Fig. XIV-10), refluxo vesicoureteral (Fig. XIV-11), síndrome de Prune-Belly, válvula de uretra posterior (Fig. XIV-12), entre outras.

O diagnóstico pré-natal da hidronefrose modificou a história natural de muitas dessas afecções, permitindo agora instituir o tratamento antes da deterioração da função renal. Por outro lado, a hidronefrose detectada pode representar não uma uropatia obstrutiva ou por refluxo, mas uma dilatação fisiológica do trato urinário que pode desaparecer sem a necessidade de procedimento cirúrgico. O importante é quando valorizar uma dilatação do trato urinário, procurando estabelecer fatores prognósticos e identificar os casos reais de obstrução. Assim, é fundamental que o neonatologista e o urologista pediátrico tenham um protocolo bem definido de investigação propedêutica das hidronefroses, imediatamente após o nascimento, encaminhando corretamente o caso para tratamento ou tranqüilizando os pais quanto ao comportamento benigno daquela alteração.

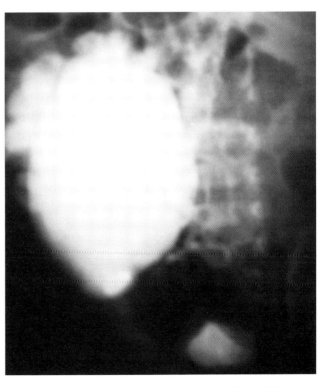

Figura XIV-8 – Estenose da junção ureteropiélica (JUP), diagnóstico antenatal.

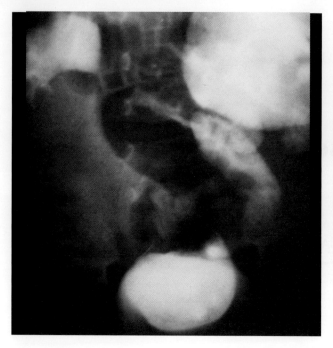

Figura XIV-9 – Megaureter primário obstrutivo, diagnóstico antenatal.

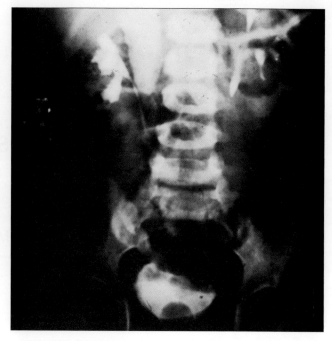

Figura XIV-10 – Ureterocele em sistema com duplicidade, diagnóstico antenatal.

História natural da hidronefrose pré-natal

Os métodos de diagnóstico atualmente disponíveis permitem detectar anomalias do trato urinário a partir de 12 semanas de gestação e a hidronefrose representa dois terços dessas alterações. A hidronefrose leve tende a resolver espontaneamente e não apresenta maior significado em termos de desenvolvimento da função renal. Visando distinguir a dilatação piélica leve daquela de significado patológico, propôs-se ser o diâmetro da pelve acima de 10mm indicativo de hidronefrose fetal clinicamente significante ao nascimento. Um outro parâmetro de importância é a relação do diâmetro ântero-posterior da pelve sobre o renal, no mesmo eixo acima de 0,5. Alguns autores consideram na 33ª semana de gestação um diâmetro piélico acima de 4mm como sendo clinicamente significante. A dificuldade em se estabelecer um prognóstico antenatal para diferentes pacientes diz respeito à dificuldade de se classificar diferentes graus de hidronefrose intra-útero. Mesmo a ocorrência de diagnóstico falso-positivo deve ser considerada, fato que ocorre em até 20% dos pacientes, em séries publicadas de hidronefrose pré-natal. Um fator de importância dentro desse contexto é a observação de hidronefrose uni ou bilateral, simétrica ou não e se associada com alterações na produção de líquido amniótico.

Fetos com hidronefrose persistente na 32ª semana de gestação devem ser diferenciados em dois grupos quanto à história natural. Nos casos de hidronefrose bilateral é comum a associação com anomalias cromossômicas e assim exige-se uma postura mais agressiva com monitorização do líquido amniótico e eventual amniocentese. Em caso de oligoidrâmnio, o parto deve ser antecipado, uma vez constatada maturação pulmonar.

Fetos com hidronefrose estável, unilateral e sem alterações no líquido amniótico apresentam história natural de melhor prognóstico e são apenas acompanhados até o termo. Nesse grupo, apenas 10 a 15% dos casos apresentarão piora clínica após o nascimento e necessitarão de intervenção cirúrgica.

Mecanismos compensatórios e modelos experimentais de hidronefrose

Existem mecanismos fisiológicos que visam adaptar o organismo a uma condição anormal. Dentro das obstruções urinárias congênitas, estes mecanismos estão sendo cada vez mais estudados. Sabe-se, por exemplo, que a perfusão glomerular é inicialmente maior em rins obstruídos e que mesmo a dilatação do sistema coletor funciona beneficamente como um reservatório passível de minimizar o aumento da pressão decorrente da obstrução. A capacidade da pelve renal de compensação varia com o tempo e em decorrência de alterações no tecido conjuntivo e na musculatura lisa.

Modelos experimentais de obstrução urinária total demonstraram que a evolução para rim displásico ou hidronefrótico decorre do período de instalação do componente obstrutivo, respectivamente, na fase inicial ou mais tardia da gestação. Um efeito semelhante no desenvolvimento renal do feto pode ser abstraído. Todavia, vale lembrar que o canal vesicoalantóide, patente

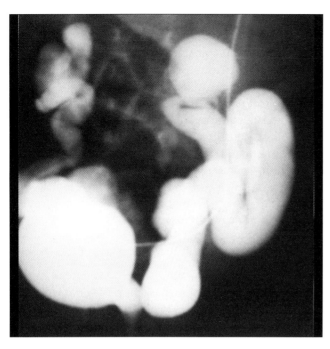

Figura XIV-11 – Refluxo vesicoureteral grave, diagnóstico antenatal.

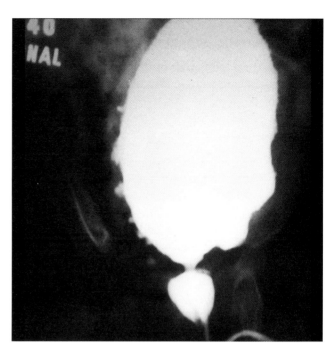

Figura XIV-12 – Válvula de uretra posterior, diagnóstico antenatal.

até a 20ª semana de gestação, funciona como válvula de escape em casos de obstrução infravesical (por exemplo, válvula de uretra posterior) e assim protege o trato urinário superior. Essa observação explica o fato de mesmo casos de obstrução muito significativa repercutirem com hidronefrose e não displasia renal.

Estudos recentes têm procurado esclarecer melhor a fisiopatologia das uropatias obstrutivas. Sugere-se um papel ativo do sistema renina-angiotensina como mediador das alterações hemodinâmicas e um mecanismo imunológico com mediadores de resposta inflamatória como agentes responsáveis pela apoptose celular envolvida na lesão renal por obstrução.

Intervenção intra-útero?

É bastante compreensível que os avanços diagnósticos, permitindo identificar hidronefrose pré-natal, acabassem suscitando modalidades terapêuticas de intervenção intra-útero, visando atuar precocemente e minimizar o prejuízo à função renal representada pela obstrução. O interesse em hidronefrose congênita iniciou-se nos anos 80, com o relato de "shunt" vesicoamniótico realizado por via percutânea com sucesso, tendo apresentado o paciente evolução satisfatória pós-natal. A este caso sucedeu-se uma série de intervenções de derivações vesicoamnióticas intra-útero em pacientes com obstrução infravesical aparente, com ou sem oligoidrâmnio, em alguns casos mesmo diante de hidronefrose unilateral.

Todavia, um registro de obtuário fetal realizado pelos grupos envolvidos em protocolos de intervenção pré-natal revelou mortalidade perinatal de 50%, complicações acima de 40% e necessidade de até 7 intervenções para alocação do cateter. A este estudo seguiu-se uma drástica redução nas indicações. Além das limitações técnicas, provavelmente relacionadas com as complicações verificadas, o maior problema parece ser a identificação dos fetos que se beneficiariam desses procedimentos. Mesmo em casos de uropatia obstrutiva grave, com oligoidrâmnio, discute-se até que ponto uma intervenção intra-útero pode interferir no desenvolvimento e na preservação de função renal, considerando a irreversibilidade do dano já consumado. Nesses casos, presentemente, a antecipação do parto, constatada a viabilidade pulmonar, parece ser a melhor conduta.

A cirurgia aberta fetal também já foi experimentada, tendo sido relatada a ureterostomia cutânea bilateral em feto de 21 semanas em 1981. A cirurgia transcorreu tecnicamente bem e sem complicações, mas o recém-nascido, veio a falecer por hipoplasia pulmonar e displasia renal com 1 dia de vida após 36 semanas de gestação. Encontram-se na literatura relatos de sete vesicostomias fetais, mas, a exemplo da derivação percutânea, metade dos pacientes não sobreviveu ao período neonatal. Além disso, a cirurgia fetal associa-se a estresse psicológico, com repercussões neurológicas muito importantes, como demonstrado numa série de pacientes submetidos à correção aberta fetal por hérnia diafragmática congênita.

Em resumo, a intervenção intra-útero em hidronefrose pré-natal é limitada apenas a centros de medicina fetal credenciados a estudar, por protocolos bem definidos, o tema em experimentação.

Métodos de avaliação propedêutica da hidronefrose perinatal

A investigação etiológica da hidronefrose é iniciada logo após o nascimento e faz-se uso de alguns métodos propedêuticos de imagem.

Ultra-sonografia

Constitui o exame básico na investigação da hidronefrose, por oferecer importantes informações morfológicas, grau da hidronefrose, caliectasia, tamanho renal, espessura do parênquima, dilatação do ureter distal, espessura da parede da bexiga e ser um exame não-invasivo. Nos casos de hidronefrose antenatal, o ideal é realizar no segundo dia de vida, já que na fase imediatamente pós-natal um menor débito urinário fisiológico pode ocultar algum grau menor de hidronefrose.

Um parâmetro importante na pelve renal é a medida do eixo ântero-posterior, que uma vez excedendo 15mm constitui sinal prognóstico de gravidade à estenose da JUP. Um outro parâmetro importante na ultra-sonografia é a relação medular/eixo vertical do rim que deve ser de 0,5. Quanto mais grave a hidronefrose, maior será esta relação.

Cistouretrografia miccional (CUM)

Está indicada em todos os casos de hidronefrose, visando afastar refluxo vesicoureteral e eventuais coexistências entre estenose da JUP e refluxo, bem como megaureter obstrutivo e por refluxo, que chegam a índices de até 15%.

A cistografia miccional é também importante por nos dar a idéia da morfologia vesical, demonstrando indícios de implantação ectópica ureteral e duplicidade do trato urinário associados a refluxo e principalmente falhas de enchimento na bexiga que possam corresponder a ureteroceles. Ao se considerar doenças sacrais congênitas, que cursam com bexiga neurogênica e repercussões sobre o trato urinário superior, a cistografia miccional oferece subsídios tanto em relação à bexiga, quanto a um refluxo associado.

Deve-se destacar que em meninos com hidronefrose antenatal e suspeita de válvula de uretra posterior a cistografia miccional deve ser feita logo após o nascimento, já que a desobstrução do trato urinário é uma conduta imperativa nos casos de obstrução por válvula.

Mapeamento renal por radioisótopos

O renograma radioisotópico e a cintilografia renal vêm-se firmando como exames fundamentais na investigação da hidronefrose perinatal, tanto no que diz respeito à função quanto à drenagem urinária.

O método envolve infusão de substância marcada com composto radioativo e monitorização de sua passagem através do trato urinário, num sistema computadorizado de leitura por gamacâmara. A captação do composto radiomarcado nas fases iniciais após a injeção é indicativa de função proporcional de cada rim, enquanto sua eliminação, no decorrer do tempo, representa a fase de excreção, avaliando possíveis sítios de obstrução à boa drenagem urinária. Os compostos mais empregados para esse fim são o ácido dietiltriaminopentacético (DTPA) e mais recentemente a mercaptoacetilglicina-3 (Mag-3), ambos marcados com tecnécio radioativo.

Urografia excretora (UIV)

A urografia excretora constitui o método tradicional para avaliação da hidronefrose, mas apresenta limitações significativas no recém-nascido: distribuição gasosa intestinal, rins de função diminuída e pelve extremamente dilatada. A urografia excretora ainda assume papel na avaliação da anatomia ureteral em crianças maiores, mas é dispensável na avaliação da estenose da JUP, clinicamente pouco significativa.

Teste de Whitaker

O teste de Whitaker constitui de uma punção no rim (nefrostomia percutânea) para infusão de soro fisiológico em fluxo anterógrado de 10ml/min e registro das alterações pressóricas desenvolvidas na pelve. Uma vez mantida uma pressão abaixo de 15cmH$_2$O, conclui-se que não existe obstrução ao fluxo. O estudo visa diferenciar dilatação da obstrução e teria indicação nos casos duvidosos de estenose da JUP.

Como nem toda obstrução na estenose da JUP é constante, as obstruções da JUP extrínsecas não seguem uma relação de variação de pressão linear como descrita nos casos de obstrução intrínseca. O método é muito invasivo, exigindo punção percutânea e o teste de Whitaker apresenta, atualmente, aplicabilidade clínica reduzida.

Roteiro de investigação pós-natal da hidronefrose

Existe um algoritmo para orientar o diagnóstico das uropatias obstrutivas e por refluxo que estejam sendo responsáveis pela hidronefrose antenatal. Em algumas situações, o diagnóstico preciso é fundamental, pois as condutas terapêuticas devem ser instituídas imediatamente após o nascimento. Essa situação é bem exemplificada na válvula de uretra posterior, na qual a descompressão deve ser instituída logo após o nascimento, haja vista as repercussões no trato urinário a montante.

Por outro lado, a maioria das hidronefroses geradas por obstrução tanto no ureter inferior (ureterocele, ectopia ureteral, megaureter primário), quanto na junção ureteropiélica (estenose da JUP) podem ser investigadas com maior cautela, uma vez instituída a antibioticoterapia profilática. Da mesma forma, os casos de hidronefrose por refluxo teriam uma orientação terapêutica semelhante. Em resumo, as informações contidas na figura XIV-13, orientam de forma clara e prática como progredir na investigação da hidronefrose a partir do nascimento da criança, objetivando obter de cada exame as informações necessárias para a orientação diagnóstica e programação terapêutica subseqüente.

Leitura recomendada

Ransley P, Manzoni G. Extended role of DTPA scan in assessing function and UPJ obstruction in neonate. *Dial Pediatr Urol* 8:254-267, 1985.

Koff S. The case for nonoperative management of apparent UPJ obstruction. *Dial Pediatr Urol* 14:25-56, 1991.

Hanna MK, Gluck R. Ureteropelvic junction obstruction during the first year of life. *Urology* 31:41-45, 1988.

Peters C. Urinary tract obstruction in children. *J Urol* 154:1874-1884, 1995.

Blyth B, Snyder H, Duckett J. Antenatal diagnosis and subsequent management of hydronephrosis. *J Urol* 149:693-698, 1993.

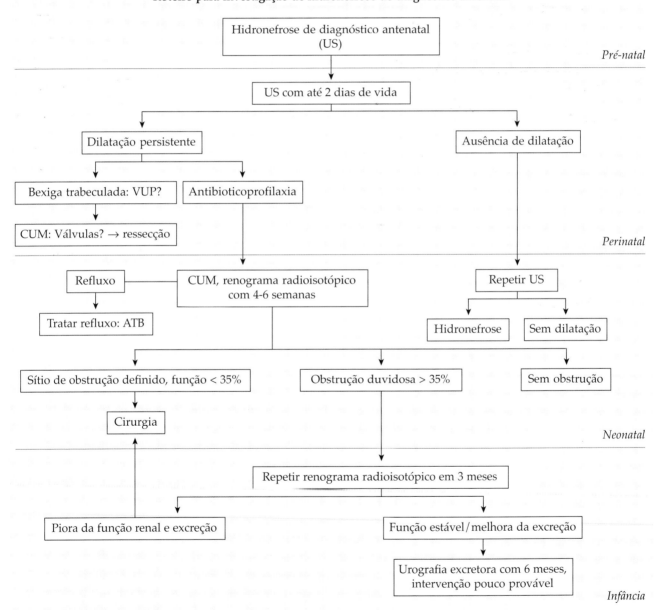

Figura XIV-13 – Algoritmo para avaliação neonatal de hidronefrose. US = ultra-sonografia, VUP = válvula de uretra posterior, CUM = cistouretrografia miccional, ATB = antibiótico. Modificado de Blyth, Snyder e Duckett, 1993.

CAPÍTULO 5

Criptorquidia

SALVADOR VILAR CORREIA LIMA
FÁBIO DE OLIVEIRA VILAR

Criptorquidia significa literalmente testículo escondido e é o termo utilizado para definir o testículo que está ausente da bolsa escrotal.

O termo é genérico e inclui até mesmo o testículo ectópico que representa o testículo normalmente desenvolvido e que está localizado fora do canal inguinal, a agenesia e a atrofia testicular.

A criptorquidia é o distúrbio de natureza endócrina mais comum em recém-nascidos. Há relatos que mostram incidências que variam de 9 a 30% em prematuros e de 3,4 a 5,8% em recém-nascidos de termo. Estatísticas de autores americanos mostram que após 1 ano de idade a incidência se estabiliza em torno de 1,8%, embora haja relatos que indiquem números tão baixos como 0,5%.

Há consenso geral que, uma vez atingido 1 ano de idade, é muito pouco provável que o testículo que não desceu venha atingir espontaneamente a bolsa escrotal.

Patologia

O testículo que não desceu completamente até à bolsa escrotal apresenta, na maioria das vezes, anomalias de tamanho e alterações na sua sustentação, o que facilita a torção. Quanto mais alta for a posição em que estiver retido, maiores as alterações encontradas. Há certa controvérsia entre patologistas e clínicos no que diz respeito à definição de que se o testículo que não desceu já estava intrinsecamente defeituoso e, por isso, não atingiu sua posição final na bolsa escrotal, ou se era originalmente normal e o fato de não haver descido seria produto de influências externas, tornando-o secundariamente doente. Existe algum suporte para a primeira hipótese, desde que esses testículos tenham maior tendência para desenvolver doença maligna, havendo sido comprovadas também anomalias cromossômicas nesses pacientes. Na verdade, uma só teoria seria insuficiente para explicar todos os casos da anomalia. Provavelmente, fatores genéticos, hormonais e mecânicos podem ser notificados como responsáveis por casos específicos da descida inadequada do testículo.

Complicações – a principal complicação advinda da criptorquidia é o surgimento de neoplasia. Cerca de 10% dos tumores do testículo advêm de um testículo que não desceu adequadamente. O testículo que não migrou tem entre 35 e 40 vezes mais possibilidades de desenvolver doença maligna que um testículo que desceu normalmente. Um testículo de localização intra-abdominal está 4 vezes mais suscetível a desenvolver doença maligna do que o localizado na região inguinal. Tumores em testículos criptorquídicos tendem a ocorrer mais à época da puberdade ou após isto. Em relação ao envolvimento do testículo contralateral, existem estudos mostrando que em cada 5 pacientes que desenvolveram tumores em testículos criptorquídicos têm possibilidade de apresentar tumor no testículo normal contralateral. Quando a criptorquidia é bilateral, existe possibilidade 15% maior do surgimento de tumor no testículo contralateral, quando um dos lados é envolvido.

Torção – a ocorrência desse fenômeno tende a ser maior em testículos que não desceram, provavelmente por causa de anomalias em seu próprio mesentério. No período pré-puberal é mais freqüente em virtude do crescimento testicular. O surgimento de tumor torna o testículo mais suscetível à torção.

Hérnia – após a descida testicular, que habitualmente ocorre entre o oitavo mês de gestação e o primeiro mês de vida, o processo vaginal que interliga a cavidade peritoneal com a túnica vaginal fecha completamente sua luz, não permitindo nenhuma comunicação entre o peritônio e a cavidade escrotal. Quando o testículo não alcança a bolsa escrotal, o processo vaginal permanece patente, podendo propiciar o desenvolvimento de hérnia. A verdadeira incidência de hérnia na criptorquidia é controversa, mas há relatos que variam de 75 a 90%.

Infertilidade – a descida inadequada do testículo retarda o processo de produção de espermatozóides. Quanto mais distante estiver o testículo do seu habitat natural, maior a possibilidade de lesão dos túbulos seminíferos e, conseqüentemente, menor será a possibilidade de fertilidade. Há relatos de que homens com criptorquidia unilateral têm uma contagem de espermatozóides inferior à média, provavelmente por problemas inerentes à própria doença e que podem afetar ambos os testículos. Na criptorquidia bilateral, a possibilidade de fertilidade é sempre muito baixa.

Classificação

De acordo com sua localização, o testículo criptorquídico pode ser classificado em palpável e impalpável. De acordo com sua relação com a bolsa escrotal, pode ser subdividido em: abdominal, inguinal ou canalicular, retrátil e deslizante (Quadro XIV-1). O testículo deslizante ("gliding") deve ser distinguido do testículo retrátil, pois o deslizante habitualmente pode ser trazido até a porção superior da bolsa escrotal e volta imediatamente a sua posição original, enquanto o testículo retrátil pode ser trazido confortavelmente até à bolsa e aí fica até que o paciente mude de posição. Não necessita de tratamento cirúrgico. O testículo ectópico é aquele que teve sua descida normal através do anel inguinal externo e foi, a seguir, redirecionado para locais fora do canal inguinal. Pode ser encontrado no períneo, região umbilical, pubiana etc. A criptorquidia pode também ser classificada de acordo com o lado, direito, esquerdo ou bilateral. Cerca de um terço das criptorquidias são unilaterais; dos dois terços, unilaterais; 70% ocorrem do lado direito; e o restante, à esquerda. Apenas 8% dos testículos têm localização abdominal. Setenta e dois por cento localizam-se na região inguinal e 20% entre o anel externo e a bolsa escrotal. Aplasia testicular ou anorquia são encontradas em cerca de 2,5% dos casos.

Diagnóstico

O diagnóstico da criptorquidia é habitualmente feito pela inspeção e palpação. A técnica de exame é fundamental no diagnóstico correto. Paciente e examinador devem estar em posição confortável; as mãos do examinador e o ambiente devem estar suficientemente aquecidos, de modo a evitar retração testicular pelo frio. Lactentes são mais bem examinados na posição sentada, com as pernas abertas. Dessa maneira, testículos retráteis podem ser trazidos confortavelmente à bolsa. Pacientes que já andam são mais bem examinados na posição "de cócoras", que representa o modo ideal para o exame. Testículo que não veio à bolsa nessa posição dificilmente virá de outra maneira.

Tratamento

Duas são as principais modalidades de tratamento para a criptorquidia: o hormonal e o cirúrgico. O método a ser utilizado vai depender da experiência de quem está tratando e da patogênese do testículo que não desceu. Nos dias de hoje, existe consenso de que o testículo que não desceu à bolsa, em menino nascido de termo, deva ser tratado antes de 1 ano de idade, sendo de 8 a 10 meses a idade ideal. Sabe-se que testículos que não descem até essa idade dificilmente o farão espontaneamente, e estão sujeitos a alterações importantes, especialmente na linhagem celular relacionada com a reprodução.

Tratamento hormonal – na atualidade, só existem dois tipos de terapia hormonal para criptorquidia: gonadotrofina coriônica (hCG) e hormônio liberador da gonadotrofina ou hormônio luteinizante (GnRH). O hCG é utilizado com a finalidade de estimular as células de Leydig no testículo, as quais irão produzir maior quantidade de testosterona e, conseqüentemente, promover a descida testicular. O GnRH é utilizado partindo-se do princípio de que crianças com criptorquidia têm deficiência na secreção de GnRH no hipotálamo, evidenciado pela queda nos níveis de LH basal em certos pacientes portadores de criptorquidia.

Quadro XIV-1 – Classificação da criptorquidia.

Palpável	Impalpável
Normal	Intra-abdominal
Deslizante	Canalicular
Retrátil	Agenesia
Ectópico	Atrofia

Os resultados com esses dois tipos de hormônios são bastante conflitantes na literatura. Muitos autores relatam que resultados muito satisfatórios com qualquer dos hormônios estão, na maioria das vezes, relacionados com diagnóstico errôneo de criptorquidia, quando na verdade se tratava de testículo retrátil que não necessita de nenhum tratamento. O fato de o hCG ser utilizado apenas em injeções tem limitado bastante seu uso pela própria rejeição das crianças e seus familiares. A gonadotrofina coriônica pode ser utilizada em doses semanais ou a cada 3 ou 5 dias em doses totais que não devem ultrapassar 1.5000UI sob pena de produzirem alterações de fusão precoce de epífises ósseas e crescimento exagerado da genitália externa. O ideal, quando se decide por esse tipo de tratamento, é observar a criança a partir da segunda injeção, interrompendo-se o tratamento caso ocorram alterações.

O GnRH tem a vantagem de ser utilizado como um "spray" nasal, sendo com isso mais aceito pelos pacientes e familiares. Os resultados, porém, são também bastante conflitantes. Uma dose de 1mg/dia durante 4 semanas é o mais aconselhável.

Tratamento cirúrgico – essa é a forma mais eficaz de tratamento da criptorquidia, pois permite conduzir praticamente todos os testículos à bolsa escrotal. Quanto mais distante está o testículo da bolsa escrotal, tanto mais difícil será seu tratamento cirúrgico. No testículo de localização intra-abdominal é necessária, muitas vezes, a realização da cirurgia em dois estágios, pois o pedículo vascular é muito curto. Hoje em dia, a cirurgia laparoscópica tem sido bastante utilizada nesses casos, oferecendo resultados mais satisfatórios do que a cirurgia convencional. A cirurgia convencional consiste na liberação do testículo com seu pedículo vascular e vaso deferente, proceder à ligadura do processo vaginal quando presente e levar o testículo a uma posição confortável na bolsa na qual é fixado. Quando o pedículo vascular e/ou o canal deferente não são suficientes para a descida, é deixado na posição mais baixa possível, podendo ser levado à bolsa em um segundo tempo, ou mesmo deixado em uma posição que possa ser palpado e, com isso, ser mais facilmente pesquisado sobre a eventual ocorrência de tumor. Como já dissemos, existe consenso atualmente de que a cirurgia deva ser realizada antes de 1 ano de idade.

Leitura recomendada

Bergada C. Clinical treatment of cryptorchidism. In: Bierich JR, Giarola A (eds.). *Cryptorchidism*. New York, Academic Press, 1979, p. 367-374.

Cromie WJ. Cryptorchidism and malignant testicular disease. In: Hadziselimovic F (ed.). *Cryptorchidism: Management and Implications*. New York, Springer-Verlag, 1983, p. 83-92.

Forest GM. Pattern of the response to HCG stimulation in prepubertal cryptorchid boys, in Job JC (ed.). *Cryptorchidism: Diagnosis and Treatment. Pediatric Adolescent Endocrinology*. Basal, Switzerland, S Karger, 1971, vol 6, p. 108-120.

Hadziselimovic F, Girard J, Herzog B. Lack of germ cells and endocrinology in cryptorchid boys from one to six years of life. In: Bierich RJ, Giarola A (eds.). *Cryptorchidism*. New York, Academic Press, 1979, p. 129-134.

Kleinteich B, Hadziselimovic F, Hesse V et al. Kongenitale hodendystopien. Leipzig, Germany, VEB Georg Thieme, 1979.

Kogan JS. Fertility in cryptorchidism. In: Hadziselimovic F (ed.). *Cryptorchidism: Management and Implications*. New York, Springer-Verlag, 1983, p. 71-82.

Waldschmidt J, Doede T, Vygen I. The results of 9 years of experience with a combined treatment with LH-RH and HCG for cryptorchidism. *Eur J Pediatr* (Suppl 2) 152:S34-S36, 1993.

SEÇÃO XV

Urgências Urológicas Não-Traumáticas

1. Dor Escrotal Aguda
2. Dor Lombar: Cólica Ureteral
3. Retenção Urinária Aguda

CAPÍTULO 1

Dor Escrotal Aguda

ERIC ROGER WROCLAWSKI

É bastante comum para o clínico geral defrontar-se com situações clínicas com origem no aparelho geniturinário que requeiram diagnóstico e terapêutica imediatos. O conhecimento de aspectos básicos que permitam diferenciar entre os possíveis diagnósticos envolvidos dos elementos terapêuticos indicados permitirão ao clínico geral avançar no atendimento do paciente e poder, criteriosamente, definir o momento, se necessário, da presença do urologista. Entre alguns dos freqüentes problemas urológicos que podem manifestar-se como situações de urgência, abordarremos apenas: retenção urinária e dor escrotal aguda.

Dor escrotal aguda

Introdução

Em analogia ao quadro sindrômico conhecido por abdome agudo, a situação clínica composta por dor escrotal aguda também é chamada de escroto agudo. Sob esse nome, encontram-se diferentes doenças das estruturas contidas no escroto (Quadro XV-1).

Entre estas, em geral, bastante desconfortáveis e dolorosas, há situações de tratamento clínico, e outras que se constituem em verdadeiras emergências cirúrgicas. Por esta razão, o clínico geral deve estar habilitado a distinguir entre os diferentes diagnósticos que se manifestam, em geral, por dor testicular aguda, freqüentemente unilateral, aumento de volume da bolsa testicular e, eventualmente, rubor, calor e edemas locais.

Orquite aguda

Trata-se de processo inflamatório do testículo. Pode ser traumática ou, menos freqüentemente, viral. Entre estas, a mais comum é a orquite pós-caxumba, que raramente complica os casos de parotidite em meninos pré-púberes.

Classicamente, ocorre cerca de 5 a 7 dias após a parotidite, quando esta já está se esvaecendo, razão pela qual surgiu o jargão popular que a caxumba saiu do rosto e desceu para o testículo. O quadro clínico é composto por febre, prostração e dor escrotal, de início insidioso. Em geral é unilateral, mas em cerca de um quarto dos casos pode acometer ambos os testículos. A palpação mostra o testículo aumentado de volume, duro, doloroso, comumente com o epidídimo normal. Há sinais flogísticos na bolsa testicular.

O hemograma revela leucocitose, e o exame de urina, apesar de às vezes revelar leucocitúria, é com freqüência normal.

O tratamento é feito por meio de medidas locais e gerais. O uso de suspensório escrotal, aliviando o peso do testículo, ajuda no alívio da dor. Aplicação de gelo no local pode também melhorar o desconforto. Paradoxalmente, quando há piora com o gelo, a aplicação de calor pode ajudar. Em casos de dor forte, pode-se fazer o bloqueio anestésico do cordão espermático com a in-

Quadro XV-1 – Etiologia do escroto agudo.

Orquite aguda
Epididimite aguda
Torção do cordão espermático (torção do testículo)
Torção de hidátide de Morgagni (apêndices intra-escrotais)

filtração, no anel inguinal externo, de 10ml de solução de lidocaína a 2% **sem vasoconstritor**. Medidas de exceção incluem o uso de corticosteróides e a incisão cirúrgica da túnica albugínea, visando preservar os túbulos seminíferos e a espermatogênese que podem sofrer danos irreversíveis em função do edema intratesticular. Repouso é recomendado, assim como o emprego de antiinflamatório não-hormonal (AINH) e analgésicos. O emprego de antibióticos, nesses casos, não se justifica.

Epididimite aguda

É a causa mais freqüente de dor e inchaço escrotal no homem em idade pós-puberal. É muito rara na infância e, nesta faixa etária, está associada à bacteriúria secundária a anomalias geniturinárias congênitas.

Dados de anamnese podem ser muito relevantes para o diagnóstico, entre eles, disúria, polaciúria, secreção uretral e manipulação uretral recente, além de antecedentes de prostatismo, infecção do trato geniturinário ou cirurgias sobre este. Em geral, é causada por bactérias que atingem o epidídimo a partir da uretra e próstata por meio de fluxo retrógrado, pelos ductos ejaculadores e canais deferentes.

Adultos jovens e idosos costumam ter epididimite por diferentes agentes etiológicos (Quadro XV-2).

Quadro XV-2 – Agentes etiológicos da epididimite aguda.

Adultos ≤ 35 anos	Adultos ≥ 50 anos
Agentes causadores de uretrite	Agentes causadores de bacteriúria
N. gonorrhoeae	E. coli
C. trachomatis	Proteus
	Klebsiella
	Enterobacter
	Pseudomonas

Clinicamente, a epididimite é um quadro flogístico escrotal, em geral, unilateral, doloroso, de início insidioso. Febre pode estar presente. O exame físico logo no início do quadro revela, geralmente, apenas o aumento doloroso do epidídimo. Com a evolução do processo inflamatório, o testículo pode participar do quadro, resultando no que se chama "orquiepididimite aguda". Às vezes, o surgimento de hidrocele reacional pode dificultar a palpação escrotal. O bloqueio anestésico do cordão espermático, descrito anteriormente, pode permitir a melhor avaliação do escroto e de seu conteúdo.

O diagnóstico diferencial com a torção do cordão espermático é fundamental, pois são situações que implicam terapêutica distinta.

O tratamento da epididimite aguda é basicamente semelhante ao descrito para orquite aguda, mas, neste caso, deve-se acrescentar antibioticoterapia voltada para o provável agente etiológico. O uso de tetraciclina ou derivados é bastante adequado para indivíduos com idade até 35 anos, com etiologia associada à uretrite. Já as epididimites secundárias a enterobactérias são adequadamente tratadas com os medicamentos comumente usados no tratamento das infecções urinárias.

Torção do cordão espermático

É a causa mais freqüente de escroto agudo na infância e adolescência, juntamente com a torção de apêndices testiculares, mas pode acometer homens em qualquer idade. É conhecida também como torção do testículo. É um quadro de isquemia testicular aguda, decorrente, em geral, da torção do cordão espermático sobre si mesmo, como ocorre, por exemplo, com o fio do aparelho telefônico.

Em função das conseqüências sobre o testículo, deve fazer parte do diagnóstico diferencial de todos os casos de escroto agudo, qualquer que seja a idade do paciente. Se o quadro escrotal agudo em questão não puder ter seu diagnóstico bem definido, o clínico geral deve considerá-lo como um possível caso de torção do cordão espermático, até prova em contrário. Ainda, se a dúvida persistir ou se demandar mais que 2 horas para seu esclarecimento, a exploração cirúrgica de emergência deve ser fortemente considerada. Certamente é melhor correr o risco de operar uma epididimite aguda do que tratar clinicamente uma necrose testicular isquêmica.

Há basicamente dois tipos de torção do cordão espermático: a extravaginal e a intravaginal.

A torção extravaginal corresponde a cerca de 10% dos casos. Incide principalmente no período intra-útero e neonatal, devido à tênue fixação da túnica vaginal e gubernáculo ao músculo dartos. Ocorre logo abaixo do anel inguinal externo, envolvendo todas as estruturas do cordão espermático.

Já na torção intravaginal, a anomalia de fixação é do testículo e do epidídimo que flutuam livremente dentro da túnica vaginal, como se fossem um "badalo de sino". Deve-se salientar, com finalidades terapêuticas, que tais defeitos anatômicos são costumeiramente bilaterais.

Exercícios físicos extenuantes, traumatismo genital ou contração vigorosa do músculo cremaster podem desencadear a torção de um testículo mal fixado congenitamente.

O quadro clínico predominante é de dor aguda e intensa, unilateral, no escroto, com eventual irradiação para a região inguinal e abdome inferior ipsolateral. A história de episódios recorrentes de dor testicular, no passado, de resolução espontânea é encontrada em quase a metade dos casos. Após algumas horas, podem aparecer aumento de volume, calor e rubor locais. Ocasionalmente, náuseas e vômitos podem estar presentes. Sintomas urinários são raros. Febre surge em 10% dos casos. No período neonatal, a torção apresenta-se, em geral, como uma tumoração escrotal indolor, em meninos em bom estado geral.

O exame físico muitas vezes mostra o testículo contralateral, não afetado, horizontalizado no escroto (sinal de Angell) quando o paciente está em pé, revelando a bilateralidade do erro congênito de fixação do testículo. Do lado acometido pode-se encontrar o epidídimo anteriorizado ou o testículo em posição alta no escroto, sinal conhecido como "redux testis". A elevação manual do escroto, em geral, não provoca alívio da dor, que é isquêmica, ao contrário do que acontece, com freqüencia, nos casos de epididimite aguda. Estes sinais clássicos descritos não são patognomônicos para o diagnóstico de torção testicular.

A ultra-sonografia Doppler colorido é hoje o exame diagnóstico mais eficaz no diagnóstico diferencial entre epididimite aguda e torção de cordão espermático. Outro exame complementar útil nesta diferenciação é a cintilografia testicular, realizada através da injeção endovenosa de radioisótopos e pela mensuração de sua captação pelos testículos e epidídimo envolvidos. A exploração cirúrgica, entretanto, não deve ser postergada se estes exames complementares não estiverem acessíveis de imediato.

A urgência em promover a imediata distorção do testículo decorre do fato de este ser um órgão que tolera mal a isquemia. Sabe-se, de trabalhos experimentais em cães, que quanto maior o grau de torção do cordão espermático, ou seja, o número de voltas sobre seu próprio eixo, menor é o tempo para que a necrose isquêmica irreversível se instale. Com mais de 12 horas, o índice de salvamento do testículo oscila entre 20 e 30%; com menos de 6 horas este número chega até a 80%. Assim, conclui-se que o tratamento cirúrgico precoce constitui-se em emergência médica, visando a distorção imediata do testículo e permitindo, dessa maneira, sua reperfusão. A distorção manual, por ocasião do exame clínico, deve sempre ser tratada, pois, se for bem-sucedida, preservará a glândula de isquemia, além de transformar o procedimento cirúrgico de emergência em eletivo.

A abordagem cirúrgica é geralmente feita via escrotal, na rafe mediana, permitindo a exploração testicular bilateral. A fixação do testículo contralateral é obrigatória, uma vez que as condições anatômicas que predispuseram a torção são bilaterais. A conduta final em relação ao testículo torcido dependerá de sua vitalidade, que poderá ser mais bem avaliada pelo exame anátomo-patológico durante o ato operatório, ou, de maneira mais simplista, por uma incisão da túnica albugínea para averiguação da existência ou não de sangramento local arterial. A inviabilidade da glândula implica orquiectomia, ao passo que, se for provável ou certamente viável, dever-se-á proceder a sua fixação. Nos casos de torção extravaginal, no período neonatal, a abordagem cirúrgica faz-se por inguinotomia, devido ao diagnóstico diferencial com hérnia inguinal encarcerada.

Torção dos apêndices intra-escrotais

É a segunda causa mais freqüente de dor escrotal aguda em meninos com idade inferior a 15 anos.

Anatomicamente, são descritos quatro apêndices intra-escrotais de cada lado: apêndice epidimário, apêndice testicular, paradídimo e ducto aberrante. Os dois primeiros são usualmente conhecidos como hidátides de Morgagni. Constituem remanescentes embriológicos pedunculados. Destes, o apêndice testicular é o mais freqüentemente encontrado (90%) e passível de torção.

O quadro clínico assemelha-se ao da torção do cordão espermático, porém é, em geral, menos intenso. Alguns pacientes localizam claramente o processo doloroso na região superior do testículo, na qual pode-se observar a presença de um único ponto doloroso.

O exame ultra-sonográfico da bolsa testicular pode ser muito útil para confirmar o diagnóstico nessa situação. Definido o diagnóstico de torção da hidátide, o tratamento clínico conservador é suficiente, baseando-se no uso de analgésicos e antiinflamatórios não-hormonais. A evolução é autolimitada e tem duração média de 5 a 7 dias. Por outro lado, se houver qualquer dúvida quanto à possibilidade de tratar-se de torção do cordão espermático, a exploração cirúrgica imediata é mandatória. O tratamento cirúrgico da hidátide testicular torcida é simplesmente sua exérese cirúrgica. Não é necessária a exploração do hemiescroto contralateral.

CAPÍTULO 2

Dor Lombar: Cólica Ureteral

CÉSAR MILTON MARINELLI

Introdução

A cólica nefrética, também conhecida como cólica renal ou ureteral, representa uma das entidades mais freqüentes da prática médica diária.

Geralmente, trata-se de manifestação clínica dolorosa aguda da litíase urinária, doença que acomete milhões de indivíduos, representando um real problema de saúde pública.

É causada pela obstrução aguda da via excretora, sendo freqüentemente abordada por médicos não-especialistas, o que torna a caracterização de seus conceitos fisiopatológicos e terapêuticos de fundamental importância.

Fisiopatologia

A dor na cólica renal é causada pela presença de um fator obstrutivo que impede a passagem de urina, levando à distensão por aumento súbito da pressão na pelve renal, com conseqüente estiramento da cápsula renal, o que estimula o sistema nervoso central, através de nervos esplâncnicos e plexo celíaco.

Manifesta-se geralmente no ângulo costovertebral, com irradiação nas áreas de distribuição dos XI e XII nervos torácicos e I lombar.

O aumento da pressão intrapiélica também estimula a síntese de prostaglandinas (PGE_2), o grande mediador responsável pelos quadros de dor, por promover o aumento do fluxo sangüíneo renal e da pressão capilar glomerular.

Durante o processo de dor, observa-se, após algumas horas, a diminuição da taxa de filtração glomerular, seguida finalmente pelo decréscimo da pressão intrapiélica, em virtude da diminuição do edema ureteral ao redor do fator obstrutivo, da reabsorção de fluido da pelve renal, por ação dos refluxos pielotubular, pielolinfático e pielovenoso. Pode-se também observar o extravasamento de urina pela rotura do fórnice calicinal, fenômeno este menos freqüente. Essa fase corresponde à melhora clínica da dor.

Considerando-se a fisiopatologia da dor, a terminologia "cólica" é inadequada, por tratar-se de dor forte e constante, e não de dor espasmódica, em ondas, com períodos de acalmia, como observado no intestino e na vesícula biliar (Fig. XV-1).

Obstrução ureteral aguda
Aumento da pressão intrapiélica
Aumento de prostaglandinas PGE_2

↓

30' fluxo sangüíneo renal → pressão piélica → dor
60' fluxo sangüíneo renal → pressão piélica
300' fluxo sangüíneo renal → pressão piélica → melhora clínica

Figura XV-1 – Análise cronológica dos eventos observados na cólica renal.

Quadro clínico

É intenso e alarmante, sendo geralmente assustador ao paciente e aos seus familiares. A dor geralmente é unilateral, de forte intensidade, com localização dependente do nível da obstrução, sem nenhum decúbito que a alivie, encontrando-se o paciente extremamente agitado.

Associa-se freqüentemente com náuseas, vômitos, distensão abdominal, devido à inervação autônoma e sensitiva semelhante dos aparelhos urinário e digestivo. Manifestações adrenérgicas, como taquicardia, sudorese, palidez cutânea, podem estar presentes.

A presença de febre deve ser vista com atenção, pois quadros infecciosos associados à obstrução da via urinária podem levar à septicemia (Fig. XV-2).

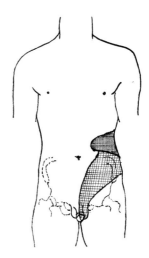

Figura XV-2 – Irradiação anterior da cólica nefrética.

Exame físico

A dor predomina principalmente no ângulo costovertebral, na XII costela, podendo apresentar irradiação ao longo do trajeto ureteral. Pode irradiar-se para a região inguinal e órgãos genitais externos, devido à inervação autônoma comum. Áreas de dor localizada em pontos específicos do abdome podem ser observadas, em virtude da impactação de cálculos, levando à reação inflamatória local.

A punho-percussão-lombar, conhecida como sinal de Giordano, pode ser extremamente dolorosa, o abdome pode estar distendido com aumento do timpanismo e diminuição dos ruídos hidroaéreos.

Diagnóstico

Hematúria microscópica é freqüentemente observada ao exame de urina I, podendo, contudo, estar ausente. Leucocitúria discreta e proteinúria, se presentes, podem não traduzir infecção.

Apesar de mundialmente consagrada, a radiografia simples do abdome apresenta baixa sensibilidade e especificidade, 60 e 70%, respectivamente. Contudo, sua utilização justifica-se na pesquisa de diagnósticos diferenciais. Lembramos que cálculos radiotransparentes, como os de cistina e ácido úrico, podem não ser vistos, por serem radiotransparentes.

A ultra-sonografia constitui-se no meio mais eficiente de diagnóstico. Trata-se de método inócuo por não necessitar de contraste ou emitir radiação ionizante, não-invasivo e de fácil realização, com especificidade ao redor de 100%, e sensibilidade de 64% que pode alcançar 100% nos casos de hidronefrose associada. Apesar de não demonstrar cálculos localizados no ureter médio, devido à interposição gasosa das alças intestinais, pode indicar, contudo, sinais indiretos de sua presença, como a dilatação da via urinária.

A urografia excretora não deve ser realizada na fase aguda da dor, por demonstrar alterações de caráter transitório, que não se repetem após o término da dor, causar aumento da dor por provocar diurese osmótica. Trata-se, contudo, de um método extremamente importante após a cessação da dor para avaliar não apenas a morfologia, como também a função renal.

A tomografia espiral, ou volumétrica, tem sua importância no diagnóstico diferencial das cólicas nefréticas, nas situações em que a urografia excretora não pode ser realizada, devido à hipersensibilidade ao meio de contraste.

Tratamento

Os objetivos principais no tratamento da cólica nefrética são:

- diminuição da pressão intrapiélica, obtida pela redução do seu tônus;
- redução da produção de urina;
- aumento do fluxo urinário através do ureter;
- diminuição dos estímulos nervosos no SNC.

Diversas são as opções terapêuticas no manuseio da cólica nefrética, destaca-se atualmente o amplo uso dos antiinflamatórios não-hormonais inibidores das prostaglandinas, grandes mediadoras da crise dolorosa; atuam reduzindo a atividade da musculatura lisa, diminuindo a concentração de norepinefrina, um neurotransmissor dos nervos aferentes da cápsula renal, e também o edema no local da obstrução, permitindo, dessa forma, o fluxo de urina.

Os antiespasmódicos provocam pequena dilatação da musculatura pieloureteral, tendo seu uso consagrado apesar de não fundamentado em princípios fisiopatológicos, por não apresentarem ação sobre o peristaltismo ureteral como antes pensado. Seu efeito talvez seja devido à associação com analgésicos, esquema terapêutico amplamente utilizado em nossos serviços.

Os antieméticos atuam aumentando o peristaltismo ureteral e são antagonistas dopaminérgicos. Os opiáceos são analgésicos potentes, atuando diretamente sobre o sistema nervoso central, sendo acompanhados, contudo, por efeitos colaterais abundantes. A utilização de dipirona, um analgésico não-opiáceo, é acompanhada de efeitos satisfatórios, porém menos eficientes que os antiinflamatórios.

A hidratação abundante, apesar de amplamente observada, não encontra substrato fisiopatológico, não devendo ser utilizada na fase aguda da crise, por causar aumento da pressão intrapiélica e, conseqüentemente, piorar a dor.

Diagnóstico diferencial

Inúmeras enfermidades podem manifestar-se com dor abdominal aguda, dentre elas as cólicas nefréticas. Dessa forma, a clara noção dos principais diagnósticos diferenciais é de suma importância para a adoção de medidas terapêuticas adequadas, encontrando-se, aqui, o grande papel do médico generalista. Perante um quadro de dor lombar, uma série de diagnósticos diferenciais deve ser pesquisada, visto que, dependendo da localização do cálculo, podem ser observados diferentes sintomas.

Lembramos também que nem sempre as obstruções intrínsecas da via excretora são devidas a cálculos; a presença de coágulos, papilas renais necrosadas e fragmentos tumorais pode gerar quadros dolorosos. A obstrução extrínseca da via excretora por tumores, vasos anômalos, podem também determinar quadros de cólica renal. Dependendo da localização da dor, deve-se pensar em diversas entidades (Quadro XV-3).

Quadro XV-3 – Principais doenças implicadas na gênese de processos dolorosos.

Tipo da dor	Agente	Localização
Dor lombar	Lombociatalgia Osteocondrites Pneumonia Pielonefrite aguda Aneurisma dissecante	$1/3$ superior do ureter
Dor abdominal	Apendicite aguda Diverticulite aguda Distúrbios ginecológicos	$1/3$ médio do ureter
Sintomas vesicais	Cistite aguda Prostatite aguda	$1/3$ inferior do ureter

Leitura recomendada

Aslaksen A, Gothlin, JH. Ultrasonic diagnosis of ureteral calculi in patients with acute flank pain. *Eur J Radiol* 11:87-90, 1990.

Borrelli M, Wroclawski ER, Glina S, Pecoraro G, Novaretti JPT. Cólica nefrética. In: Borrelli M, Wroclawski ER. *Urgências em Urologia*. Rio de Janeiro/ São Paulo, Livraria Atheneu, 1985.

D'Império M, Sakai AT. Cólica ureteral. *Rev Ass Med Brasil* 36(1):18-20, 1990.

Marthak KV, Gokarn AM, Rao AV, Sane et al. A multicentre comparative study of diclofenac sodium and a dipyrone/ spamolytic combination, and a single-centre comparative study of diclofenac sodium and pethidine in renal colic patients in India. Curr Med Res Opin 12(6):366-373, 1991.

Vaughan ED. The pathophysiology of urinary obstruction. In: Walsh PC, Retik AB, Vaughan D, Wein A. *Campbells Urology*. (libra) 7ª ed., Philadelphia, WB Saunders Co, 1997.

CAPÍTULO 3

Retenção Urinária Aguda

ERIC ROGER WROCLAWSKI

Introdução

Retenção urinária (RU) pode ser definida como a incapacidade que o indivíduo apresenta de esvaziar a bexiga cheia. Basicamente, pode ser causada por um fator obstrutivo que impede a drenagem vesical ou, menos freqüentemente, pela incapacidade funcional da musculatura vesical (músculo detrusor) em gerar uma pressão suficiente para expulsar a urina.

Manifestações clínicas

Para efeitos práticos, tem-se que diferenciar a RU em crônica e aguda.

A retenção urinária crônica (RUC) é comum em pacientes com disfunção vesical neurogênica e em prostatismos acentuados. Nessa situação, muitos pacientes podem não perceber a repleção vesical persistente e apresentam-se com incontinência urinária por transbordamento (paradoxal), gotejando urina continuamente. Alguns queixam-se de polaciúria, nictúria e desconforto à compressão suprapúbica pelo cinto da calça, por exemplo. Em outros casos, podem referir o aumento da circunferência abdominal.

Por outro lado, pacientes com retenção urinária aguda (RUA) referem distensão vesical, desconforto e dor por ela provocada. Fatores obstrutivos estão mais comumente associados a essa situação de urgência (Quadro XV-4).

A anamnese é muito importante para se estabelecer o fator etiológico. A presença de sintomas neurológicos como diminuição de força e sensibilidade faz pensar em disfunção vesical neurogênica. Homens com mais de 60 anos de idade podem referir história progressiva de sintomas urinários obstrutivos de origem prostática. Pacientes já submetidos à cirurgia prostática podem ter RUA secundária a estreitamentos da uretra ou do colo vesical.

O conhecimento dos remédios empregados pelo paciente, inclusive aqueles sem prescrição médica, pode ajudar a esclarecer a causa da RU. O uso de drogas com ação anticolinérgica, com os mais variados propósitos, pode ocasionar diminuição farmacológica da força de contração do detrusor.

Quadro XV-4 – Retenção urinária: fatores etiológicos.

Obstrução
- Aumento prostático
- Estreitamento uretral
- Tumores vesicais e uretrais
- Tumores pélvicos
- Calculoses vesical e uretral
- Válvula de uretra posterior
- Coágulos vesicais
- Ureterocele

Incapacidade funcional (músculo detrusor)
- Doença neurológica degenerativa
- Lesão medular traumática, inflamatória ou tumoral
- Lesão da inervação vesical (cirurgias pélvicas)
- Hiperdistensão vesical (hiper-hidratação e/ou dor no pós-operatório)

Diagnóstico

É importante lembrar novamente que alguns pacientes não referem dor ou desconforto apesar da inabilidade em esvaziar a bexiga repleta da urina.

A distensão vesical é, às vezes, visível, aumentando o volume do baixo-ventre até a cicatriz umbilical. A palpação do globo vesical, assim como sua percussão, é em geral obtida, exceto nos grandes obesos. Nestas circunstâncias, o diagnóstico exclusivamente pelo exame físico pode ser muito difícil, e a realização da ultra-sonografia pós-miccional ou da medida do volume urinário residual pós-miccional será necessária.

A presença de volume vesical ≥ 200ml após a micção caracteriza o esvaziamento insuficiente.

O exame físico geral, a avaliação uroneurológica e, em particular, o toque retal são muito úteis para se estabelecer o diagnóstico etiológico da RU.

Conduta

A conduta terapêutica visa à drenagem vesical para alívio de eventual dor e desconforto presentes, ou da possível ação deletéria – casos crônicos – sobre o trato urinário superior, com hidronefrose e comprometimento da função renal.

A maneira de se atingir o objetivo terapêutico irá depender do fator etiológico causal da retenção urinária.

Casos não complicados de retenção urinária por aumento prostático benigno ou maligno podem ser tratados por cateterismo vesical, empregando-se um cateter de demora tipo Foley, 18Fr, com técnica adequada (Apêndice I).

A dificuldade em passar o cateter, de modo atraumático pode traduzir a presença de um obstáculo mecânico (estenose) na uretra ou no colo vesical. Nessa circunstância, faz-se necessária a passagem de sondas ou cateteres de calibres variáveis, mais consistentes, às vezes, com a ponta curvada. Este tipo de instrumentação uretral exige prática e será provavelmente mais bem executada pelo especialista.

Como regra geral, se a dificuldade de cateterismo for causada pela próstata muito aumentada, opta-se por um cateter de maior calibre (≥ 20Fr), preferencialmente com a ponta curva, dita "bequilada" (do francês – em forma de bengala). Caso a suspeita seja de estenose uretral, preferem-se sondas ou cateteres mais consistentes e finos (filiformes).

Para o médico generalista diante de um paciente com evidente retenção urinária aguda e impossibilidade de cateterismo vesical, uma conduta mais adequada talvez seja a cistostomia por punção suprapúbica, uma vez que o globo vesical esteja facilmente palpável (Apêndice II).

Retenção urinária por coágulos

Ocasionalmente, a causa de RUA é a presença de abundantes coágulos intravesicais (Quadro XV-5). Com freqüência, o paciente refere hematúria macroscópica, e o exame físico revela um globo vesical palpável no abdome inferior muito doloroso.

Quadro XV-5 – Causas de hematúria macroscópica associadas à retenção urinária aguda por coágulos.

Cirurgia urológica recente	Neoplasias geniturinárias
Uso de ciclofosfamida	Traumatismo urológico
Radioterapia	Coagulopatia

O alívio dessa situação deve ser tentado inicialmente com a passagem de um cateter uretral de plástico 22 ou 24Fr e a retirada dos coágulos mediante lavagem manual empregando-se soro fisiológico e uma seringa de 50 ou 60cc.

Ao se obter a completa evacuação dos coágulos, deve-se instalar um cateter de demora com 3 vias (cateter de Owens ou Foley de 3 vias) para iniciar-se a irrigação contínua com solução salina. A presença do urologista pode ser necessária, particularmente se não for possível a evacuação manual de todos os coágulos intravesicais. A passagem de um aparelho endoscópico, sob narcose, e a evacuação com aparelhos especiais podem constituir-se em urgência.

Complicações

Apesar de infreqüentes, algumas complicações podem associar-se à drenagem vesical, razão pela qual nenhum paciente deve, como regra geral, ser dispensado após cateterismo vesical ou instrumentação uretral sem avaliação urológica.

Hemorragia "ex-vácuo" – a drenagem rápida do conteúdo vesical pode causar a rotura da mucosa vesical, às vezes intensa, em bexigas muito distendidas, levando à hematúria macroscópica que surge ao final do esvaziamento vesical.

Hipotensão arterial – o alívio da compressão venosa pélvica causada pela distensão vesical ou uma resposta vasovagal secundária à drenagem vesical podem levar à diminuição dos níveis pressóricos do paciente.

Poliúria pós-obstrução – processos obstrutivos crônicos associam-se a lesão tubular renal e incapacidade do néfron em concentrar o filtrado glomerular e, conseqüentemente, ocorrendo diurese osmótica com perda de grandes volumes de água e sódio.

Apêndice I
Técnica de cateterismo uretral

Tanto no homem quanto na mulher, o primeiro passo é a limpeza da área genital com água e sabão apropriados por 3 a 5 minutos.

A lubrificação adequada da uretra é fundamental e pode ser obtida com a instilação, por seringa, de 10 a 20ml de geléia anestésica, de modo estéril.

No homem, o pênis deve ser gentil, porém firmemente tracionado, 90º em relação ao púbis. O cateter é introduzido com a mão dominante até sentir-se uma resistência, correspondendo à área do esfíncter externo. Neste momento, o paciente é solicitado a relaxar a musculatura pélvica, como se tentasse urinar, além de respirar profundamente pela boca. O cateter é empurrado novamente, sem pressa, mas exercendo-se pressão um pouco mais forte. O balão **não** deve ser insuflado até se ter a certeza que a ponta do cateter esteja dentro da cavidade vesical. Isto é obtido mediante a drenagem de urina pelo tubo. Somente, então, o balão é insuflado com 5 a 10ml de água e tracionado suavemente para fora até que o balão se instale no colo vesical.

O prepúcio deve ser esticado novamente sobre a glande para prevenir parafimose e o cateter ou o sistema de drenagem (a sonda não deve ficar fechada) fixos à região suprapúbica ou coxa, sem tração.

Apêndice II
Técnica de cistostomia suprapúbica por punção

É imprescindível a confirmação do diagnóstico de retenção urinária e globo vesical antes da execução de cistostomia suprapúbica por punção.

Após o preparo do local com antisséptico e campos estéreis, infiltram-se os diferentes planos da parede abdominal anterior, com solução de lidocaína a 1 ou 2%. O local da punção fica na linha mediana, cerca de 2 a 4cm acima do púbis.

Pela área anestesiada, empregando-se uma agulha 30 x 7 ou 30 x 8 conectada a uma seringa vazia, punciona-se a bexiga distendida. Deve-se obter um fluxo livre e abundante de urina para o êmbolo da seringa. Esta etapa é preliminar à inserção do trocarte de cistostomia.

Em geral, os serviços de urgência dispõem de um "kit" descartável para cistostomia suprapúbica por punção.

A pele é incisada em uma extensão de 1cm, e o trocarte é inserido por este orifício até a bexiga. Muito importante é o ângulo da punção. Este deve ter cerca de 90º em relação ao eixo longitudinal do corpo e não à superfície, pois às vezes, em função da gordura subcutânea, há dobras de pele.

No caso de falta de material apropriado para a feitura da cistostomia, uma alternativa, em caráter excepcional, pode ser a introdução de um *intracath* (sistema para cateterismo venoso) na bexiga, temporariamente.

É muito importante que o cateter suprapúbico seja adequadamente preso à pele por meio de ponto cirúrgico para evitar sua saída inadvertida.

SEÇÃO XVI

Traumatismos

1. Traumatismo Renal
2. Traumatismo Ureteral
3. Traumatismo da Bexiga e da Uretra
4. Traumatismo do Pênis e do Escroto

CAPÍTULO 1

Traumatismo Renal

Marjo Perez

Introdução

O rim é um órgão que tem proteção natural e esta é representada posteriormente pela musculatura paravertebral, medialmente pela coluna vertebral, anteriormente pelas vísceras abdominais e lateralmente pelo gradeado costal. Além disso, os rins são protegidos pela fáscia de Gerota e sua mobilidade natural constitui um mecanismo adicional de proteção.

A lesão renal pode ocorrer por dois mecanismos: traumatismo fechado ou ferimento penetrante.

Dos órgãos do sistema urinário, o rim é o que mais freqüentemente sofre lesões nos traumatismos fechados.

A lesão renal ocorre em cerca de 10% dos pacientes politraumatizados, sendo que, destes, aproximadamente 85% são causados por traumatismo abdominal fechado.

No traumatismo fechado, a lesão renal pode ocorrer pela compressão do rim entre os arcos costais e a coluna vertebral, ou pela desaceleração rápida, como em queda de grandes altitudes, ou vítimas arremessadas para fora de veículos durante acidentes automobilísticos. No primeiro caso, as lesões mais freqüentes são as contusões e as fraturas do parênquima renal, enquanto no segundo caso são as lesões do pedículo ou trombose da artéria renal.

No caso de ferimentos penetrantes, os mais freqüentes são os pérfuro-incisos e pérfuro-contundentes, causados, respectivamente, por faca e projétil de arma de fogo.

O ponto mais importante para um adequado tratamento dos pacientes com traumatismo renal é o conhecimento da extensão das lesões e a necessidade de exploração cirúrgica.

Quadro clínico

O histórico pode indicar a possibilidade de haver lesão renal. Assim, por exemplo, ferimentos penetrantes na parte inferior do tórax, na região lombar ou nos flancos podem sugerir a presença de lesão renal. Em traumatismos fechados pode haver suspeita de lesão renal, no caso de queda de grandes altitudes ou quando pacientes são arremessados para fora de veículos em movimento.

O exame físico pode revelar evidentes ferimentos penetrantes, na parte inferior do tórax, região lombar ou flancos, sendo esses eventualmente nos casos de projéteis de arma de fogo, com orifícios de entrada ou de saída. Em caso de traumatismos fechados são clássicos os sinais e indicativos de uma possível lesão renal:

- Fratura dos últimos arcos costais.
- Hematoma no flanco.
- Abaulamento da parede abdominal.
- Contratura acentuada da musculatura abdominal do lado afetado.
- Hematúria.

A hematúria é um sinal extremamente importante e pode estar presente em cerca de 90% dos casos, podendo ser macroscópica ou microscópica.

O exame de urina é, portanto, importante na avaliação do traumatismo renal e deve ser realizado em todo paciente traumatizado, a não ser que haja lesão uretral. É importante lembrar que não há relação direta entre o grau de hematúria e a gravidade da lesão renal. Assim, por exemplo, na série de Hai et al. (1977), o exame de 102 pacientes com traumatismo renal mostrou que nas lesões menores havia 5% de pacientes sem hematúria, e nas lesões maiores do parênquima renal, 2,8% sem hematúria; por outro lado, nos pacientes com lesões renovasculares 64% não apresentavam hematúria, lembrando que essas são as lesões mais graves. Mas, de maneira geral, sabe-se que a hematúria está presente em cerca de 90 a 95% dos casos de traumatismo renal, e que a hematúria franca e macroscópica está mais freqüentemente relacionada ao traumatismo renal grave que a hematúria microscópica discreta.

Mecanismos das lesões

O traumatismo renal decorre de forças que excedem a resistência tênsil do parênquima renal.

Traumatismo renal fechado – freqüentemente está associado à desaceleração súbita do corpo humano. Os acidentes de veículos, as quedas e a ação de objetos contundentes são as causas mais comuns destes tipos de lesões.

A desaceleração ou esmagamento do corpo podem empurrar o rim contra o gradeado costal ou a coluna vertebral. Também pode ser comprimido contra alguma parte de um veículo em um acidente, resultando dessa maneira em contusão, laceração ou avulsão do parênquima renal. Uma desaceleração súbita e muito acentuada pode agir na artéria renal, produzindo rotura da camada íntima e dissecção subíntima pelo fluxo sangüíneo, provocando a trombose da artéria renal.

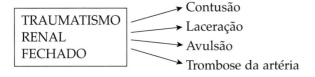

Lesões penetrantes – a ação é, evidentemente, a lesão do parênquima, do sistema coletor e dos vasos, pelo instrumento penetrante. Os projéteis de arma de fogo podem produzir um efeito de queimadura ao longo do trajeto, levando posteriormente a sangramento, perda de urina ou, eventualmente, formação de abscesso, podendo haver também necrose de parte do parênquima renal.

Classificação das lesões renais

As lesões renais podem ser classificadas, como maiores ou menores.

As lesões menores são as lacerações superficiais, pequenos hematomas subcapsulares e contusões. As lesões maiores incluem as lesões parenquimatosas profundas, através da junção corticomedular e do sistema coletor, lesões do pedículo renovascular e as chamadas explosões renais.

Atualmente, essa classificação foi mais detalhada e aprovada pela Associação Americana para Cirurgia do Trauma em 1989 (Quadro XVI-1).

Quadro XVI-1 – Classificação do traumatismo renal (Associação Americana para Cirurgia do Trauma).

Grau	Descrição da lesão	
I	Contusão	Hematúria com estudos normais
	Hematoma	Subcapsular, não-expansivo, sem laceração do parênquima
II	Hematoma	Perirrenal, não-expansivo no retroperitônio
	Laceração	< 1cm sem extravasamento urinário
III	Laceração	> 1cm com extravasamento urinário
IV	Laceração	Envolvendo córtex, medula e sistema coletor
	Vascular	Lesão da artéria ou veia renal com hemorragia contida
V	Laceração	Fragmentação completa do rim
	Vascular	Avulsão do hilo renal com desvascularização

O mecanismo de lesão é fator importante para se suspeitar de gravidade maior ou menor do traumatismo, da necessidade de cirurgia e do risco de lesões associadas.

A lesão renal ocorre em aproximadamente 10% dos traumatismos abdominais fechados. Os ferimentos penetrantes produzem a maioria dos casos de lesões renais maiores, nas quais pode ser necessário o tratamento cirúrgico.

O principal determinante da mortalidade dos pacientes com traumatismo renal é a natureza e a extensão das lesões associadas.

Diagnóstico

Na radiografia simples do abdome, algumas alterações podem sugerir a possibilidade de lesão renal, como as fraturas das últimas costelas ou fraturas de vértebras, opacificação sobre a área renal, apagamento da sombra do músculo psoas e escoliose voltada para o lado oposto ao da lesão, conseqüente ao espasmo produzido pela contratura do psoas ipsolateral à lesão.

O exame de imagem inicial é a urografia excretora, que ainda continua sendo bastante adequado para o estudo de triagem em relação à lesão renal. Seus principais objetivos são verificar se ambos os rins estão presentes e funcionantes, se há delimitação do parênquima renal e do sistema coletor.

Sempre que houver alteração na urografia excretora ou dúvida na sua interpretação, estará indicada a tomografia computadorizada (Fig. XVI-1).

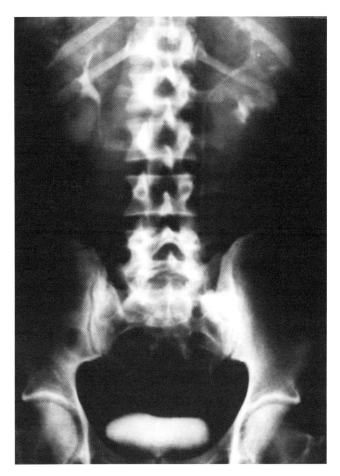

Figura XVI-1 – Urografia excretora no traumatismo renal fechado. Irregularidade da via excretora sem estadiamento conclusivo.

Na maioria das vezes, a urografia excretora não é suficiente para se estadiar uma lesão renal.

A ultra-sonografia pode ter papel importante no seguimento de pacientes vítimas de traumatismo renal fechado. É um exame não-invasivo, de baixo custo e de excelente acurácia diagnóstica, quando realizado por profissional experiente, tendo ainda a vantagem de poder ser repetido com freqüência.

A tomografia computadorizada é o melhor exame para diagnóstico e estadiamento das lesões renais, pois permite avaliar a extensão e a profundidade das lesões do parênquima (Fig. XVI-2), se há ou não extravasamento de contraste do sistema coletor (Fig. XVI-3), a dimensões do hematoma retroperitoneal, presença de possíveis lesões associadas, viabilidade do parênquima (Fig. XVI-4) e eventual presença de trombose renal (Fig. XVI-5).

O uso da arteriografia na avaliação dos pacientes com traumatismo renal diminuiu de maneira acentuada nos últimos anos, devido à tomografia computadorizada.

A arteriografia pode ser indicada naqueles casos em que há má visibilização do rim na urografia excretora e na tomografia computadorizada. Sua indicação também pode ser importante nos casos de sangramento pós-traumático, sendo um recurso terapêutico para a embolização de vasos que estão sangrando.

A exploração renal por imagens está indicada em todo o paciente com lesão penetrante no flanco, na região lombar ou no abdome, e nos traumatismos fechados, naqueles que se apresentam com hematúria macroscópica ou com hematúria microscópica e choque.

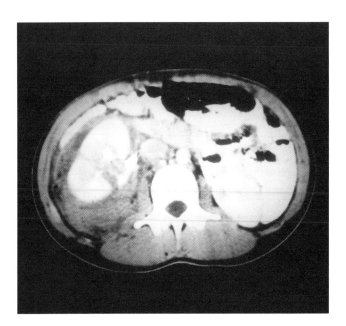

Figura XVI-2 – Tomografia no traumatismo renal fechado. Fratura do parênquima com extravasamento.

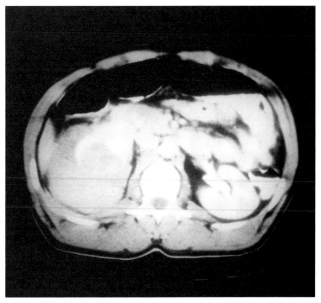

Figura XVI-3 – Traumatismo renal fechado. Tomografia mostrando hematoma perirrenal não-expansivo no retroperitônio.

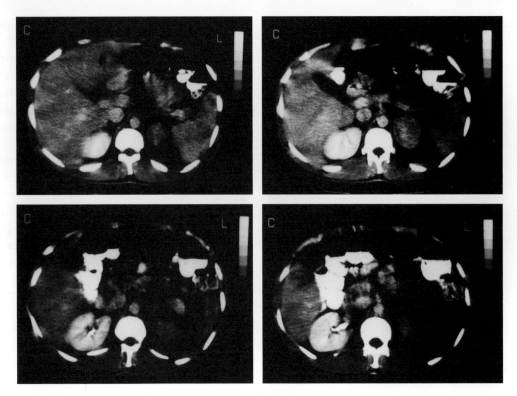

Figura XVI-4 – Tomografia no traumatismo fechado. Segmento renal desvitalizado no rim esquerdo.

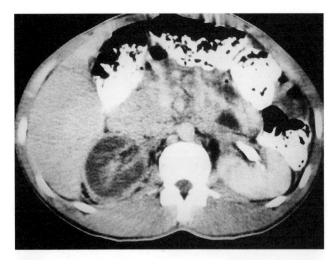

Figura XVI-5 – Tomografia: trombose da artéria renal direita.

Tratamento

As lesões renais podem ser tratadas de forma conservadora ou por meio de exploração cirúrgica, dependendo das condições clínicas do paciente e do resultado obtido na exploração radiológica.

Há situações em que a indicação cirúrgica é absoluta:

- Hematoma em expansão.
- Hematoma pulsátil.
- Instabilidade hemodinâmica.

Há indicações cirúrgicas relativas:

- Extravasamento de contraste.
- Presença de tecido não-viável.
- Trombose arterial.
- Estadiamento incompleto.

O extravasamento de contraste pode ser intra ou extracapsular. Quando é intracapsular a probabilidade de cicatrização espontânea é bem maior. Quando é extracapsular pode haver evolução para "urinoma", necessitando de tratamento cirúrgico (Fig. XVI-6).

A presença de tecido não-viável aumenta muito a taxa de morbidade local, principalmente quando associada a lesões entéricas e pancreáticas.

A trombose da artéria renal quando não diagnosticada nas primeiras 6 horas, estando o paciente estável, é passível de observação, reservando-se o tratamento cirúrgico para os pacientes que evoluem com hipertensão arterial.

Quando a exploração diagnóstica é incompleta, a cirurgia imediata é um método seguro, pois a exploração cirúrgica tardia pode levar ao aumento das taxas de nefrectomia.

Técnica cirúrgica

A exploração cirúrgica é realizada, como regra, por meio de uma incisão anterior do abdome. Excepcionalmente, utiliza-se a lombotomia, estando esta reservada apenas

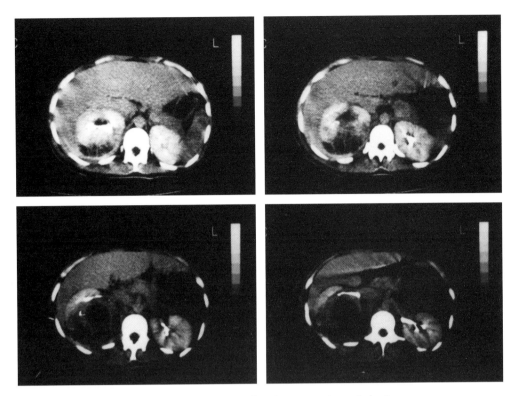

Figura XVI-6 – Tomografia: coleção perirrenal após traumatismo fechado.

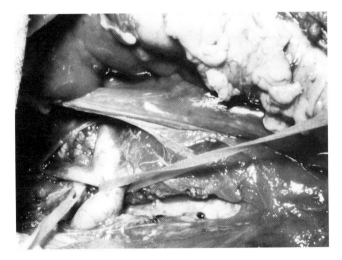

Figura XVI-7 – Controle do pedículo renal (artéria e veia) antes da abordagem do rim traumatizado.

para aqueles casos em que há segurança da existência de lesão renal sem sangramento importante, ou lesão de outros órgãos. Estes casos são, no entanto, muito pouco freqüentes.

O acesso é através de uma incisão ampla, mediana, com completa inspeção do conteúdo abdominal. Um aspecto extremamente importante em relação ao tratamento cirúrgico é o controle do pedículo renal antes da abertura da fáscia de Gerota e a exploração da lesão (Fig. XVI-7).

A simples padronização dessa conduta permitiu a redução das taxas de nefrectomia de 50% para índices menores de 10%. Uma boa maneira de controlar o pedículo renal é colocando-se fitas cardíacas ao redor da artéria e da veia. Dessa maneira, a qualquer momento, durante a exploração cirúrgica, pode-se clampeá-las aumentando muito a segurança. O cólon é refletido e mobilizado da parte anterior da fáscia de Gerota, a qual é aberta, e o rim é exposto. Dependendo da gravidade das lesões, várias condutas poderão ser tomadas, desde a simples drenagem até suturas do parênquima, ou ressecções parciais e até totais do rim.

Lesão renal por ferimento penetrante

As lesões penetrantes causadas por arma branca ou projétil de arma de fogo, pela alta freqüência de lesões associadas intraperitoneais, apresentam indicação cirúrgica na maioria dos casos. São exceções os ferimentos com penetração no dorso (parede abdominal posterior) por arma branca sem evidências de lesões intracavitárias (Fig. XVI-8).

A investigação diagnóstica é indicada nos mesmos parâmetros anteriormente citados para o traumatismo fechado, e a seqüência dos exames é a mesma.

A grande dificuldade nesse tipo de doente é a exclusão, com segurança, de lesões intracavitárias associadas, que ocorrem em até 45% dos doentes com ferimentos por arma branca e em mais de 90% dos ferimentos por projétil de arma de fogo.

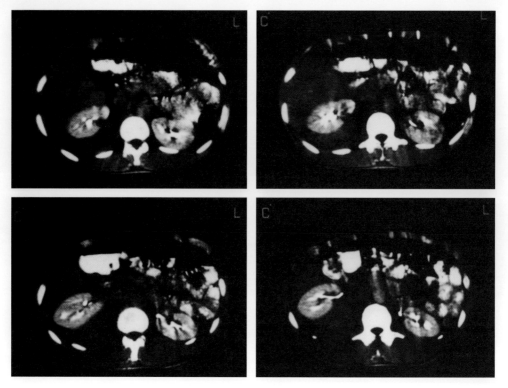

Figura XVI-8 – Tomografia em lesão renal por arma branca sem lesões associadas. Tratamento conservador.

Outro fator limitante ao tratamento conservador é o grau da lesão. Em lesões menos graves (graus I e II), o tratamento não-operatório mostrou-se seguro. Em lesões graus III e IV, a recidiva do sangramento foi a principal complicação, ocorrendo em 25% dos casos.

Leitura recomendada

Goletti O, Ghiselli G, Lippolis VP, Chiarugi M et al. The role of ultrasonography in blunt abdominal trauma: results in 250 consecutive cases. *J Trauma* 36:178-181, 1994.

Husmann DA, Giling PJ, Perry MO et al. Major renal lacerations with a devitalized fragment following blunt abdominal trauma: a comparison between nonoperative (expectant) versus surgical management. *J Urol* 150:1774-1777, 1993.

Lang EK. Intra-abdominal and retroperitoneal organ injuries diagnosed on dynamic computed tomograms obtained for assessment of renal trauma. *J Trauma* 30:1161-1168, 1990.

Miller KS, McAninch JW. Radiographic assessment of renal trauma: our 15 year experience. *J Urol* 154:352-355, 1995.

Nash PA, Bruce JE, McAninch JW. Nephrectomy for traumatic renal injuries. *J Urol* 153:609-611, 1995.

Peters PC, Sagolowsky AI. Genitourinary trauma. In: Walsh PC, Retic AD, Wein A, Vaughan ED. (ed.). *Campbells Urology*. Philadelphia, WB Saunders, 1997, p. 2571-2593.

Rosales A, Arango O, Coronado J et al. The use of ultrasonography as the initial diagnostic exploration in blunt renal trauma. *Urol Int* 48:134-137, 1992.

Shanmuganathan K, Mirvis SE, Sover ER. Value of contrast-enhanced CT in detecting active hemorrhage in patients with blunt abdominal or pelvic trauma. *AJR* 161:65-69, 1993.

Valor PIC, Togores LH, Olmo JMC et al. Nuestra experiencia en el diagnóstico y tratamiento de 429 traumatismos renales. *Arch Esp Urol* 44:801-807, 1991.

Wessells H, McAninch JW, Meyer A et al. Criteria for nonoperative treatment of significant penetrating renal lacerations. *J Urol* 157:24-27, 1997.

CAPÍTULO 2

Traumatismo Ureteral

FLAVIO TRIGO ROCHA
ANUAR IBRAHIM MITRE
SAMI ARAP

Introdução

Os ureteres são órgãos tubulares, pares, de pequeno diâmetro e longa extensão, localizados no retroperitônio, cuja função é o transporte de urina desde o bacinete até a bexiga. Os ureteres não se constituem em ductos de drenagem passiva mas, ao contrário, são estruturas complexas capazes de bombear a urina através de ondas peristálticas coordenadas por marcapasso localizado no bacinete. Quando ocorre uma lesão do ureter e não é reconhecida e tratada, ocorre extravasamento de urina no retroperitônio, com intenso processo inflamatório local e posterior fibrose, levando à sua obstrução parcial ou total, com dilatação ureteropielocalicinal a montante. Posteriormente, ocorre atrofia isquêmica do parênquima e perda da função renal. Em outras situações, pode ocorrer drenagem da urina para o interior da cavidade peritoneal, levando a quadro de ascite urinosa com graves distúrbios metabólicos e riscos iminentes para a morte do paciente. Pode também haver drenagem da urina proveniente da lesão ureteral para o exterior através da incisão cirúrgica ou dos orifícios de entrada ou saída de ferimentos penetrantes, levando à formação de fístulas ureterocutâneas. Quando existe lesão concomitante de outras estruturas, a drenagem ureteral pode-se fazer para esses órgãos através de trajeto fistuloso. Nesses casos, os órgãos mais comumente envolvidos são a vagina (fístulas ureterovaginais) e o intestino (fístulas ureterointestinais). Convém ressaltar que a drenagem da urina através de trajetos fistulosos não significa necessariamente uma drenagem adequada, uma vez que muitos desses trajetos são fibrosados, podendo ocorrer obstrução concomitante e lesão do trato urinário superior.

Etiologia

As lesões ureterais podem ser traumáticas ou iatrogênicas.

Menos de 0,25% das lesões traumáticas decorrem de traumatismo abdominal fechado. Nessa categoria, a causa mais comum é a hiperextensão da coluna com avulsão do ureter proximal em crianças vítimas de acidente automobilístico. Mas, comumente, as lesões ureterais traumáticas decorrem de ferimentos abdominais perfurantes no hipocôndrio, região lombar, flanco e região inguinal, com grande predomínio de ferimentos por arma de fogo, que representam 95% das lesões traumáticas do ureter e, mais raramente, por ferimentos por arma branca. Geralmente há associação com lesões de outros órgãos, o que interfere na escolha do tratamento a ser instituído para a lesão ureteral.

As lesões iatrogênicas do ureter decorrem principalmente de cirurgias envolvendo a cavidade pélvica. Estima-se em 0,5 a 1% de lesões ureterais em cirurgias pélvicas em geral. Algumas cirurgias, particularmente as ginecológicas, gastrenterológicas, vasculares, urológicas e neurológicas apresentam incidência elevada de lesões ureterais. Mais recentemente, com a popularização das cirurgias laparoscópicas e procedimentos endourológicos, a cirurgia endoscópica passou a assumir maior importância na etiologia das lesões ureterais. Dentre as cirurgias ginecológicas destaca-se a histerectomia total abdominal, na qual pode ocorrer lesão ureteral em até 10% dos casos, procedimentos obstétricos, ooforectomias e, mais recentemente, procedimentos laparoscópicos diagnósticos e terapêuticos, tais como ligadura tubária, tratamento de mioma uterino com laser etc. Nos outros grupos citados, vale a pena mencionar as colectomias e as apendicectomias abertas ou laparoscópicas, cirurgias de implantação de enxertos aorto-bifemorais, ureterolitotomias, ureteroscopias, cirurgias de suspensão do colo vesical, linfadenectomias laparoscópicas e laminectomias.

Diagnóstico

No caso de lesões traumáticas, sempre que houver um ferimento no trajeto do ureter, a hipótese de lesão deve ser aventada. A presença de fraturas da 11ª e 12ª costelas, bem como de processos transversos lombares, também sugerem a presença de lesão ureteral. Hematúria ocorre em cerca de 90% dos casos e a presença de extravasamento de contraste na urografia excretora permite confirmar e localizar a lesão na maioria dos pacientes (Fig. XVI-9). Nos casos em que a suspeita é de uma lesão ureteral baixa, associada à lesão vesical, a urografia deve sempre preceder a cistografia para se evitar que possível extravasamento de contraste da bexiga venha mascarar uma lesão do ureter distal associada. Sempre que as condições gerais do paciente permitirem, procede-se à urografia excretora através da infusão de contraste iodado, na dose de 1-2ml/kg, o qual permite a avaliação do ureter, evitando muitas vezes a sua dissecção desnecessária durante a cirurgia. Entretanto, como a lesão traumática ureteral isolada é muito rara, muitas vezes o paciente é levado à cirurgia em caráter de emergência devido a suas condições gerais, sem que tenha sido possível a realização da propedêutica radiológica pré-operatória. Nessa situação, após o tratamento das outras lesões, deve-se procurar identificar o ureter no trajeto do ferimento, para se certificar que não se encontra lesado. Sua simples visibilização, através da liberação da goteira parietocólica, e em casos de dúvida, a injeção endovenosa de 5ml do corante índigo carmin permite afastar a presença de lesões ureterais. Esse corante tem excreção renal e pode ser demonstrado na urina 7 a 10 minutos após a infusão. A presença de peristaltismo não permite afastar lesão ureteral, uma vez que o ureter, mesmo isquemiado, pode manter tal capacidade. Dissecções extensas do ureter devem ser evitadas, pois provocam desvascularização, isquemia e até necrose do órgão. No caso de lesões intra-operatórias, o reconhecimento imediato da lesão facilita a terapêutica. Nas cirurgias com maior risco, deve-se proceder ao exame do ureter durante a cirurgia, ou mesmo pela infusão endovenosa do corante índigo carmin, que permite o diagnóstico de secções do ureter. Essa manobra, contudo, não permite descartar outros tipos de lesões, tais como ligadura ou lesões isquêmicas do ureter.

Quando a lesão ureteral decorrente de traumatismo externo não é diagnosticada precocemente, seja por meio da propedêutica pré-operatória, seja intra-operatória, ou ainda no caso de lesões iatrogênicas não reconhecidas de imediato, alguns sintomas e sinais podem sugerir a presença de lesão ureteral. São eles: hematúria, que está presente em 90% das lesões traumáticas, mas em apenas 11% das lesões iatrogênicas, dor lombar persistente, febre, íleo prolongado e drenagem de urina, seja por meio do dreno deixado durante a incisão cirúrgica, seja através da própria incisão, seja pelos orifícios de entrada ou saída no caso das lesões penetrantes. Quando houver dúvida quanto à origem do líquido drenado, a presença de níveis elevados de uréia, creatinina e potássio no líquido drenado, em relação aos níveis plasmáticos, permite confirmar a presença de urina. Tais sintomas sugestivos de lesão do ureter podem aparecer entre 10 e 30 dias após o traumatismo. Anúria ocorre apenas em casos de lesões bilaterais ou quando o rim contralateral é ausente ou não-funcionante. A presença de uretero-hidronefrose, bem como de coleções

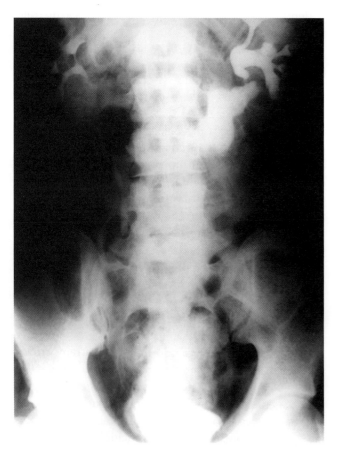

Figura XVI-9 – Extravasamento de contraste em urografia excretora após ferimento de arma de fogo mostrando lesão do terço superior do ureter.

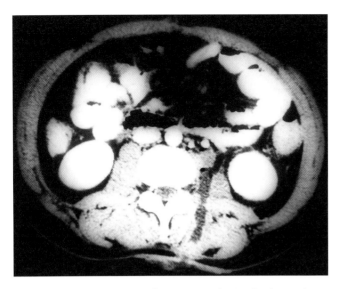

Figura XVI-10 – Tomografia computadorizada de paciente após ferimento de arma de fogo mostrando coleção de líquido na altura do ureter superior esquerdo.

periureterais à ultra-sonografia ou tomografia computadorizada são sugestivas de lesões ureterais (Fig. XVI-10). A urografia permite o diagnóstico de lesão ureteral em 94% dos casos, e em 50%, sua localização. Achado pós-operatório de exclusão renal funcional é altamente sugestivo de lesão, e a exploração deve ser complementada. A pielografia ascendente permite o diagnóstico de lesão ureteral, bem como sua localização na grande maioria dos casos. Permite ainda o diagnóstico de lesões parciais quando há extravasamento do contraste, porém contrastação do ureter a montante da lesão. Nos pacientes tratados inicialmente por nefrostomia, a associação da pileografia descendente (pielografia combinada) determina a extensão da lesão, facilitando o planejamento terapêutico (Fig. XVI-11). Vale ressaltar que a pielografia ascendente constitui exame invasivo, requerendo o uso de anestesia na maioria dos casos e aumentando o risco de infecção. Por essa razão, esse exame deve ser indicado, de preferência, imediatamente antes do ato cirúrgico para a correção da lesão ou drenagem da via urinária.

Classificação das lesões ureterais

Existem diversas classificações quanto aos tipos de lesões ureterais. Uma classificação útil é aquela que se baseia na etiologia e no tipo de lesão (Quadro XVI-2).

No caso de lesões por traumatismo externo, as contusões ureterais ocorrem quando um projétil de arma de fogo passa próximo, sem que atinja diretamente sua parede. Normalmente, o achado operatório é de hematoma na parede ureteral sem extravasamento de urina. Quando ocorre comprometimento da parede, essa rotura

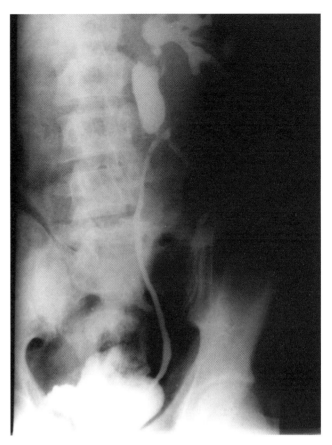

Figura XVI-11 – Pielografia combinada mostrando rotura total do ureter proximal após traumatismo por ferimento de arma de fogo.

Quadro XVI-2 – Classificação das lesões ureterais.

Lesões decorrentes de traumatismo externo
Contusão
Rotura parcial
Rotura total
Laceração extensa
Avulsão
Lesões iatrogênicas (cirúrgicas)
Ligadura
Lesão isquêmica
Secção
Secção com formação de fístula
Avulsão
Laceração extensa
Ressecção

pode ser parcial, quando parte dela não é atingida, ou total, quando ocorre disjunção entre os cotos ureterais. As lacerações extensas são raras. As avulsões ureterais são raras e mais comuns em crianças, nas quais, durante o traumatismo, ocorreu hiperextensão da coluna, arrancando o ureter proximal de sua inserção no bacinete renal.

No caso das lesões iatrogênicas, a ligadura do ureter com fios ou clipes pode ocorrer em qualquer momento da cirurgia, geralmente durante a hemostasia de tecidos adjacentes. Lesões isquêmicas ocorrem quando a túnica adventícia do ureter é lesada, seja durante a retirada de outros órgãos, seja por dissecção extensa, visando identificar lesões do ureter. A secção do ureter pode evoluir com formação de coleções retroperitoneais e com posterior estenose e obstrução, drenagem para a cavidade peritoneal com a formação de ascite urinosa ou, mais comumente, com drenagem da urina pela incisão ou para outros órgãos, levando à formação de fístulas. Avulsões decorrem da tração exagerada do ureter, seja direta, seja por meio de afastadores. As lacerações extensas decorrem do clampeamento do ureter por pinças hemostáticas e as ressecções ureterais são mais comuns em cirurgias de retirada de tumores retroperitoneais, em que o ureter se encontra aderido à massa tumoral.

Tratamento

O tratamento das lesões ureterais deve levar em conta, além da natureza e extensão da lesão, sua localização pela implicação no suprimento sangüíneo do ureter. A irrigação do ureter se dá a partir de sua túnica adventícia e provém principalmente de ramos arteriais que atingem o ureter proximal, bem como dos vasos breves ureterais oriundos dos vasos ilíacos que atingem o ureter distal. Dessa forma, o ureter médio tende a ter um suprimento sangüíneo mais limitado. Da mesma forma, a dissecção do ureter para correção da lesão deve ser realizada a uma certa distância, evitando esqueletização e lesão da túnica adventícia. Além disso, a dissecção do ureter distal, visando sua mobilização para o tratamento de lesões a montante, implica ligadura dos vasos breves e pode resultar em posterior isquemia. A introdução de procedimentos endourológicos, tais como colocação de cateteres duplo "J" e realização de procedimentos percutâneos, tais como nefrostomias, contribuíram em muito para a melhora dos resultados e redução da morbidade cirúrgica associada ao tratamento das lesões ureterais. Alguns princípios gerais, como a utilização de fios absorvíveis finos (Vycril e categute simples ou cromado 4-0 ou 5-0), a posterior drenagem do espaço retroperitoneal e o uso de antibioticoterapia de amplo espectro, devem ser seguidos em praticamente todas as cirurgias reconstrutivas de ureter.

Lesões decorrentes de traumatismos externos

Contusões

As contusões decorrentes de traumatismo de arma branca podem ser tratadas de forma conservadora, fazendo-se apenas o seguimento ambulatorial do paciente com o intuito de se pesquisar a ocorrência de estenose. No casos de projéteis de arma de fogo, especialmente devido à lesão térmica ou de velocidade associada, existe a possibilidade de isquemia da parede ureteral e posterior necrose da região atingida. Nesses casos, a colocação de um cateter ureteral tipo duplo "J", associado à drenagem do espaço retroperitoneal, previne a formação de fístulas e eventual necessidade de um segundo procedimento cirúrgico.

Rotura parcial do ureter

Nos casos de rotura parcial, em que o paciente necessita de cirurgia para o tratamento das lesões associadas, o manuseio dependerá da etiologia da lesão. Nos casos não-relacionados a ferimentos de arma de fogo, a simples sutura e a colocação de cateter de demora (duplo "J" ou cateter ureteral externo), associada à drenagem do retroperitônio com dreno de Penrose ou "portovac" são suficientes na maioria dos pacientes. Nos casos de ferimentos de arma de fogo, dada a alta possibilidade de lesão isquêmica associada, deve-se considerar a ressecção do segmento lesado e seguir as mesmas normas de tratamento a serem descritas para rotura total. Quando o paciente não apresenta outras lesões, não requerendo cirurgia, ou quando a lesão ureteral não foi reconhecida durante a cirurgia inicial, ou ainda quando esta ocorreu em dois tempos em conseqüência de isquemia da parede ureteral, o tratamento pode ser conservador e realizado logo após a pielografia ascendente por meio da introdução retrógrada de cateter duplo "J". Quando não é possível a passagem de tal cateter, a conduta dependerá das condições gerais do paciente. Em pacientes em boas condições, em período recente da lesão, pode-se optar por cirurgia aberta e correção da lesão. Em outras ocasiões, nas quais o paciente não apresenta boas condições clínicas ou o reconhecimento da lesão é tardio, pode-se optar pela nefrostomia percutânea, guiada por ultra-sonografia ou radioscopia para posterior correção. Vale ressaltar que, no caso de lesões pequenas, a nefrostomia pode ser o único tratamento necessário, uma vez que pode haver cicatrização e cura da lesão com a simples drenagem da via urinária (Fig. XVI-12).

Rotura total do ureter

O tratamento deste tipo de lesão dependerá basicamente de sua localização, do tempo decorrido entre o traumatismo e a identificação da lesão e das condições gerais do paciente. Quando o reconhecimento da lesão ocorre logo após o traumatismo, ainda que durante a cirurgia, o tratamento dependerá da localização da lesão. Lesões do ureter superior podem ser tratadas pela reanastomose do ureter ao bacinete renal. A sutura deve ser rea-

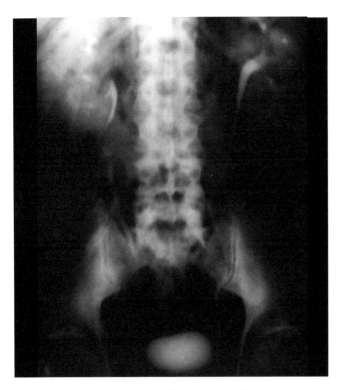

Figura XVI-12 – Lesão ureteral parcial tratada através de nefrostomia mantida por um período de 30 dias. A urografia demonstra repermeabilização do ureter e ausência de dilatação.

lizada sem tensão, com fio absorvível, e a drenagem de urina é garantida pela colocação de cateter duplo "J". Lesões um pouco mais baixas, no ureter médio, podem ser tratadas pela espatulação dos cotos ureterais e anastomose término-terminal com manutenção de cateter duplo "J" por pelo menos quatro semanas. No caso de lesões do ureter inferior abaixo dos vasos ilíacos, a melhor forma de tratamento é o reimplante ureterovesical pelas diversas técnicas de reimplante. Quando existe dificuldade de se levar o ureter sem tensão até a bexiga, sua cúpula pode ser fixada no músculo psoas numa técnica conhecida como "psoas hitch" (Fig. XVI-13). Quando o diagnóstico da lesão é tardio e o paciente se encontra em más condições clínicas, ou ainda quando existem coleções peripancreáticas no lado lesado, o melhor tratamento consiste na drenagem da via urinária através de nefrostomia percutânea. Nos casos de pacientes em boas condições clínicas, pode-se optar entre a nefrostomia e a reconstrução primária do ureter. Mais recentemente, alguns autores têm preferido a reconstrução primária, visando evitar os inconvenientes da manutenção da nefrostomia e seu impacto na qualidade de vida do paciente. Esses autores mostram resultados semelhantes entre a abordagem primária e o tratamento em dois tempos.

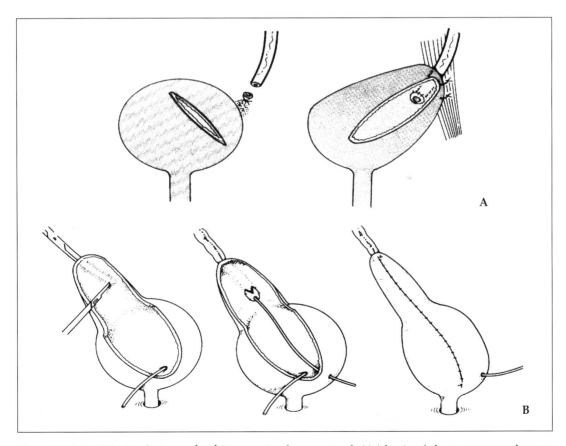

Figura XVI-13 – Técnica de "psoas hitch" para reimplante ureteral. **A)** A bexiga é aberta transversalmente. **B)** A bexiga é fixada ao psoas em sua parte mais alta e o ureter reimplantado segundo a técnica de Politano-Leadbetter.

Laceração extensa do ureter

Nos traumatismos em que ocorre perda de extenso segmento do ureter, a abordagem inicial depende das condições gerais do paciente e dos traumatismos associados. Quando o paciente se encontra em mau estado, principalmente com instabilidade hemodinâmica, a ligadura do ureter e a realização de nefrostomia, ureterostomia ou simplesmente cateterismo externo do ureter parecem ser as condutas mais apropriadas, postergando-se o tratamento definitivo da lesão para um segundo tempo. Também nesses casos, em pacientes adultos, desde que comprovada a normalidade do rim contralateral, a nefrectomia pode ser a conduta mais adequada. Na presença de lesões associadas, principalmente do cólon e pâncreas, também se dá preferência a estes procedimentos mais simples, em detrimento de cirurgias mais complexas. Entretanto, sempre que as condições gerais e locais permitirem, a conduta inicial deve consistir no reparo da lesão ureteral.

A utilização de tais técnicas permite o reparo de extensões do ureter lesado de até 8-10cm. Nos casos de lesão extensa do ureter médio, em que não é possível a reconstrução do ureter com reimplante vesical, pode-se cogitar a anastomose do ureter lesado no ureter contralateral por meio da transureteroanastomose. Quando isso não é possível, pode-se proceder a sua ligadura associada à nefrostomia, postergando-se a correção para um segundo tempo pela interposição de alça ileal. A interposição de tal segmento intestinal na fase aguda da lesão e com o paciente sem preparo intestinal implica morbidade acentuada. Uma última alternativa em lesões extensas seria a realização de autotransplante renal.

Lesões iatrogênicas

Ligaduras – quando ocorre ligadura por fio cirúrgico ou clipe, estas devem ser preferencialmente reconhecidas no intra-operatório, uma vez que a remoção precoce impede a deterioração da função renal. O tratamento consiste em sua remoção. A manutenção de cateter ureteral por uma a duas semanas é útil, no sentido de tratar eventual lesão isquêmica decorrente da ligadura.

Lesões isquêmicas – as lesões isquêmicas geralmente evoluem para a estenose ou formação de fístula ureteral. A conduta pode ser nefrostomia, visando melhorar as condições locais para posterior correção ou ainda na correção primária da lesão. Recentemente, alguns autores mostraram resultados satisfatórios com a correção primária dessas lesões, independente do tempo de evolução, questionando conceitos anteriores de que tal reconstrução deveria ser postergada para um período superior a 4-6 semanas após a drenagem da via urinária.

Secção

Se reconhecidas precocemente, eventuais secções do ureter podem ser tratadas simplesmente por meio de sutura primária associada à drenagem do retroperitônio. Quando não reconhecidas, podem evoluir com a formação de fístulas, cujo tratamento pode ser feito pela colocação de cateter duplo "J" e/ou nefrostomia percutânea. Quando não é possível a passagem do cateter, a realização de nefrostomias pode ter caráter curativo, ou pode ser necessária a correção cirúrgica posterior. A simples manutenção do dreno no trajeto fistuloso não previne deterioração da função renal, uma vez que a maioria dessas lesões evolui com estenose do ureter e a nefrostomia deve ser rotina. No caso de perfurações decorrentes de ureteroscopias, a simples passagem de cateter ureteral propicia ótimos resultados. No caso de perfurações retrógradas por cateteres ou fios-guia, a simples desobstrução do ureter geralmente resulta em cicatrização adequada da perfuração sem maiores complicações.

Lacerações extensas

A correção cirúrgica segue basicamente os princípios descritos para as lesões decorrentes de traumatismo externo.

Avulsões

O tratamento das avulsões iatrogênicas do ureter dependerá do local da lesão. Lesões proximais são tratadas da mesma forma que nas avulsões decorrentes de traumatismo externo. Lesões do ureter distal são tratadas pelo reimplante ureterovesical, com ou sem a realização de "psoas hitch".

Cuidados pós-operatórios e complicações

Estudos demonstraram que cateteres ureterais podem ser mantidos por períodos de até dois meses com pequena possibilidade de complicações. Após esse período, pode ocorrer formação de cálculos ao longo do cateter. É fundamental deixar claro ao paciente a presença do cateter, bem como a possibilidade de complicações, se não for removido em prazo adequado. Pacientes submetidos à colocação de drenos retroperitoneais podem tê-los removidos ao final de uma semana. Pacientes submetidos à nefrostomia devem realizar pielografia descendente ao final de um mês. Se for constatada permeabilidade ureteral poderá ser removida, caso contrário deverá ser trocada mensalmente até a realização da correção definitiva. Vale lembrar que todos esses procedimentos podem ser ambulatoriais, não requerendo a hospitalização. Após a remoção dos corpos estranhos, deve ser instituída antibioticoterapia de longo espectro e realizados controles por meio de exame de urina.

Os controles radiológicos após o tratamento definitivo das lesões ureterais incluem a ultra-sonografia que visa identificar dilatações do trato urinário, sugerindo obstrução, bem como a presença de coleções periureterais que sugerem persistência de fístulas. Caso este primeiro exame não mostre tais alterações e o paciente permaneça assintomático, a urografia excretora deve ser realizada após três meses e um ano. Embora raro, podem ocorrer estenoses tardias no local lesado.

As estenoses constituem as complicações mais freqüentes após tratamento do traumatismo ureteral. Podem ser tratadas por meio de procedimentos endourológicos, como dilatações ou incisões, dependendo da gravidade podem requerer nova cirurgia para reanastomose ou mesmo a interposição de segmentos intestinais.

Leitura recomendada

Carlton Jr CE, Scott Jr R, Guthrie, AG. The initial management of ureteral injuries: a report of 78 cases. *J Urol* 105:335, 1971.

Eickenberg H, Amin M. Gunshots wounds to the ureter. *J Trauma* 16:562, 1976.

Dowling RA, Corriere Jr JN, Sandler CM. Iatrogenic ureteral injury. *J Urol* 135:912, 1986.

Bright TC III, Peters PC. Ureteral injuries due to external violence: 10 years experience with 59 cases. *J Trauma* 17:616-620, 1977.

Bright TC III, Peters PC. Ureteral injuries secondary to operative procedures. *Urology* 9:22-26, 1977.

Presti JC, Carrol PR, McAninch JW. Ureteral and renal injury from external trauma: diagnosis and management. *J Urol* 29:370-374, 1989.

Stengel JN, Felderman ES, Zamora D. Ureteral injury: complication of laparoscopic sterilization. *Urology* 4:441-442, 1974.

Steers WD, Corriere Jr JN, Benson GS. The use of indwelling stents in managing ureteral injuries due to external violence. *J Trauma* 25:1001-1003, 1985.

Silverstein JI, Libby C, Smith AD. Management of ureteral injuries. *Urol Clin North Am* 15:515-524, 1988.

Hoch WH, Kursh ED, Persky L. Early aggressive management of intraoperative ureteral injuries. *J Urol* 114:530-532, 1975.

CAPÍTULO 3

Traumatismo da Bexiga e da Uretra

ADAY COUTINHO
HUMBERTO FERNANDES DE MATOS

Traumatismo da Bexiga

Conceito

A bexiga é um órgão muscular oco, que tem função de acumular urina e eliminá-la em intervalos variados. Localizada profundamente na pelve, o que lhe confere certa proteção contra os agentes traumáticos, está envolvida pela estrutura óssea, pelo diafragma urogenital e posteriormente pelo reto. Sua forma é ovóide, mas pode variar com a quantidade de urina no seu interior, com obstrução urinária baixa ou com doenças que possam interferir indiretamente no trato urinário inferior, como as lesões do sistema nervoso central e periférico (diabetes), medicamentos etc.

Etiologia

O traumatismo da bexiga pode ser penetrante ou fechado. As causas mais comuns de traumatismos penetrantes são os projéteis de arma de fogo, arma branca, iatrogenia por manobras endoscópicas ou cirúrgicas sobre os órgãos pélvicos.

Os traumatismos fechados são decorrentes de acidentes automobilísticos e quedas. Causam lesões que podem ser classificadas em: 1. contusão; 2. rotura intraperitoneal; 3. rotura extraperitoneal; 4. lesão do tipo misto.

Qualquer tipo de rotura pode estar associada à hematúria de intensidade variável.

A **rotura extraperitoneal** é, geralmente, causada por fragmentos ósseos oriundos de fraturas pélvicas. Nesse caso, o extravasamento de urina é limitado ao espaço perivesical. Raramente há extravasamento de urina abaixo do diafragma urogenital. É o traumatismo mais freqüente da bexiga e quase sempre está associado à fratura da bacia.

A **rotura intraperitoneal** tem inúmeras causas, sendo a principal quando há aumento súbito de pressão sobre a região hipogástrica, por agente externo atuando sobre a bexiga cheia. Isso provoca aumento da pressão intravesical em todas as direções e a rotura faz-se na região mais vulnerável, a cúpula vesical. A urina da bexiga é "jogada" para dentro da cavidade abdominal e pode até confundir com o diagnóstico de ascite. Raramente, a rotura pode ser mista, isto é intra e extraperitoneal. Isso ocorre quando o traumatismo fechado é tão violento que provoca ao mesmo tempo fratura da bacia e explosão da bexiga (Fig. XVI-14).

A rotura espontânea, fenômeno muito raro, pode ocorrer por processo de retenção aguda ou crônica da urina, causada por doença prévia associada, como tumores, processos inflamatórios, divertículos (formações saculares da parede da bexiga), lesões neurológicas etc. Existem poucos relatos de rotura da bexiga por instilação de líquidos (água destilada e contraste) por via uretral, com finalidade terapêutica e diagnóstica.

Diagnóstico

Dor hipogástrica ou suprapúbica, impossibilidade de urinar e histórico de traumatismo sobre o abdome inferior, com ou sem rigidez da musculatura abdominal, são as principais características. O peristaltismo pode estar presente. Quando ocorre choque hipovolêmico existe a possibilidade de traumatismo abdominal associado.

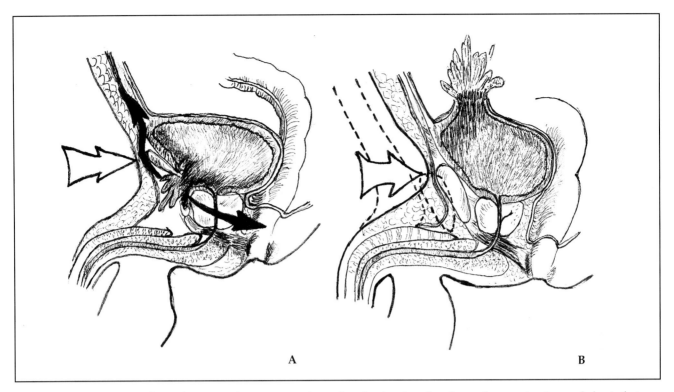

Figura XVI-14 – A) Mecanismo do traumatismo extraperitoneal – a bexiga é perfurada por fragmentos ósseos da bacia fraturada. **B) Mecanismo do traumatismo intraperitoneal** – o aumento súbito da pressão sobre o abdome inferior pode provocar rotura da bexiga por explosão da sua cúpula.

Deve-se considerar que o paciente pode ser incapaz de urinar pela dor da micção, por lesão neurológica do traumatismo ou porque a bexiga não se distende. A hematúria está sempre presente. Às vezes, o diagnóstico diferencial com traumatismo da uretra é muito difícil. A história do quadro agudo associado ao exame físico e à uretrocistografia definem o diagnóstico (Figs. XVI-15 e XVI-16).

Tratamento

Pode ser cirúrgico ou clínico (conservador). Os princípios cirúrgicos que devem orientar a conduta no traumatismo vesical são: 1. sutura da parede vesical, se possível; 2. drenagem adequada da área do traumatismo; 3. drenagem urinária por via uretral com ou sem cistostomia; e 4. em casos específicos somente cistostomia.

Nos ferimentos penetrantes, a exploração cirúrgica deverá ser imediata, não tanto pela lesão vesical, mas para avaliação das lesões das vísceras abdominais e, em particular, vasculares. A incisão mediana com acesso amplo à cavidade abdominal deve ser indicada. É necessário o inventário de toda a cavidade abdominal e explorar a bexiga e o terço inferior dos ureteres. Depois de aberta a bexiga, observar a ejaculação pelos meatos ureterais, podendo-se injetar azul de metileno endovenoso com a finalidade de afastar traumatismo do ureter. Se a lesão é do tipo intraperitoneal, deve-se liberar o peritônio da cúpula vesical e tentar suturar a bexiga em três planos, usando sempre fio absorvível. Se a lesão é inacessível, cicatriza espontaneamente, desde que haja drenagem adequada. A cistostomia é um tipo de derivação muito confortável para o paciente no pós-operatório, além de permitir o uso de sondas calibrosas, como Malecot de calibre 28 ou 30Fr. Drenar por aspiração contínua ou até usar dreno de Penrose no espaço perivesical.

A conduta conservadora, advogada por alguns autores, consiste em apenas drenar a bexiga com sonda uretral, sem intervenção sobre esta. Essa conduta, no entanto, tem pequena aceitação em nosso meio. Nos casos em que a cirurgia é absolutamente contra-indicada e o diagnóstico é feito com segurança, pode-se drenar apenas a bexiga com sonda de calibre razoável (Foley nº 20 ou 22) e a cavidade abdominal é drenada com tubo de diálise peritoneal para evitar complicações mais sérias.

Na contusão vesical, com hematoma de parede e hematúria fugaz, não há necessidade de tratamento cirúrgico.

Complicações

As infeções no espaço perivesical, conseqüência do hematoma nos focos de fraturas, são relativamente freqüentes. Essas infeções se comportam como se fossem celulite, com perda de substâncias e exposição de focos de fraturas. Para prevenir essas complicações, a administração de antibióticos no pós-operatório deverá ser rotina.

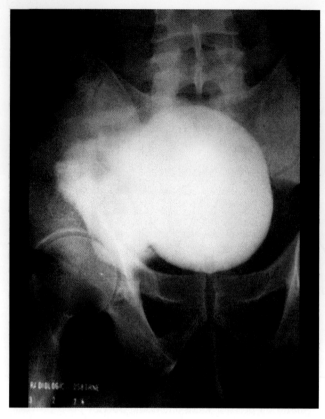

Figura XVI-15 – Rotura extraperitoneal da bexiga provocada por fratura da bacia.

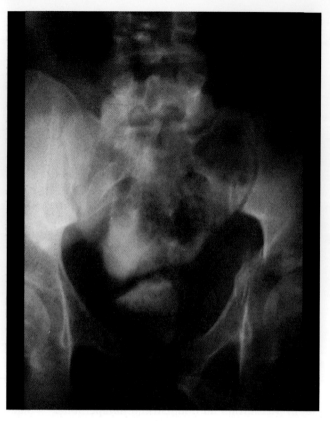

Figura XVI-16 – Explosão da bexiga provocada pelo aumento súbito da pressão na região hipogástrica. O contraste iodado é visto dentro da cavidade peritoneal.

Traumatismo da Uretra

É uma condição relativamente rara nos hospitais e mais rara ainda a sua ocorrência no sexo feminino, sendo importante conhecermos alguns conceitos.

Considerações anatômicas

O conhecimento das relações anatômicas da uretra é importante na compreensão dos mecanismos de traumatismos, que nos diversos segmentos assumem significados clínicos, terapêuticos e prognósticos diferentes (Fig. XVI-17).

A uretra masculina divide-se em: prostática, membranosa, bulbar e peniana. Quando se considera a classificação das lesões traumáticas, é dividida em posterior, acima do diafragma urogenital, e anterior, abaixo dele.

A uretra anterior está intimamente envolvida em toda sua extensão pelo corpo esponjoso, exceto em um pequeno segmento de cerca de 1cm, logo abaixo do diafragma urogenital, que chamamos de uretra "nua", por não ter nenhuma estrutura que a envolva intimamente.

O corpo esponjoso em toda sua extensão, exceto na glande, está bem protegido por uma estrutura esbranquiçada e resistente, chamada fáscia de Buck.

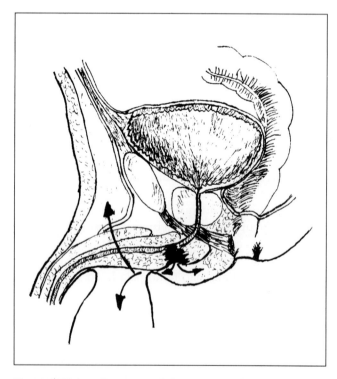

Figura XVI-17 – Corte sagital do sistema urogenital mostrando o mecanismo de traumatismo da uretra bulbar. Secção total da uretra por queda a cavaleiro com rotura da fáscia de Buck e preservação da fáscia de Colles. Extravasamento perineal de urina.

A fáscia de Colles, uma extensão inferior da fáscia superficial da parede abdominal (Scarpa), localiza-se abaixo do tecido celular subcutâneo do pênis, da bolsa escrotal e da metade anterior do períneo. No pênis e na bolsa escrotal, essa estrutura também é chamada de dartos (esfolado). No períneo, a fáscia de Colles envolve completamente o músculo bulboesponjoso, formando assim um folheto profundo e um folheto principal. A uretra bulbar mantém relações anatômicas com o corpo esponjoso, fáscia de Buck, folheto profundo da fáscia de Colles, músculo bulboesponjoso e folheto superficial da fáscia de Colles.

Na compreensão dos mecanismos de traumatismos da uretra posterior é importante o conhecimento dos ligamentos puboprostáticos (estruturas pares), que fixam a próstata aos ossos pubianos. A próstata também é fixada ao diafragma urogenital por meio de ligamentos fibromusculares.

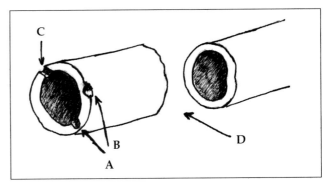

Figura XVI-18 – Estadiamento do traumatismo uretral nos seus vários graus.

Epidemiologia

O traumatismo de uretra, como os traumatismos em geral, é mais freqüente no adulto jovem, do sexo masculino, que está mais exposto a acidentes. A maior incidência sobre o sexo masculino é explicada por duas diferenças anatômicas, o comprimento da uretra e o ligamento puboprostático. A uretra feminina assemelha-se à uretra posterior masculina, porém sem o ligamento puboprostático, o que diminui a chance de traumatismo. O ligamento puboprostático fixa a próstata à estrutura óssea, o que, em casos de fratura de bacia, "arrasta" ou "empurra" a próstata, fazendo com que a uretra seja "guilhotinada" pelo diafragma urogenital. Os raríssimos casos de traumatismo de uretra feminina são causados pela ação direta de fragmentos ósseos decorrentes de fraturas da bacia.

Etiologia

O traumatismo de uretra é uma das formas mais freqüentes de iatrogenia. A manipulação da uretra com cateteres ou outros instrumentos, ou a simples instilação de geléia anestésica podem causar uretrorragia de pequena intensidade, ocorrendo pequenas contusões da parede uretral, causadas pelo aumento da pressão intra-uretral, sem contar os "falsos trajetos". Há possibilidade de ocorrer traumatismo da uretra durante o ato sexual. Entretanto, a maioria desses casos evolui bem e não é registrada como traumatismo (Fig. XVI-18).

A queda a cavaleiro é o mecanismo mais freqüente de lesão uretral (36%), resultante de um golpe no períneo, quando o paciente sofre queda sobre objeto rombiforme ou agudo. A uretra bulbar é comprimida de encontro à superfície inferior da sínfise púbica. A intensidade do golpe pode comprometer, além da uretra bulbar, o corpo esponjoso, a fáscia de Buck, o corpo cavernoso, o músculo bulboesponjoso e os folhetos profundos e

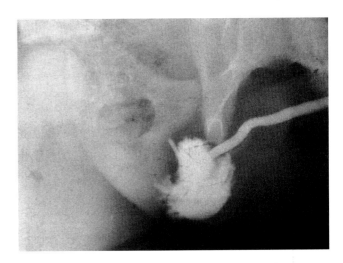

Figura XVI-19 – Rotura de uretra bulbar provocada por queda a cavaleiro. O contraste não chega até a bexiga, fica retido em volumoso hematoma no períneo.

superficiais da fáscia de Colles. Em decorrência das lesões dessas estruturas, pode-se observar hematomas perineais e/ou escrotais, que às vezes assumem formas semelhantes à "asa de mariposa" (Fig. XVI-19).

Acidentes automobilísticos e atropelamentos (28%) e quedas (19%) podem causar fraturas de bacia, que por sua vez podem provocar lesão da uretra posterior (10%). O mecanismo mais comum é decorrente de uma força que atua na extremidade inferior do fêmur (joelho), que desloca a hemipelve ipsolateral para cima. Esse deslocamento provoca rotura do ligamento puboprostático desse lado, podendo romper a uretra posterior. Situação semelhante pode acontecer quando existe fratura do arco anterior da bacia, com ou sem fratura do arco posterior, ao longo da articulação sacroilíaca. Destaca-se que a fratura do arco posterior da bacia pode lesar os vasos hipogástricos, com sangramento tamponado, formando hematoma. A tentativa cirúrgica para correção pode agravar a hemorragia nessa área de difícil controle. A fratura bilateral dos ramos pubianos, decorrente de uma força atuando sobre o púbis, ocasionando fratura e deslocamento para baixo e para trás, faz com que o diafragma urogenital atue como uma guilhotina, seccionando a uretra posterior. Na diástase da sínfese púbica, isto é, o deslocamento de um dos seus ramos para um lado, a uretra membranosa seria "puxada" em direção oposta até a rotura. Outro mecanismo de traumatismo na fratura da bacia é a ação direta de fragmentos ósseos sobre a uretra. Os acidentes com armas de fogo podem provocar lesão da uretra em 6,5% dos casos.

Clínica

Uretrorragia ocorre em 80% dos pacientes com traumatismo da uretra. A intensidade do sangramento pelo meato não tem relação com o grau da lesão, podendo indicar uma lesão parcial ou completa. A lesão parcial ou total da uretra, acima do diafragma urogenital, pode evoluir sem uretrorragia, devido ao espasmo do esfíncter estriado abaixo da rotura. A dor no baixo-ventre e/ou no períneo ocorre em 72% dos casos. A impossibilidade de urinar, que se verifica em 25% dos pacientes, pode indicar rotura total e completa da uretra posterior, ou espasmo do esfíncter estriado, ou o paciente estar com a bexiga vazia no momento do traumatismo, ou que o enchimento vesical pode ser demorado devido à perfusão renal insuficiente (choque hipovolêmico), ou que a bexiga pode ter explodido. O hematoma perineal e/ou escrotal ocorre em pacientes com história de queda a cavaleiro. Nesses casos, supõe-se lesão uretral com comprometimento das estruturas perineais.

Conduta inicial

Na lesão uretral a melhor conduta é a uretrocistografia. O cateterismo uretral, além da possibilidade de levar infecção ao local da lesão, pode agravar a extensão do traumatismo. A urina clara, obtida por cateterismo, não afasta o diagnóstico de lesão uretral, pois o cateter pode ultrapassar a área lesada. Urina com sangue, obtida pelo cateterismo, pode ser decorrente de lesão vesical. Mesmo que a urina com sangue seja da lesão uretral, não é suficiente para avaliar a localização e a extensão. No paciente politraumatizado, os órgãos vitais têm prioridade no tratamento e, nessas circunstâncias, a conduta inicial deverá ser a cistostomia.

Estadiamento da lesão uretral

Observa-se que o traumatismo de uretra bulbar ocorre em 50% dos casos, membranosa em 40% (Fig. XVI-20) e peniana em 10%. Avalia-se a extensão do traumatismo da uretra com a seguinte classificação:

Lesão parcial interna – quando existe lesão acometendo a superfície interna da uretra, sem acometer a superfície externa (A).

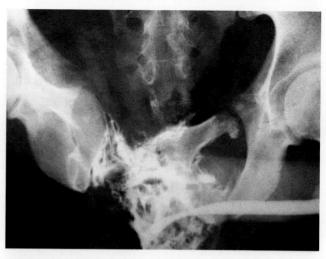

Figura XVI-20 – Rotura total, completa, da uretra membranosa. O contraste preenche o espaço retropúbico. A bexiga não é visibilizada. Fratura grave provocada por atropelamento.

Lesão parcial externa – quando existe lesão acometendo a superfície externa da uretra sem acometer a superfície interna (B).

Lesão total incompleta – quando existe lesão acometendo tanto a superfície interna, quanto a externa, porém sem afetar toda a circunferência uretral (C).

Lesão total completa – quando existe secção completa e desalinhamento dos "cabos" uretrais (D).

Na maioria das vezes não existe nenhuma expressão radiológica (uretrocistografia e urografia excretora). Os achados observados podem ser os coágulos na uretra bulbar, o estiramento da uretra posterior, as esquírolas ósseas, o extravasamento periuretral com progressão do contraste até a bexiga e o extravasamento periuretral sem progressão do contraste até a bexiga. Outro aspecto radiológico é a bexiga em forma de gota invertida devido ao hematoma pélvico.

Lesões associadas

Em 33% dos casos de traumatismo da uretra observam-se lesões associadas: fraturas de bacia (10%), lesões da bexiga (4%), outras fraturas, lesões abdominais, traumatismo de crânio etc.

Tratamento

No traumatismo da uretra anterior ou peniana, o cateterismo uretral é realizado em 40%, a cistostomia em 32%, a uretrorrafia em 15% e o conservador em 14%. A tendência atual é evitar o cateterismo uretral prolongado (mais de 5 dias), pois acredita-se que isso contribui, no futuro, para a estenose da uretra. Nos casos em que o paciente urina satisfatoriamente, sem uretrorragia, é importante optar pelo tratamento conservador, pois evolui sem complicações. Nas lesões da uretra anterior, na maioria das vezes penetrantes e com acometimento da fáscia de Buck, a melhor opção é a cistostomia e o acompanhamento periódico com uretrocistografia a cada 2 semanas. Na maioria das vezes, esses pacientes estão curados no final de um mês, porém em alguns casos há a necessidade de cirurgia, com realinhamento e sutura. Nos casos de traumatismo da uretra posterior, a cistostomia como conduta inicial é realizada em 42% dos casos, o cateterismo uretral em 31% e o tratamento conservador em 4%. Nos casos em que existe lesão uretral, total, completa, impõem-se o realinhamento cirúrgico da uretra. Após 1 mês do acidente, com a absorção do hematoma, na maioria dos casos, os "cabos" uretrais aproximam-se, restabelecendo a continuidade da luz uretral, ou o realinhamento pode ser indicado e realizado por cirurgia aberta ou endoscópica.

Complicações

Nos traumatismos da uretra peniana, 13% dos pacientes evoluem com estreitamento da uretra, outros 13% com impotência sexual e raramente com incontinência urinária. Nos traumatismos da uretra bulbar, 12% evoluem com estreitamento da uretra, 1% com impotência sexual e mais raramente com incontinência urinária. Nos traumatismos da uretra membranosa, 12% evoluem com estreitamento da uretra, 5% com impotência sexual e 2% com incontinência urinária.

Leitura recomendada

Davison BS, Simmoons GT et al. Pelvic fractures associated with open perineal wounds. *J Trauma* 35:36-39, 1993.

Franko ER, Ivatury RR et al. Combined penetrating retal and genitourinary injuries: A challenge in management. *J Trauma* 34:347-353, 1993.

Hall SJ, Wagner JR et al. Management of gunshot injuries to the penis and anterior urethra. *J Trauma* 38:439-443, 1995.

Herchorn S, Thijssen et al. The value of immediate or early catheterization of the traumatized posterior urethra. *J Urol* 143:1428-1431, 1992.

Kotkin L, Hoch MO. Impotence and incontinence after immediate realigment of posterior urethral trauma: result of injury or management? *J Urol* 155:1600-1603, 1996.

Kotkin L, Kock MO. Morbidity associated with nonoperative management of extraperitoneal bladder injuries. *J Trauma* 38:895-898, 1995.

Levine L, Eckrich PC. Endoscopic repair of the completely disrupted uretha. *Endourolol* 7:225-227, 1993.

Netter FH. *Ilustrações Médicas*. Rio de Janeiro, Editora Guanabara Koogan S. 1978, p.09-20.

Peters PC, Sagalowsky L. Traumatismos genitourinários. In: Walsh PC, Gittes RF, Perlmutter AD, Stamey TA(ed). *Campbells Urology*. Philadelphia, WB Saunders Company, 1986, p.1293-1350.

CAPÍTULO 4

Traumatismo do Pênis e do Escroto

DEMERVAL MATTOS JR.
RODRIGO SOUSA MADEIRA CAMPOS

Apesar de menos freqüentes, os traumatismos do pênis e do escroto merecem a devida atenção em razão do grau de incapacidade a que podem levar, tanto do ponto de vista da função sexual e reprodutiva como do comprometimento estético.

O diagnóstico e a conduta inicial nesses casos são fundamentais à boa evolução dos pacientes, devendo o médico que presta o primeiro atendimento estar familiarizado com tais lesões e dar o encaminhamento adequado aos casos.

Pênis

Dentre os traumatismos penianos encontramos mais freqüentemente as mordeduras (caninas e humanas), fraturas, lesões penetrantes, amputações, encarceramento por objetos circulares, dentre outros.

As mordeduras por animais ocorrem geralmente em crianças ou adultos jovens. A abordagem desses ferimentos consiste na lavagem exaustiva, desbridamento e coesão do sangramento. A sutura primária das lesões deve ser evitada, devido ao alto grau de contaminação desses ferimentos. Antibioticoterapia deve ser prontamente instituída, devendo-se dar preferência a penicilina V, cefalosporinas de primeira geração ou combinação de amoxicilina e ácido clavulânico. É de suma importância observar os esquemas de profilaxia antitetânica e anti-rábica. O tratamento das mordeduras humanas não difere do das caninas, com exceção da profilaxia anti-rábica.

As fraturas penianas, na maioria das vezes, ocorrem durante o ato sexual executado em posições menos convencionais ou em pacientes que, em ato de desespero, tentam reduzir forçosamente uma ereção que lhes causa embaraço. O paciente pode relatar ter ouvido um estalo, seguido de súbita dor e curvatura do pênis, além do hematoma que se avoluma rapidamente. A ereção costuma regredir de imediato e o paciente, assustado, procura rapidamente auxílio médico. Ao exame físico, deve-se atentar para a presença de uretrorragia, que, se presente, sempre sugere lesão uretral associada e demanda a pronta realização de uretrografia. O tratamento consiste em exploração cirúrgica, por incisão subcoronal e desluvamento do pênis, à procura da lesão da albugínea do corpo cavernoso. A rafia deve ser feita com pontos separados de Vycril (Fig. XVI-21). No pós-operatório, as ereções devem ser inibidas com o uso de acetato de ciproterona 100mg/dia, por 10 dias.

As lesões penetrantes da região são raras e costumam estar associadas a outros tipos de violência. Após submeter o paciente a uma avaliação geral, como nos politraumatizados, deve ser submetido a uma investigação mínima que consiste em uretrografia e radiografia do abdome. A intervenção cirúrgica deve ser prontamente realizada nos pacientes com lesões abaixo da fáscia de Buck ou na suspeita de lesão uretral (Fig. XVI-22). O acesso é preferentemente por meio de incisão subcoronal e desluvamento do pênis. Uma vez identificadas as lesões, deve-se proceder à lavagem exaustiva, desbridamento cauteloso e rafia das lesões com pontos separados de poliglactina 2-0.

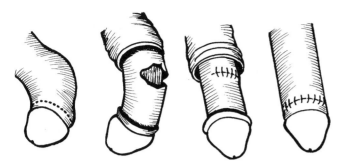

Figura XVI-21 – Incisão subcoronal e desluvamento do pênis. Rafia da lesão albugínea.

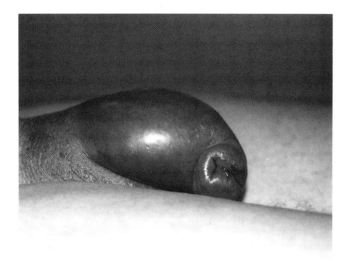

Figura XVI-22 – Paciente vítima de fratura do pênis com lesão da uretra associada. Observar o grande hematoma e a uretrorragia.

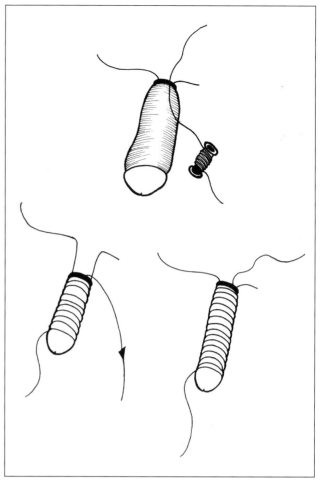

Figura XVI-23 – Retirada de objetos causadores de encarceramento do pênis.

O encarceramento por objetos rígidos acomete pacientes psiquiátricos ou crianças que manipulam sua genitália à procura de novas descobertas. O paciente pode-se apresentar tardiamente ao serviço médico, pelo embaraço que a situação lhe impõe. O pênis encontra-se edemaciado e pode haver comprometimento da circulação distalmente à área de constrição causada pelo objeto. Muitos pacientes podem estar em retenção urinária, necessitando de cistostomia suprapúbica. A maioria pode ser tratada com uma técnica simples, semelhante à empregada nos encarceramentos digitais causados por anéis e alianças. Sob raquianestesia ou anestesia geral, um cordonete deve ser enrolado da extremidade distal para a proximal, passando então entre o pênis e o objeto que o encarcera. Isso vai ajudar a drenar o sangue que se encontra aprisionado no órgão e diminuir seu volume. Após lubrificação com vaselina, o cordonete deve ser desenrolado lentamente da sua porção proximal para distal, fazendo com que o corpo estranho progrida nesse sentido (Fig. XVI- 23).

As amputações acontecem mais comumente em pacientes psiquiátricos que tentam conter seus impulsos sexuais doentios por meio da amputação da própria genitália ou como resultado de crimes passionais, em que a parceira, no intuito de vingança, comete esse tipo de violência. O paciente, via de regra, comparece prontamente ao serviço de emergência trazendo o órgão amputado. O sangramento pode ser de grande monta, devendo ser imediatamente coibido, e as medidas de reposição volêmica instituídas rapidamente. O coto deve ser exaustivamente lavado com solução salina fisiológica, assim como a porção distal amputada. Esta última deve ser conservada dentro de um saco plástico estéril, imersa em solução fisiológica e o saco, por sua vez, imerso em gelo e água em iguais proporções. Uma cistostomia suprapúbica deve ser realizada. Logo que possível, o paciente deve ser enviado a um centro de referência onde possa ser executado o reimplante por meio de técnicas de microcirurgia vascular, procedimento este bastante especializado. A viabilidade do órgão reimplantado, em termos cosméticos, é maior se a cirurgia for realizada até 24 horas após o acidente, mas a potência dificilmente é recuperada.

Escroto

As lesões penetrantes dessa região geralmente estão associadas a outros ferimentos resultantes de agressões com armas brancas ou de fogo e acontecem cada vez mais freqüentemente, acompanhando o crescente aumento da violência nos grandes centros. As lesões podem ser classificadas em superficiais, se não penetram além do dartos, ou profundas, se vão além dessa estrutura. As primeiras podem ser tratadas apenas com lavagem, desbridamento, sutura, curativo e antibióticos de largo espectro. O mesmo não é válido para os ferimentos profundos, que via de regra devem ser explorados cirurgicamente. O examinador deve estar atento às lesões associadas, devendo observar se há uretrorragia ou sangramento ao toque retal. Radiografia do abdome e uretrografia devem ser realizadas e, eventualmente, pode ser necessária retossigmoidoscopia. A ultra-sonografia é importante na identificação da ruptura da albugínea, sendo capaz de predizer a normalidade ou anormalidade do testículo em até 96% dos casos em algumas séries. Independentemente do resultado desses exames, a exploração cirúrgica deve ser prontamente realizada. A abordagem deve ser feita por meio de incisão transversal na bolsa escrotal, estendendo-se por todos os planos até a túnica vaginal. Nas lacerações da albugínea, o parênquima testicular protundido através da laceração deve ser cuidadosamente desbridado e a albugínea rafiada com pontos separados de fio absorvível. Os hematomas devem ser evacuados, assim como possíveis corpos estranhos, e os tecidos lavados exaustivamente com solução fisiológica. Os pacientes em que os testículos foram despedaçados, ou nos casos em que o cordão espermático foi lesado, com prejuízo ao suprimento sangüíneo do órgão, devem ser submetidos à orquiectomia, e essa possibilidade deve estar bem clara ao enfermo no pré-operatório. Um dreno deve ser deixado por 24 horas e serão instituídos antibióticos de largo espectro por 7 dias.

Os traumatismos fechados decorrem normalmente de choques diretos contra a região, como pontapés ou queda a cavaleiro. São comuns os hematomas da região. Mais uma vez, deve-se procurar por uretrorragia e investigar lesões associadas da uretra por meio de uretrografia. A ultra-sonografia é bastante útil na avaliação da integridade da albugínea e a exploração cirúrgica deve ser instituída seguindo os mesmos princípios já descritos para as lesões penetrantes.

As avulsões do escroto são mais comuns como forma de acidentes de trabalho, em que as vestes da vítima são arrancadas por máquinas, assim como, com elas, a pele do escroto. Os ferimentos devem ser lavados exaustivamente com solução salina e desbridados. Antibióticos de largo espectro devem ser instituídos e a área cruenta deve ser mantida com curativo oclusivo. O reparo deve ser feito por cirurgião experiente. Se as condições locais permitirem, podem ser rodados retalhos de pele remanescente do próprio escroto, após mobilização adequada, para cobrir os testículos expostos. Se isso não for possível, cada testículo pode ser implantado no subcutâneo da porção medial da raiz da coxa homolateral, e posteriormente a bolsa escrotal será reconstruída com rotação de retalho da pele da região.

Leitura recomendada

Altarac S. Management of 53 cases of testicular trauma. *Euro Urol* 25:119-123, 1994.

Brandes SB, Buckman RF, Chelsky MJ et al. External genitalia Gunshot wounds: a ten-year experience with fifty-six cases. *Trauma: Injury, Infection and Critical Care* 39(2):266-272, 1995.

Cline KJ, Mata JE, Venable DD et al. Penetrating trauma to the male external genitalia. *Trauma: Injury, Infection and Critical Care* 44(3):492-494, 1998.

Fournier GR, Laing CF, McAninch JW. Scrotal ultrasonography and the management of testicular trauma. *Urol Clin North Am* 16(2):377-385, 1989.

Sanford E, Acosta R, Rayhack J et al. Management of auto-emasculation in the psycotic state. *J Urol* 145:560-562, 1991.

Vähäsarja VJ, Hellström PA, Serlo W, Kontturi MT. Treatment of penile encarceration by the string method: 2 cases reports. *J Urol* 149:372-373, 1993.

Wolf JS, Turzan C, Cattolica EV et al. Dog bites to the male genitalia: characteristics management and comparision with human bites. *J Urol* 149:286-289, 1993.

Índice Remissivo

A

Acetato de desmopressina 280
Acidente vascular cerebral (AVC) 123, 133, 248
Ácido hialurônico 270
Adenocarcinoma
   da próstata 95
   renal 202
Adenoma renal 200
Adenomas 193
   do córtex 194
Adenovírus 90
Aderência balanoprepucial 282
AFP ou β-HCG 230
Agenesia sacral 125, 127
Agonistas alfa-adrenérgicos 252
AIDS (síndrome da imunodeficiência adquirida) 71, 84
Alfa-adrenorreceptores 182
Alfa-bloqueadores 182
Alfa-fetoproteína 223, 229
Alfuzosina 182, 183
Alopurinol 168
Amebíase peniana 107
Ampliação vesical 242
Anejaculação 9
Angiografia 25
   com subtração digital 29
   renal seletiva 26
Angiomiolipoma 201
Ângio-ressonância 35
Anomalias congênitas geniturinárias 23
Anorgasmia 9
Anticolinérgicos 252, 270
Anticorpos espermáticos 119
Antidepressivos 270
   tricíclicos 252
Antiestrogênios 152
Antígeno prostático específico (PSA) 45, 216
Anti-histamínicos 270
Anúria 7
Aortografia 25

Arteriografia 201, 309
   renal 102
Aspermia 10, 19
Astenospermia 19
Avaliação urodinâmica 126, 249, 269
Avulsões do escroto 328
Azoospermia 10, 17, 19, 20

B

Bacteriúria 63
   assintomática 68
Balanite 105
   fúngica 80
   xerótica obliterante 108
Balanites 80
Balanopostite 283
   pseudo-epiteliomatosa 108
Balanopostites 9, 105
   escleroatróficas 108
   inespecíficas 5
Banco de sêmen 157
Bexiga neurogênica 123
   na infância 125
   no adulto 129
Bexiga psóica 264
Biofeedback 251, 271
Biópsia 258
   testicular 150
   transretal 37
Braquiterapia 219

C

Cálculo
   calicinal 164
   coraliforme 162
Cálculos
   coraliformes 166
   de ácido úrico 162, 168
   de cistina 162
   de estruvita 161, 168
   de oxalato de cálcio 161, 168
   de pelve renal 166
   do pólo inferior 164

Calymmatobacterium granulomatis 76
Câncer
   da bexiga 210
   de bexiga superficial 212
   de próstata 45
   do colo uterino 283
   do pênis 282
   do testículo 222
Cancro
   duro 72
   mole 5, 74
   sifilítico primário 107
Cancróide 72, 74
Candida 107
   albicans 90
Candidíase 80
Capacitação 155
Carcinoma
   da adrenal 193
   de células renais 27, 200, 202
   de células transicionais 200, 210
   de próstata 46
   do córtex 194
   do epitélio transicional 95
   embrionário 222, 223
      juvenil 228
   geniturinário 3
   in situ (CIS) 210, 212
Carcinomas 197
   corticais 197
Cariótipo 114
Catecolaminas 193
Cateterismo
   intermitente 125
   ureteral 303
   uretral 324
Cateterização ureteral retrógrada com cateter duplo J 263
Cavernosometria 55
   de gravidade 55
   de sonda peristáltica 55
Cavografia inferior 28
Célula de Sertoli 111
Células de Leydig 111

Chlamydia 107
  trachomatis 14, 64, 75, 90
Choque medular 129
Cilindros hemáticos 6, 100
Cintilografia
  com MIBG-^{131}I 45
  óssea 45
  renal com DMSA 126
  renal estática 39
  testicular 44
Cirurgia
  aberta 163
  de Kelly-Kennedy 253
Cistinúria 162
Cistite 63
  bacteriana 164
  intersticial 64, 268
Cisto
  do cordão espermático 112
  renal 102
Cistocintilografia direta 276
Cistografia
  com radiofármacos 276
  radioisotópica 43
Cistometria 48, 49, 250
Cistoplastia supravaginal 271
Cistos
  adrenais 199
  do cordão espermático 110
Cistoscopia 211, 258, 263, 266, 269
Cistostomia 236
  suprapúbica por punção 303
Cistouretrografia miccional (CUM) 288
Citomegalovírus 14
Citometria de fluxo 211
Clamídia 13
Cólica
  nefrética 170
  renal 4, 170
  renoureteral 170
  ureteral 3, 4, 298
Cólicas nefréticas 300
Complacência 48
Condiloma
  acuminado 5
  plano 72
Condilomas acuminados 77
Cones vaginais 250
Conn – hiperaldosteronismo primário 196
Coriocarcinoma 223
Coriocarcinomas 222, 223
Corpos de Zuckerkandel 195
Corrimento uretral 13
Córtex adrenal 193
Cortisol 197
Criptorquidia 290
Criptorquidismo 148
Criptozoospermia 19

D

Deidrogenase láctica (DHL) 225
Derivação
  externa continente em pacientes irradiados 240
  ureteral externa
    continente 240
    incontinente 239
  urinária 235
Derivações
  do trato urinário
    inferior 235
    médio 236
    superior 237
  renais 237
  ureterais 237
    externas 239
    internas 237
  urinárias 271
Diabetes 140, 248
Dificuldade miccional 8
Diminuição da contratilidade do detrusor 178
Disfunção
  erétil 53, 139
  sexual 5
    masculina 9, 137
  venoclusiva 142
  vesical no idoso 132
Disgenesia gonadal 114
Dispareunia 9
Disreflexia autonômica 129
Dissinergia detrusor-esfincteriana 134
Disúria 4, 8, 13, 64
DMSA-^{99m}Tc 39
DMSO (dimetilsulfóxido) 270
Doença
  cística dos rins 3
  de Alzheimer 248
  de Behçet 108
  de Berger 101
  de Cushing 196
  de Parkinson 123, 134, 248
  de Peyronie 5, 9, 97, 140
  de von Hippel-Lindau 198
  de von Recklinghausen 198
  policística 101
Doenças
  renais císticas 200
  sexualmente transmissíveis 69
Dor
  escrotal aguda 295
  lombar 298
  óssea 3
  suprapúbica 8
Doxazosina 182, 183
DTPA-^{99m}Tc 39
Ducto deferente 117
Ductos ejaculatórios, obstruções do 17, 155

E

Ectoparasitas 82
Eczema seborréico 108
EDTA-^{51}Cr 46
Ejaculação
  precoce 9
  retrógrada 9
Eletroestimulação 252
  endovaginal 271
Eletroforese de hemoglobina 100
Eletromiografia 50
  esfincteriana 48
Eletrovaporização 184
Embolia 101
Endometriose urinária 7
Endopróteses ("Stents") 185
Enterobacter 64
Enurese 9, 279
  noturna 50, 279
Epididimite 119
  aguda 296
Epididimovasoanastomose 155
Epispádia 9
Eritema pigmentar fixo 108
Eritroplasia de Queyrat 108
Escabiose 82, 117
Escherichia coli 64, 67
Esclerose
  múltipla 248
  tuberosa 202
Escroto 328
Esfíncter artificial 125
Espermatogênese 17, 110, 119
Espermatorréia 10
Espermatozóides 16
Espermatúria 10
Espermiogênese 17
Espermograma 16, 112, 149
Espinha bífida 248
Esterilidade 10
Estrangúria 8
Estrógenos 252
Estudo
  fluxo-pressórico 48
  renal dinâmico 39
  urodinâmico 181
Exame
  qualitativo de urina 64
  ultra-sonográfico 285
Exercícios da musculatura pélvica 250
Extrofia vesical 9

F

Fecalúria 7
Feminização 196
Feocromocitoma 45
Feocromocitomas 195, 198
Fertilização
  assistida 154
  in vitro 156, 157

Fibrose cística 150
Filariose 7
Filtração glomerular, ritmo de 46
Fimose 9, 282
Finasterida 181, 183
Fístula uterovesical 7
Fístulas
　arteriovenosas 102
　ureterovaginais 262
　uretrovaginais 265
　uroginecológicas 257
　vesicouterinas 266
　vesicovaginais 257
Fitiríase 82
Fitoterápicos 184
Flebografias 28
Fluxo plasmático renal efetivo 46
Fluxometria urinária 48
Fosfatase alcalina placentária (FAP) 225
Fosfato amônio-magnesiano 161
Fosfatúria 7
Fraturas penianas 326
Freqüência urinária 64
FTA-Abs 72

G

Gardnerella vaginalis 81, 90, 107
Gestação 68
Glomerulonefrite
　por IgA 101
　pós-estreptocócica 101
Glomerulonefrites 101
Glomerulopatia 64
Gonadotrofina
　coriônica-β 229
　coriônica humana (HCG) 152
　　da menopausa (HMG) 152
Gonorréia 13
Gota matinal 13
Gotejamento terminal 8
Granuloma inguinal 72
Granuloma inguinal/Donovanose 76

H

Haemophilus ducreyi 74
Haemophilus spp. 90
Hemácias dismórficas 100
Hematúria 3, 6, 8, 23
　idiopática benigna 101
　microscópica 100, 162, 299
Hemoglobinúria 7
Hemospermia 10, 78, 95
Heparina 270
Hepatite B 86
Hepatites 86
Herpes 5
　genital 73, 107
　simples 64
Herpes simplex 14, 73, 90

Hesitação 8
Hidroceles 6, 112
Hidronefrose 30,102
　antenatal 285
Hipercalciúria
　absortiva 168
　idiopática 161, 168
　reabsortiva 168
Hiperespermia 10, 19
Hiperparatireoidismo 168
Hiperplasia benigna da próstata 96, 177
Hiper-reflexia do detrusor 48
Hipertensão renovascular 43
Hipertermia 185
Hipogonadismo
　hipergonadotrófico 114
　hipogonadotrófico 114
Hipospadia 283
Hipospermia 10, 19
Hippuran-^{131}I 46
Histerografia 266
HIV 73
Hormonioterapia neoadjuvante 220

I

ICSI (injeção intracitoplasmática de espermatozóides) 156, 157
Íleo paralítico 4
Ileostomia cutânea (conduto ileal) 239
Imperfuração anal 127
Impotência sexual 139
Incompetência ejaculatória 9
Incontinência
　de estresse ou de esforço 9
　paradoxal 9, 52
　por urgência 50
　urinária 8, 50, 105, 247
　　de esforço (IUE) 248
Índice pressórico pênis-braço 55
Infecção
　do trato urinário 283
　　inferior 64
　　superior 65
　urinária 63
　　de repetição 23
　　recorrente 65
Infertilidade 10, 111
　masculina 16, 145
Inibidores da 5-alfa-redutase 181, 183
Injeção intracitoplasmática de espermatozóides 155
Injeções
　intracavernosas 142
　periuretrais 254
Inseminação intra-uterina 156
Instabilidade
　do detrusor 48, 50
　do músculo vesical (detrusor) 178
　vesical 181

Insuficiência renal 3
Interleucina-2 (IL-2) 209
Interposição intestinal 264
Intervenção intra-útero 287
I-PSS (International Prostatic Symptom Score) 179
ITU recorrente 68

K

Klebsiella 64

L

L-arginina 270
Laser 185
Látex 105
Lesão renal por ferimento penetrante 311
Lesões
　acetobrancas 58
　medulares 123
　renais 308
Leucorréia 64
Linfadenectomia retroperitoneal 148, 227
Linfedema peniano 5
Linfogranuloma venéreo 72, 75
Líquen escleroatrófico genital 108
Litíase
　renal 3, 161
　renouretral 159
　ureteral 169
　urinária 4, 23, 102
　　avaliação metabólica 167
　　tratamento clínico da 167
Litotripsia extracorpórea por ondas de choque (LEOC) 161, 162, 172
Lombalgias 3
"Lower Urinary Tract Symptoms" (LUTS) 8, 179

M

MAG$_3$-^{99m}Tc 39
Mapeamento renal por radioisótopos 288
Medicina nuclear 38
Medula adrenal 193
Menúria 6, 266
Mesterolona 152
Mialgia do assoalho pélvico 188, 189
Micção 123
Micro-hematúria 6
Micropênis 114
Mielolipomas 199
Mielomeningocele 125, 248
Mioglobinúria 7
Mycoplasma 107
　hominis 81, 90

331

N

Necrose tubular aguda 41, 42
Necrospermia 10
Necrozoospermia 19
Nefrectomia 163, 264
Nefrolitotomia anatrófica 164
Nefrolitotripsia percutânea (NP) 161, 163
Nefropatia
   do refluxo 275
   por células falciformes 100
Nefrostomia 237
   clássica 237
   percutânea 237
Neisseria gonorrhoeae 89
Neuroblastoma 45
Neuroblastomas 195
Neurofisiologia da micção 123
Nictúria 8
Noctúria 8
Normozoospermia 19

O

Obstrução
   do trato urinário alto 39
   infravesical 48, 52
   urinária 178
      aguda ou crônica 23
Obturadores uretrais 251
Oligoastenoteratozoospermia 19
Oligospermia 17, 19, 111, 152
Oligozoospermia 10
Oligúria 7
Oncocitoma 201
Orquiectomia radical 231
Orquiepididimite 44, 45, 118
Orquiepididimites 5
Orquioblastoma 228
Orquite 45
   aguda 295

P

Papilomavírus 77
   humano (HPV) 58, 283
Parafimose 5, 283
Paragangliomas 195
Pediculose 82
Penfigóide mucoso e cicatricial 108
Penicilina 73, 90
Pênis embutido 114
Peniscopia 58, 78
Perfil pressórico
   uretral 48, 49, 249
Pessário vaginal 251
Phtithirius pubis 83
Pielografia
   anterógrada 24
   retrógrada 24, 206
Pielolitotomia 164

Pielonefrite 66, 67
   aguda 39, 63, 66
   crônica 63
Pigmentúria 7
Pilimicção 8
Piúria 7, 63
Plexo pampiniforme 110
Pneumatúria 7
Polaciúria 4, 8, 50
Policitrato de potássio 271
Polipentoxipolissulfato (PPS) 270
Poliúria 7
Polizoospermia 19
Poluição noturna 10
Ponto de Mac Burney 4
Postectomia 282
Prazosina 182
Pressão
   de oclusão das artérias cavernosas 55
   de perda sob manobras de Valsalva (PPMV) 49
   de perda urinária 48
Priapismo 10
Proctites 83
Prolactina 57
Prolactinoma 57
Próstata 177
Prostatectomia
   aberta 185
   radical 218
Prostatismo 8
Prostatite
   aguda 95
   bacteriana
      aguda 188
      crônica 188, 189
   não-bacteriana 188, 189
Prostatites 13, 14, 188
   agudas 17
   bacterianas agudas 14
   bacterianas crônicas 14
   crônicas bacterianas ou abacterianas 13
   não-bacterianas 14
Prostatodínia 14, 188, 189
Prostatotomia 184, 185
Proteinúria 6
Prótese peniana 99, 141
Proteus 64
PSA (Antígeno Específico Prostático) 180
Psoríase 108
Pygeum africanum 184

Q

"Q-tip test" 248
Quilúria 7
Quimioterapia citotóxica 230

R

Radiografia simples do abdome 162, 170
Radioterapia 219, 229
Reação de Ito 75
Reeducação vesical 250
Refluxo
   bulbocavernoso 56
   vesicoureteral 43, 44, 275
      primário 276
      secundário 276
Reimplante ureterovesical 264
Rejeição hiperaguda 41
Renograma 39
Ressecção
   endoscópica de ductos ejaculadores 155
   transuretral da próstata 185
Ressonância magnética 34, 206
Retenção urinária 8
   aguda 301
   crônica (RUC) 301
Revascularização arterial 141
Roséola sifilítica 72
Rotura
   parcial do ureter 316
   total do ureter 316
RPR (Rapid Plasm Reagin) 73

S

Samário-153 46
Sarcoptes scabiei 82
Sarna 82
Schistossoma haematobium 210
Secreção
   prostática 14
   vaginal 64
Sedimento urinário 64, 100
Seminoma espermatocítico 223
Seminomas 223
Seminomas e não-seminomas 222
Serenoa repens 184
Sífilis 72
   primária 72
Sinal de Giordano 4
Síndrome
   de Conn 196
   de Cushing 194, 196
   de Kallmann 114, 150
   de Klinefelter 150
   de Reiter 107
   de von Hippel-Lindau 200, 202
   nefrótica 100, 102
Sistema Gleason 216
"Sling" pubovaginal 266
"Slings" pubovaginais 255
Sondagem uretral 235
Staphylococcus saprophyticus 64, 67
Substituição vesical (neobexiga ortópica) 242

Supositório intra-uretral 143
Suspensão do colo vesical 254
"Swim-up" 155

T

Tamsulosina 183
Tc^{99} DMSA 276
Técnica
  de Boari-Ockerblad 264
  de Burch 253
  de Marshall-Marchetti-Krantz 253
Técnicas
  de Gittes 254
  de Pereyra-Stamey 254
  de reprodução assistida 155
Tenesmo vesical 8
Teratocarcinomas 222
Teratomas 222, 223, 230
Teratozoospermia 19
Terazosina 182, 183
Termoterapia 185
Teste
  de Bonney 248
  de ereção fármaco-induzida (TEFI) 53, 98
  de Whitaker 288
  do cotonete 248
  do potássio 269
Testículo 110
Testosterona 152
  livre 57
Tomografia computadorizada 171, 201, 206, 212, 309, 315
  convencional (TCC) 32
  espiral (TCE) 32, 171
Toque retal 179, 216
Torção
  do apêndice testicular 5
  do cordão espermático 5, 296
  dos apêndices intra-escrotais 297
  testicular 45
    aguda 44
Transplantes renais 41
Transureteroureterostomia 237, 264
Traumatismo
  da bexiga 320
  da uretra 322
  renal 307
  ureteral 313
Traumatismos penianos 326
Treinamento vesical 271
Tríade por Youssef 266
Trichomonas 107
  vaginalis 14, 80, 90
Tricomonas 64

Tricomoníase 80
Trombose
  da artéria renal 41, 42, 101
  da veia 41
  da veia renal 102
Tuberculose 64
Tumescência peniana noturna 56
Tumor
  carcinóide 45
  células intersticiais 230
  da adrenal 193
  da bexiga 210
  da próstata 215
  de Buschke e Löwenstein 77
  de células de Leydig 230
  de células de Sertoli 231
  de Teilum 228
  de Wilms 28
  do saco vitelino 228, 229
  do seio endodérmico 228
  do testículo 222
  renal 200
  ureteral 31
Tumores
  corticais 196
  da medula adrenal 195
  do córtex adrenal 193
  do testículo 290
  germinativos do testículo (TGT) 222, 223
  não-seminomatosos 223, 226
Túnica albugínea 97

U

Úlcera de Hunner 268
Úlceras genitais 72
  não-infecciosas 76
Ultra-sonografia (US) 29, 162, 170, 181, 201, 211, 212, 249, 288, 299, 309, 315
  abdominal 203
  com Doppler 31
  de alta intensidade 185
  do trato urinário 276
  peniana 98
  prostática 217
  transretal 95
Ureaplasma urealyticum 14, 64, 90
Urease 161
Uremia 3
Ureterocalicostomia 239
Ureterogastrostomia cutânea 240
Ureteropielografia
  anterógrada 262
  retrógrada 262

Ureteropielostomia 238
Ureterorrenoscopia 163
Ureteroscopia 172
  retrógrada 173
Ureterossigmoidostomia 238
  cutânea (conduto colônico) 239
Ureterostomia
  cutânea 239
  intubada (cateterismo ureteral) 237
Ureterotransversostomia cutânea 239
Uretrite 73
  aguda 89
  gonocócica (UG) 13, 89
Uretrites 13, 105
  não-gonocócicas (UNG) 14, 90
Uretrocistografia 266, 324
  miccional 23, 126, 276
  retrógrada 23
Uretrocistoscopia 95
Uretrorragia 7, 78, 324
Uretrostomia 236
Urge-incontinência 8, 9
Urgência miccional 8, 50, 64
Urocultura 64
Urodinâmica 47
Uroginecologia 245
Urografia excretora (UIV) 288
Urografia excretora (urografia venosa) 162
Urografia excretora 21, 65, 102, 170, 258, 262, 299
Urolitíase 64
Urologia, sinais e sintomas 1

V

Vacuoterapia 143
Vaginites 64, 80
Vaginograma 263
Vaginose 81
  bacteriana 81
Varicocele 20, 45, 110, 117, 149, 153
Varicoceles 6
Vasectomia 116, 153
Vasovasoanastomose 153
VDRL (Veneral Disease Research Laboratory) 72
Vesicostomia 126, 237
Via percutânea 263
Videourodinâmica 48, 50
Violência sexual 87
Virilização 196
Virilização/feminização 197

Y

"Yolk sac" 228